Notfallversorgung auf dem Land

Prof. Dr. Klaus Hahnenkamp
Prof. Dr. Steffen Fleßa
Prof. Dr. Joachim Hasebrook
PD. Dr. Peter Brinkrolf
Dr. Bibiana Metelmann · Dr. Camilla Metelmann
Hrsg.

Notfallversorgung auf dem Land

Ergebnisse des Pilotprojektes Land|Rettung

Geleitwort von Dr. Angela Merkel
Geleitwort des Ministers für Wirtschaft, Arbeit und Gesundheit des Landes Mecklenburg-Vorpommern
Geleitwort des Landrates Vorpommern-Greifswald

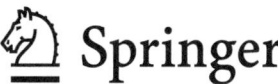

Hrsg.
Prof. Dr. Klaus Hahnenkamp
Klinik für Anästhesiologie
Universitätsmedizin Greifswald
Greifswald, Deutschland

Prof. Dr. Joachim Hasebrook
zeb.business school
Münster, Deutschland

Dr. Bibiana Metelmann
Klinik für Anästhesiologie
Universitätsmedizin Greifswald
Greifswald, Deutschland

Dr. Camilla Metelmann
Klinik für Anästhesiologie
Universitätsmedizin Greifswald
Greifswald, Deutschland

Prof. Dr. Steffen Fleßa
Lehrstuhl für ABWL und
Gesundheitsmanagement
Universität Greifswald
Greifswald, Deutschland

PD. Dr. Peter Brinkrolf
Klinik für Anästhesiologie
Universitätsmedizin Greifswald
Greifswald, Deutschland

Eigenbetrieb Rettungsdienst
Landkreis Vorpommern-Greifswald
Greifswald, Deutschland

ISBN 978-3-662-61929-2   ISBN 978-3-662-61930-8 (eBook)
https://doi.org/10.1007/978-3-662-61930-8

Die Deutsche Nationalbibliothek verzeichnet diese Publikation in der Deutschen Nationalbibliografie; detaillierte bibliografische Daten sind im Internet über http://dnb.d-nb.de abrufbar.

Springer
© Springer-Verlag GmbH Deutschland, ein Teil von Springer Nature 2020
Das Werk einschließlich aller seiner Teile ist urheberrechtlich geschützt. Jede Verwertung, die nicht ausdrücklich vom Urheberrechtsgesetz zugelassen ist, bedarf der vorherigen Zustimmung des Verlags. Das gilt insbesondere für Vervielfältigungen, Bearbeitungen, Übersetzungen, Mikroverfilmungen und die Einspeicherung und Verarbeitung in elektronischen Systemen.
Die Wiedergabe von allgemein beschreibenden Bezeichnungen, Marken, Unternehmensnamen etc. in diesem Werk bedeutet nicht, dass diese frei durch jedermann benutzt werden dürfen. Die Berechtigung zur Benutzung unterliegt, auch ohne gesonderten Hinweis hierzu, den Regeln des Markenrechts. Die Rechte des jeweiligen Zeicheninhabers sind zu beachten.
Der Verlag, die Autoren und die Herausgeber gehen davon aus, dass die Angaben und Informationen in diesem Werk zum Zeitpunkt der Veröffentlichung vollständig und korrekt sind. Weder der Verlag, noch die Autoren oder die Herausgeber übernehmen, ausdrücklich oder implizit, Gewähr für den Inhalt des Werkes, etwaige Fehler oder Äußerungen. Der Verlag bleibt im Hinblick auf geografische Zuordnungen und Gebietsbezeichnungen in veröffentlichten Karten und Institutionsadressen neutral.

Fotonachweis Umschlag: © Alexander / stock.adobe.com
Umschlaggestaltung: deblik Berlin

Springer ist ein Imprint der eingetragenen Gesellschaft Springer-Verlag GmbH, DE und ist ein Teil von Springer Nature.
Die Anschrift der Gesellschaft ist: Heidelberger Platz 3, 14197 Berlin, Germany

Geleitwort der Bundestagsabgeordneten Dr. Angela Merkel zum Abschlussbericht des Projekts „Land|Rettung"

Ein jeder kann, und das zu jedem Zeitpunkt und an jedem Ort, in eine Situation geraten, in der ein Mensch akut Hilfe benötigt. Er oder sie ist bis zum Eintreffen des Notarztes auf das ruhige, aber dennoch gezielte Handeln der Ersthelfer angewiesen. Dabei zählt jede Sekunde des Agierens, denn nur so kann Leben gerettet und Gesundheit erhalten werden.

Um die Notfallversorgung gerade auch im ländlichen Raum zu verbessern, hat der Rettungsdienst des Landkreises Vorpommern-Greifswald zusammen mit der Klinik für Anästhesiologie der Universitätsmedizin Greifswald das Projekt „LandlRettung" im Jahr 2017 ins Leben gerufen. In diesem wurde eine notfallmedizinische Neuausrichtung gerade mit Blick auf die dünn besiedelte Region erprobt und sehr erfolgreich durchgeführt.

Das Projekt „LandlRettung" wird von insgesamt vier Säulen getragen. Die erste Säule ist die Laienreanimation. Als örtliche Bundestagsabgeordnete konnte ich persönlich am 23. September 2017 an solch einer Schulung in Greifswald anlässlich der „Woche der Wiederbelebung" teilnehmen. Mehr als 1000 Besucher waren auf dem Marktplatz versammelt. Unter dem Motto „Prüfen.Rufen.Drücken" konnte ich gemeinsam mit 500 Bürgerinnen und Bürgern das dort vermittelte Wissen über die richtige Ersthilfe in einer Simulationswiederbelebung anwenden. Das große Interesse der Bevölkerung an der Ersthilfe und das Engagement aller Projektbeteiligten haben mich sehr beeindruckt und begeistert. Der Erfolg dieser Schulungen spiegelt sich in den Zahlen der Laienreanimationsquoten wieder, denn diese sind im deutschlandweiten Vergleich im Landkreis Vorpommern-Greifswald eine der höchsten.

Die drei weiteren Säulen des Projekts „LandlRettung" sind: die Benachrichtigung geschulter Ersttretter per Smartphone, die Unterstützung von Einsatzkräften vor Ort durch Telenotärzte und die bessere Koordination der Notfallversorgung mit der Kassenärztlichen Vereinigung Mecklenburg-Vorpommern. Durch diese Kombination aus Laienschulungen, innovativer, in Deutschland entwickelter Telemedizin und regionaler Kooperation konnte die qualitative Gesundheitsversorgung in den ländlichen und strukturschwachen Gebieten des Landkreises Vorpommern-Greifswald verbessert werden. Dieser Erfolg fand auch im Jahresbericht der Bundesregierung Deutschland zum Stand der Deutschen Einheit 2018 seine Erwähnung.

Das Projekt „LandlRettung" wurde vom Innovationsfonds des Gemeinsamen Bundesausschusses gefördert und war auf drei Jahre begrenzt. Alle Daten aus dem Projekt sind wissenschaftlich evaluiert worden und liegen in diesem Abschlussbericht vor. Ich hoffe sehr, dass die Ergebnisse dieses Projekts ihre verdiente Beachtung finden und Anstoß für eine zukunftsweisende und zukunftsfeste Weiterentwicklung der Notfallversorgung im ländlichen Raum geben werden.

Mit freundlichen Grüßen

Dr. Angela Merkel, MdB

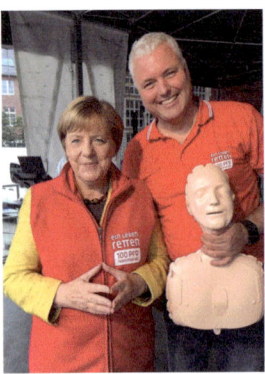

Geleitwort des Ministers für Wirtschaft, Arbeit und Gesundheit des Landes Mecklenburg-Vorpommern

Liebe Leserin, lieber Leser,

wir haben eine gute medizinische Versorgung in Mecklenburg-Vorpommern. Dennoch: Um die Versorgung auf Dauer in allen Teilen des Landes zu sichern, wollen wir innovative Ansätze umsetzen. Das versetzt uns in die Lage, vorhandene Ressourcen besser zu nutzen. Im Fokus steht dabei die Verbesserung der medizinischen Versorgung insbesondere in weniger stark besiedelten Regionen. Wir müssen vor allem den demografischen Wandel mit einer alternden Bevölkerung, die Veränderung der Morbidität und den zunehmenden Fachkräftebedarf zukunftssicher bewältigen. Eine flächendeckende und qualitativ hochwertige Gesundheitsversorgung für die Bevölkerung unseres Landes sicherzustellen, ist das Wichtigste. Das Projekt „Land|Rettung" hat dafür einen wichtigen Beitrag geleistet.

Auf Initiative der Landesregierung hat sich ein über Sektoren- und Zuständigkeitsgrenzen hinausgehendes Netzwerk gebildet mit Vertreterinnen und Vertretern der Kassenärztlichen Vereinigung Mecklenburg-Vorpommern, der Landeskrankenhausgesellschaft, der Landesärztekammer, der AOK Nordost, des Verbands der Ersatzkassen und des zuständigen Ministeriums. Die Notfallversorgung wurde als besonders wichtiges Handlungsfeld definiert. Im Landkreis Vorpommern-Greifswald als Modellregion sollten innovative Ansätze der Versorgungssicherung erprobt werden. Ein Vier-Säulen-Modell – durch die Universitätsmedizin Greifswald zusammen mit der Universität Greifswald und der Steinbeis Hochschule ausgearbeitet – bildete die Grundlage für das Projekt „Land|Rettung – Zukunftsfeste notfallmedizinische Neuausrichtung eines Landkreises". Der Eigenbetrieb Rettungsdienst des Landkreises Vorpommern-Greifswald ist vom Innovationsausschuss des Gemeinsamen Bundesausschusses beauftragt worden, das Vier-Säulen-Konzept bis zum März 2020 mit den Bereichen Laienreanimation, Ersthelfer-Alarmierung, Einführung des Telenotarztes sowie Zusammenarbeit Kassenärztliche Vereinigung und Rettungsdienst zu erproben. Hierfür erhielt das Konsortium eine Förderung in Höhe von etwa 5,4 Millionen Euro.

Parallel zu diesen Aktivitäten erfolgte die Anpassung des Rettungsdienstgesetzes Mecklenburg-Vorpommern und die Neufassung der Rettungsdienstplanverordnung Mecklenburg-Vorpommern. Damit wurden die Vorrausetzungen für den Einsatz von Telenotärztinnen und Telenotärzten in der Regelversorgung geschaffen. Das Land Mecklenburg-Vorpommern hat so schon frühzeitig die Weichen für eine zukunftsfeste notfallmedizinische Neuausrichtung gelegt, in deren Finanzierung und Ausgestaltung die Sozialleistungsträger und Träger der Rettungsdienste eng eingebunden sind. Die erfolgreiche Erprobung von Telenotärztinnen und Telenotärzten durch das Projekt „Land|Rettung" ist aus gesundheitspolitischer Sicht ein bedeutender Schritt, um auch zukünftig den Rettungsdienst in der Fläche auf hohem Niveau und mit verantwortungsbewusstem Ressourceneinsatz sichern zu können. Die Alarmierung medizinisch geschulter Ersthelfer per Smartphone durch die integrierte Leitstelle ist ein weiterer wichtiger Schritt zur Sicherung der Notfallversorgung.

Die flächendeckende Stärkung der Wiederbelebungskompetenz und die Motivation zur „Laienreanimation" mit Hilfe von Aktivierungs- und Schulungsmaßnahmen insbesondere durch die Universitätsmedizin Greifswald ist eine gesamtgesellschaftliche Aufgabe, die von der Landesregierung politisch und finanziell unterstützt wird. Das Ministerium für Wirtschaft, Arbeit und Gesundheit hat den Projektverlauf eng begleitet durch regelmäßige Beratungen mit der Projektleitung, Unterstützung der Öffentlichkeitsarbeit, bei der Übertragung von Projektergebnissen sowie nicht zuletzt durch eine finanzielle Unterstützung der Laienreanimation am Projekt „Land|Rettung".

Die erfolgreiche Durchführung des Projekts „Land|Rettung" ist ein großer Schritt zur innovativen Versorgung in einem strukturschwachen ländlichen Raum durch die Nutzung von Telemedizin und Telematik, sektoren- und bereichsübergreifende Kooperation und nicht zuletzt durch die Aktivierung und Schulung der Bevölkerung. Nach Abschluss des Projekts „Land|Rettung" werden die Aktivitäten weitergeführt. Ziel ist, den Telenotarzt in die Regelfinanzierung zu überführen. Die Schulungs- und Aktivierungsmaßnahmen der Bevölkerung werden von einem eingetragenen Verein übernommen. Die Finanzierung der Ersthelfer-Alarmierung ist über die Benutzungsentgelte des Rettungsdienstes möglich. Darüber hinaus arbeiten die Projektpartner bereits an neuen Innovationen, wie beispielsweise dem Einsatz von Drohnen in der Notfallrettung, um die flächendeckende, qualitativ hochwertige Notfallmedizin auch zu Zukunft stetig zu gewährleisten und zu verbessern.

Ich danke allen Beteiligten für die engagierte Zusammenarbeit in dem für Mecklenburg-Vorpommern wichtigen Projekt „Land|Rettung".

Harry Glawe
Minister für Wirtschaft, Arbeit und Gesundheit
Mecklenburg-Vorpommern

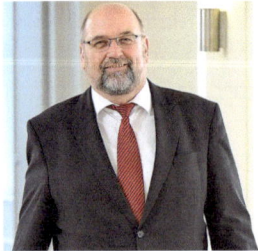

Geleitwort des Landrates Vorpommern-Greifswald

Sehr geehrte Leserinnen und Leser,

im Jahr 2016 machte sich der Landkreis Vorpommern-Greifswald daran, ein neues und sehr engagiertes Projekt zur weiteren Verbesserung der Notfallmedizin anzugehen.

Der Landkreis als Träger des bodengebundenen Rettungsdienstes plante bereits seit längerer Zeit eine Optimierung der Notfallversorgung der Bevölkerung in unserer eher ländlich geprägten Region unter den Bedingungen der aktuellen demografischen Entwicklung. Das Projekt Land|Rettung sollte unter der Konsortialführung des Landkreises Vorpommern-Greifswald die Notfallmedizin in diesem Sinne zukunftsfest verändern.

Die Grundidee galt dem Ziel, die behandlungsfreie Zeit für den Notfallpatienten trotz großer Flächen und weiter Entfernungen zu medizinischen Einrichtungen so gering wie möglich zu halten. Um dies zu erreichen, sollten neue Brücken gebaut werden, die unter dem Aspekt der Wahrung der medizinischen Erfordernisse zu sozial tragbaren Benutzungsentgelten flächendeckend und bedarfsgerecht ausgerichtet sind. Es wurden Ressourcen außerhalb der Rettungsdienststrukturen genauso in den Fokus für eine Optimierung genommen wie moderne professionelle Systemkomponenten und die Nutzung von Synergieeffekten innerhalb der bestehenden Notfallversorgung.

So sind die Verbesserung der Laienreanimation durch flächendeckende „Schulungen der Bevölkerung" und die „Smartphone-basierte Alarmierung von medizinisch qualifizierten Ersthelfern" wesentliche Säulen, um die Rettungskette vor dem Eintreffen des Rettungsdienstes beim Notfallpatienten zu stärken. Die Einführung der Telemedizin in die Notfallrettung stellt den umfangreichsten und effektvollsten Teil des Projektes dar. Diese hatte vor allem zum Ziel, unter Anwendung modernster Telekommunikationsmittel nichtärztliches Rettungsdienstpersonal im selbstständigen Handeln am Patienten kompetent durch erfahrene Notärzte zu begleiten. So sollte die Zeit bis zum Eintreffen des Notarztes überbrückt oder sogar der Einsatz eines Notarztes erübrigt werden. Der Telenotarzt ist bereits jetzt zum festen Bestandteil der Notfallrettung in Vorpommern geworden. Unter Betrachtung der gesamten Notfallversorgung konzentriert sich die 4. Säule des Projektes auf eine gemeinsame Analyse für eine „Bessere Verzahnung zwischen kassenärztlichem Notdienst und Rettungsdienst".

Das Projekt, welches mit 5,4 Millionen Euro über drei Jahre gefördert wurde, hatte viele Partner. Es wurde von Medizinern der Universitätsmedizin Greifswald genauso begleitet, wie von Fachleuten des Instituts für Allgemeine Betriebswirtschaften und Gesundheitsmedizin der Universität Greifswald und der zeb. business Steinbeis Hochschule Berlin. Dieser Verbund hatte das Ziel, das Projekt wissenschaftlich aus verschiedenen Blickwinkeln zu evaluieren und auf Nachhaltigkeit zu überprüfen.

Mit großem Stolz können wir feststellen, dass unser Landkreis als einer der größten Landkreise der Bundesrepublik nach nur drei Jahren Projektlaufzeit neue komplexe Strukturen für den Rettungsdienst geschaffen hat. Diese sind aufgrund ihrer nachgewiesenen Effekte auf die gesamte Notfallversorgung bereits in den Regelbetrieb übergegangen und wurden sogar über die Landkreisgrenzen hinaus erweitert. Ich bin der Überzeugung, dass nicht nur die Menschen in unserem Landkreis, sondern im ganzen Land von den Leistungen und Ergebnissen des Projektes profitieren könnten.

Im Sommer 2019 ließ sich anlässlich eines Besuches in Mecklenburg-Vorpommern auf Initiative der Staatskanzlei Schwerin sogar das niederländische Königspaar das System des Telenotarztes ausführlich demonstrieren.

Ich danke allen Akteuren, die das Projekt zu diesem Erfolg geführt haben und es weiter in der Praxis umsetzen und optimieren. Insbesondere gilt mein Dank Dr. Timm Laslo und Dr. Lutz Fischer. Als höchste Fachverantwortliche für den Rettungsdienst im Landkreis Vorpommern-Greifswald waren sie bereit, über die Sicherstellung des gesetzlichen Versorgungsauftrags hinaus wesentliche Verantwortung im Projekt Land|Rettung zu übernehmen. Sie haben damit zu einer grundlegenden Verbesserung der prähospitalen Versorgungsqualität im Landkreis beigetragen.

Bei der Lektüre der vorliegenden Erfolgsgeschichte wünsche ich viel Vergnügen!
Herzliche Grüße
Michael Sack

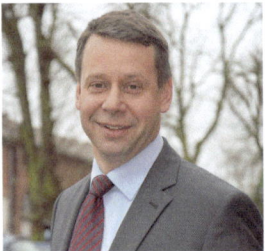

Inhaltsverzeichnis

1 Das Projekt Land|Rettung und sein Hintergrund ... 1
Peter Brinkrolf, Timm Laslo, Lutz Fischer, Joachim Hasebrook, Klaus Hahnenkamp, Julia Günther, Volkmar Lang und Steffen Fleßa
   1.1 Rettungsdienst in Deutschland ... 2
   1.2 Besonderheiten im Landkreis Vorpommern-Greifswald ... 3
   1.3 Notfallmedizinische Herausforderungen ... 7
   1.4 Das Projekt „Land|Rettung" als Lösungsansatz ... 11
   1.5 Die vier Säulen des Projektes ... 12
   1.6 Fördergeber des Projektes ... 14
   1.7 Projektbeteiligte ... 15
   1.8 Projektevaluation ... 20
   Literatur ... 22

2 Laienreanimationsschulung ... 23
Bibiana Metelmann, Andrea Kunze, Elisabeth Schuldt, Diana Kovacs, Lukas Herzberg, Deborah Uebermuth, Josefin Grabow, Camilla Metelmann, Louisa Schuffert, Lisa Schneider, Julia Kuntosch, Rebekka Süss, Steffen Fleßa, Julia Günther und Dorothea Kohnen
   2.1 Hintergrund ... 24
   2.2 Umsetzung: Prüfen.Rufen.Drücken im Landkreis Vorpommern-Greifswald ... 29
   2.3 Evaluation ... 41
   2.4 Ausblick ... 59
   Literatur ... 60

3 Smartphone-basierte Ersthelfer-Alarmierung ... 65
Camilla Metelmann, Bibiana Metelmann, Karl Thies, Tore Marks, Dieke Freerk van Stipriaan, Maximilian Bremer, Uyen My Vu, Lukas Herzberg, Dorothea Kohnen, Victoria Richter, Rebekka Süss, Steffen Fleßa und Julia Günther
   3.1 Hintergrund ... 66
   3.2 Umsetzung: Einführung einer Smartphone-basierten Ersthelfer-Alarmierung ... 69

	3.3	Evaluation	88
	3.4	Ausblick	110
	Literatur.		112

4 Etablierung einer Telenotarzt-Anwendung 115
Julia Kuntosch, Peter Brinkrolf, Camilla Metelmann, Bibiana Metelmann, Lutz Fischer, Frederik Hirsch, Rebekka Süss, Steffen Fleßa, Tobias Kozlowski, Marie-Luise Rübsam, Berthold Henkel, Jan Bartels, Alice Kielmann, Jan Heyne, Saskia Busch, René Plum, Dorothea Kohnen, Jan Hübner, Marcel Fleig, Joachim Hasebrook und Timm Laslo

	4.1	Hintergrund	116
	4.2	Umsetzung: Einführung eines Telenotarztes im Landkreis Vorpommern-Greifswald	121
	4.3	Evaluation	138
	4.4	Ausblick	235
	Literatur.		239

5 Rettungsdienst im Zusammenwirken mit dem kassenärztlichen Notdienst 247
Rebekka Süss, Lutz Fischer, Dorothea Kohnen, Marian Kliche, Camilla Metelmann, Bibiana Metelmann, Steffen Fleßa und Klaus Hahnenkamp

	5.1	Hintergrund	248
	5.2	Evaluation: Gelingt es der Bevölkerung bei medizinischen Akutfällen die richtige Ressource zu wählen?	252
	5.3	Ausblick	257
	Literatur.		263

6 Säulenübergreifende Evaluation: Der Rettungsdienst aus einer arbeits- und organisationspsychologischen Perspektive 265
Dorothea Kohnen und Joachim Hasebrook

	6.1	Einleitung	265
	6.2	Kompetenz- und Wissenstransfer im Rettungsdienst	267
	6.3	Nutzung von Wissensarten, -quellen und -instrumenten	269
	6.4	Technologieakzeptanz im Rettungsdienst	271
	6.5	Regionale Auswirkungen des Projektes	274
	Literatur.		280

7 Was können wir vom Projekt Land|Rettung lernen? 283
Joachim Hasebrook, Klaus Hahnenkamp und Steffen Fleßa

	Literatur.	288

Stichwortverzeichnis 289

Herausgeber- und Autorenverzeichnis

Über den Herausgeber

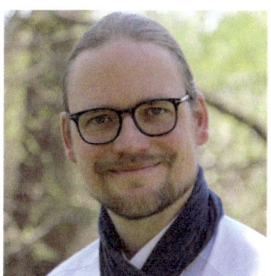

PD Dr. med. Peter Brinkrolf Peter Brinkrolf ist Oberarzt in der Klinik für Anästhesiologie der Universitätsmedizin Greifswald. Nach dem Studium absolvierte er die Facharztausbildung in Münster, wo er 2013 den Weltrekord im gleichzeitigen Reanimationstraining organisierte, bei dem über 12.000 Schüler zeitgleich Wiederbelebung trainierten. 2016 wechselte Peter Brinkrolf nach Greifswald und ist Stellvertretender Ärztlicher Leiter Rettungsdienst im Landkreis Vorpommern-Greifswald und war Projektleiter des Projektes Land|Rettung.

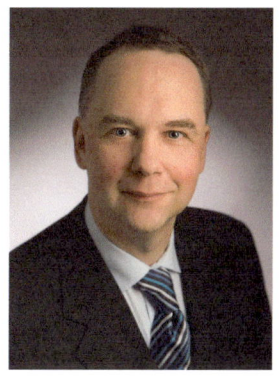

Prof. Dr. rer. pol. Steffen Fleßa Steffen Fleßa ist Lehrstuhlinhaber für Allgemeine Betriebswirtschaftslehre und Gesundheitsmanagement an der Universität Greifswald. Nach dem Studium an der Friedrich-Alexander-Universität Erlangen-Nürnberg war er als Dozent für Betriebswirtschaftslehre am Masoka Management Training Institute in Tansania tätig. 2003 übernahm er die Professur für Internationale Gesundheitsökonomik am Hygieneinstitut der Universität Heidelberg und ist seit 2004 Ordinarius in Greifswald. Nach Tätigkeiten als Studiendekan und Prodekan ist er seit 2016 Prorektor der Universität Greifswald. Ein wissenschaftlicher Schwerpunkt liegt in der betriebswirtschaftlichen Analyse der Notfallmedizin, so dass er neben dem EU-geförderten Projekt „Integrierter grenzüberschreitender Rettungsdienst Pomerania/Brandenburg (InGRiP)" die gesundheitsökonomische Evaluation im Projekt Land|Rettung leitete.

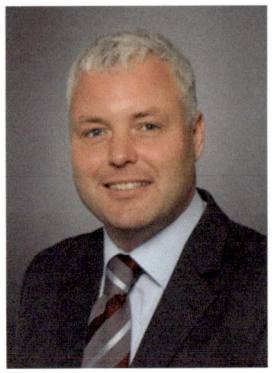

Prof. Dr. med. Klaus Hahnenkamp Klaus Hahnenkamp ist seit 2014 Ordinarius und Direktor der Klinik für Anästhesiologie; Anästhesie, Intensiv-, Notfall- und Schmerzmedizin der Universitätsmedizin Greifswald. Nach dem Studium in Göttingen, Limburg (Niederlande), Charlottesville und Chicago (USA) arbeitete er in Münster. Er ist u. a. Landesvorsitzender der DGAI Mecklenburg-Vorpommern und Sprecher der Sektion „Organspende und Organtransplantation" der DIVI. Wiederbelebungsschulungen für Laien ist eine Herzensangelegenheit für ihn und er strebt als Initiator des Projektes Land|Rettung eine Chancengleichheit in der akutmedizinischen Versorgung im ländlichen Raum an.

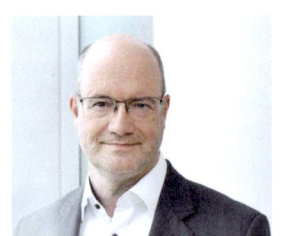

Prof. Dr. rer. nat. Joachim Hasebrook Dipl.-Psych. Joachim Hasebrook ist Senior Manager bei der Managementberatung zeb, Leiter der zeb-business.school an der Steinbeis Hochschule und dort Professor für Personalmanagement. Nach dem Studium der Psychologie und Informatik an der Philipps-Universität Marburg, der Promotion an der Universität Gießen und der Habilitation an der TU Graz absolvierte er eine Managementausbildung an der Emory University in Atlanta (USA) und war Gründungsvorstand einer E-Learning-Firma der Frankfurter Großbanken. Anschließend an die Leitung der International School of New Media und Professur für „E-Learning and Work Design" an der Universität zu Lübeck wurde er Lehrstuhlinhaber an der Steinbeis Hochschule. Er war Leiter der Evaluation im Projekt Land|Rettung und verantwortlich für die arbeits- und organisationswissenschaftlichen Analysen.

Herausgeber- und Autorenverzeichnis

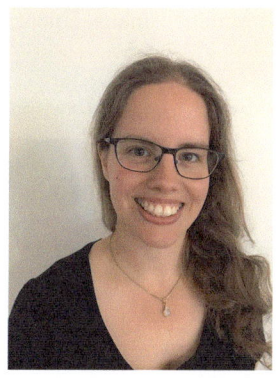

Dr. med. Bibiana Metelmann DESA Bibiana Metelmann ist Fachärztin für Anästhesie und Notärztin in der Klinik für Anästhesiologie der Universitätsmedizin Greifswald. Nach dem Studium in Greifswald mit Forschungsaufenthalt in Lund, Schweden, promovierte sie im Projekt LiveCity. In dem von der Europäischen Union geförderten Projekt analysierte sie in Simulationsszenarien Telenotarztanwendungen. Aufbauend darauf war sie im Forschungsprojekt Land|Rettung mitverantwortlich für die medizinische Evaluation.

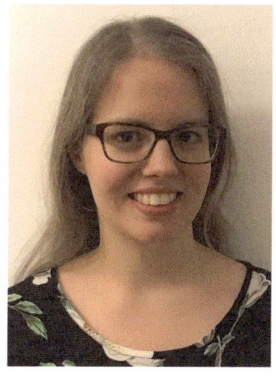

Dr. med. Camilla Metelmann DESA Nach dem Medizinstudium an der Universität Greifswald begann Camilla Metelmann in der Klinik für Anästhesiologie der Universität Greifswald und ist dort als Fachärztin und Notärztin tätig. Wissenschaftlich beschäftigte sie sich als Research Elective an der Universität Lund (Schweden) und im EU-Projekt LiveCity. Sie promovierte mit dem Thema „Telemedicine at the Emergency Site" und war Mitglied der medizinischen Evaluation im Projekt Land|Rettung.

Autorenverzeichnis

Dr. med. Jan Bartels Klinik für Anästhesiologie, Universitätsmedizin Greifswald, Greifswald, Deutschland

Maximilian Bremer Klinik für Anästhesiologie, Universitätsmedizin Greifswald, Greifswald, Deutschland

PD Dr. med. Peter Brinkrolf Klinik für Anästhesiologie, Universitätsmedizin Greifswald, Greifswald, Deutschland
Eigenbetrieb Rettungsdienst, Landkreis Vorpommern-Greifswald, Greifswald, Deutschland

Saskia Busch Klinik für Anästhesiologie, Universitätsmedizin Greifswald, Greifswald, Deutschland

Dr. med. Lutz Fischer Eigenbetrieb Rettungsdienst, Landkreis Vorpommern-Greifswald, Greifswald, Deutschland

Marcel Fleig Curacon GmbH WPG, Münster, Deutschland

Prof. Dr. rer. pol. Steffen Fleßa Lehrstuhl für ABWL und Gesundheitsmanagement, Universität Greifswald, Greifswald, Deutschland

Josefin Grabow Klinik für Anästhesiologie, Universitätsmedizin Greifswald, Greifswald, Deutschland

Julia Günther Eigenbetrieb Rettungsdienst, Landkreis Vorpommern-Greifswald, Greifswald, Deutschland

Prof. Dr. med. Klaus Hahnenkamp Klinik für Anästhesiologie, Universitätsmedizin Greifswald, Greifswald, Deutschland

Prof. Dr. rer. nat Joachim Hasebrook Dipl.-Psych. zeb.business school, Münster, Deutschland

Berthold Henkel Klinik für Anästhesiologie, Universitätsmedizin Greifswald, Greifswald, Deutschland

Lukas Herzberg Klinik für Anästhesiologie, Universitätsmedizin Greifswald, Greifswald, Deutschland

Jan Heyne Klinik für Anästhesiologie, Universitätsmedizin Greifswald, Greifswald, Deutschland

Dr. med. Frederik Hirsch umlaut telehealthcare GmbH, Aachen, Deutschland

Dr. med. Jan Hübner Werksarztzentrum Deutschland GmbH, Recklinghausen, Deutschland

Alice Kielmann Klinik für Anästhesiologie, Universitätsmedizin Greifswald, Greifswald, Deutschland

Marian Kliche Klinik für Anästhesiologie, Universitätsmedizin Greifswald, Greifswald, Deutschland

Dorothea Kohnen Faculty of Psychology & Educational Sciences, KU Leuven, Leuven, Belgien

Diana Kovacs Klinik für Anästhesiologie, Universitätsmedizin Greifswald, Greifswald, Deutschland

Tobias Kozlowski Klinik für Anästhesiologie, Universitätsmedizin Greifswald, Greifswald, Deutschland

Julia Kuntosch Dipl.-Kffr. Lehrstuhl für ABWL und Gesundheitsmanagement, Universität Greifswald, Greifswald, Deutschland

Andrea Kunze Klinik für Anästhesiologie, Universitätsmedizin Greifswald, Greifswald, Deutschland

Volkmar Lang Eigenbetrieb Rettungsdienst, Landkreis Vorpommern-Greifswald, Greifswald, Deutschland

Dr. rer. pol. Timm Laslo Eigenbetrieb Rettungsdienst, Landkreis Vorpommern-Greifswald, Greifswald, Deutschland

Tore Marks Klinik für Anästhesiologie, Universitätsmedizin Greifswald, Greifswald, Deutschland

Dr. med. Bibiana Metelmann DESA Klinik für Anästhesiologie, Universitätsmedizin Greifswald, Greifswald, Deutschland

Dr. med. Camilla Metelmann DESA Klinik für Anästhesiologie, Universitätsmedizin Greifswald, Greifswald, Deutschland

René Plum Klinik für Anästhesiologie, Universitätsmedizin Greifswald, Greifswald, Deutschland

Victoria Richter Klinik für Anästhesiologie, Universitätsmedizin Greifswald, Greifswald, Deutschland

Dr. med. Marie-Luise Rübsam Klinik für Anästhesiologie, Universitätsmedizin Greifswald, Greifswald, Deutschland

Lisa Schneider Klinik für Anästhesiologie, Universitätsmedizin Greifswald, Greifswald, Deutschland

Louisa Schuffert Klinik für Anästhesiologie, Universitätsmedizin Greifswald, Greifswald, Deutschland

Elisabeth Schuldt Klinik für Anästhesiologie, Universitätsmedizin Greifswald, Greifswald, Deutschland

Rebekka Süss Dipl.-Kffr. Lehrstuhl für ABWL und Gesundheitsmanagement, Universität Greifswald, Greifswald, Deutschland

Dr. med. Karl Thies FRCA DEAA FERC Klinik für Anästhesiologie, Universitätsmedizin Greifswald, Greifswald, Deutschland

Deborah Uebermuth Klinik für Anästhesiologie, Universitätsmedizin Greifswald, Greifswald, Deutschland

Uyen My Vu Klinik für Anästhesiologie, Universitätsmedizin Greifswald, Greifswald, Deutschland

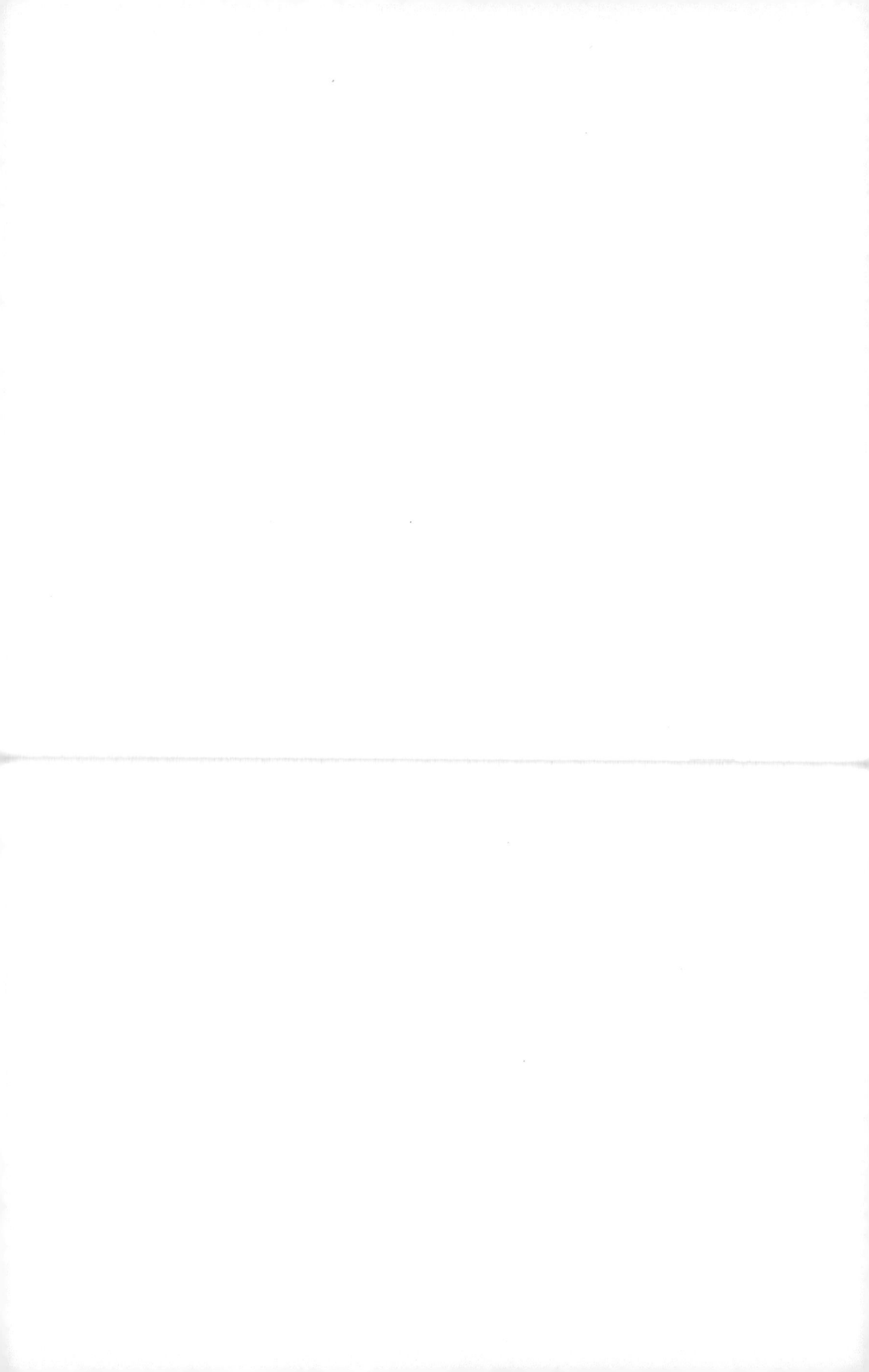

Abkürzungsverzeichnis

ABCDE-Schema	Modell zur Strukturierung der Diagnostik und Therapie in Notfallsituationen
ÄBD	Ärztlicher Bereitschaftsdienst der Kassenärztlichen Vereinigung
AED	Automatisierter externer Defibrillator
Af	Atemfrequenz
AHA	American Heart Association
AP	Angina pectoris
App	Application (Anwendungssoftware)
ASS	Aspirin
ATLS	Advanced Trauma Life Support
BDA	Berufsverband Deutscher Anästhesisten
BLS	Basic Life Support
BMBF	Bundesministerium für Bildung und Forschung
bpm	Beats per minute (Schläge pro Minute)
BW	Bundesweite Befragung
BZ	Blutzucker
cABCDE-Schema	Modell zur Strukturierung der Diagnostik und Therapie in Notfallsituationen
CFR	Community First Responder
CPOE	Computerized Physician Order Entry
CPR	Cardiopulmonary resuscitation
CT	Computertomographie
Defi	Defibrillator
DGAI	Deutsche Gesellschaft für Anästhesiologie und Intensivmedizin e.V
DIVI	Deutsche Interdisziplinäre Vereinigung für Intensiv- und Notfallmedizin
DRG	Diagnosis Related Groups
DRK	Deutsches Rotes Kreuz
eGA	elektronische Gesundheitsakten

EKG	Elektrokardiogramm
ERC	European Resuscitation Council
FAST	Face-Arm-Speech-Test
GB-A	Gemeinsamer Bundesausschuss
GPS	Global Positioning System
GRC	Deutscher Rat für Wiederbelebung
HA	Hausarzt
Hf	Herzfrequenz
HNO	Hals-Nasen-Ohren-Heilkunde
ICD	International Statistical Classification of Diseases and Related Health Problems
i.H.v.	in Höhe von
IKT	Informations- und Kommunikationstechnologien
ILS	Integrierte Leitstelle
ILS V-G	Integrierte Leitstelle Vorpommern-Greifswald
iOS	mobiles Betriebssystem für iPhone
IT	Informationstechnik
KfZ	Kraftfahrzeug
KV	Kassenärztliche Vereinigung
KV M-V	Kassenärztliche Vereinigung Mecklenburg-Vorpommern
LFI	Landesförderinstitut Mecklenburg-Vorpommern
MANOVA	Multivariate Varianzanalysen
M-V	Mecklenburg-Vorpommern
NA	Notarzt
NACA	Score des National Advisory Committee for Aeronautics zur Erkrankungsschwere
NASA TLX	NASA Task-Load-Index
NEF	Notarzteinsatzfahrzeug
NFS	Notfallsanitäter
NotSanG	Notfallsanitätergesetz
NPS	Net Promoter Score
NRS	numeric rating scale
OHCA	Out-of-hospital cardiac arrest
PHTLS	Pre Hospital Trauma Life Support
PRD	Prüfen.Rufen.Drücken
RA	Rettungsassistent
RD	Rettungsdienst
RDG M-V	Rettungsdienstgesetz M-V
ReKap-Zeit	Rekapillarisierungszeit
ROSC	return of spontaneous circulation = Spontankreislauf
RR	Blutdruck
RTW	Rettungswagen

SAMPLE-Anamnese	Modell zur Strukturierung der Anamnese
SD	Standardabweichung
SOP	Standard Operating Procedure
ST-Hebung	Veränderung im EKG bei Herzinfarkt
TAM	Technology Acceptance Model
TCS	Telenotarzt-Computersystem
Telefon-CPR	Telefon-angeleitete Reanimation
TNA	Telenotarzt
V-G	Landkreis Vorpommern-Greifswald
VPN	virtual private network
VZ	Vollzeitstelle
VZÄ	Vollzeitäquivalente
WLAN	Wireless Local Area Network
ZKS	Zentrale Koordinierungsstelle für Intensivmedizinische Transporte
ZNA	Zentrale Notaufnahmen der Krankenhäuser

Das Projekt Land|Rettung und sein Hintergrund

Peter Brinkrolf, Timm Laslo, Lutz Fischer, Joachim Hasebrook, Klaus Hahnenkamp, Julia Günther, Volkmar Lang und Steffen Fleßa

Inhaltsverzeichnis

1.1 Rettungsdienst in Deutschland.. 2
1.2 Besonderheiten im Landkreis Vorpommern-Greifswald............................ 3
1.3 Notfallmedizinische Herausforderungen.. 7
1.4 Das Projekt „Land|Rettung" als Lösungsansatz... 11
1.5 Die vier Säulen des Projektes.. 12
1.6 Fördergeber des Projektes... 14

P. Brinkrolf (✉)
Klinik für Anästhesiologie, Universitätsmedizin Greifswald, Greifswald, Deutschland

Eigenbetrieb Rettungsdienst, Landkreis Vorpommern-Greifswald, Greifswald, Deutschland
e-mail: Peter.Brinkrolf@med.uni-greifswald.de

K. Hahnenkamp
Klinik für Anästhesiologie, Universitätsmedizin Greifswald, Greifswald, Deutschland
e-mail: Klaus.Hahnenkamp@med.uni-greifswald.de

T. Laslo · L. Fischer · J. Günther · V. Lang
Eigenbetrieb Rettungsdienst, Landkreis Vorpommern-Greifswald, Greifswald, Deutschland
e-mail: Timm.Laslo@kreis-vg.de; Lutz.Fischer@kreis-vg.de; Julia.Guenther@kreis-vg.de; Volkmar.Lang@kreis-vg.de

J. Hasebrook
zeb.business school, Münster, Deutschland
e-mail: JHasebrook@zeb.de

S. Fleßa
Allgemeine Betriebswirtschaftslehre und Gesundheitsmanagement, Universität Greifswald, Greifswald, Deutschland
e-mail: Steffen.Flessa@uni-greifswald.de

© Springer-Verlag GmbH Deutschland, ein Teil von Springer Nature 2020
K. Hahnenkamp et al. (Hrsg.), *Notfallversorgung auf dem Land*,
https://doi.org/10.1007/978-3-662-61930-8_1

1.7 Projektbeteiligte.. 15
1.8 Projektevaluation.. 20
Literatur... 22

1.1 Rettungsdienst in Deutschland

T. Laslo

Der Rettungsdienst ist in Deutschland im Rahmen des Föderalismus Aufgabe der Bundesländer. Die gesetzlichen Grundlagen für diesen gestalten sich dadurch sehr heterogen: Der Rettungsdienst in der Bundesrepublik wird in sechzehn verschiedenen Rettungsdienstgesetzen geregelt. Träger des Rettungsdienstes und damit verantwortlich für die Durchführung, Organisation und Sicherstellung sind die jeweiligen Landkreise und kreisfreien Städte für ihr Territorium (Rettungsdienstbereiche) nach Maßgabe der entsprechenden Landesgesetzgebung.

Neben den unterschiedlichen Gesetzgebungen auf Landesebene ist es interessant, die verschiedenen Arten der zum Einsatz kommenden Rettungsmittel zu betrachten. Vom Grundsatz her lässt sich im öffentlichen Rettungsdienst zunächst die Notfallrettung vom qualifizierten Krankentransport unterscheiden. Der qualifizierte Krankentransport dient dem Transport von vital stabilen Nicht-Notfallpatienten. Dies sind in der Regel disponible Fahrten, für die üblicherweise Krankentransportwagen (KTW) eingesetzt werden. Vom qualifizierten Krankentransport ist zudem der nichtqualifizierte Transport abzugrenzen, dieser fällt nicht in den Zuständigkeitsbereich des öffentlichen Rettungsdienstes und wird beispielsweise durch Taxi- und spezialisierte Patientenfahrdienste übernommen.

Die Notfallrettung hingegen dient der Diagnostik, initialen Therapie und Beförderung von Notfallpatienten. Der Transport erfolgt mit einem Rettungswagen (RTW). Bei vital bedrohten Patienten wird zusätzlich im Rahmen eines Rendezvoussystems dem RTW ein Notarzt zugeführt. Die Zuführung des Notarztes erfolgt mit einem Notarzteinsatzfahrzeug (NEF). Ein NEF verfügt ebenso wie der RTW über eine medizinisch-technische Ausstattung, jedoch nicht über eine Transportfunktion. Für die interhospitale Verlegung von Patienten unter intensivmedizinischer Therapie stehen zudem speziell ausgestattete Intensivtransportwagen (ITW) zur Verfügung. Unterstützt wird das bodengebundene System der Notfallrettung durch luftgebundene Komponenten – für den Primär- und Sekundäreinsatz ausgestattete Rettungshubschrauber (RTH) sowie Intensivtransporthubschrauber für Verlegungsflüge (ITH).

Die personelle Besetzung der verschiedenen Rettungsmittelarten wie NEF, RTW und KTW und auch die Hilfsfristdefinitionen sowie Details der Finanzierung des öffentlichen Rettungsdienstes variiert je nach Gesetzgebung von Bundesland zu Bundesland. So sind die Mindeststandards zur qualitativen nichtärztlichen Besetzung eines Notarzteinsatzfahrzeuges (NEF-Fahrer) beispielsweise derart unterschiedlich, dass in Niedersachsen gesetzlich eine

1 Das Projekt Land|Rettung und sein Hintergrund

„geeignete Person" ohne Mindestqualifikation und in Rheinland-Pfalz ein Rettungssanitäter ausreicht. In Hessen muss es ein Rettungssanitäter mit zweijähriger Einsatzerfahrung sein. In Mecklenburg-Vorpommern ist das NEF mindestens mit einem Rettungsassistenten zu besetzen. Sogar die Definition, was den öffentlichen Rettungsdienst umfasst, ist stellenweise verschieden. So sieht das Gesetz für den öffentlichen Rettungsdienst in manchen Bundesländern neben dem qualifizierten Krankentransport und der Notfallrettung ebenfalls die Vorhaltung des Intensivtransports vor, in anderen Bundesländern wiederum nicht.

Für Mecklenburg-Vorpommern gilt das Rettungsdienstgesetz des Landes Mecklenburg-Vorpommern (M-V) mit seinen korrespondierenden Verordnungen und Erlassen zum Rettungsdienst und ist somit der Rahmen für das Projekt Land|Rettung [1].

▶ Das Landesrettungsdienstgesetz in M-V ist auch das deutschlandweit erste Rettungsdienstgesetz, in dem der Gesetzgeber den Trägern des Rettungsdienstes die telemedizinische Begleitung im Rettungsdienst als regelhafte Handlungsoption eröffnet.

Obwohl die Landkreise und kreisfreien Städte verantwortlich für den Rettungsdienst sind, läuft die Finanzierung des Rettungsdienstes nicht über Steuermittel, sondern über Gelder der gesetzlichen Sozialversicherungsträger. Trotzdem dieser Rahmen bundesweit einheitlich im Sozialgesetzbuch V für alle Träger des Rettungsdienstes in Deutschland gilt, eröffnet der Bundesgesetzgeber den Bundesländern in § 133 SGB V zwei verschiedene Finanzierungsmechanismen. Demnach kann ein Bundesland für sich festlegen, dass die Entgelte für die Inanspruchnahme des Rettungsdienstes kommunalrechtlich durch eine Gebührensatzung festgelegt werden. Die Krankenkassen haben in diesem Fall nur ein Anhörungsrecht, sind jedoch nach dem Wirtschaftlichkeitsgrundsatz des § 12 SGB V nur verpflichtet die Kosten zu übernehmen, welche zweckmäßig, ausreichend und wirtschaftlich sind und das Maß des Notwendigen nicht überschreiten. Diese Regelung findet beispielsweise in Nordrhein-Westfalen Anwendung. Die zweite Finanzierungsalternative, die das SGB V den Bundesländern offeriert, ist das Verhandlungsverfahren. Bei dieser Variante müssen die Träger der Rettungsdienste gemeinsam mit den Sozialversicherungsträgern die Entgelte für ihren Rettungsdienstbereich verhandeln. Das Verhandlungsverfahren findet in Mecklenburg-Vorpommern Anwendung.

1.2 Besonderheiten im Landkreis Vorpommern-Greifswald

L. Fischer

1.2.1 Struktur, Demografie

Vorpommern-Greifswald ist einer der größten und am dünnsten besiedelten Landkreise der Bundesrepublik. Er erstreckt sich von Norden nach Süden entlang des Greifswalder Boddens, des Oderhaffs und der Grenze zur polnischen Wojewodschaft Westpommern über mehr als 120 km Luftlinie mit der breitesten Ausdehnung von ca. 80 Kilometern. In dem überwiegend ländlich geprägten Gebiet von rund 3930 km² leben ca. 236.000 Einwohner, davon die Hälfte in der größten Stadt Greifswald und den Mittelzentren Pasewalk, Wolgast, Anklam, Torgelow und Ueckermünde. Die Insel Usedom bildet geografisch durch ihre besondere Lage und Ausdehnung, aber auch im Hinblick auf das saisonale Bevölkerungswachstum mit mehr als 5 Mio. Übernachtungen im Jahr, eine besondere Herausforderung für die Notfallversorgung. So müssen in der Spitze bis zu 1 Mio. Menschen im Landkreis versorgt werden. Die geringe und überdies heterogene Bevölkerungsdichte, die starken saisonalen Schwankungen der Anzahl zu versorgender Personen und die weiten Wege stellen rettungsdienstliche Herausforderungen dar. Darüber hinaus besteht aufgrund der langen Küstenlinie sowie der Grenze zum Nachbarland Polen vielerorts nicht die Möglichkeit, auf Ressourcen von Nachbarregionen zurückzugreifen.

1.2.2 Krankenhauslandschaft

Auch in Vorpommern-Greifswald wurden in den vergangenen Jahrzehnten neben der starken Zentralisierung medizinischer Leistungen Krankenhauskapazitäten abgebaut. Für die Akutversorgung von Patienten stehen im Landkreis derzeit fünf somatische und zwei psychiatrische Kliniken zur Verfügung.

Im Norden des Kreises befinden sich mit der Universitätsmedizin Greifswald und dem Karlsburger Herz- und Diabeteszentrum die leistungsstärksten medizinischen Einrichtungen im Landkreis. Durch diese Kliniken kann das gesamte Spektrum der akutmedizinischen Versorgung angeboten werden; die Transportwege sind allerdings von den östlichen und südlichen Regionen des Landkreises sehr weit, siehe Abb. 1.1.

Patienten von der Insel Usedom werden auf deutscher Seite primär im Kreiskrankenhaus Wolgast oder im Ameos-Klinikum Anklam versorgt. In diesen Kliniken steht jedoch beispielsweise keine DGU-zertifizierte Schockraumversorgung, keine Möglichkeit zur Koronarangiografie und keine Stroke Unit zur Verfügung.

Das im Osten gelegene Ameos-Klinikum Ueckermünde bietet neben der Regelversorgung auch eine regionale Stroke Unit und eine psychiatrische Landesklinik. Das Asklepios Klinik Pasewalk im Süden des Kreises bietet ebenfalls eine regionale Stroke Unit und ein 24/7-Herzkatheter-Labor. Mit einem ähnlichen Profil ausgestattet ist das für den südlichsten Zipfel des Landkreises bedeutungsvolle Asklepios Klinikum Uckermark in Schwedt.

Das im Nachbarlandkreis gelegene Dietrich-Bonhoeffer-Klinikum in Neubrandenburg ist die nächste Einrichtung der Maximalversorgung für Patienten aus der südlichen Uecker-Randow-Region.

Psychiatrische Akutkrankenhäuser im Landkreis Vorpommern-Greifswald sind in Ueckermünde (inkl. Forensik) und in der Johanna-Odebrecht-Stiftung in Greifswald zu finden. Hier gibt es allerdings keine Abteilung für Kinder- und Jugendpsychiatrie, sodass Kinder aus Greifswald zur stationären psychiatrischen Therapie regelhaft akut nach Stralsund in die dortige Landespsychiatrie transportiert werden.

1 Das Projekt Land|Rettung und sein Hintergrund

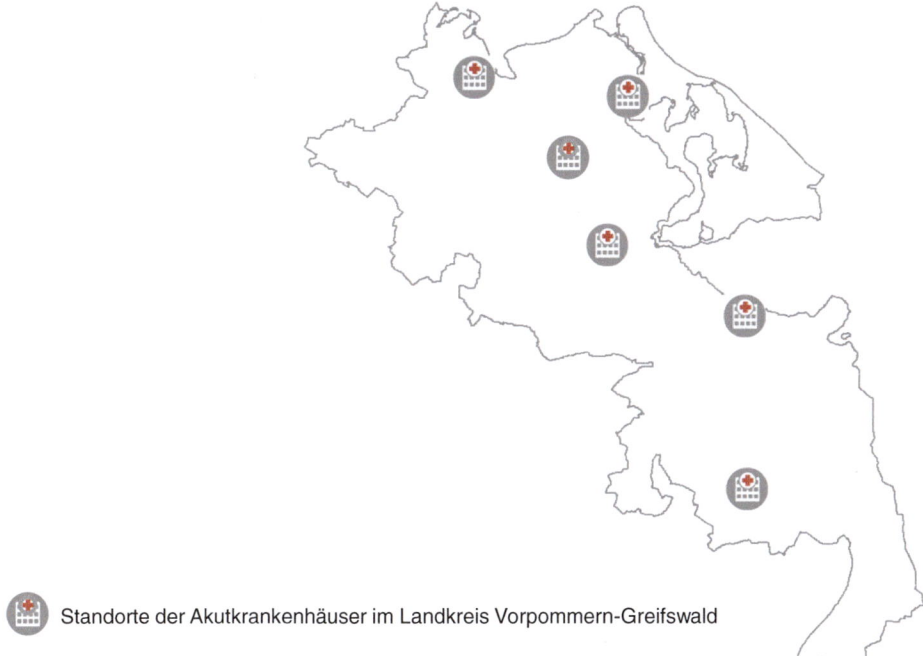

Standorte der Akutkrankenhäuser im Landkreis Vorpommern-Greifswald

Abb. 1.1 Karte des Landkreises Vorpommern-Greifswald mit Standorten der Akutkrankenhäuser

1.2.3 Aufbau und Struktur des Rettungsdienstes

Der Landkreis Vorpommern-Greifswald ist Träger des Rettungsdienstes und organisiert sowie strukturiert somit die Notfallrettung und den qualifizierten Krankentransport innerhalb der Kreisgrenzen nach den gesetzlichen Vorgaben des Landesrettungsdienstgesetzes Mecklenburg-Vorpommern. Dafür wurde 2014 die spezielle Verwaltungsform eines Eigenbetriebes gebildet. Dieser umfasst die Abrechnung und Buchhaltung, die Sachbearbeitung und Qualitätssicherung, die Ärztliche Leitung Rettungsdienst sowie die Integrierte Leitstelle. Letztere ist das Herzstück des Rettungsdienstes. Die Leitstelle bündelt am Standort der Universitäts- und Hansestadt Greifswald hauptsächlich die Disponierungsaufgaben für den Rettungsdienst, Brand- und Katastrophenschutz. Dazu gehören ca. 50.000 Rettungsdiensteinsätze jährlich, mit einem Anteil von etwa 13.000 bis 14.000 Notarzteinsätzen.

Der Rettungsdienst des Landkreises Vorpommern-Greifswald unterhält für die Aufgaben der Notfallrettung und des Krankentransportes 20 Rettungs- und 11 Notarztwachen. In den Wachen werden 27 RTW, 12 NEF und 10 Fahrzeuge für den qualifizierten Krankentransport (KTW) vorgehalten, siehe Abb. 1.2. Zusätzlich hält das Land Mecklenburg-Vorpommern, als Träger der Luftrettung, einen Rettungshubschrauber (Christoph 47) an der Greifswalder Universitätsmedizin vor.

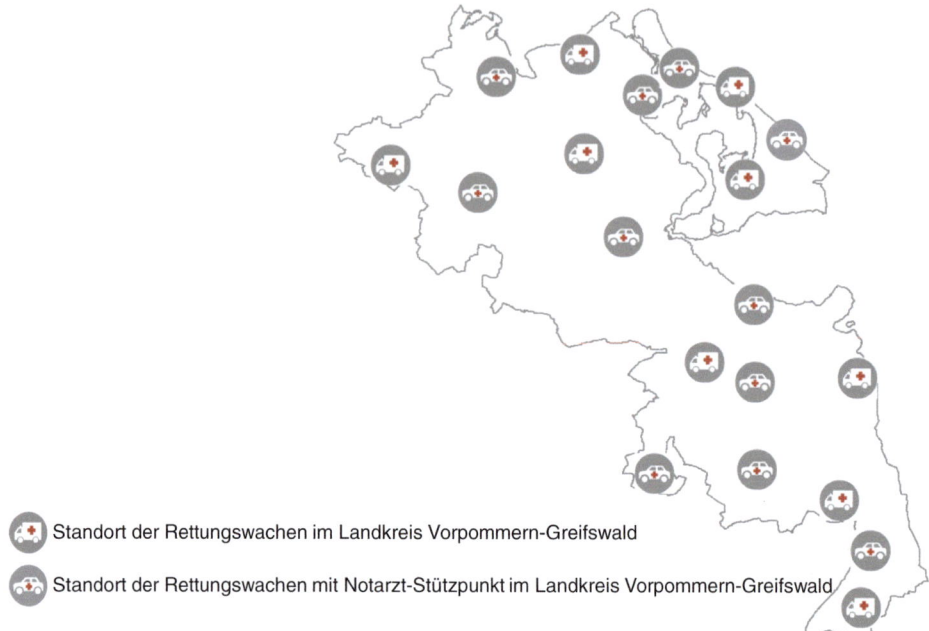

Abb. 1.2 Karte des Landkreises Vorpommern-Greifswald mit den Standorten der Rettungs- und Notarztwachen

In § 2 des Rettungsdienstgesetzes Mecklenburg-Vorpommern ist eine Hilfsfrist sowohl für das ersteintreffende Rettungsmittel als auch für den Notarzt vorgeschrieben. Diese Hilfsfrist bestimmt die Anzahl und Verteilung der Rettungsmittel. Sie ist definiert als die Zeit zwischen der Alarmierung eines Rettungsmittels bis zu seiner Ankunft an einer befahrbaren Straße. Seit der Neuauflage des Rettungsdienstgesetzes 2015 und der Rettungsdienstplanverordnung von 2016 beträgt sie im Jahresmittel zehn Minuten für das zuerst eintreffende Rettungsmittel, wobei im Falle einer Notarztindikation für das NEF eine maximale Eintreffzeit von 15 Minuten festgelegt ist. Zusätzlich wurde ein Sicherheitsniveau gesetzlich verankert. Danach müssen Rettungsmittel innerhalb von maximal 15 Minuten im ländlichen Bereich in 90 % und in Städten über 20.000 Einwohner in 95 % der Fälle vor Ort sein.

Für die Durchführung des Rettungsdienstes im nichtärztlichen Bereich wurden durch den Eigenbetrieb Rettungsdienst des Landkreises fünf Leistungserbringer beauftragt. Große Gebiete werden dabei vom DRK-Kreisverband Ostvorpommern-Greifswald e. V. und dem DRK-Kreisverband Uecker-Randow e. V. versorgt, gefolgt von dem DRK-Kreisverband Demmin e. V., dem ASB Regionalverband Vorpommern-Greifswald e. V. und der HKS Rettungsdienst Greifswald GmbH. Die Vertragspartner in der notärztlichen Versorgung sind die Universitätsmedizin Greifswald, die Krankenhäuser Wolgast und Ameos Anklam und Ueckermünde, sowie die DRK-Notärztlicher Dienst M-V gGmbH, die Freiberufliche Notärzte Mecklenburgische Seenplatte und Mecklenburger Schweiz GmbH und die Notärzte GbR in Pasewalk.

1.3 Notfallmedizinische Herausforderungen

P. Brinkrolf und L. Fischer

Deutschlandweit haben in den vergangenen Jahren die Einsätze der Notfallrettung stark zugenommen. Für diesen Trend gibt es vielerlei Gründe, wobei der Hauptgrund jedoch der demografische Wandel ist. Dabei spielt die zunehmende Überalterung der Bevölkerung gerade auch in Mecklenburg-Vorpommern eine große Rolle. Im ländlich geprägten Raum in Vorpommern-Greifswald sind die Auswirkungen besonders deutlich zu spüren. Junge Menschen verlassen die Dörfer. Die Bevölkerungsdichte auf dem Land sinkt stetig ab, jedoch leben hier zunehmend mehr alte und kranke Menschen, während das Netz der medizinischen und sozialen Unterstützung auch aus dem Familienumfeld dünner wird. Die Urbanisierung führt zu einer Konzentration aller Serviceleistungen in den Städten. Auch die Anzahl von Arztpraxen auf dem Land sinkt mit der Pensionierung der Praxisinhaber. Die Wege werden für einen Großteil der Bevölkerung in Bezug auf alle Versorgungsbereiche weiter.

Gleichwohl hat jeder Mensch das Recht auf eine angemessene medizinische Versorgung. Gerade in der Notfallrettung mit dem zeitkritischen Charakter der Hilfeleistung muss diesem Umstand besonders Rechnung getragen werden. Die moderne Notfallmedizin erhebt den Anspruch, nicht nur auf qualitativ hochwertige präklinische Versorgung, sondern auch in Bezug auf die Einhaltung von Prähospitalzeiten, die für Tracerdiagnosen bis zum Eintreffen in geeigneten medizinischen Einrichtungen gelten.

Der Landkreis Vorpommern-Greifswald ist mit seinen Notarztstandorten und Rettungswachen gut aufgestellt, auch wenn die gesetzliche Hilfsfrist mit dem festgeschriebenen Sicherheitsniveau weitere Erhöhungen der Rettungsmittel an zusätzlichen Standorten bei einem weiteren Ansteigen der Einsatzzahlen nicht ausschließen lässt. Jedoch finden hier gegenläufige, ungünstige Prozesse statt, die einer Lösung bedürfen, um eine zukunftsfeste notfallmedizinische Versorgung zu ermöglichen:

1. **Die notärztliche Versorgung**
   wird inzwischen über ein vergleichsweise dichtes Netz an Notarztstandorten gewährleistet, das jedoch weiterer Optimierung bedarf, um dem Gesetz Genüge zu tun. Um letzte Lücken zu schließen, müssten weitere Notarztstandorte entstehen und/oder aus Krankenhäusern ausgelagert werden. Ein Mehr an Notärzten zur Absicherung der erweiterten Vorhaltung ist jedoch illusorisch. Schon jetzt kommen fast 50 % der Notärzte an den Standorten des Kreises als Honorarkräfte aus anderen Bundesländern oder weiter entfernten Regionen in Mecklenburg-Vorpommern. Die Ressource Notarzt ist ausgeschöpft und lässt sich insbesondere bei der Verfolgung hoher Qualitätsziele nicht mehr relevant ausweiten. Bereits jetzt werden teils deutliche Qualitätseinbußen hingenommen, um eine lückenlose Besetzung der Dienstpläne zu garantieren: Spezifische notfallmedizinische Fortbildungspflichten sind im Zuständigkeitsbereich der meisten deutschen Ärztekammern nicht vorgesehen; abgesehen davon gibt es bisher in Meck-

lenburg-Vorpommern keine geeigneten notfallmedizinischen Trainingszentren, um mit Fallsimulationen und modernen Methoden der interprofessionellen Kommunikation (CRM) Notärzte und nichtärztliches Rettungsdienstpersonal wirklichkeitsnah auf anspruchsvolle Notfallsituationen vorzubereiten.

2. **Der Notfallsanitäter – Prozess der Einführung in den Rettungsdienst**

Seit 2014 gibt es das neue Berufsbild des Notfallsanitäters. Er soll den Rettungsassistenten zumindest bei der Besetzung von RTW bis 2024 ersetzen. Seine Kompetenzen sind weitreichend und ermöglichen die symptomatische Therapie von Patienten sowohl in lebensbedrohlichen als auch in Notfallsituationen, in denen Medikamente und invasive Maßnahmen zur Linderung der Beschwerden und damit zur Erleichterung beim Notfallpatienten beitragen. Im Einzelfall überbrückt der Notfallsanitäter längere Wartezeiten auf den Notarzt und trägt somit zur Verkürzung des therapiefreien Intervalls bei vitaler Bedrohung bei. Auch kann er eine Anfahrt des Notarztes zum Notfallort in bestimmten Einsatzsituationen vollständig erübrigen, womit er dabei hilft, diese wertvolle Ressource für bedrohlichere Notfälle bereitzuhalten. Voraussetzung für sein selbstständiges Handeln sind Standardarbeitsanweisungen für die Gabe von ausgewählten Notfallmedikamenten und die Durchführung ausgewählter invasiver Maßnahmen. Diese ermöglichen eine Delegation ärztlicher Therapiemaßnahmen nach Maßgabe des Ärztlichen Leiters Rettungsdienst unter ständiger Kontrolle und Freigabe nach entsprechender regelmäßiger Zertifizierung.

Unterschiedliche Bildungswege führen zu diesem neuen Fachberuf. Die dreijährige Ausbildung über eine Lehrstelle beim Leistungserbringer im Rettungsdienst bildet dabei den Hauptweg. Für Rettungsassistenten stehen, abgestuft nach bisher absolvierten Berufsjahren, verschiedene verkürzte Ausbildungswege noch bis 2024 zur Verfügung, an deren Ende eine Ergänzungsprüfung zu einer gleichwertigen Berufsbezeichnung führt.

Das Berufsbild des Notfallsanitäters wird zu einer erheblichen Veränderung in der Indikationsstellung für Notarzteinsätze führen, sobald jedes Rettungsmittel einen Teamleiter mit dieser Qualifikation vorweisen kann. Bis heute, sechs Jahre nach der Einführung des Notfallsanitäters, sind jedoch seine Kompetenzen im Einsatz bei Weitem nicht ausgeschöpft. Selbstständiges Handeln im Umgang mit Medikamenten, Hilfsmitteln und medizinischen Ausrüstungen am Patienten erfordert neben einer guten Ausbildung auch praktische Erfahrungen, um sicher zu sein in der Diagnostik, Symptomfeststellung und indizierten Notfalltherapie. Die Schritte dorthin sind an viele Faktoren in unterschiedlicher Ausprägung je nach dem zugrunde liegenden Ausbildungsweg geknüpft. Es bedarf vor allem auch einer kompetenten Begleitung durch Notärzte im Einsatz, die dabei helfen müssen, die notwendigen praktischen Fähigkeiten und Fertigkeiten zu erlangen. Durch die praktische Anwendung des erworbenen theoretischen Wissens können sie den angehenden Notfallsanitätern Sicherheit und Selbstbewusstsein für selbstständiges Handeln vermitteln. Hier gibt es noch einen großen Bedarf, zumal die hierfür notwendigen notärztlichen Ressourcen mit entsprechender Schulung auch wegen der unterschiedlichen Gestellungsarten und der Verbreitung der Vorhaltung von Honorarnotärzten nicht beständig und verlässlich ausgeschöpft werden können.

3. **Krankenhauslandschaft und Transportaufgabe**
Eine zeitgerechte präklinische Versorgung hängt nicht nur davon ab, wie schnell Rettungsmittel einen Notfallpatienten erreichen, sondern auch in erheblichem Maße davon, wie schnell der Patient anschließend in eine medizinische Einrichtung transportiert wird, um dort sein spezielles Notfallbild definitiv zu versorgen. Es ist die Prähospitalzeit, die darüber entscheidet, wie sich am Ende der Verlauf und das Ergebnis der gesamten Notfalltherapie gestalten. So ist es verständlich, die Einhaltung von Zeitfenstern in der präklinischen Notfallversorgung zu fordern, um das Erreichen des Therapieziels beim Notfallpatienten zu ermöglichen. Dem entgegen steht die Krankenhauslandschaft im dünn besiedelten Flächenland mit seiner Zentralisierung spezieller medizinischer Leistungen. Durch die weiten Entfernungen vom Notfallort zu den geeigneten medizinischen Einrichtungen, insbesondere bei zeitkritischen Tracerdiagnosen wie Schlaganfall, Polytrauma, akutem Koronarsyndrom oder bei Kindernotfällen, wird der Transportweg und die Bereitstellung geeigneter Transportmittel zu einer zentralen Herausforderung für den Rettungsdienst. Einerseits müssen Zeitfenster eingehalten werden, andererseits entstehen Versorgungslücken durch enorme Abwesenheitszeiten der bodengebundenen Rettungsmittel aus ihrem originären Einsatzgebiet. Nicht in jedem Fall kann mit gutem Gewissen auf eine Begleitung durch einen Notarzt verzichtet werden, um ihn in seinem Einsatzgebiet zu belassen.

Der Einsatz von Rettungshubschraubern zum schnellen Primärtransport des Notfallpatienten über weite Strecken löst sowohl Zeit- als auch Ressourcenprobleme. Jedoch stehen diese derzeit (Stand August 2020) nur tagsüber und bei adäquaten Witterungsbedingungen zur Verfügung. Das bedeutet im Winter, dass sie lediglich für sieben bis acht Stunden Transportaufgaben übernehmen können. Wenn es dunkel ist, gibt es kaum eine Alternative zum bodengebundenen Patiententransport.

4. **Steigende Anforderungen an präklinische Diagnostik und Therapie**
Verschiedene Entwicklungen haben dazu beigetragen, dass die Anforderungen an eine präklinische Diagnostik und Therapie kontinuierlich gestiegen sind und in der Zukunft weiter steigen werden. Die bereits angesprochene Konzentration von Kliniken, insbesondere aber die Spezialisierung von Kliniken und die zunehmende Spezialisierung innerhalb einzelner Fachrichtungen, führt dazu, dass bei Weitem nicht mehr jede Therapie an jedem Klinikum durchgeführt werden kann. Diese Entwicklung setzt sich fort. Beispielhaft seien hier Verfahren wie die Katheter-gestützte Intervention bei Schlaganfällen genannt. Um schnellstmöglich eine adäquate Patientenversorgung in der Klinik zu ermöglichen und Sekundärtransporte zu reduzieren, ist eine hochqualitative präklinische Diagnostik in zunehmendem Maße erforderlich.

Der medizinisch-wissenschaftliche Fortschritt führt dazu, dass die Evidenz für den präklinischen Einsatz von hochkomplexen Maßnahmen zunimmt, die zwar selten erforderlich sind, aber im Einzelfall lebensrettend sein können. Hierin liegt eine besondere Herausforderung für die Aus- und Weiterbildung von Notärzten. Seltene Maßnahmen, die komplex sind und unmittelbar in Notfallsituationen ohne Rückfallebene auf weitere personelle Ressourcen beherrscht werden müssen, erfordern ein umfangreiches Training und fundierte Expertise. Diese sicherzustellen ist bei einer Vielzahl von Notarztstandorten mit geringen Einsatzfrequenzen und großen, fluktuierenden Personalpools eine äußerst diffizile Aufgabe. Eine weitere Herausforderung in der Ausbildung der Notärzte stellt die zunehmend häufiger nötige Versorgung von besonderen Patientengruppen dar. Beispielhaft seien hier Patienten mit ambulanten Organersatzverfahren oder mit angeborenen komplexen Stoffwechselstörungen genannt. Aufgrund besserer medizinischer Therapieverfahren können diese Patienten oft dauerhaft zu Hause versorgt werden, bedürfen bei Komplikationen dann aber einer notärztlichen Intervention.

Darüber hinaus lässt sich eine gesteigerte Erwartungshaltung und gewisse Unsicherheit in medizinischen Fragen in der Bevölkerung beobachten. Dies führt zu einer niederschwelligen Inanspruchnahme des Notrufes, um „sofort" oder „die beste" medizinische Hilfe zu erhalten. So wird rettungsdienstliches und notärztliches Personal zunehmend auch mit minderschweren Fällen konfrontiert, bei denen kritisch abgewogen werden muss, ob eine stationäre Therapie erforderlich ist. Hierzu sind teils andere Kenntnisse und Fertigkeiten notwendig als es die Therapie von lebensbedrohlichen Notfällen erfordert.

5. **Notdienst** der Kassenärztlichen Vereinigung

Völlig selbständig und nahezu gänzlich unabhängig vom Rettungsdienst agiert der Hausbesuchs- oder Kassenärztliche Bereitschaftsdienst als wichtige Komponente im Gesamtsystem der Notfallversorgung. Zunehmend weniger Arztpraxen auf dem Lande lassen die Dienstgruppen schmelzen und die Dienstbelastung der am Bereitschaftsdienst teilnehmenden Kollegen steigt. Eine in der Vergangenheit praktizierte räumliche Ausweitung der Einsatzgebiete der Bereitschaftsdienste bringt zwar wieder mehr Kollegen in die Dienstgruppen, doch werden die Wege zum Einsatzort immer länger und die Wartezeiten für die Patienten bei Folgeeinsätzen werden immer unzumutbarer. Hinzu kommt, dass die Disponierungen der Systeme des Kassenärztlichen Notdienstes und des Rettungsdienstes ebenfalls getrennt und somit nicht harmonisiert stattfinden. In der Folge kompensiert der Rettungsdienst Versorgungslücken der Kassenärztlichen Vereinigung, die aus dem demografischen Wandel, dem gestiegenen Anspruchsdenken und den sinkenden medizinischen Kenntnissen der Bevölkerung resultieren. Eine gute Schnittstellengestaltung zwischen beiden Systemen im Sinne einer gemeinsamen Disponierung und einer Ausschöpfung von Synergieeffekten mit Varianten, die dem jeweiligen Sicherstellungsauftrag nicht widersprechen, lässt viele Modelle einer zukunftsfesten gemeinsamen Ausgestaltung der Notfallversorgung vorausdenken. Die Bereitschaft zur Zusammenarbeit ist auf beiden Seiten in den letzten Jahren deutlich gewachsen.

1.4 Das Projekt „Land|Rettung" als Lösungsansatz

P. Brinkrolf

Die im vorangehenden Abschnitt skizzierten – und viele weitere – Herausforderungen in der präklinischen Notfallmedizin erfordern kontinuierliche, tiefgreifende Veränderungen und intensive Weiterentwicklungen der bestehenden Ressourcen und Vorgehensweisen. Diese Anpassungen werden aufgrund der Komplexität der Systeme nicht plötzlich und kurzfristig erfolgen können, sondern erfordern eine strategische Planung und eine langfristige Umsetzung. Dabei ist es für eine effiziente Ressourcennutzung und die bestmögliche Zielerreichung von großer Bedeutung, ergriffene Maßnahmen wissenschaftlich zu evaluieren, um die erzielten Effekte fundiert benennen zu können und weitere Bedarfe und Potentiale festzustellen.

Dies ist derzeit möglich, da viele der zuvor in der gebotenen Kürze skizzierten gesellschaftlichen, medizinischen und organisatorischen Rahmenbedingungen bereits im Wandel begriffen sind, die herausfordernden Effekte dieses Wandels aber noch nicht oder mehrheitlich noch nicht vollständig eingetreten sind. Dies wird erst in den kommenden Jahren beziehungsweise Jahrzehnten vollumfänglich der Fall sein.

Ursprünglich aus der vorausschauenden Polizeiarbeit stammend, ist die Formulierung „vor die Lage kommen" inzwischen in vielen Kontexten geläufig und kann auch hier zur Beschreibung der anzustrebenden Lösungsstrategie angewendet werden, um kommende Herausforderungen zu bewältigen. Die anstehenden Veränderungen und damit einhergehende Herausforderungen sind vorhersehbar. Ihr Eintritt ist relativ wahrscheinlich und die derzeitigen Ressourcen sind für eine effektive Bewältigung nicht optimal geeignet. Um nicht erst bei dem tatsächlichen Eintreten der kritischen Situation zu reagieren, gilt es, die Zeit zu ihrem Eintreten bestmöglich proaktiv vorbereitend und evaluierend zu nutzen, um beim vollständigen Effekteintritt die erforderlichen Ressourcen zu kennen und einsatzbereit zu haben. So kann es gelingen, den Veränderungen vorbereitet „von vorne" zu begegnen, statt ihnen hinterherzueilen.

Für die Notfallmedizin wird dabei nicht eine einzelne Maßnahme oder ein Maßnahmenpaket ausreichend sein. Auch das umfangreiche Projekt Land|Rettung kann insofern nur ein Puzzlestück beisteuern, um den in der Zukunft erforderlichen Rettungsdienst zu gestalten. Grundüberlegungen bei der Entwicklung der konkreten Projektmaßnahmen waren dabei die Annahmen, dass

1. bei besonders zeitkritischen Notfällen das Netz des professionellen Rettungsdienstes durch weitere Strukturen im nichtprofessionellen und semiprofessionellen Bereich ergänzt werden muss, um eine optimale Versorgung auch in zunehmend dünn besiedelten Regionen zu ermöglichen;
2. die Verfügbarkeit der begrenzten Ressource „Notarzt" sichergestellt und teils erhöht werden muss, um für lebensbedrohliche Notfälle rechtzeitig vor Ort sein zu können – aber zugleich auch in vielen anderen, weniger dringlichen Fällen ärztliche Expertise in

der präklinischen Versorgung und zur Unterstützung des nichtärztlichen Personals wichtig ist;
3. eine enge Verzahnung aller verfügbaren Ressourcen zur notfallmedizinischen Versorgung präklinischer Patienten erforderlich ist, um Synergien zu nutzen.

Aus diesen Prämissen wurden die vier Projektsäulen des Projektes Land|Rettung als beispielhafte Lösungsansätze entwickelt.

1.5 Die vier Säulen des Projektes

J. Hasebrook, P. Brinkrolf und K. Hahnenkamp

Das Konzept des Projektes Land|Rettung beruht auf der Entwicklung, Etablierung und fortlaufenden Evaluation von vier konkreten Maßnahmen/Innovationen im Rettungsdienst – den im Folgenden aufgeführten vier Säulen:

1. *Stärkung der Laienreanimation:* Durch flächendeckende Stärkung der Wiederbelebungskompetenz und Hilfsmotivation der Bevölkerung mit gezielten Aktivierungs- und Bildungsmaßnahmen soll das therapiefreie Intervall bei dem besonders zeitkritischen Notfall Herzkreislaufstillstand verkürzt werden.
2. *Einführung einer Smartphone-basierten Ersthelfer-Alarmierung:* Durch Einbezug geschulter Ersthelfer durch Alarmierung per Smartphone-App soll schnell professionelle Ersthilfe noch vor Eintreffen des regulären Rettungsdienstes zum Einsatzort entsandt werden. Beispielhaft soll dies im Projekt ebenfalls bei Herzkreislaufstillständen erfolgen.
3. *Etablierung einer Telenotarzt-Anwendung:* Durch die Möglichkeit, jederzeit einen telemedizinisch angebundenen Notarzt zum Einsatz hinzuzuziehen, soll eine schnellere und höhere Verfügbarkeit ärztlicher Expertise erreicht werden, die Verfügbarkeit von Notärzten verbessert und die Zeit bis zu ihrem Eintreffen überbrückt sowie die Qualität der notfallmedizinischen Versorgung erhöht werden.
4. *Zusammenarbeit mit dem Kassenärztlichen Bereitschaftsdienst:* Durch Koordination der Zusammenarbeit des Kassenärztlichen Bereitschaftsdienstes, des Rettungsdienstes und der Notaufnahmen soll eine engmaschigere Notfallversorgung unter bestmöglicher Nutzung von Synergien erreicht werden.

Dieses Vier-Säulen-Konzept (siehe Abb. 1.3) führt in Deutschland erstmals dazu, dass alle in der Notfallversorgung eingebundenen Gruppen gemeinsam ein Konzept entwickeln, erproben und einführen: Landesregierung, Landkreis, Krankenkassen, Rettungsdienste, Krankenhäuser und Kassenärztliche Vereinigung. Dies erhöht die Übertragbarkeit des Konzepts zur notfallmedizinischen Neuausrichtung ländlicher Regionen auf andere Flächenkreise in Mecklenburg-Vorpommern und in anderen Bundesländern.

1 Das Projekt Land|Rettung und sein Hintergrund

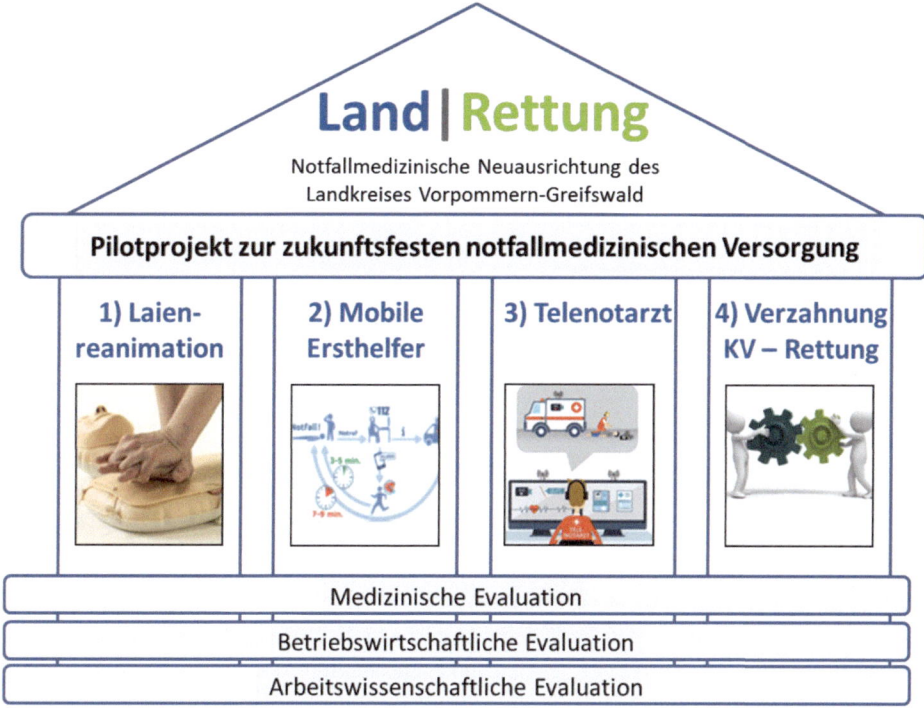

Abb. 1.3 Vier-Säulen-Konzept des Projektes Land|Rettung

Aus den Umsetzungszielen ergeben sich unmittelbar die Evaluationsziele, an denen der Erfolg des Projektes gemessen wird:

- Die Einführung des Vier-Säulen-Konzeptes soll zu einer *messbar höheren Hilfsmotivation und -kompetenz* sowie *deutlich mehr Ersthilfeleistungen* durch medizinische Laien führen. Erfahrungen der Aktion zur Laienreanimation „ein Leben retten" [2] zeigen, dass sich die Anzahl der Herzkreislaufstillstände, in denen Laien eine Wiederbelebung durchführen, nach diesen Schulungen deutlich erhöht hat.
- Das Projekt soll dazu führen, dass bei Herzkreislaufstillständen Ersthelfer vor dem Rettungsdienst eintreffen, um das *therapiefreie Intervall zu verkürzen* [3]. In einigen Regionen Deutschlands werden bereits Smartphone-Apps eingesetzt, durch die speziell geschulte Ersthelfer alarmiert werden. Diese Erfahrungen zeigen, dass häufig professionelle Ersthelfer in der Nähe sind und den Einsatz übernehmen können.
- Eine *höhere Verfügbarkeit von Notärzten und erhöhte Qualität von Notarzteinsätzen* ist durch die bundesweit einzige Telenotarzt-Anwendung in der Regelversorgung (Stadt Aachen) nachgewiesen [4]. Im Laufe der Umsetzung des Projektes soll die sichere und qualitätsverbessernde Nutzbarkeit dieses Konzeptes im ländlichen Raum gezeigt

werden. Hierzu werden die Quote an Notarzteinsätzen ausgewertet und die medizinische Versorgungsqualität analysiert.

- *Engmaschige Verzahnung der Kassenärztlichen Notfallversorgung mit dem Rettungsdienst* durch bessere Abstimmung von Rettungs- und Bereitschaftsdienst soll dazu führen, dass beide Systeme durch weniger Fehleinsätze belastet werden und der Ausbau von regelmäßig besetzten festen Anlaufstellen des ärztlichen Bereitschaftsdienstes gefördert wird.

1.6 Fördergeber des Projektes

J. Günther

Das Projekt Land|Rettung setzt sich, wie im Abschn. 1.5. beschrieben, aus vier Säulen zusammen. An der Finanzierung des Projektes haben sich zwei unterschiedliche Fördermittelgeber beteiligt.

Die erste Säule des Projektes (Stärkung der Laienreanimation) wurde unter dem Titel „Innovative Projekte zur Anpassung an die demografische Entwicklung und zur Entwicklung von Netzwerken in der Gesundheitsversorgung in Mecklenburg-Vorpommern" durch das Ministerium für Wirtschaft, Arbeit und Gesundheit des Landes Mecklenburg-Vorpommern gefördert. Die erste Säule wurde in den Jahren 2017 bis 2019 mit insgesamt knapp 64.000 Euro gefördert. Die Förderung erfolgte auf einer jährlichen Basis und wurde dementsprechend mehrfach beantragt.

Die zweite (Smartphone-basierte Ersthelfer-Alarmierung) und die dritte Projektsäule (Etablierung eines Telenotarztsystems) sowie die Evaluation des Projektes wurden vom 15.12.2016 bis zum 14.03.2020 durch Fördermittel in Höhe von 5,4 Millionen Euro durch den Innovationsfonds des Gemeinsamen Bundesausschusses (G-BA) gefördert. Mit diesem Förderprojekt kommt der GB-A seinem Auftrag nach, neue Versorgungsformen, die über die bisherige Regelversorgung der gesetzlichen Krankenversicherung hinausgehen, zu unterstützen. Im Allgemeinen werden durch den Innovationsfonds Modelle gefördert, welche die sektorenübergreifende Versorgung der Versicherten weiterentwickeln, innersektorale Schnittstellen optimieren oder Ansätze enthalten, die die Trennung der Sektoren überwinden [5]. In diesem Zusammenhang ist ebenfalls die vierte Säule (Verzahnung der notärztlichen Versorgung im Rettungsdienst und des ärztlichen Bereitschaftsdienstes der Kassenärztlichen Vereinigung Mecklenburg-Vorpommern) zu erwähnen. Sie wurde im Rahmen der Beantragung und Förderung des Projektes Land|Rettung finanziell nicht berücksichtigt, hatte aber für die Antragstellung beim G-BA im Hinblick auf die Überwindung der sektorenübergreifenden Trennung eine bedeutende Rolle gespielt.

1.7 Projektbeteiligte

T. Laslo, V. Lang, K. Hahnenkamp, J. Hasebrook und S. Fleßa

Der Landkreis Vorpommern-Greifswald fungierte im Rahmen des Projektes Land|Rettung als Konsortialführer. Die durchführende Stelle im Landkreis für das Projekt ist der Eigenbetrieb Rettungsdienst, der für die operative Umsetzung der Projektmaßnahmen verantwortlich ist. Die wissenschaftliche Evaluation wird von den drei Konsortialpartnern im Projekt Land|Rettung übernommen. Als Konsortialpartner fungierten die Klinik für Anästhesiologie der Universitätsmedizin Greifswald im Rahmen der medizinischen Evaluation, der Lehrstuhl für Allgemeine Betriebswirtschaftslehre und Gesundheitsmanagement der Universität Greifswald im Rahmen der ökonomischen Evaluation, sowie die zeb.business school Steinbeis Hochschule Berlin im Rahmen der arbeits- und organisationswissenschaftlichen Evaluation. Der Landkreis und die Konsortialpartner wurden dabei von weiteren Projektbeteiligten maßgeblich unterstützt.

1.7.1 Der Landkreis Vorpommern-Greifswald als Konsortialführer

Der Landkreis Vorpommern-Greifswald ist mit knapp 4000 Quadratkilometern der flächenmäßig drittgrößte Landkreis in Deutschland. Mit einer durchschnittlichen Einwohnerdichte von ca. 60 Einwohnern je Quadratkilometer gehört der Landkreis zu den bevölkerungsarmen Flächenlandkreisen in Deutschland.

Der Landkreis Vorpommern-Greifswald ist Träger der Integrierten Leitstelle Vorpommern-Greifswald (ILS). Diese wird durch den Eigenbetrieb Rettungsdienst des Landkreises betrieben und ist für den gesamten Landkreis Vorpommern-Greifswald zuständig. Hauptaufgaben der ILS sind die Annahme von Anrufen über die Notrufnummer 112 und die Disponierung, Alarmierung und Führung von Einsatzkräften des Rettungsdienstes, der Feuerwehren, des Katastrophenschutzes und des Technischen Hilfswerks. Darüber hinaus werden in der ILS Krankentransporte für Patienten, welche einer medizinisch-fachlichen Betreuung bedürfen, disponiert. Weitere Aufgaben liegen vor allem in der Erfüllung des Sicherheits- und Ordnungsgesetzes Mecklenburg-Vorpommern (SOG MV) oder des Kinderschutzes außerhalb der Dienstzeiten der zuständigen Fachämter des Landkreises oder seiner Gemeinden. Dazu zählen die Annahme von Meldungen der Kinderschutzhotline Mecklenburg-Vorpommern bei Fällen von Verdacht auf Kindeswohlgefährdungen, die Annahme und Weitergabe von Sturm-, Hochwasser- oder Glatteismeldungen oder auch die Veranlassung der Beseitigung von auf den Straßen des Landkreises überfahrenen Wildtieren. Aus dieser Vielzahl von Tätigkeiten, die weit über den Rettungsdienst hinausgehen, leitet sich auch die Bezeichnung „Integrierte Leitstelle" ab.

Die Aufgaben der ILS werden von acht Schichtführern, siebzehn Leitstellendisponenten und vier weiteren in IT und Administration tätigen Mitarbeitern erfüllt. Alle Schichtführer und Leitstellendisponenten besitzen mindestens eine Ausbildung als Rettungsassistent und eine Feuerwehrgrundausbildung nach Feuerwehrdienstvorschrift 2 (Truppmann). Technisches Herzstück ist das Einsatzleitsystem mit integrierter standardisierter Notrufabfrage. Das Einsatzleitsystem führt die Disponenten durch den Prozess der Notrufabfrage, dokumentiert sämtliche einsatzrelevanten Daten, Handlungen und Zeitstempel revisionssicher, stellt die zur Einsatzabwicklung notwendigen Informationen zur Verfügung und besitzt Schnittstellen zu diversen Subsystemen. Die wichtigsten dieser Subsysteme sind das Kommunikationssystem zur Kommunikation über Telefon- und Funknetze und zur Sicherstellung der Sprachaufzeichnung, das digitale Alarmierungsnetz des Landkreises zur Alarmierung aller Einsatzkräfte und das geografische Informationssystem zur Visualisierung aller Einsatzmittelstandorte, der Einsatzstellen, der eingehenden Notrufe und weiterer lagerelevanter Daten wie z. B. von Wetterinformationen oder Pegelständen bei Gefahr von Hochwasser.

▶ Die Leitstelle ist als das erste Glied in der professionellen Rettungskette zu betrachten. Ausbildungsstand, eine ausreichende Anzahl von Mitarbeitern sowie die technische Ausstattung bestimmen, wie zügig und fachlich korrekt eine Einsatzmittelzuteilung zu einem Notruf erfolgt und wie erfolgreich Laienhelfer bei der Durchführung von Ersthelfermaßnahmen angeleitet werden können.

In diesem Kontext besteht ein enger Bezug der ILS zu allen vier Säulen des Projektes Land|Rettung:

1. Die Leitstellendisponenten leiten die Notrufenden bei vermutlichen Herzkreislaufstillständen regelhaft bei der Durchführung der Reanimation (Telefonreanimation) an. Durch die Wiederbelebungsschulungen im Rahmen der ersten Projektsäule werden die Reanimationskenntnisse der Bevölkerung erhöht (siehe Abschn. 2.1). In Reanimation geschulte Laienhelfer können eine Reanimation wahrscheinlich in vielen Fällen besser durchführen als ungeschulte Helfer und brauchen weniger Unterstützung von den Leitstellendisponenten.
2. Durch die Leitstelle wird standardisiert und automatisiert bei jeder Nutzung des Meldebildes „Kreislaufstillstand" die Alarmierung eines Ersthelfers über eine Smartphone-App initiiert. Der tatsächliche Einsatz des Ersthelfers hängt dann von den in Abschn. 3.2 dargestellten Bedingungen ab.
3. Im Telenotarztsystem ist die ILS eine wichtige Schnittstelle zwischen Telenotarzt-Arbeitsplatz und rettungsdienstlichem Personal. Die ILS alarmiert den Telenotarzt (TNA) entsprechend dem vorgegebenen Stichwortkatalog und dem aus der standardisierten Notrufabfrage ermittelten Meldebild und vermittelt zwischen dem TNA und dem abgebenden Krankenhaus bei der Besprechung möglicher Varianten der Durchführung des Transportes mit Arzt vor Ort, dem TNA oder ganz ohne Arztbegleitung (siehe Abschn. 4.2). Weiterhin wird die technische und arbeitsorganisatorische Verfügbarkeit des Telenotarzt-Arbeitsplatzes und der entsprechend ausgestatteten RTW erfasst, um Fehlalarmierungen oder die Überlastung des TNA zu vermeiden.

4. Die Unsicherheiten der Bevölkerung bezüglich des richtigen Zuganges in das medizinische Versorgungssystem über den EU-weiten Notruf „112" oder die Rufnummer des Kassenärztlichen Notdienstes „116117" sind groß (siehe Abschn. 5.2). Durch eine bessere Verzahnung der beiden derzeit parallel nebeneinander existierenden Systeme erscheint es möglich, die Patienten zielgenauer entweder in das ambulante oder stationäre Versorgungssystem zuzuweisen. Insbesondere ist hier aus Sicht der Leitstelle auf die Möglichkeit hinzuweisen, beide Rufnummern in einer gemeinsamen Leitstelle nach standardisierten Verfahren abzufragen, um so bereits in der Anfangsphase der Behandlung die Patienten besser in die eine oder andere Richtung lenken zu können.

1.7.2 Die Klinik für Anästhesiologie der Universitätsmedizin Greifswald
Die Klinik für Anästhesiologie der Universitätsmedizin Greifswald ist mit ihren Mitarbeitern für die Organisation und Durchführung aller anästhesiologischen Leistungen, der operativen Intensivmedizin, Schmerzmedizin und hausinterner und regionaler Notfallmedizin der Universitätsmedizin Greifswald verantwortlich.

Die präklinische Notfallmedizin ist ein wesentlicher Bestandteil der universitären Medizin in Greifswald. So arbeitet und forscht die Klinik an neuen Konzepten der Notfallversorgung. Die Universitätsmedizin Greifswald ist Leistungserbringer im öffentlichen Rettungsdienst. Dabei trägt die Klinik für Anästhesiologie den gesamten Anteil der ärztlichen Besetzung der Notarztstützpunkte in Greifswald und besetzt zwei Notarzteinsatzfahrzeuge sowie den Rettungshubschrauber Christoph 47.

Neben der Patientenversorgung engagiert sich die Klinik auch im Bereich der Aus-, Fort- und Weiterbildung stark in der Notfallmedizin. Sie vertritt das Fach in der studentischen Lehre, beteiligt sich an der praktischen Ausbildung von Notfallsanitätern und bietet verschiedene zertifizierte Kurse zu Reanimation und Traumaversorgung im Simulationszentrum der Klinik an. Bereits seit einem Vierteljahrhundert lädt die Klinik für Anästhesiologie gemeinsam mit der Arbeitsgemeinschaft in Mecklenburg–Vorpommern tätiger Notärzte e. V. (AGMN) zu der jährlichen Fortbildungsveranstaltung „Notärztetag" ein.

Im Rahmen der Woche der Wiederbelebung führt die Klinik für Anästhesiologie bereits seit 2015 jährlich eine Laienreanimationsschulung durch ein interprofessionelles „Prüfen. Rufen.Drücken"-Team auf dem historischen Marktplatz von Greifswald durch.

Wissenschaftlich wurde an der Klinik für Anästhesiologie der Universitätsmedizin Greifswald das Konzept des Telenotarztes bereits im Rahmen des von der Europäischen Union geförderten Projektes LiveCity in einem medizinischen Simulationszentrum untersucht. Die Ergebnisse dieser Evaluation zeigen, dass sowohl das nichtärztliche als auch das ärztliche Rettungsdienstpersonal nach der Erprobung in simulierten Szenarien das Konzept eines Telenotarztes mehrheitlich als Verbesserung ansahen und sich vorstellen konnten, in solch einem System zu arbeiten. Dieses Resultat war einer der Auslöser, das Projekt Land|Rettung zu planen und umzusetzen.

1.7.3 Die Universität Greifswald, Lehrstuhl für Allgemeine Betriebswirtschaftslehre und Gesundheitsmanagement

Als einer der Konsortialpartner in dem Projekt Land|Rettung ist die Universität Greifswald für die gesundheitsökonomische Evaluation verantwortlich. Die Universität wurde im Jahr 1456 gegründet und ist damit eine der ältesten Universitäten Deutschlands. Da Vorpommern nach dem Dreißigjährigen Krieg an Schweden fiel, war sie die erste Universität Schwedens und ist bis heute mit dem skandinavischen Raum eng verbunden. Derzeit sind etwa 10.000 Studierende an fünf Fakultäten eingeschrieben, wobei die Universität Greifswald die kleinste Volluniversität Deutschlands ist. Mit Ausnahme der Ingenieurswissenschaften werden alle klassischen Fächer zum Studium angeboten.

Die Universität Greifswald versteht sich als Universität im Raum für den Raum; durch eine qualifizierte Ausbildung zukünftiger Leistungsträger und unmittelbare Entwicklungsimpulse in Forschung und Lehre übernimmt sie mehr als viele andere Hochschulen eine Verpflichtung für die Entwicklung der überwiegend ländlich geprägten Region Vorpommern. Viele Forschungsprojekte fokussieren diese ländliche Entwicklung und die damit verbundene Herausforderung, die Versorgung der Bevölkerung zu gewährleisten. Typisches Beispiel hierfür ist das interdisziplinäre Konsortium „Think Rural", in dem Themen wie Krankenhausplanung, Seelsorge, Psychotherapie oder Einzelhandel im ländlichen Raum von allen Fakultäten gemeinsam bearbeitet werden.

Der Lehrstuhl für Allgemeine Betriebswirtschaftslehre und Gesundheitsmanagement (Prof. Dr. Steffen Fleßa) hat „Think Rural" mitinitiiert. Der Lehrstuhl konzentriert sich in Forschung und Lehre auf die Anwendung der Ökonomie im Gesundheitswesen in seiner vollen Breite – von der Mikrostruktur (z. B. Krankenhaus, Praxisnetz, Altenheim, Blutspende, Rettungsdienst) bis zur Makrostruktur (wie bspw. die Rolle kleinerer Krankenhäuser im ländlichen Raum, ein grenzüberschreitendes Gesundheitswesen). Ziel ist stets eine dem Menschen zugewandte und die Lebensqualität förderliche Ökonomie, was wiederum eine das Leben schützende Effizienz bedeutet. Das Projekt Land|Rettung ist exemplarisch für dieses Vorgehen: Mithilfe von Kosten- und Effizienzanalysen sollen Entscheidungstransparenz geschaffen und Ressourcenverschwendung vermieden werden, sodass eine erfolgreiche Implementierung der innovativen Projektmaßnahmen in der Region und darüber hinaus gewährleistet werden kann. Letztlich dient die ökonomische Evaluation des Projektes der Verstetigung und dem Roll-out, denn ohne Kenntnis der Kosten und der Kostenwirksamkeit wird keine langfristige Finanzierung möglich sein.

1.7.4 Die Steinbeis Hochschule, zeb.business school

Die staatlich anerkannte Steinbeis Hochschule Berlin wurde 1998 unter Trägerschaft der Steinbeis-Transferstiftung des Landes Baden-Württemberg in Berlin gegründet und ist mit mehr als 900 Dozenten, 1100 Projektbetreuern und über 8500 Studierenden Deutschlands größte Privathochschule. Kunden und Partner der Steinbeis-Stiftung sind über 10.000 Unternehmen, Organisationen aller Branchen und Größen, Einzelpersonen und Kommunen in aller Welt. Die Mitarbeiter der Stiftung umfassen rund 700 Professoren, 1400 Angestellte und 3300 freie Mitarbeiter.

1 Das Projekt Land|Rettung und sein Hintergrund

Der Lehrstuhl für Personal- und Organisationsmanagement der Steinbeis Hochschule Berlin übernimmt zugleich die Leitung der zeb.business school, eine Kooperation der Steinbeis Hochschule mit dem Beratungsunternehmen zeb, eine 1992 aus einem Münsteraner Universitätsinstitut hervorgegangene Managementberatung. Die zeb.business school ist an arbeits- und organisationswissenschaftlichen Gutachten und Projekten der Länder und des Bundes beteiligt und leitete das BMBF-Projekt „FacharztPlus" zur ärztlichen Kompetenzkontinuität im demografischen Wandel sowie eine interprofessionelle Bildungsinitiative in der Geriatrie in 48 Einrichtungen, gefördert vom Landeszentrum Gesundheit NRW. Sie hat im Projekt „Land|Rettung" die Koordination der Evaluationsforschung und die arbeits- und organisationswissenschaftliche Evaluation übernommen.

1.7.5 Weitere Projektpartner

Ergänzt wird das Projektkonstrukt von Konsortialführer und Konsortialpartnern um weitere Partner im Projekt:

Die erste Projektsäule „Stärkung der Laienreanimation" wird maßgeblich durch das Ministerium für Wirtschaft, Arbeit und Gesundheit des Landes Mecklenburg-Vorpommern gefördert. Dieses ist zudem das für den Bereich Rettungsdienst zuständige Ministerium.

Die Implementierung des Telenotarztes erfolgte gemeinsam mit den vom Landkreis beauftragten Leistungserbringern für den öffentlichen Rettungsdienst. Hierzu zählen der Arbeiter-Samariter-Bund Regionalverband Vorpommern-Greifswald e. V., der Deutsche Rote Kreuz-Kreisverband Ostvorpommern-Greifswald e. V., der Deutsche Rote Kreuz-Kreisverband Demmin e. V. sowie die HKS Rettungsdienst Greifswald GmbH.

Der Arbeiter-Samariter-Bund Regionalverband Vorpommern-Greifswald e. V. betreibt im Rettungsdienstbereich eine Rettungswache am Standort Wusterhusen sowie den Notarztstandort am Krankenhaus in Anklam. Der Deutsche Rote Kreuz-Kreisverband Ostvorpommern-Greifswald e. V. betreibt insgesamt acht Rettungswachen. Das Versorgungsgebiet umfasst, mit Ausnahme des Wachenbereichs Wusterhusen, geografisch den kompletten ehemaligen Landkreis Ostvorpommern. Zudem betreibt der Leistungserbringer eine Rettungswache in der Hanse- und Universitätsstadt Greifswald. Der Deutsche Rote Kreuz-Kreisverband Demmin e. V. betreibt im Landkreis Vorpommern-Greifswald die Rettungswachen in Jarmen und Loitz. Geografisch waren beiden Rettungswachen vor der Kreisgebietsreform im Jahr 2011 dem Landkreis Demmin zugeordnet. Die HKS Rettungsdienst Greifswald GmbH betreibt eine Rettungswache in der Universitäts- und Hansestadt Greifswald.

Darüber hinaus unterstützen alle in der Region tätigen gesetzlichen Krankenkassen (AOK Nordost, Verband der Ersatzkassen, BKK Nordwest, IKK Nord, Knappschaft) das Projekt.

Zudem ist die Kassenärztliche Vereinigung Mecklenburg-Vorpommern zentraler Projektpartner bei der Umsetzung der vierten Säule, der engeren Verzahnung von Kassenärztlichem Notdienst und Rettungsdienst.

1.8 Projektevaluation

J. Hasebrook

Die Umsetzung des Vier-Säulen-Konzeptes bewirkt zahlreiche organisatorische, prozessuale und strukturelle Neuerungen. Der Landkreis Vorpommern-Greifswald als Konsortialführung ist mit einer Bevölkerungsdichte von 60 Einwohnern pro Quadratkilometer ein sehr dünn besiedelter Landkreis. Doch weisen insgesamt 65 der 402 deutschen Landkreise und kreisfreien Städte eine ähnliche geringe Bevölkerungsdichte von unter 100 Einwohnern pro km^2 auf [6], sodass eine Übertragbarkeit des Konzepts auf andere Flächenkreise sichergestellt werden muss.

Im Rahmen der *medizinischen Evaluation* werden als Qualitätsindikatoren unter anderem allgemeine Monitoring- und Dokumentationsqualität, Diagnose- und Versorgungsqualität anhand von Beispielen wie dem Grad der Schmerzreduktion bei Patienten mit starken Schmerzen untersucht. Zusätzlich werden spezielle Indikatoren für bestimmte Tracerdiagnosen detailliertere Auswertungen zur medizinischen Behandlungs- und Ergebnisqualität ermöglichen. Die Leitlinienadhärenz im systematischen Vergleich zwischen konventionellen und telenotärztlich geführten Einsätzen kann damit im prospektiven und im Prä-Post-Interventionsvergleich evaluiert werden.

Zur wirtschaftswissenschaftlichen *Evaluation* gehören Anzahl der Einsätze, konventionelle und Telenotarzt-Einsätze, Notarzt-Nachalarmierungsquote, tatsächliche Rettungsfristen, Gesamteinsatz- und Notarztbindungszeiten. Die Analyse dieser Parameter ermöglicht eine detaillierte Übersicht über die Erreichungsgrade gesetzlicher Vorgaben und über den Ressourceneinsatz im Rettungsdienst.

Die *arbeits- und organisationswissenschaftliche Evaluation* verfolgt drei zentrale Ziele:

1. Erfassung und Unterstützung der notwendigen Veränderungen in Arbeitsablauf, -belastung und -zufriedenheit aller betroffenen Berufsgruppen.
2. Analyse, Anpassung und Verbesserung der beteiligten Organisations-, Leitungs- und Kooperationsstrukturen.
3. Erhebung, Analyse und Optimierung der regionalen Auswirkungen insbesondere im Hinblick auf eine bessere Kooperation zwischen den Berufsgruppen und die Erarbeitung gemeinsamer Standards. Der Vergleich mit ländlichen Regionen mit herkömmlichem Rettungswesen stellt die Übertragbarkeit des Konzepts sicher.

Grundsätzlich folgen die wirtschaftswissenschaftliche sowie die arbeits- und organisationswissenschaftliche Evaluation den Vergleichen, die durch die medizinische Evaluation vorgenommen werden: Vor einer Einführung der Telenotarzt-Anwendung und zu verschiedenen Zeitpunkten nach der Einführung werden „Prä-Post"-Vergleiche vorgenommen. Zusätzlich wird eine Auswahl relevanter Daten zu den gleichen Zeitpunkten von Patientenfällen erhoben, die durch RTW versorgt wurden, die nicht für die telemedizinische Unterstützung ausgerüstet sind. Zudem werden Daten in den verschiedenen „Säulen" des Konzepts erhoben. Diese Kombination stellt eine multimethodische und multiperspektivische Längsschnitt- und Kontrollgruppenstudie dar. Die Längsschnittbetrachtung ist erforderlich, um die Veränderungen durch die Umsetzung des Vier-Säulen-Konzeptes beurteilen zu können und ggf. frühzeitig steuernd einzugreifen. Das Kontrollgruppendesign ist ebenfalls erforderlich, weil nur auf diese Weise Erkenntnisse über die Übertragbarkeit des Konzepts gewonnen werden können.

Bereits vorhandene Datenbestände aus der medizinischen Dokumentation sowie Wirtschafts- und Controlling-Berichte werden vor Einführung der Telenotarzt-Anwendung im Landkreis Vorpommern-Greifswald als „Baseline" gesichtet, aufbereitet und erfasst. Die Einberufung von Expertenrunden und die Befragung relevanter Zielgruppen schafft zudem eine Vergleichsbasis für die arbeits- und organisationswissenschaftliche Untersuchung .

Mit der Einführung der Telenotarzt-Anwendung werden fortlaufend (d. h. formativ), je nach Art der Daten, monatlich oder quartalsweise Zwischenstände ermittelt, um Entwicklungstendenzen und ggf. aufkommende Probleme frühzeitig zu erkennen. Halbjährlich wird ein summarisches Zwischenfazit in allen drei Evaluationsbereichen (Medizin, Wirtschaft sowie Arbeit und Organisation) gezogen.

Der Projektablauf ist im Überblick der folgenden Abb. 1.4 zu entnehmen, die den Projektplan als GANTT-Chart darstellt.

Die Evaluation des Projektes Land|Rettung stellt einen wirtschaftlich sinnvollen und methodisch innovativen Ansatz zur Verfügung, der die Effekte des Konzepts des Projektes auf die Entwicklung von regionalen Versorgungsnetzwerken und auf den Wissens- und Erfahrungstransfer zwischen Berufsgruppen und Entscheidungsträgern überprüft. Eine verbesserte Kooperation und Netzwerkbildung sowie eine bessere Notfallversorgung sollen im Ergebnis für mehr Versorgungssicherheit und eine höhere Standortattraktivität sorgen. Durch die Strukturschwäche der Region und die hohe Bedeutung des Tourismus mit saisonalen Belastungsspitzen hat die Umsetzung und Evaluation des Konzepts nicht nur für die einheimische Bevölkerung, sondern auch für die zahlreichen Touristen eine große Bedeutung.

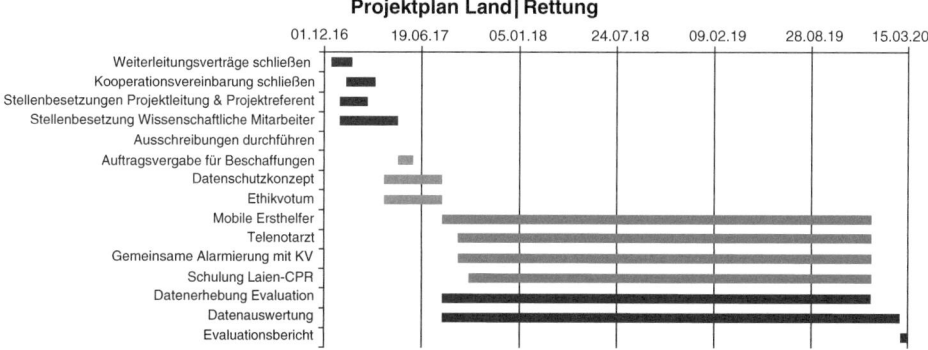

Abb. 1.4 Ablauf des Projektes Land|Rettung als GANTT-Chart

Literatur

1. (2015) Rettungsdienstgesetz Mecklenburg-Vorpommern: (RDG M-V) GS Meckl.-Vorp. Gl. Nr. 2120 - 3 Vom 9. Februar 2015 (GVOBl. M-V S. 50) Geändert durch Artikel 7 des Gesetzes vom 16. Mai 2018 (GVOBl. M-V S. 183)
2. Gräsner J-T, Wnent J, Bohn A et al (2013) Ein Leben Retten – 100 Pro Reanimation. Notfall + Rettungsmedizin 16(5):345–348. https://doi.org/10.1007/s10049-013-1754-2
3. Berglund E, Claesson A, Nordberg P et al (2018) A smartphone application for dispatch of lay responders to out-of-hospital cardiac arrests. Resuscitation 126:160–165. https://doi.org/10.1016/j.resuscitation.2018.01.039
4. Brokmann JC, Rossaint R, Bergrath S et al (2015) Potenzial und Wirksamkeit eines telemedizinischen Rettungsassistenzsystems: Prospektive observationelle Studie zum Einsatz in der Notfallmedizin (Potential and effectiveness of a telemedical rescue assistance system. Prospective observational study on implementation in emergency medicine). Anaesthesist 64(6):438–445. https://doi.org/10.1007/s00101-015-0039-1
5. Gemeinsamer Bundesausschuss Der Innovationsfonds. https://innovationsfonds.g-ba.de. Zugegriffen am 10.06.2020
6. Statistisches Bundesamt (2019) Kreisfreie Städte und Landkreise nach Fläche, Bevölkerung und Bevölkerungsdichte am 31.12.2018

Laienreanimationsschulung

2

Bibiana Metelmann, Andrea Kunze, Elisabeth Schuldt, Diana Kovacs, Lukas Herzberg, Deborah Uebermuth, Josefin Grabow, Camilla Metelmann, Louisa Schuffert, Lisa Schneider, Julia Kuntosch, Rebekka Süss, Steffen Fleßa, Julia Günther und Dorothea Kohnen

Inhaltsverzeichnis

2.1	Hintergrund	24
2.2	Umsetzung: Prüfen.Rufen.Drücken im Landkreis Vorpommern-Greifswald	29
2.3	Evaluation	41
2.4	Ausblick	59
	Literatur	60

B. Metelmann (✉) · A. Kunze · E. Schuldt · D. Kovacs · L. Herzberg · D. Uebermuth
J. Grabow · C. Metelmann · L. Schuffert · L. Schneider
Klinik für Anästhesiologie, Universitätsmedizin Greifswald, Greifswald, Deutschland
e-mail: Bibiana.Metelmann@uni-greifswald.de; Dk153930@uni-greifswald.de;
Camilla.Metelmann@uni-greifswald.de; Lisa.Schneider1@stud.uni-greifswald.de

J. Kuntosch · R. Süss · S. Fleßa
Allgemeine Betriebswirtschaftslehre und Gesundheitsmanagement, Universität Greifswald, Greifswald, Deutschland
e-mail: Julia.Kuntosch@uni-greifswald.de; Rebekka.Suess@uni-greifswald.de; Steffen.Flessa@uni-greifswald.de

J. Günther
Eigenbetrieb Rettungsdienst, Landkreis Vorpommern-Greifswald, Greifswald, Deutschland
e-mail: Julia.Guenther@kreis-vg.de

D. Kohnen
Faculty of Psychology & Educational Sciences, KU Leuven, Leuven, Belgien
e-mail: Dorothea.Kohnen@kuleuven.be

© Springer-Verlag GmbH Deutschland, ein Teil von Springer Nature 2020
K. Hahnenkamp et al. (Hrsg.), *Notfallversorgung auf dem Land*,
https://doi.org/10.1007/978-3-662-61930-8_2

2.1 Hintergrund

B. Metelmann

2.1.1 Herzkreislaufstillstand

Das Ziel der ersten Säule des Projektes Land|Rettung ist es, die Kenntnisse und Kompetenz der Allgemeinbevölkerung zum Thema Herzkreislaufstillstand zu erhöhen.

Bei einem Herzkreislaufstillstand kommt es aufgrund unterschiedlicher pathophysiologischer Mechanismen zu einem Stillstand der Blutzirkulation im Körper. Ohne Blutfluss kann kein Sauerstoff mehr aus den Lungen in die Organe transportiert werden. Da alle menschlichen Zellen nur überleben können, solange sie Sauerstoff bekommen, bricht der Stoffwechsel der Organe konsekutiv zusammen. Die Toleranzzeit für einen Sauerstoffmangel schwankt erheblich zwischen den unterschiedlichen Geweben im Körper.

▶ Das Gehirn hat die kürzeste Toleranzzeit: Schon nach drei bis fünf Minuten ohne Sauerstoff treten irreversible Hirnschädigungen auf.

Daher ist es essenziell, dass frühzeitig mit einer Therapie begonnen wird [1]. Neben der gezielten Therapie von reversiblen Ursachen eines Herzkreislaufstillstandes spielt vor allem die Herzdruckmassage eine entscheidende Rolle [2]. Durch die Kompression des Brustbeins in Richtung Wirbelsäule wird das Herz komprimiert, sodass das Blut aus dem Herzen ausgedrückt wird. Bei der folgenden Entlastung des Brustkörbes kann sich das Herz wieder mit Blut füllen, welches danach abermals ausgeworfen werden kann. Somit kann ein Minimalkreislauf bis zur endgültigen Therapie aufrechterhalten werden. Hierbei ist es von großer Bedeutung, dass die Herzdruckmassage so wenig wie möglich unterbrochen wird [1, 3]. Nur solange das Blut zirkuliert, kann Sauerstoff zum Gehirn transportiert werden.

▶ Je früher ein Herzkreislaufstillstand erkannt wird und mit Therapiemaßnahmen begonnen wird, desto höher sind die Überlebenschancen und die Chance auf Bewahrung einer guten Hirnfunktion.

Ein möglichst zügiges Eintreffen des Rettungsdienstes am Notfallort ist unabdingbar [4, 5]. Da die Hypoxietoleranz des Gehirns aber häufig schon überschritten ist, bevor der Rettungsdienst eintrifft, sind Wiederbelebungsmaßnahmen durch zufällig anwesende Personen überlebensentscheidend [6]. Diese als „Laienreanimation" bezeichneten Maßnahmen erhöhen die Chance auf einen Spontankreislauf („return of spontaneous circulation", ROSC) [7]. Sowohl die Wahrscheinlichkeit, das Krankenhaus lebend zu verlassen, als auch nach dreißig Tagen noch zu leben, kann so auf das Zwei- bis Dreifache gesteigert werden [8].

Das European Resuscitation Council (ERC) und auch die American Heart Association (AHA) betonen die zentrale Rolle der Laienreanimation in der Rettungskette [1, 9]. Dabei wird dem Erkennen des Herzkreislaufstillstandes und der frühzeitigen Herzdruckmassage durch Laien sehr große Bedeutung zugemessen [10]. Da in zwei Dritteln aller Fälle eines außerklinischen Herzstillstandes Ersthelfer vor Ort sind, sollte ihnen bewusstgemacht werden, wie einfach es ist, einen Herzstillstand zu erkennen und eine Therapie zu beginnen [11]. Ziel zahlreicher Kampagnen ist es, das Thema in der Bevölkerung bekannt zu machen. Alle Altersgruppen und Gesellschaftsschichten sollen laut einer der „10 Thesen für 10.000 Leben" sensibilisiert werden [12]. Seit 2014 treffen sich auf Einladung der Deutschen Gesellschaft für Anästhesiologie und Intensivmedizin, des Berufsverbands Deutscher Anästhesisten (BDA), des Deutschen Rats für Wiederbelebung (GRC) und des Deutschen Reanimationsregisters jedes Jahr Reanimationsexperten, um gemeinsam diese Strategie weiterzuentwickeln und umzusetzen [13].

In den Leitlinien zur Reanimation wurde die sogenannte „Compression-only-CPR" eingeführt. Für medizinisch ungeschulte Laien wurden die Wiederbelebungsmaßnahmen auf eine alleinige Thoraxkompression (Compression-only-CPR) reduziert [14, 15]. Von der Mund-zu-Mund-Beatmung bzw. Mund-zu-Nase-Beatmung, die in den 1990er- und 2000er-Jahren integraler Bestandteil jeder Reanimationsschulung für Laien war, wurde zunehmend Abstand genommen. Hierfür gab es vielfältige Gründe: Aus pathophysiologischer Sicht ist eine Beatmung in den ersten Minuten meistens nicht zwingend erforderlich. Wenn eine erwachsene Person einen Herzkreislaufstillstand erleidet, so liegt der Grund meist im Herzen selbst. Daher hat der Großteil dieser Personen in den Minuten vor dem Herzkreislaufstillstand noch hinreichend geatmet, sodass der Sauerstoffgehalt im Blut ausreichend ist. Um dieses sauerstoffhaltige Blut zu zirkulieren, muss eine Herzdruckmassage durchgeführt werden. Eine zusätzliche Beatmung ist in der Anfangsphase nicht in allen Fällen notwendig [16, 17]. Zusätzlich führt die Thoraxkompression auch zu einem zyklischen Auspressen und Entlasten der Lunge. Dadurch erfolgt ebenfalls ein, wenn auch geringer, Luftaustausch.

Überdies zeigte sich, dass Laien an einer Beatmung scheitern beziehungsweise davor zurückschrecken [18]. Eine effektive Beatmung von Mund zu Mund oder von Mund zu Nase bedarf einiger Übung und kann erfolglos bleiben, wenn sich Sekret (z. B. Erbrochenes) in den Luftwegen befindet. In diesen Fällen würde die Unterbrechung der Thoraxkompression keinen Vorteil bringen.

Weiterhin hatten Laien in einigen Fällen Sorge, durch ein falsches Verhältnis zwischen Beatmung und Herzdruckmassage dem Patienten zu schaden. Die Empfehlungen zur Beatmungs-Herzdruckmassage-Ratio wurden über die Jahre verändert und unterscheiden sich, je nachdem ob die Betroffenen Erwachsene, Kinder oder Neugeborene sind [19]. Da solche Empfehlungen immer mit einer zeitlichen Latenz in der Bevölkerung ankommen, können diese Unterschiede zu der Unsicherheit zusätzlich beigetragen haben.

Überdies berichten medizinische Laien von einer Abneigung oder einem Schamgefühl bezüglich einer Mund-zu-Mund-Beatmung und bisweilen von der Angst vor einer Krankheitsübertragung [18, 20]. Fatalerweise verzichten viele Ersthelfer dann nicht nur auf die Beatmung, sondern konsekutiv auch auf die Herzdruckmassage [21].

Daher kann für medizinische Laien die Vereinfachung des Schemas auf eine Herzdruckmassage diesen Hemmungen entgegenwirken und die Rate an Laienreanimationen signifikant steigern [22, 23]. Dies ist die Grundlage für das Schulungskonzept Prüfen.Rufen.Drücken.

2.1.2 Prüfen.Rufen.Drücken

Mit den drei Schlagwörtern „Prüfen", „Rufen" und „Drücken" werden die drei Schritte zusammengefasst, mit denen man einen Herzkreislaufstillstand erkennen und bis zum Eintreffen des Rettungsdienstes behandeln kann. Durch die Reduktion auf das Wesentliche soll medizinischen Laien gezeigt werden, wie einfach es ist, ein Leben zu retten [24]. In einer gemeinsamen Initiative der DGAI, des BDA, des GRC und der Stiftung Deutsche Anästhesiologie wurde daher die Kampagne ins Leben gerufen und anschauliche Informations- und Schulungsmaterialien erstellt [25].

▶ Über die Homepage www.einlebenretten.de können Informations- und Schulungsmaterialien zur Wiederbelebung kostenfrei heruntergeladen werden.

Unter dem Motto Prüfen.Rufen.Drücken (PRD) werden in der ganzen Bundesrepublik Deutschland sowohl Schulungen in Betrieben und Vereinen angeboten als auch öffentliche Aufklärungskampagnen bei Veranstaltungen und Festen oder in Fußgängerzonen und auf Marktplätzen durchgeführt. Seit 2013 wird zusätzlich zu den über das Jahr verteilt stattfindenden Einzelveranstaltungen auch eine deutschlandweite Aktionswoche koordiniert. Jedes Jahr wird die dritte Septemberwoche als „Woche der Wiederbelebung" deklariert. Unter der Schirmherrschaft des Bundesministers für Gesundheit wird das Thema verstärkt in den Medien präsentiert, um die öffentliche Wahrnehmung zu erhöhen [26].

▶ Das PRD-Schema lässt sich folgendermaßen zusammenfassen:
Prüfen: Bewusstlosigkeit und keine oder keine normale Atmung vorhanden?
Rufen: Notruf 112 wählen und Hilfe herbeirufen
Drücken: Drücke fest (5–6 cm tief) und schnell (100–120/Minute) in der Mitte des Brustkorbs.

Die drei Schritte des Prüfen.Rufen.Drücken-Konzeptes werden nachfolgend so erläutert, wie sie in den Schulungen unterrichtet werden.

Prüfen:
„Als Allererstes muss festgestellt werden, ob ein Herzkreislaufstillstand vorliegt. Dazu prüfen Sie zuerst das Bewusstsein der Person. Sprechen Sie die Person laut an. Wenn sie darauf nicht reagiert, setzen Sie einen leichten Schmerzreiz (zum Beispiel Rütteln an der Schulter, Reiben auf dem Brustbein oder Vorziehen des Unterkiefers). Wer darauf nicht mehr reagiert, der schläft nicht einfach nur, sondern ist bewusstlos.

Nun müssen Sie überprüfen, ob die Person noch normal atmet. Dazu überstrecken Sie den Kopf der Person ein wenig und heben Sie das Kinn an, damit die Zunge den Atemweg nicht verlegt. Im Falle einer Bewusstlosigkeit erschlafft die Spannung in der Zungenmuskulatur und die Zunge liegt damit direkt dort, wo eigentlich Luft durchströmt. Wenn man den Kopf überstreckt, so gibt die Zunge den Atemweg wieder frei. Öffnen Sie den Mund und gucken Sie, ob sich irgendwelche offensichtlichen Fremdkörper im Mund befinden – beispielsweise eine Bockwurst, an der sich die Person verschluckt haben könnte. Sollte dies der Fall sein, dann versuchen Sie vorsichtig, den Gegenstand zu entfernen. Achten Sie dabei unbedingt auf Eigenschutz. Die Person könnte zubeißen, während Sie mit Ihren Fingern im Mund sind. Sollte kein Fremdkörper erkennbar sein, so überprüfen Sie nun, ob die Person noch normal atmet. Dafür halten Sie Ihren Kopf so vor den Mund der bewusstlosen Person, dass Sie einen Atemzug hören und an der eigenen Wange spüren könnten und dabei eine Bewegung des Brustkorbes sehen könnten (Sehen-Hören-Fühlen). Wenn die bewusstlose Person nicht mehr atmet oder nicht mehr normal atmet, dann hat sie mit einer hohen Wahrscheinlichkeit einen Herzkreislaufstillstand. Nicht mehr normal atmen bedeutet, dass die bewusstlose Person entweder sehr selten atmet, ungewöhnliche Geräusche beim Atmen macht oder nur noch nach Luft schnappt. Dies ist deshalb so wichtig, weil eine Reihe von Patienten gerade am Anfang eines Kreislaufstillstandes noch nach Luft schnappen, obwohl das Blut schon nicht mehr zirkuliert und daher kein Sauerstoff zum Gehirn transportiert wird. Daher muss trotz Schnappatmung schon mit einer Wiederbelebung begonnen werden."

▶ Jede Person, die bewusstlos ist und nicht mehr normal atmet, hat wahrscheinlich einen Herzkreislaufstillstand.

Rufen:
„Als Nächstes rufen Sie sich Hilfe dazu. Sprechen Sie Personen in der Umgebung direkt an – zum Beispiel ‚Sie in der blauen Jacke, kommen Sie mal bitte hier her.' Eine direkte Ansprache hilft, dass Umstehende nicht weitergehen, sondern helfen. Nun rufen Sie, oder die helfende Person, die Notrufnummer 112. Diese kostenfreie Nummer gilt in ganz Europa – egal, wo Sie in Europa im Urlaub sind. Sagen Sie dem Leitstellendisponenten, dass die Person bewusstlos ist und nicht mehr normal atmet. Bleiben Sie am Telefon, falls der Leitstellendisponent Fragen hat. Zusätzlich wird dieser Sie unterstützen und bei den nächsten Schritten telefonisch anleiten."

Drücken:
„Erst danach beginnen Sie mit der Herzdruckmassage. Eine Herzdruckmassage ist anstrengend und wenn Sie keinen informieren, dann wird auch keiner zur Hilfe kommen. Alarmieren Sie also erst den Rettungsdienst, bevor Sie mit der Herzdruckmassage beginnen.
Für die Herzdruckmassage suchen Sie die Mitte des Brustkorbes. Entfernen Sie beim Patienten dicke Kleidung, die den Brustkorb verdecken könnte, und nehmen Sie dann einfach die Mitte des Brustkorbes. Dort befindet sich direkt das Brustbein – ein Knochen, den Sie in Richtung Wirbelsäule drücken. Dadurch wird das Blut aus dem Herzen gedrückt. Hierfür müssen Sie tief drücken: ungefähr 5 bis 6 cm, also ein Drittel des Brustkorbes. Im

Grunde können Sie sich merken, dass Sie so tief wie möglich drücken sollten. Nach jedem Drücken müssen Sie den Brustkorb auch wieder ausreichend entlasten, damit sich das Herz wieder mit Blut füllen kann, ähnlich einem Schwamm oder einer Fahrradpumpe. Und dann drücken Sie mit einer Geschwindigkeit von 100 pro Minute. Nach dem Motto: Bei einer Reanimation geben wir 100 % und drücken 100 Mal pro Minute. Dafür gibt es eine Reihe an Liedern, die man im Kopf singen kann, damit man weiß, wie schnell das ist: ‚Stayin' Alive' von den Bee Gees, ‚Atemlos durch die Nacht' von Helene Fischer und der Radetzky-Marsch. Aber auch makabere Lieder wie ‚Highway to Hell' von AC/DC, ‚Another One Bites the Dust' von Queen oder ‚Girls Just Want to Have Fun' von Cyndi Lauper. Also ganz verschiedene Lieder, mit denen man sich das Tempo merken kann. Und das ist alles, was Sie machen müssen. Sie drücken auf den Brustkorb des Patienten, bis der Rettungsdienst kommt, bis Sie jemand ablöst oder Sie nicht mehr können. Versuchen Sie möglichst ohne Unterbrechung zu drücken, da sonst das Blut stehen bleibt und dann kein Sauerstoff mehr zum Gehirn kommt. Mehr müssen Sie sich nicht merken und mehr müssen Sie auch nicht machen. Mit diesen 3 Schritten können Sie ein Leben retten."

Parallel oder nach der Erläuterung der Schritte sollte jede Person die drei PRD-Schritte einmal umsetzen und üben. Viele Reanimationstrainer (z. B. MiniAnne der Firma Laerdal) bieten ein auditives Feedback (z. B. klickendes Geräusch), wenn eine ausreichende Drucktiefe erreicht wurde. Durch den Dozenten wird die Herzdruckmassage beobachtet und im Bedarfsfall korrigiert. Außerdem können einige Tipps zur Erleichterung der Herzdruckmassage gegeben werden (z. B. Arme gestreckt halten, senkrecht über den Brustkorb beugen). Häufig stellen die medizinischen Laien am Ende der Übung Fragen zur Beatmung und zu ethischen Aspekten oder sie berichten über eigene Erlebnisse und Erfahrungen.

Abb. 2.1 zeigt ein Schulungszelt mit grafischer Darstellung des Prüfen.Rufen.Drücken-Schemas.

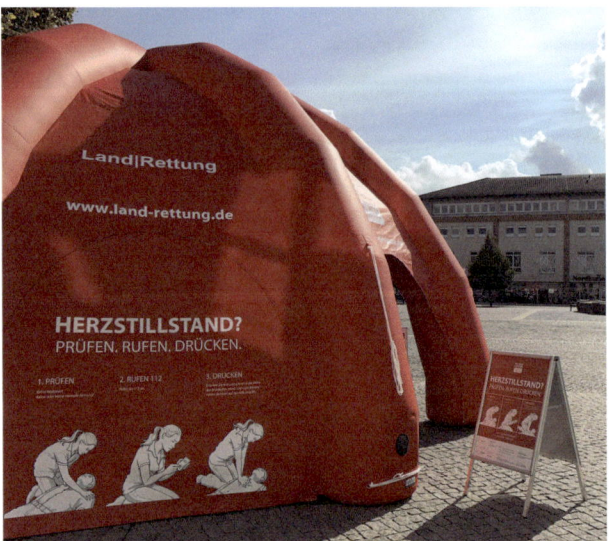

Abb. 2.1 Schulung des Prüfen.Rufen.Drücken-Schemas bei einer öffentlichen Veranstaltung

2.2 Umsetzung: Prüfen.Rufen.Drücken im Landkreis Vorpommern-Greifswald

B. Metelmann, A. Kunze, E. Schuldt, D. Kovacs, L. Herzberg, D. Uebermuth und J. Grabow

Seit Mai 2017 wurden im Landkreis Vorpommern-Greifswald Wiederbelebungsschulungen in dem Prüfen.Rufen.Drücken-Format im gesamten Landkreis durchgeführt. Nachfolgend wird erläutert, wie dieses umgesetzt wurde.

2.2.1 Wie werbe ich möglichst viele Teilnehmer?

Am Anfang der Vorüberlegungen wird die Zielgruppe der PRD-Veranstaltungen definiert. Im Projekt Land|Rettung sollten in erster Linie die Einheimischen der Region Vorpommern-Greifswald erreicht werden – mit besonderem Fokus auf den Bewohnern der dünn besiedelten Gegenden.

▶ Um an die verschiedenen Gruppen herantreten zu können, bieten sich unterschiedliche Kurskonzepte an.

Im Projekt Land|Rettung wurden die Schritte der Wiederbelebung in Betriebsschulungen, öffentlichen Veranstaltungen, Schulbesuchen und in der „Woche der Wiederbelebung" unterrichtet.

Für diese unterschiedlichen Kurskonzepte sollten individualisierte Anschreiben an die Zielgruppen erstellt werden. Die Anschreiben können sowohl die Relevanz des Themas Wiederbelebung darstellen als auch den Ablauf einer Schulung skizzieren und Informationen zur durchführenden Organisation enthalten. Um die geplante Veranstaltung zu veranschaulichen, bietet es sich an, Impressionen von bisherigen Veranstaltungen einzufügen oder anzuhängen. Diese Anschreiben können entweder als allgemeine Information an alle Groß- und Kleinbetriebe sowie Vereine der Region versendet werden oder es werden konkrete Terminvorschläge eingefügt.

Wenn Interesse zu PRD-Schulungen von Vereinen oder Betrieben bekundet wird, dann muss im nächsten Schritt gemeinsam besprochen werden, wie die örtlichen Gegebenheiten sind. So sollte erfragt werden, wie viele Teilnehmer erwartet werden und ob diese eventuell schon Vorwissen haben. Zusätzlich muss besprochen werden, ob ausreichend Platz für alle Schulungsteilnehmer zur Verfügung steht und ob eventuell bereits Präsentationstechnik vor Ort ist.

▶ Es bietet sich an, eine Checkliste zu erstellen, um sicherzustellen, dass sowohl in der Organisation als auch vor Ort nichts vergessen wurde und die Schulung standardisiert durchgeführt werden kann.

Eine weitere Möglichkeit, viele Menschen zu schulen sind öffentliche Veranstaltungen, wie z. B. Hafenfeste, Schulfeste oder auch Jubiläumsfeiern. Da bei den öffentlichen Veranstaltungen die Infrastruktur, Organisation und Werbung durch die Veranstalter übernommen wird, ist der administrative Aufwand im Vergleich zur „Woche der Wiederbelebung" geringer. Aber auch hier müssen einige organisatorische Fragen vorher geklärt werden: Welche Erwartungen haben die Veranstalter? Darf bei der Veranstaltung Musik abgespielt werden und ein Mikrofon benutzt werden oder höchstens in Zimmerlautstärke gesprochen werden? Wie viele Besucher werden erwartet? Ist auf dem Veranstaltungsgelände ausreichend Platz für ein großes Zelt oder nur einen kleinen Pavillon? Alle diese Faktoren hängen vor allem von der Örtlichkeit der Veranstaltung ab. Im Projekt Land|Rettung wurde ein großes, rundes Schulungszelt mit einem 10 Meter-Durchmesser angeschafft. Dieses Zelt zog auf allen Veranstaltungen schnell Blicke auf sich. Andererseits brauchte es auch genug Platz auf dem Veranstaltungsgelände und einen dauerhaften Stromanschluss. Für Veranstaltungen, bei denen diese Voraussetzungen nicht gegeben waren, wurde ein kleinerer Pavillon genutzt.

▶ Ein optisch herausstechendes Schulungszelt erregt Aufmerksamkeit und hat zudem auch einen hohen Wiedererkennungswert.

Das erhöht die Chance, dass Personen sich eine ähnliche PRD-Schulung für weitere Veranstaltungen wünschen oder beispielsweise für Betriebsschulungen im eigenen Verein anfragen.

Nach der Veranstaltung sollte die benötigte Arbeitszeit, die erreichte Personenzahl sowie das Erreichen der geplanten Ziele reflektiert werden. Je nach Ergebnis kann im folgenden Jahr eine erneute Schulung angeboten werden oder ein anderes Format versucht werden.

Mit den Jahren wuchs der Bekanntheitsgrad des Projektes Land|Rettung in der Region. So kam es zu Anfragen durch Betriebe, Vereine und Schulen.

▶ Viele Schulen organisieren jedes Schuljahr eine Projektwoche oder schulinterne Gesundheitstage, in die das Thema Wiederbelebung integriert werden kann. So können gleich mehrere Klassen geschult werden.

Häufig ergeben sich daraus auch Kooperationen für die kommenden Jahre. So entstand im Projekt Land|Rettung nach und nach ein Netzwerk.

Ein weiterer Punkt ist die Öffentlichkeitsarbeit, die sowohl über eine Website als auch über Social Media (Facebook und Instagram) unterstützt werden kann. Über eine Website ist es möglich, sowohl über das Projekt selbst als auch über kommende und vergangene Veranstaltungen zu informieren. Eine Präsenz auf Facebook und Instagram bietet neben der Rekrutierung von Teilnehmern auch die Möglichkeit der Vernetzung mit Personen und Vereinen. Ebenso können so auch andere Organisatoren mit ähnlichen Interessen kennengelernt werden und Synergien geschaffen werden. So sind Facebook und Instagram zudem Kanäle, um die öffentliche Wahrnehmung für das Thema Herzkreislaufstillstand zu steigern und bieten die Möglichkeit, über Aktionen wie beispielsweise eine Schnitzeljagd, Teilnehmer darauf aufmerksam zu machen. Im Projekt Land|Rettung wurden über die neuen Medien viele Fragen und Schulungsanfragen an das Projektteam gestellt.

2.2.2 Wie laufen PRD-Veranstaltungen ab?

Um die Laienreanimation in der Allgemeinbevölkerung zu fördern, wurden im Projekt Land|Rettung Schulungen mit unterschiedlichen Kursformaten angeboten. Das Augenmerk lag dabei auf Schulungen in drei unterschiedlichen Bereichen: in Betrieben, bei öffentlichen Veranstaltungen und in Schulklassen verschiedener Altersstufen. Räumliche und zeitliche Gegebenheiten sowie das unterschiedliche Alter der Teilnehmer erfordern eine Anpassung der vermittelten Inhalte und der Präsentationsweise. Im Folgenden wird der Ablauf der unterschiedlichen Kursformate im Einzelnen beschrieben.

Betriebsschulungen
Es hat sich gezeigt, dass für eine Betriebsschulung eine Teilnehmerzahl von circa fünfzehn Personen ideal ist. Bei größeren Betrieben oder Institutionen ist es daher sinnvoll, an einem Tag mehrere Schulungen von 45 bis 60 Minuten hintereinander anzubieten, um alle Interessierten erreichen zu können. Im Projekt Land|Rettung fanden Wiederbelebungsschulungen in sehr unterschiedlichen Einrichtungen statt: von Handwerksbetrieben über Genossenschaften und Jugendzentren bis hin zu einem ansässigen Hochsicherheitslabor.

▶ Für einen möglichst nachhaltigen Schulungserfolg bietet es sich an, das Training in einen theoretischen und einen praktischen Teil aufzugliedern.

Die theoretische Wissensvermittlung sollte folgende Schwerpunkte abdecken:

- **Grundverständnis Kreislauf**
- **Grundverständnis Kreislaufstillstand**
- **Erkennen des Kreislaufstillstandes**
- **Alarmierung des Rettungsdienstes**
- **Verständnis und Durchführung der Herzdruckmassage**

▶ Um die Zuhörer an die Thematik heranzuführen, ist es sinnvoll, eine Videosequenz zu zeigen, in der das Erkennen und Therapieren einer Reanimationssituation auf unterhaltsame Weise dargestellt wird. Auf der Seite www.einlebenretten.de wird ein solches Video zur Verfügung gestellt.

Um den Nutzen von Wiederbelebungsmaßnahmen durch Ersthelfer zu verdeutlichen, sollten zu Beginn des Vortrags Grundlagen zu den Themen Kreislauf und Kreislaufstillstand vermittelt werden. Erreicht werden kann dies beispielsweise durch eine Kombination aus

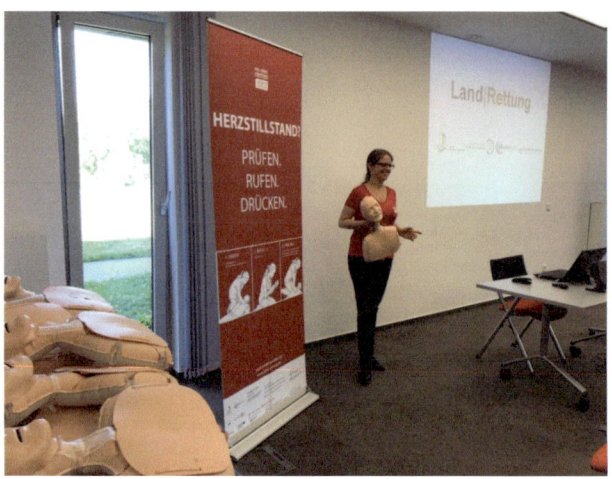

Abb. 2.2 PRD-Schulung in einem Betrieb

Schaubildern zum Kreislaufsystem mit eindrucksvollen Daten aus wissenschaftlichen Studien zur Überlebensrate und zum neurologischen Outcome bei verzögertem Beginn der Reanimationsmaßnahmen, siehe Abb. 2.2.

Darauf aufbauend folgt die Vorstellung und ausführliche Erklärung der drei Unterpunkte des PRD-Schemas: Erkennen des Kreislaufstillstandes (**Prüfen**), Alarmierung des Rettungsdienstes (**Rufen**), Verständnis und Durchführung der Herzdruckmassage (**Drücken**). Zur Veranschaulichung der einzelnen Schritte können Videoanimationen gezeigt werden. Diese können beispielsweise die Veränderung der anatomischen Verhältnisse durch ein Überstrecken des Kopfes darstellen oder die Auswirkung einer Thoraxkompression auf den Blutstrom. An diesen theoretischen Teil schließt sich der praktische Teil an, in dem die Schulungsteilnehmer das PRD-Schema üben. Mithilfe von Reanimationspuppen (z. B. MiniAnnes) kann eine Herzdruckmassage trainiert werden. Hierbei achtet der Dozent besonders darauf, dass die Thoraxkompressionen mit korrekter Tiefe, Frequenz und ausreichender Entlastung ausgeführt werden. Als Hilfestellung können bekannte Lieder im Tempo von 100 bpm abgespielt werden. Die körperliche Anstrengung, die mit einer längeren Herzdruckmassage verbunden ist, ist für viele Teilnehmer überraschend.

Zum Ende der Schulung sollten Unklarheiten und Ängste im Rahmen einer Reanimationssituation adressiert und alle Fragen der Teilnehmer beantwortet werden. Im Projekt Land|Rettung wurde die ausgesparte Mund-zu-Mund Beatmung im PRD-Schema häufig thematisiert. Aber auch die Frage nach der rechtlichen Verfolgung von Fehlern bei einer Reanimation oder unterlassenen Hilfeleistung hatten für die Teilnehmer eine hohe Relevanz.

Öffentliche Schulungen
Wiederbelebungsschulungen können bei vielen unterschiedlichen öffentlichen Veranstaltungen durchgeführt werden. So wurden im Projekt Land|Rettung beispielsweise Schulungen bei den Hochschulinformationstagen, auf Stadtfesten, Sportveranstaltungen

Abb. 2.3 Öffentliche PRD-Schulung im Zelt

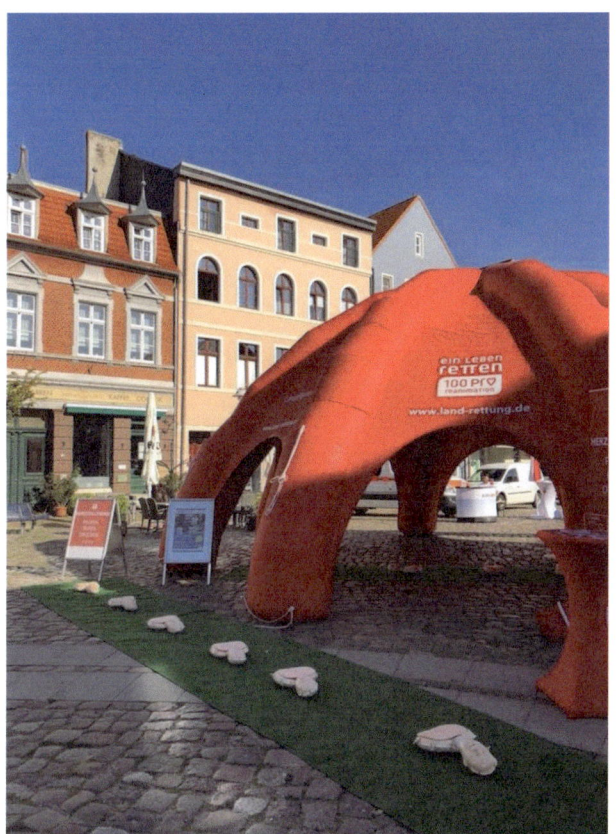

oder Festivals in den verschiedensten Orten im Landkreis Vorpommern-Greifswald durchgeführt.

Bei frühzeitiger Absprache mit den Veranstaltern ist es in den meisten Fällen möglich, ein PRD-Zelt auf dem Veranstaltungsgelände aufzubauen. Sowohl im Zelt als auch davor können Reanimationspuppen auf einem Kunstrasen ausgelegt werden, siehe Abb. 2.3. Um Passanten zu informieren und in das Zelt zu locken, kann auf einem Fernseher eine kurze Präsentation mit Bildern der einzelnen Schritte des Prüfen.Rufen.Drücken-Schemas gezeigt werden. Schon das Zelt an sich weckt oftmals das Interesse der Veranstaltungsbesucher, siehe Abb. 2.4. Gerade Familien mit Kindern erkundigen sich nach dem Ziel der Aktion und sind häufig offen für das Erlernen von Wiederbelebungsmaßnahmen.

Anders als in Schulen oder Betrieben sind die Schulungen auf öffentlichen Veranstaltungen kürzer. Meist wird auf dem Kunstrasen das Vorgehen bei einem Herzkreislaufstillstand an einem Simulator demonstriert und trainiert. Oft ist es den Besuchern lieber, zu Beginn erst einmal zuzuschauen. Hierbei wird versucht, die Schulung sehr interaktiv zu gestalten, beispielsweise durch Fragen wie „Was würden Sie als Erstes tun, wenn Sie eine Person regungslos am Boden sehen?" oder „Was ist der nächste Schritt?". Die zu schu-

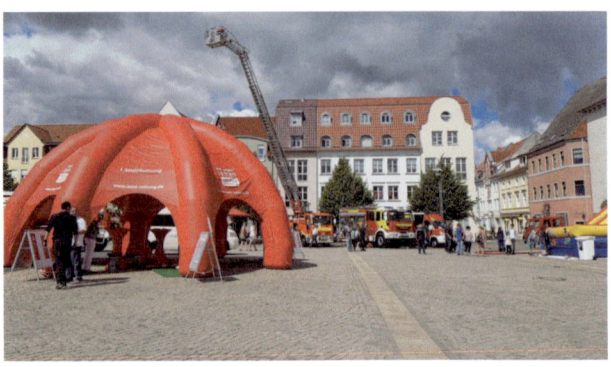

Abb. 2.4 PRD-Schulungszelt auf dem Anklamer Marktplatz

lende Person sollte selbst das PRD-Schema an den Puppen durchführen, um ein Gefühl für die Herzdruckmassage zu bekommen. Es bietet sich an, nach der Schulung den Besuchern Flyer, die den Inhalt der Schulung zusammenfassen, sowie Postkarten mitzugeben.

▶ Die Erfahrungen aus dem Projekt Land|Rettung zeigen, dass das Interesse und die Motivation der Besucher stark schwanken. Danach müssen sich der Umfang und die Dauer der Schulung richten.

So nehmen manche Passanten lediglich einen Flyer mit, bei anderen kann sich die Schulung auf eine Dauer von zehn bis fünfzehn Minuten ausdehnen. Während einer öffentlichen Veranstaltung kommt es vor, dass sich zwischenzeitlich nur sehr wenige Personen dem Zelt nähern oder auf ein aktives Ansprechen mit Ablehnung und Desinteresse reagieren. Das führt zu variablen Zahlen an Schulungsteilnehmern auf den unterschiedlichen Veranstaltungen. Im Projekt Land|Rettung schwankten die Teilnehmerzahlen zwischen 40 und 150 Personen pro Veranstaltung.

Flashmobs
▶ Bei einem Flashmob trainieren viele Personen gleichzeitig eine Herzdruckmassage. Dieses Gruppenevent ist eindrucksvoll und führt zu werbewirksamen Bildern.

Die Flashmobs als Sonderform der öffentlichen Schulungen werden für Veranstaltungen, wie zum Beispiel Stadtfeste mit Bühnenshow, Firmenfeiern oder Kongressen, organisiert und richten sich an ein Publikum gemischten Alters, siehe Abb. 2.5.

Auch bei einem Flashmob kann in einer kurzen Präsentation ein Verständnis für die Durchführung des Prüfen.Rufen.Drücken-Schemas geschaffen werden. Aufgrund des Eventcharakters ist die Dauer allerdings meist auf circa fünf bis zehn Minuten begrenzt. Auf eine Interaktion während des Vortrages sollte aus Zeitgründen verzichtet werden, um die Aufmerksamkeit des Publikums zu halten.

2 Laienreanimationsschulung

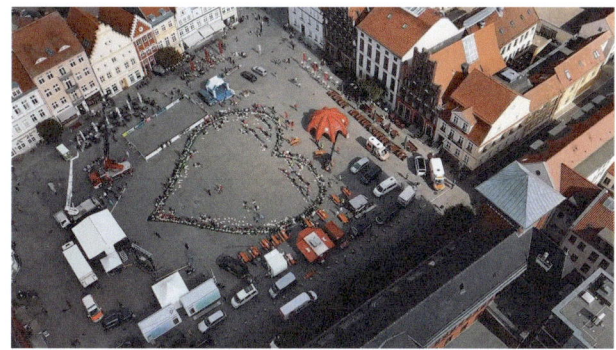

Abb. 2.5 PRD-Flashmob-Aktion, bei der die Teilnehmer in Form eines Herzens Wiederbelebung üben

▶ Für die Durchführung eines Flashmobs werden mehrere Helfer benötigt, da es, vor allem bei großen Kongressen, einige Zeit in Anspruch nimmt, für jeden Teilnehmer eine Reanimationspuppe (Typ: MiniAnne) vorzubereiten und diese während des Vortrages auf ausreichend großen Flächen zu verteilen oder direkt an das Publikum weiterzureichen.

Auch bietet es sich an, die Reanimationspuppen in einer auffälligen Form, wie zum Beispiel in der eines großen Herzens (wie im Rahmen der „Woche der Wiederbelebung" 2018 auf dem Marktplatz von Greifswald), zu positionieren, siehe Abb. 2.5. Das erregt zusätzlich Aufmerksamkeit und ermöglicht es, noch mehr Publikum anzuziehen.

▶ Da die von uns genutzten Reanimationspuppen vor Gebrauch mit Luft gefüllt werden müssen, wird es außerdem häufig notwendig sein, einen Druckluftkompressor zu nutzen, um die benötigte Anzahl an Puppen vorzubereiten.

Zunächst muss sichergestellt werden, dass jeder Teilnehmer eine Reanimationspuppe zum Üben der Herzdruckmassage zur Verfügung hat und diese vor sich positioniert. Die gemeinsame Durchführung der Herzdruckmassage wird durch den Vortragenden angeleitet und erfolgt unter Zuhilfenahme von Musik mit einem Takt von 100 bpm. Währenddessen beaufsichtigen die Helfer die Teilnehmer und korrigieren die Durchführung der Reanimation, falls notwendig. Das gemeinsame Lernen und Üben der Herzdruckmassage sollte ungefähr zwei Minuten lang durchgeführt werden.

▶ Der Vorteil an einer Flashmob-Schulung ist, dass viele Leute parallel geschult werden können, sodass die Thematik besonders viele Menschen erreicht. Eventuell wird das Wissen durch den Eventcharakter und die fehlende Einzelbetreuung allerdings weniger nachhaltig vermittelt als bei den anderen Schulungsformen.

▶ Im Anschluss an einen Flashmob sollten alle Reanimationspuppen während des Einräumens geprüft und defekte Exemplare gesondert verstaut werden, um sie reparieren oder entsorgen zu können.

Schulung von Schulklassen
Bei den Schulungen der Schulklassen sind einige Besonderheiten zu beachten. Neben einer variablen Anzahl von Schülern je Klasse unterscheiden sich die Schulungen sowohl im theoretischen als auch im praktischen Teil.

▶ Abhängig von der Klassenstufe können einerseits unterschiedliche Kenntnisse über den menschlichen Körper vorausgesetzt werden, andererseits haben einige Schüler niedriger Klassenstufen nicht die körperlichen Voraussetzungen für eine optimale Durchführung einer Herzdruckmassage.

▶ Es empfiehlt sich, im Vorfeld den Wissensstand der Schüler im Fach Biologie sowie die vorhandene technische Ausstattung der Unterrichts- bzw. Schulungsräume zu erfragen.

Für die Reanimationstrainings in Schulen ist es sinnvoll, die Dauer einer Unterrichtsstunde von 45 min pro Klasse zu nutzen. Es bietet sich an, mehrere Schulklassen hintereinander an einem Tag und im selben Raum zu schulen. Dies kann z. B. im Rahmen einer Projektwoche möglich sein und hat den Vorteil, dass eine große Anzahl Schüler innerhalb kurzer Zeit mit geringem Aufwand geschult werden kann.

Bei Schülern der Klassenstufen 1 bis 2 liegt der Fokus auf „Rufen", das heißt sie sollen mit der Notrufnummer 112 vertraut gemacht werden und lernen, richtig mit ihr umzugehen. Zur Unterstützung ist es zweckmäßig, ein Video zu nutzen, welches eigens für Kinder erstellt wurde. Dieses ist in mehreren Sprachen auf der Homepage www.112.be/de/kids frei verfügbar. Das „Drücken", also die eigentliche Herzdruckmassage, wird aufgrund der häufig nicht vorhandenen körperlichen Kraft nur in groben Zügen vermittelt. Unter dem Punkt „Prüfen" sollte zusätzlich zum Erkennen eines Kreislaufstillstandes besonders auf das Thema „Eigenschutz" und dessen Wichtigkeit eingegangen werden, siehe Abb. 2.6.

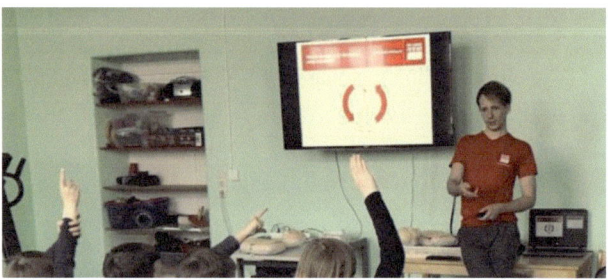

Abb. 2.6 PRD in einer Grundschule

▶ Um den Kindern die Vorteile des Kopfüberstreckens bei der Atemkontrolle zu verdeutlichen, können die Schüler gebeten werden, ihr Kinn auf die Brust zu legen und einige Male ein- und auszuatmen. Anschließend sollen die Schüler ihre Nase leicht in die Höhe strecken und wieder einige Male ein- und ausatmen.

In höheren Schulklassen kann das Training analog zu den Schulungen in Betrieben durchgeführt werden. Es bietet sich an, die Schüler zu fragen, was sie bereits zu den Themen „Kreislauf" und „Kreislaufstillstand" wissen, um fehlende Fakten zu ergänzen. Auch ist es hilfreich, Begriffe wie „Blutdruck" und „Puls" zu erklären. Auf das Zeigen von wissenschaftlichen Abbildungen in der Präsentation kann verzichtet werden, da sie eventuell zu komplex sind.

Im praktischen Part der Wiederbelebungsschulung sollte zunächst das Prüfen.Rufen.Drücken-Schema an einer Reanimationspuppe demonstriert werden. Danach bekommen alle Schüler sowie die anwesenden Lehrkräfte eine Reanimationspuppe, um das PRD-Schema nun gemeinsam durchzuführen. Es ist ratsam, die Teilnehmer dafür in einem Kreis mit Blick in die Mitte zu positionieren. Während des Übens der Herzdruckmassage können die Dozenten die einzelnen Schüler unterstützen und individuelle Verbesserungstipps geben. Im Anschluss wird den Schülern und Lehrern die Möglichkeit gegeben, Fragen zu stellen, Ängste anzusprechen oder Verbesserungsvorschläge zu äußern.

2.2.3 Was ist die Woche der Wiederbelebung?

Die „Woche der Wiederbelebung" ist eine bundesweite Initiative der Deutschen Gesellschaft für Anästhesiologie und Intensivmedizin e. V. (DGAI). Sie setzt jährlich in der dritten Septemberwoche einen besonderen Fokus auf die Sensibilisierung für das Thema Wiederbelebung sowie die Durchführung von Reanimationsschulungen für Laien [26]. Zusätzlich wird besondere Aufmerksamkeit auf die Medienwirksamkeit und die PR-Kampagnen gelegt. So wird die Bevölkerung auf die Frage „Was tun bei Herzstillstand?" vorbereitet.

Innerhalb einer Woche werden Aktionen in ganz Deutschland durchgeführt. Hierfür können bestehende Veranstaltungen genutzt oder eigene Veranstaltungen organisiert werden. Auch Infostände in Fußgängerzonen sind möglich. So kann die Bevölkerung das notwendige theoretische Wissen erlernen und in den aktiven Wiederbelebungsschulungen die praktischen Reanimationsfertigkeiten auffrischen.

Die Organisation erfolgt lokal, häufig initiiert durch die Kliniken für Anästhesiologie oder die Hilfsorganisationen. Die Aktion der DGAI „Ein Leben Retten – 100pro" unterstützt durch die Bereitstellung von Materialvorlagen, Informationsflyern sowie Giveaways, die auf ihrer Onlinepräsenz www.einlebenretten.de einzusehen sind. Zusätzlich kann im Anschluss an die Aktion ein Bericht mit Fotos auf dieser Internetseite veröffentlicht werden.

Im Landkreis Vorpommern-Greifswald wurde im September 2015 erstmalig eine große Aktion zur „Woche der Wiederbelebung" durchgeführt. Es kamen mehrere hundert Interessierte auf den Greifswalder Marktplatz, um die Wiederbelebung zu trainieren. Diese „Marktplatzaktion", wie man sie in Vorpommern-Greifswald nennt, gab es seitdem in jedem Jahr mit neuen Aktionen.

Seit Beginn des Projektes Land|Rettung im Frühjahr 2017 wurde diese eintägige Veranstaltung auf eine ganze Woche verlängert und die Aktionen auf den gesamten Landkreis Vorpommern-Greifswald ausgeweitet. Ziel der Aktionen zur „Woche der Wiederbelebung" war in jedem Jahr, so viele Menschen wie möglich im gesamten Landkreis zu erreichen.

Die erste selbstorganisierte „Woche der Wiederbelebung" im Rahmen des Projektes fand vom 18. bis zum 24. September 2017 statt. Während dieser Woche wurden in sieben verschiedenen Städten im gesamten Landkreis jeweils einen Tag lang öffentliche Schulungen in dem PRD-Zelt durchgeführt. Sie wurden ergänzt durch Schulungen in Betrieben in den jeweiligen Orten.

▶ Schulen können zum Beispiel über Schulsozialarbeiter eingeladen werden, sodass ganze Schulklassen zu vereinbarten Terminen zu dem Infozelt kommen.

Die Kooperation mit den Ämtern der einzelnen Städte erwies sich als besonders nützlich. Die kostenfreie Marktplatznutzung, die praktischen Tipps und die ideelle Unterstützung waren sehr hilfreich. Am Samstag, den 23.09.2017 bildete die Marktplatzaktion in Greifswald mit einer gewonnenen Stadtwette den Abschluss: Mindestens 500 Personen führten zeitgleich auf dem Marktplatz eine Reanimationsübung durch. Insgesamt konnten in der „Woche der Wiederbelebung 2017" im gesamten Landkreis 1620 Menschen geschult werden.

▶ Ein Video mit Impressionen aus der „Woche der Wiederbelebung 2017" im Landkreis Vorpommern-Greifswald befindet sich unter https://www.youtube.com/watch?v=PYcYCCv1G-E.

Vom 17. bis zum 23.09.2018 fand die zweite selbstorganisierte „Woche der Wiederbelebung" im Rahmen des Projektes statt. Nach einer Evaluation der ersten Durchführung 2017 wurden neue Ideen umgesetzt, um eine größere Präsenz, bessere Erreichbarkeit sowie eine flächendeckende Verteilung im gesamten Landkreis zu erreichen. So wurden eine Pressemitteilung des Landkreises veröffentlicht, Plakate und Werbeflyer gedruckt sowie eine Onlinepräsenz u. a. in den sozialen Medien gestaltet, siehe Abb. 2.7.

▶ Die jeweiligen Tourismusbüros der Städte und die Mitarbeiter der Ämter können eine große Unterstützung bei der Werbung für die Veranstaltung sein.

Um möglichst viele Passanten zu erreichen, wurden die Schulungen in bestehende Veranstaltungen, z. B. Wochenmärkte, integriert. Dies lockte auch Einwohner aus entfernteren Ortschaften des Landkreises an. Um Ressourcen vor Ort zu bündeln, wurden die Veranstaltungen zusammen mit den Kliniken für Anästhesiologie aller Krankenhäuser im Land-

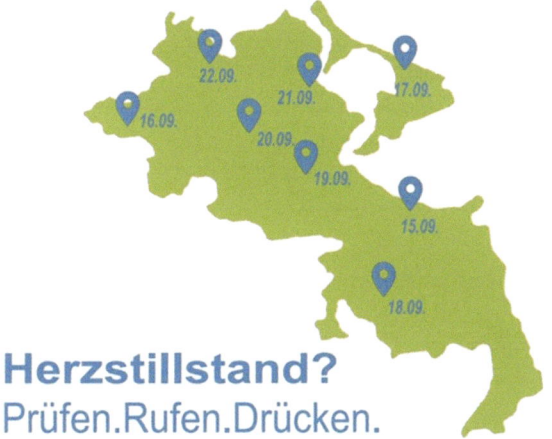

Abb. 2.7 Ausschnitt aus dem Flyer zur WDW 2018 im Landkreis Vorpommern-Greifswald

kreis Vorpommern-Greifswald durchgeführt. Am Samstag, den 22.09.2018 rundete eine Marktplatzaktion mit dem Motto „Reanimationsherz auf dem Marktplatz" die „Woche der Wiederbelebung 2018" ab, siehe Abb. 2.5. Insgesamt konnten 1406 Personen in dieser Woche erreicht werden.

Bestehende Kooperationen zu regionalen Vereinen und den einzelnen Städten wurden in der dritten „Woche der Wiederbelebung" vom 16. bis zum 22.09.2019 weiter ausgebaut. Das Netzwerk, welches innerhalb der Projektlaufzeit entstanden ist, ermöglichte es, die Veranstaltungen gemeinsam mit anderen aktiven Gruppen zu gestalten, z. B. mit dem Deutschen Roten Kreuz, dem Arbeiter-Samariter-Bund, der Freiwilligen Feuerwehr und der Arbeiterwohlfahrt Ueckermünde. Dies lockte einerseits mehr Personen an, andererseits wurde es auch medienwirksamer: Es wurde in der lokalen Presse und auch in den Regionalnachrichten des Fernsehens berichtet. Zusätzlich konnten Sponsoren gewonnen werden, die durch kulinarische Kleinigkeiten den Infostand attraktiver machten. Die dritte „Woche der Wiederbelebung" wurde am Samstag, den 21.09.2019 mit einem Wettbewerb während der Marktplatzaktion in Greifswald beendet. Es wurden drei Preise vergeben: zwei Preise in der Kategorie „größte Gruppe", die zeitgleich reanimiert hat, und ein Preis für die Gruppe, die das beste Kostüm während einer Reanimation trug. Insgesamt konnten in dieser Woche 1296 Personen geschult werden.

▶ Verschiedene Preise oder Wetten, die es zu erfüllen gilt, locken vermehrt Personen an.

Zusammenfassend lässt sich feststellen: Eine frühzeitige Kooperation und Koordination mit den Ämtern der Städte ist bei der Organisation der „Woche der Wiederbelebung" empfehlenswert. Die Integration von lokalen und regionalen Vereinen und Ehrenämtern macht die Veranstaltung für die Bevölkerung attraktiver. Eine Einbindung in bestehende Veranstaltungen, zum Beispiel Wochenmärkte, erhöht die Zahl der Passanten. Dies ist besonders in kleineren Städten wichtig. Hilfreich ist die frühzeitige regionale Werbung im Radio, im Fernsehen und in den sozialen Medien sowie vor Ort mit Plakaten in Bäckereien, Buchhandlungen etc.

Insgesamt konnten in den drei durchgeführten Aktionswochen zur Wiederbelebung 4322 Personen des gesamten Landkreises Vorpommern-Greifswald in Laienreanimation geschult werden.

2.2.4 Was sind potenzielle Umsetzungshürden?

Herausforderungen bei der Planung von PRD-Veranstaltungen
Bereits bei der Auswahl der Veranstaltungsorte sollte die Umsetzbarkeit von PRD-Schulungen bedacht werden. Es ist wichtig, auf ein entspanntes Umfeld zu achten, bei dem Stehenbleiben und Verweilen am Schulungsstand möglich sind. Dies erhöht die Bereitschaft von Passanten, Wiederbelebungsmaßnahmen zu üben. Beispielsweise ist ein Street-Food-Festival möglicherweise weniger gut geeignet, um Schulungen durchzuführen, da die Besucher sich entweder auf dem Weg zu den Ständen nicht aufhalten lassen möchten oder aber Essen in den Händen halten und so keine Herzdruckmassage üben können. Auch bei Konzerten herrscht eine Atmosphäre, die die Bereitschaft zur Teilnahme an einer Schulung vermindert.

Eine weitere Herausforderung bei der Planung solcher Veranstaltungen zeigt sich insbesondere bei der Erreichbarkeit potenzieller Veranstaltungspartner. Beispielsweise sind Ämter, Behörden, Betriebe oder Schulen telefonisch besser am Vormittag erreichbar, während ehrenamtliche Vereine wie Freiwillige Feuerwehren am Nachmittag oder frühen Abend einfacher zu erreichen sind.

Da die Anzahl der Veranstaltungen saisonal unterschiedlich ist, ist auch die benötigte Zeit für die Planung der Veranstaltungen nicht konstant. Die meisten PRD-Schulungen haben eine organisatorische Vorlaufzeit von ein bis zwei Monaten. Die Planung der „Woche der Wiederbelebung" ist besonders arbeitsintensiv und es bietet sich an, bereits ab Mai zu beginnen. Im Projekt Land|Rettung wurde die Organisation der PRD-Veranstaltungen zum Großteil durch studentische Hilfskräfte durchgeführt. Dies bot den Vorteil einer höheren Flexibilität der Wochenarbeitsstunden.

Mögliche Schwierigkeiten bei der Zusage zu Veranstaltungen liegen in der Verfügbarkeit von Dozenten und Materialien. Bei ausreichenden personellen, materiellen (Mini-Annes, Roll-ups, Präsentationstechnik, Transportfahrzeug etc.) und räumlichen (Pavillon, Zelt oder Schulungsräume am Veranstaltungsort) Ressourcen stellt die zeitgleiche Durchführung unterschiedlicher Schulungen jedoch kein Problem dar.

Herausforderungen bei der Durchführung von PRD-Veranstaltungen
Alle Veranstaltungen, die im Freien stattfinden, können durch das Wetter beeinflusst werden. Nicht bei jeder Wetterlage ist es möglich, ein Schulungszelt sicher aufzubauen. Ist es zu windig, muss das Zelt abgebaut werden oder kann gar nicht erst aufgebaut werden. Regnet es zu sehr, muss auf wasserempfindliche Technik wie Fernsehbildschirm und Au-

dioboxen verzichtet oder sogar die gesamte Veranstaltung abgesagt werden. Im Projekt Land|Rettung zeigte sich, dass auch die Zahl der Passanten und deren Bereitschaft, an einer Schulung teilzunehmen, stark vom Wetter abhängt.

Bei öffentlichen Veranstaltungen ist zu bedenken, dass ein Großteil der Passanten nur geringes Interesse hat, sich spontan zum Thema Wiederbelebung zu informieren. Häufig ist daher Überzeugungsarbeit notwendig, um Angst, Unmut oder mangelnde Motivation der angesprochenen Personen zu überwinden. Mit dieser ablehnenden Haltung angemessen umzugehen, fällt mitunter nicht leicht.

▶ Bei der Auswahl der Dozenten sollte neben einem hohen Kenntnisstand im Thema Wiederbelebung auch auf eine große körperliche Belastbarkeit, Durchhaltevermögen, ein hohes Maß an Empathie sowie auf eine freundliche und motivierende Umgangsart geachtet werden.

Ältere Schulungsteilnehmer können häufig nicht lange oder gar nicht knien.

▶ Personen mit Schwierigkeiten beim Knien können die Herzdruckmassage beispielsweise an einer Puppe üben, die auf einen Stuhl oder eine Bierbank gelegt wurde. So müssen sie sich nicht hinknien und können dennoch ein Gefühl für den Rhythmus und die Tiefe einer Herzdruckmassage bekommen.

2.3 Evaluation

B. Metelmann, C. Metelmann, L. Schuffert, L. Schneider, D. Uebermuth, J. Kuntosch, R. Süss und S. Fleßa

2.3.1 Erreichte Personenzahlen in den PRD-Veranstaltungen in den Jahren 2017–2019

In den Jahren 2017 bis 2019 konnten 12.634 Personen im Rahmen des Projektes Land|Rettung in PRD-Veranstaltungen geschult werden. Davon wurden 9610 Personen auf öffentlichen Veranstaltungen und 3024 in Betriebsschulungen erreicht, siehe Abb. 2.8. Bei der Interpretation dieser Grafik ist der verspätete Beginn der Durchführungen im Mai 2017 im Gegensatz zu jeweils zwölf Monaten in den Jahren 2018 und 2019 zu beachten.

Bei einer aktuellen Einwohneranzahl von 235.623 (Stand 31.12.2019) im Landkreis Vorpommern-Greifswald entspräche dies einem Erreichungsgrad von 5 %.

▶ Rechnerisch wurde durch das Projekt Land|Rettung jeder 20. Einwohner des Landkreises Vorpommern-Greifswald innerhalb von drei Jahren in Wiederbelebungsmaßnahmen nach dem Schema Prüfen.Rufen.Drücken trainiert.

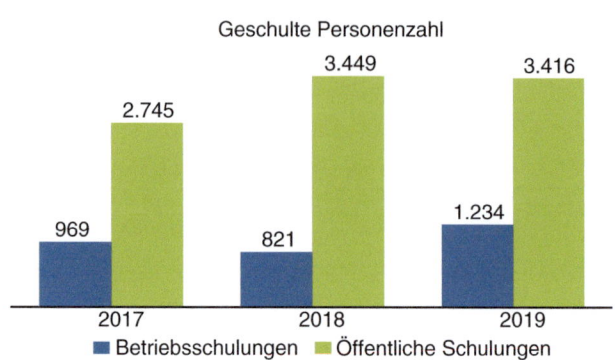

Abb. 2.8 Anzahl der Personen, die in den Jahren 2017 bis 2019 im Projekt Land|Rettung in Wiederbelebung geschult wurden

Zu beachten ist allerdings, dass mutmaßlich einige Personen mehrfach geschult wurden und auch Touristen bei den öffentlichen Veranstaltungen waren. Andererseits sind in diesen Zahlen nur die Personen erfasst, die tatsächlich an den Reanimationspuppen eine Herzdruckmassage durchgeführt hatten. Personen, die bei öffentlichen Veranstaltungen nur zugeschaut hatten, wurden nicht gezählt.

Insgesamt wurden im Rahmen von Betriebsschulungen wesentlich weniger Personen geschult als bei öffentlichen Schulungen. Es ist jedoch davon auszugehen, dass die Intensität und damit auch die Nachhaltigkeit der Schulung in den Betriebsschulungen höher ist. Die durchschnittliche Gruppengröße von etwa fünfzehn Personen in den Betriebsschulungen ermöglicht ein gutes Betreuungsverhältnis. Zusätzlich ist die Kontaktzeit während einer Schulung mit ca. 30 bis 45 Minuten etwa fünfmal länger als in einer öffentlichen Schulung. Durch die intensive Beschäftigung mit dem theoretischen Wissen zu Herzkreislaufstillständen und über den aktuellen wissenschaftlichen Hintergrund werden die Teilnehmer nicht nur praktisch angeleitet, sondern auch nachhaltiger informiert. Zudem kommen häufig in einer Abschlussdiskussionsrunde der gesamten Gruppe tiefergehende Fragen und ethische Konflikte zur Sprache.

Mit der Veranstaltung von öffentlichen Schulungen werden in kurzer Zeit sehr viele Personen erreicht. Zusätzlich sind diese Veranstaltungen wichtig für die Präsenz in der öffentlichen Wahrnehmung und die Sensibilisierung für das Thema Wiederbelebung.

Im Laufe des Projektes wurden längere Anfahrtswege sowie geringe Gruppengrößen zugunsten der Chancengleichheit in den ländlichen Gebieten in Kauf genommen. Denn in den weniger dicht besiedelten Bereichen des Landkreises hat die Laienreanimation aufgrund von längeren Rettungswegen einen noch größeren Stellenwert.

2.3.2 Können Apps die Schulungsergebnisse verbessern?

Um einen langanhaltenden Schulungseffekt bezüglich der Wiederbelebungskenntnisse zu erreichen, wurden verschiedene Maßnahmen ergriffen. So wurden den Teilnehmern der Veranstaltung Flyer mit einer Zusammenfassung des PRD-Schemas mitgegeben. Zusätzlich wurde über die Social-Media-Kanäle wiederkehrend über das Thema Herzkreislaufstillstand berichtet.

Eine weitere Möglichkeit könnte in der Einbindung von Smartphone-Apps in die Reanimationsschulung liegen. Die Europäischen Leitlinien für Reanimation 2015 beschrieben die „Technologien und Sozialen Medien" als „einflussreichen Vektor" für die Umsetzung und Veränderung der Laienreanimation [27]. Sie unterstreichen, wie wichtig Technologie für die Lehre und Verbesserung der Reanimation ist und betonen die „Flexibilität", die durch diese Medien geboten wird [27].

Die zur Unterstützung von Laienreanimation angebotenen Apps lassen sich drei unterschiedlichen Gruppen zuordnen:

1) Apps, die Wiederbelebungsmaßnahmen lehren
2) Apps, die Feedback über Kompressionstiefe und -frequenz während einer Reanimation geben
3) Apps, die Wiederbelebungsmaßnahmen während einer Reanimationssituation in Echtzeit anleiten.

Als mögliche Ergänzung für die PRD-Schulungen wurde eine App der dritten Gruppe gesucht. Ziel war es, den Schulungsteilnehmern eine App empfehlen zu können, die eine Echtzeit-Anleitung anbietet und sie so unterstützt, falls sie in eine Situation kommen, in der sie eine Reanimation durchführen müssen. Um eine Smartphone-App zur Reanimation zu empfehlen, ist es wichtig, dass die App sowohl medizinisch korrekt als auch benutzerfreundlich ist, um den medizinischen Laien zügig zu den richtigen Maßnahmen anzuleiten. Derzeit fehlt jedoch in Deutschland ein systematisches Qualitätsmanagement für Smartphone-Apps im medizinischen Bereich [28].

Wie finde ich die geeignete App?
Aus der Vielzahl an verfügbaren Apps wurden mittels einer systematischen Suche Apps identifiziert, die eine Reanimation in Echtzeit anleiten. Dafür wurden zunächst Suchbegriffe definiert, beispielsweise „CPR", „Reanimation", „Herzdruckmassage" oder „Erste Hilfe". Beabsichtigt war, Apps mit möglichst ubiquitärer Verfügbarkeit zu finden. Daher wurde die Suche in den beiden größten App-Stores, dem Apple App Store und dem Google Play Store, durchgeführt. In dieser Studie wurde nach kostenlosen Apps in deutscher oder englischer Sprache gesucht, die während der Reanimation eines Erwachsenen Anleitung anboten.

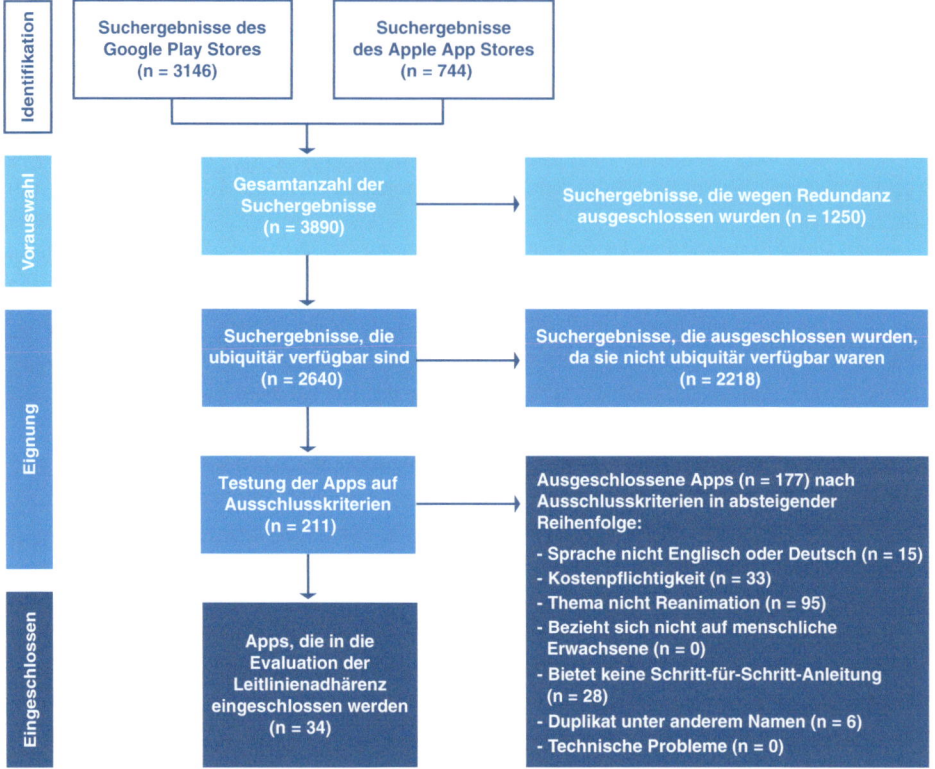

Abb. 2.9 Ergebnisse der systematischen App-Suche anhand des PRISMA-Flow-Diagramms

▶ Um eine geeignete App zu finden, bedarf es einer systematischen Suche.

Zu beachten ist dabei, dass die App Stores unterschiedliche Suchalgorithmen verwenden und diese durch das Land beeinflusst wird, in dem die Suche durchgeführt wird. So nutzt Apple die ausgewählte Landeseinstellung, während Google Play Store die Lokalisation der IP-Adresse nutzt.

Die hier vorgestellte Suche erfolgte entsprechend eines PRISMA-Flow-Diagramms (siehe Abb. 2.9) [29]. Jede App wurde dabei auf Einschlusskriterien kontrolliert, die zuvor festgelegt und entsprechend ihrer Wichtigkeit priorisiert wurden.

In dieser Studie ergab die Suche in beiden App Stores zusammen 3890 Treffer, von denen nur 34 Apps alle Einschlusskriterien erfüllten [29]. Diese 34 Apps wurden anschließend auf Leitlinienadhärenz überprüft. Anhand der aktuellen Leitlinien des European Resuscitation Council (ERC) und der American Heart Association (AHA) wurden elf Kriterien formuliert, die vollständig erfüllt werden mussten, um die App als „leitlinienadhärent" einzustufen.

Insgesamt erfüllten fünf der 34 Apps (15 %) alle Kriterien der Leitlinienadhärenz (siehe Abb. 2.10).

2 Laienreanimationsschulung

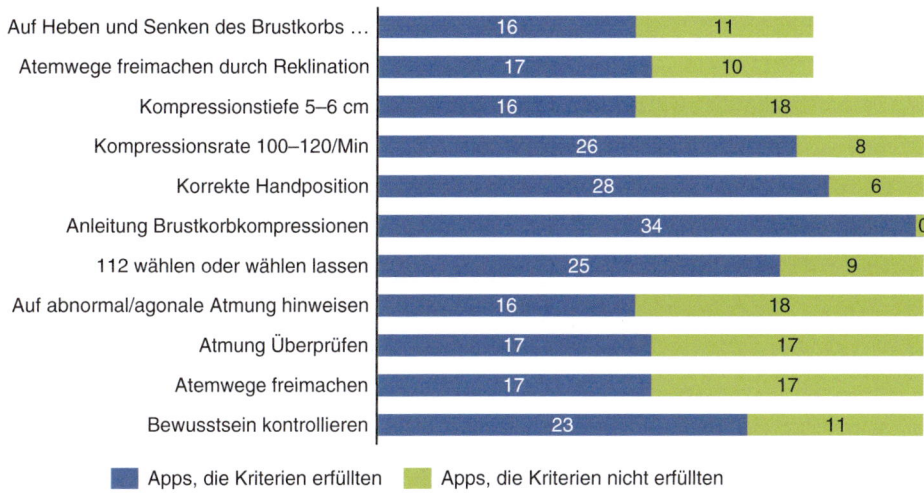

Abb. 2.10 Leitlinienadhärenz der Reanimations-Apps je Prüfkriterium

Anschließend wurden die leitlinienadhärenten Apps auf Benutzerfreundlichkeit getestet. Ein etabliertes Testinstrument hierfür ist die „System Usability Scale" von Brooke [30]. Diese ermöglicht es anhand eines Fragebogens die Benutzerfreundlichkeit in Form eines errechneten Punktewertes zu objektivieren. In dieser Studie wurde die Benutzerfreundlichkeit sowohl von Personen evaluiert, die Erfahrungen im Umgang mit Smartphone-Apps haben (Handyvielnutzer), als auch von Experten auf dem Gebiet Reanimation (Notärzte). Von den fünf Apps, welche als leitlinienadhärent identifiziert wurden, mussten zwei ausgeschlossen werden: Eine war in einem der beiden App Stores nicht mehr vorhanden und die andere wies fundamentale Unterschiede in den Versionen für iOS und Android auf. Die „HELP Notfall"-App der Schweizerischen Herzstiftung wurde als benutzerfreundlichste App bewertet und galt damit für diese Studie als geeignetste App.

Welchen Einfluss hat eine App auf die Qualitätsparameter der Laienreanimation?
Zur Testung des Einflusses auf die Qualitätsparameter wurde eine relativ homogene Population untersucht, um den unbeabsichtigten Einfluss äußerer Variablen zu verringern. Daher wurden Gymnasialschüler gleicher Jahrgangsstufen rekrutiert. Die Schulen wurden entsprechend der drei Studienarme randomisiert in:

1) eine Kontrollgruppe,
2) eine Gruppe, die die App fakultativ nutzen konnte,
3) eine Gruppe, die die App obligat nutzen musste.

Um unterschiedliche Vorkenntnisse als Einflussfaktor zu verringern, wurde ein einheitlicher Wissensstand durch eine Schulung in Wiederbelebungsmaßnahmen geschaffen. Diese Schulung erfolgte für alle Studienarme identisch. Die Kontrollgruppe erhielt im Anschluss ein Handout, während die fakultative App-Gruppe Downloadinformationen für die HELP-Notfall-App bekam. Die obligate App-Gruppe erhielt eine fünfminütige Einweisung in die Benutzung der HELP-Notfall-App.

▶ Um den Einfluss äußerer Variablen zu verringern, sollte eine homogene Studienpopulation rekrutiert werden. Vor der Datenerhebung muss ein einheitlicher Wissensstand etabliert werden.

In simulierten standardisierten Reanimationsszenarien wurden sechs Wochen nach der jeweiligen Schulung Qualitätsparameter einer Wiederbelebung erhoben. Hierzu wurden Zeitintervalle (z. B. „Hands-off-Zeit", „Zeit bis zum Absetzen eines Notrufs", „Zeit bis zur ersten Kompression") sowie die Kriterien einer qualitativ hochwertigen Thoraxkompression gemessen.

In den standardisierten Szenarien führten die Schüler eine Ein-Helfer-Compression-only-CPR durch. Die Kontrollgruppe durfte dabei keine Hilfsmittel benutzen, während die fakultative App-Gruppe die App nutzen konnte und die obligate App-Gruppe die App nutzen musste.

Es zeigte sich, dass die Zeit bis zum Kompressionsbeginn und die „Hands-off-Zeit" in den App-Gruppen signifikant länger waren als in der Kontrollgruppe. Gleichzeitig war die Kompressionsqualität (Anteil der Kompressionen mit korrekter Tiefe und Frequenz) in der Pflicht-App-Gruppe signifikant besser als die der beiden anderen Gruppen (siehe Abb. 2.11).

▶ Die Nutzung einer App kann die Kompressionsqualität auf Kosten einer längeren Hands-off-Zeit verbessern. Gleichzeitig zeigte sich aber auch, dass die Anwendung einer App nur dann positiven Einfluss auf die Qualitätsparameter der Laienreanimation hat, wenn der Umgang mit der App vorher geübt wurde.

2.3.3 Deutschlandweite Entwicklung der Laienreanimationsquote

Mit einer mittleren Inzidenz von 84 pro 100.000 Einwohnern und Jahr ist der außerklinische Herzkreislaufstillstand („out of hospital cardiac arrest", OHCA) sowohl in Deutschland als auch in Europa eine der häufigsten Todesursachen [31]. Ein möglichst schneller Beginn von Reanimationsmaßnahmen verbessert die Erfolgschancen der Wiederbelebung und das Überleben nach OHCA. Mit jeder Minute, die bis zum Beginn einer Reanimation verstreicht, sinken die Überlebenschancen um circa 10 % [32]. Besondere Bedeutung kommt daher der Reanimation durch zufällig anwesende Laien zu, um die Zeit bis zum Eintreffen professioneller Rettungskräfte zu überbrücken [1, 10].

2 Laienreanimationsschulung

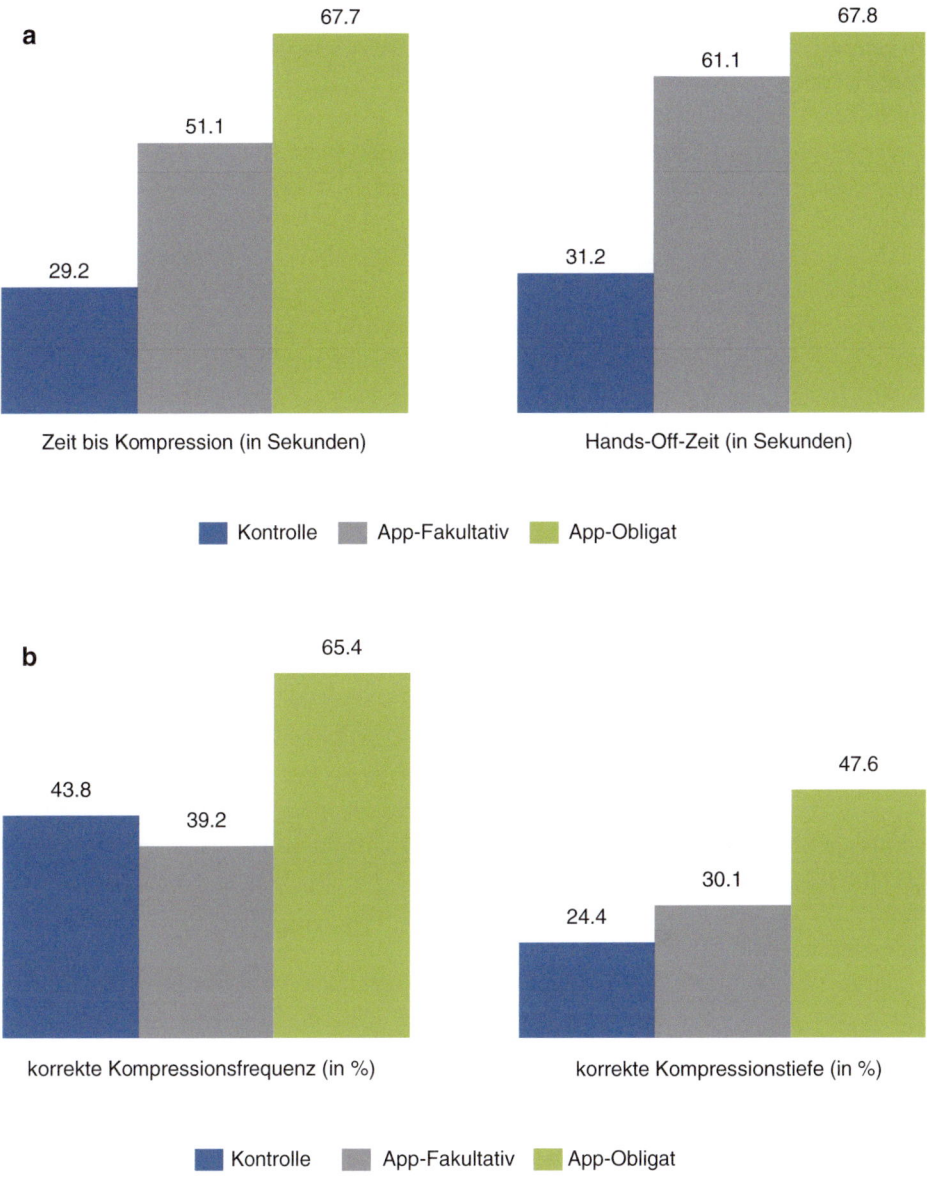

Abb. 2.11 a und b Ergebnisse der Reanimationssimulation

▶ Alle Wiederbelebungsversuche, die vor dem Eintreffen des Rettungsdienstes durchgeführt werden, werden in der Literatur als „Laienreanimation" bezeichnet. Die Laienreanimationsquote beschreibt, in wieviel Prozent der außerklinischen Herzkreislaufstillstände eine Reanimation vor Eintreffen des Rettungsdienstes begonnen wurde.

Ziel ist es, hohe Laienreanimationsquoten zu erreichen, um das Überleben der Betroffenen zu verbessern [12, 13, 33]. In Deutschland geben 50 bis 70 % der Bevölkerung an, dass sie bereit wären, eine Reanimation durchzuführen [33]. Jedoch lag Deutschland 2014 im europäischen Vergleich im unteren Drittel der Laienreanimationsquoten, während vor allem die skandinavischen Länder bei der Laienreanimation führend sind [31]. In Dänemark beispielsweise liegt die Laienreanimationsrate je nach Ort des Herzkreislaufstillstandes zwischen 61 und 83 % [34].

Daher gab es in den letzten Jahren zahlreiche Maßnahmen zur Schulung und Motivation von Laien, wie zum Beispiel Projekte in Schulen, lokale Initiativen oder die „Woche der Wiederbelebung" [24, 26]. Haben diese Maßnahmen zu einer Veränderung der Laienreanimationsrate in Deutschland in den letzten zehn Jahren geführt?

Von 2008 bis 2017 wurden im Deutschen Reanimationsregister, welches seit Mai 2007 von der Deutschen Gesellschaft für Anästhesiologie und Intensivmedizin e. V. betrieben wird, insgesamt 69.210 präklinische, anonymisierte Datensätze aus Deutschland gesammelt. Als größte überregionale Datenbank zum Thema Reanimation im deutschsprachigen Raum enthält das Register mittlerweile mehr als 200.000 anonymisierte Datensätze [35]. Diese enthalten, neben vielen weiteren Parametern, auch Angaben darüber, ob der Kreislaufstillstand beobachtet wurde und ob eine Laienreanimation erfolgte. Durch mehr als 150 teilnehmende Regionen aus dem gesamten Bundesgebiet finden sich im Datenpool Datensätze aus vielen verschiedenen Gebieten, was ein realistisches Abbild der tatsächlichen Situation ermöglicht [36].

Die Laienreanimation im Zeitraum von 2008 bis 2017 wurde betrachtet und veröffentlicht [37]. Ausgeschlossen aus der Analyse wurden Datensätze von Herzkreislaufstillständen in Arztpraxen und von Herzkreislaufstillständen, die vom Rettungsdienst beobachtet wurden, da in diesen Fällen sofort Fachkräfte vor Ort waren. Weiterhin wurden nur die Daten von Teilnehmern verwendet, welche von 2008 bis 2017 kontinuierlich am Reanimationsregister teilgenommen haben, um ein Bias durch die stetig steigende Teilnehmer- und damit Datenanzahl zu vermeiden.

Insgesamt wurden 22.555 Datensätze aus neunzehn verschiedenen Teilnahme-Standorten retrospektiv analysiert. Die jährliche Fallzahl schwankte zwischen 1837 und 2749.

Die statistische Analyse erfolgte mittels Chi-Quadrat-Test und Clopper-Pearson-Konfidenzintervallen.

Die Laienreanimationsrate ist von 2008 bis 2017 signifikant von 23,4 auf 36,9 % angestiegen ($p < 0{,}001$). Der Anstieg erfolgte allerdings nicht linear (siehe Abb. 2.12). Von 2008 bis 2010 sank die Laienreanimationsrate zunächst auf 16,4 % ab und stieg erst ab dem Jahr 2011 wieder an. Von da an erfolgte ein kontinuierlicher Anstieg der Werte. Ab 2013 lag die Laienreanimationsrate mit 27,2 % erstmals wieder über dem Ausgangswert von 2008.

▶ Die Laienreanimationsquote in Deutschland konnte von 2008 bis 2017 um mehr als 50 % gesteigert werden.

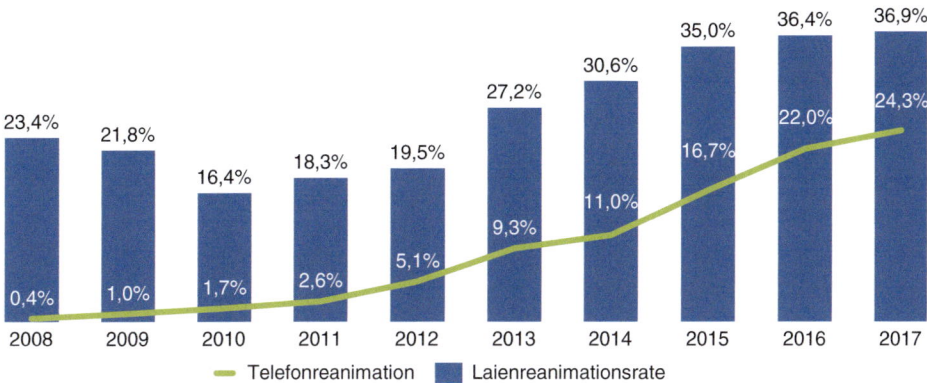

Abb. 2.12 Entwicklung der Laienreanimationsrate und der Telefonreanimation in Deutschland von 2008 bis 2017

Die Daten zeigen, dass sich die Rate an Telefonreanimation durch die Leitstellen in den letzten zehn Jahren signifikant verändert hat. Sie stieg im beobachteten Zeitraum kontinuierlich an: von 0,4 % im Jahr 2008 auf 24,3 % im Jahr 2017. Ein deutlicher Anstieg ist vor allem ab 2010 zu sehen. Seit 2010 ist eine Telefonreanimation in den ERC-Leitlinien empfohlen [38]. Diese Entwicklungen laufen parallel zum Anstieg der Laienreanimationsrate (siehe Abb. 2.12).

Die telefonische Anleitung zur Reanimation durch den Disponenten der Rettungsleitstelle steigert die Chance auf Laienreanimation. Findet eine Telefonreanimation statt, hat diese einen sehr großen, positiven Einfluss auf die Wahrscheinlichkeit einer Laienreanimation und steigert damit deutlich den Anteil der durchgeführten Laienreanimation [39]. Dieser Effekt ist besonders ausgeprägt in ländlichen Regionen [40].

▶ Die Rate an Telefonreanimationen hat in den letzten Jahren in Deutschland erheblich zugenommen. Eine Telefonreanimation steigert die Überlebenswahrscheinlichkeit besonders in ländlichen Gebieten.

Die Entwicklung der Laienreanimationsrate zeigt, dass eine Beeinflussung und deutliche Steigerung möglich sind. Die vielen Maßnahmen und Strategien, die in den letzten Jahren ergriffen wurden, scheinen also wirksam zu sein und sollten auch in Zukunft weiterverfolgt und ausgebaut werden. Auch wenn die Laienreanimationsquote bereits stark gesteigert werden konnte, ist eine weitere Steigerung möglich und sollte angestrebt werden. Erklärtes Ziel der deutschlandweiten Reanimationsschulungen ist es, bis zum Jahr 2020 eine Laienreanimationsquote in Deutschland von 50 % zu erreichen [41].

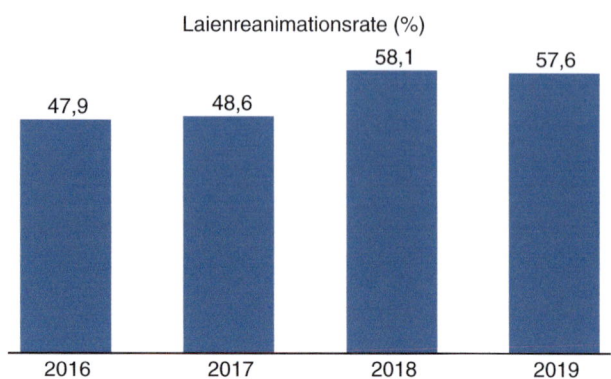

Abb. 2.13 Laienreanimationsrate im Landkreis Vorpommern-Greifswald über die Jahre 2016–2019

2.3.4 Herzkreislaufstillstände im Landkreis Vorpommern-Greifswald

Während der Projektlaufzeit vom 01.01.2017 bis zum 31.12.2019 wurden insgesamt 622 außerklinische Reanimationen im Landkreis Vorpommern-Greifswald im Deutschen Reanimationsregister eingetragen. Wie in den anderen Regionen Deutschlands ist die Laienreanimationsrate auch im Landkreis Vorpommern-Greifswald in den letzten Jahren angestiegen, siehe Abb. 2.13 [37].

Im Landkreis Vorpommern-Greifswald kam es vor allem in dem Jahr 2018 zu einem deutlichen Anstieg. Seit 2018 konnte damit das deklarierte deutschlandweite Ziel einer Laienreanimationsquote von über 50 % im Landkreis Vorpommern-Greifswald erreicht werden [41]. Eine Ursache hierfür mag in den zahlreichen Prüfen.Rufen.Drücken-Veranstaltungen während des Projektes Land|Rettung liegen.

▶ Die Laienreanimationsquote im Landkreis Vorpommern-Greifswald ist während des Projektes Land|Rettung gestiegen. Zum Projektende wird in mehr als der Hälfte der Fälle vor dem Eintreffen des Rettungsdienstes mit Wiederbelebungsmaßnahmen begonnen. Damit konnte das deutschlandweite Ziel für das Jahr 2020 bereits zwei Jahre vorher erreicht werden.

2.3.5 Studie zum Langzeitüberleben

Jährlich sind in Deutschland mindestens 50.000 Personen von einem außerklinischen Herzkreislaufstillstand betroffen [42], wobei ca. 90 % der Betroffenen das Ereignis nicht überleben [43]. Nach Angaben des Reanimationsregisters können bundesweit lediglich 13,2 % der Patienten mit einem Herzkreislaufstillstand lebend aus dem Krankenhaus entlassen werden [42]. Von den Patienten, welche auf die Intensivstation aufgenommen werden, überleben etwa 50 % nach der Krankenhausentlassung die folgenden sechs Monate [44]. Das wesentliche Therapieziel einer Reanimation und der sich anschließenden Behandlung und Therapie nach der Akutbehandlung muss langfristig eine erfolgreiche Integration des betroffenen Patienten in sein gewohntes soziales Umfeld sein. Dieses Ziel kann jedoch nicht bei jedem Patienten erreicht werden, sodass eine Minderheit der Personen, welche einen Herzkreislaufstillstand überlebt haben, ihr tägliches Leben nicht mehr selbstständig bewältigen kann und dauerhaft auf Unterstützung angewiesen ist [45]. Einem Großteil der Personen, die zum Zeitpunkt des Herzkreislaufstillstandes im arbeitsfähigen Alter waren, ist es nach sechs Monaten wieder möglich, ihrer beruflichen Beschäftigung nachzugehen [46]. Ziel dieser Studie war die Ermittlung, welche Gesundheitseinrichtungen Patienten mit einem Herzkreislaufstillstand im Norden des Landkreises Vorpommern-Greifswald in Anspruch nehmen mussten und wie ihre Lebenssituationen sechs Monate nach dem Herzkreislaufstillstand waren.

Als Datengrundlage dienten Ergebnisse einer Patientenbefragung, welche durch den Eigenbetrieb Rettungsdienst Landkreis Vorpommern-Greifswald durchgeführt wurde. In der Patientenbefragung wurden Notfälle unterschiedlicher Diagnosegruppen der Herz-Kreislauf-Erkrankungen eingeschlossen, wobei für die vorliegende Studie lediglich die Befragungsergebnisse ausgewertet wurden, in denen die Notfallpatienten der Jahre 2017 und 2018 im Norden des Landkreises Vorpommern-Greifswald aufgrund der Diagnose „Herzkreislaufstillstand" (ICD-10: I46) durch den Rettungsdienst behandelt und in eine Akutklinik verbracht wurden. Die Patienten wurden sechs Monate nach dem Herzkreislaufstillstand mithilfe eines postalischen Fragebogens kontaktiert und um Teilnahme gebeten.

Ergebnisse
Herzkreislaufstillstände
In der Forschungsregion wurden in den Berichtsjahren 2017 und 2018 insgesamt 277 Herzkreislaufstillstände vom Rettungsdienst dokumentiert. Bei 49 (17,69 %) Personen konnte beim Eintreffen des Rettungsdienstes nur noch der Tod festgestellt werden. 115 Personen (41,52 %) wurden wiederbelebt und zur weiteren Behandlung in eine Akutklinik verbracht. Bei 90 Personen (32,49 %) waren die Wiederbelebungsmaßnahmen nicht erfolgreich und wurden vor Ort beendet. Aufgrund von Patientenverfügungen musste bei vier Patienten (1,44 %) von Reanimationsmaßnahmen abgesehen werden und bei weiteren 19 Personen (6,86 %) war auf den entsprechenden Rettungseinsatzprotokollen weder Erfolg noch Misserfolg der Wiederbelebungsmaßnahmen vermerkt. Nach sechs Monaten konnten 52 Personen in die Befragung eingeschlossen werden, wobei diese entweder den Vitalstatus „lebend" oder „unbekannt" aufwiesen.

Studienpopulation
Aus der Befragung konnten 23 Reaktionen auf die 52 versandten Fragebögen generiert werden. Bei diesen handelte es sich in sieben Fällen um die Antworten von Familienangehörigen der Patienten mit der Auskunft, dass die Patienten bereits verstorben waren (sechs Personen) oder aufgrund ihrer körperlichen Verfassung nicht mehr in der Lage waren, an der Befragung teilzunehmen (eine Person). Final konnten sechzehn ausgefüllte Fragebögen zur Auswertung herangezogen werden. Elf Patienten (68,75 %) waren männlich und

fünf (31,25 %) weiblich. Zum Zeitpunkt des Herzkreislaufstillstandes waren die männlichen Patienten im arithmetischen Mittel 62 Jahre (SD: 18,20) und die weiblichen 71 Jahre (SD: 17,05) alt. Der Median der Geschlechtergruppen lag bei 64 bzw. 74 Jahren.

Ökonomisch relevantes Outcome
Im Folgenden wird patientenindividuell aufgeschlüsselt, welche Akut- und Rehabilitationseinrichtungen in welchem zeitlichen Umfang in Anspruch genommen werden mussten.

Alle Patienten der Studienpopulation wurden von dem Rettungsdienst in eine Akutklinik verbracht, wobei die Liegedauern zwischen einem Tag und 62 Tagen schwankten. Elf der sechzehn Patienten (68,75 %) nahmen nach dem Krankenhausaufenthalt stationäre Rehabilitationseinrichtungen in Anspruch. Bei fünf dieser elf Personen (45,45 %) waren weiterführende ambulante Rehabilitationsmaßnahmen erforderlich. Bei zwei dieser Befragungsteilnehmer dauerten die ambulanten Maßnahmen zum Zeitpunkt der Befragung noch an. Zwei Personen konnten ganz ohne die Notwendigkeit einer rehabilitativen Unterstützung wieder in die eigene Häuslichkeit entlassen werden (vgl. Abb. 2.14).

Die Patienten konnten bei der Befragung Angaben zu ihren Lebenssituationen vor (prä) und nach (post) dem Herzkreislaufstillstand treffen. In Tab. 2.1 sind die Angaben im Prä-Post-Vergleich dargestellt. In der letzten Spalte sind die jeweiligen prozentualen Veränderungen aufgezeigt.

Bei dem Aspekt des Lebensmittelpunktes gab es bei allen sechzehn Patienten keine Veränderungen. Aufgrund des Herzkreislaufstillstandes kam es zu zwei erstmaligen Feststellungen eines Pflegegrades (jeweils Grad 2) und einer Verschlechterung des Pflegegrades von 1 auf 2.

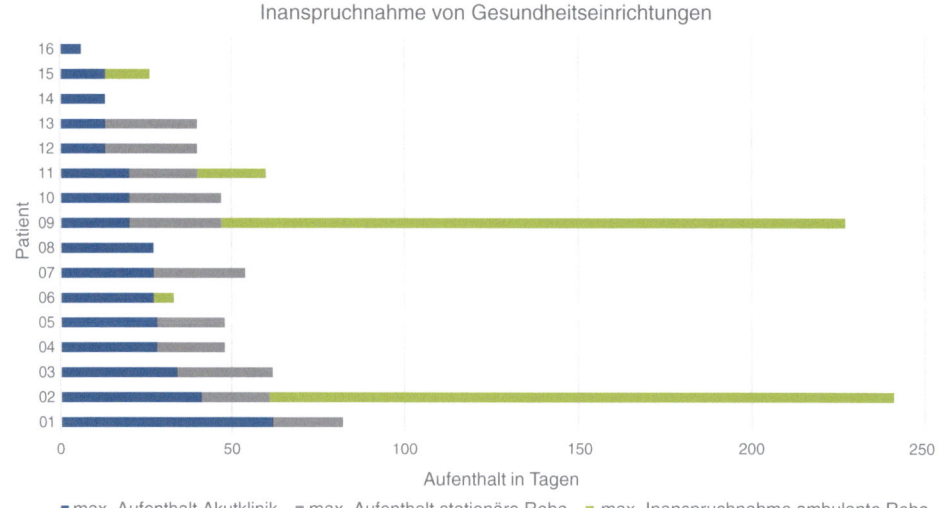

Abb. 2.14 Inanspruchnahme von Gesundheitseinrichtungen nach Herzkreislaufstillstand

Tab. 2.1 Ökonomisch relevante Aspekte im Prä-Post-Vergleich

Aspekt	Prä Herzkreislaufstillstand		Post Herzkreislaufstillstand		Veränderung
Lebensmittelpunkt	12-mal	Eigene Häuslichkeit ohne ambulante Pflege	12-mal	Eigene Häuslichkeit ohne ambulante Pflege	+/− 0 %
	4-mal	Eigene Häuslichkeit mit ambulanter Pflege	4-mal	Eigene Häuslichkeit mit ambulanter Pflege	+/− 0 %
Pflegebedürftigkeit	15-mal	Kein Pflegegrad	13-mal	Kein Pflegegrad	− 13,33 %
	1-mal	Pflegegrad 1	3-mal	Pflegegrad 2	+ 300 %
Berufsausübung	11-mal	Rentner	11-mal	Rentner	+/− 0 %
	5-mal	berufstätig	3-mal	berufstätig	− 66,67 %
			1-mal	Frührentner	
			1-mal	Aktuell nicht abschätzbar	

Der überwiegende Anteil der Patienten (68,75 %) war zum Zeitpunkt des Herzkreislaufstillstands bereits verrentet. Von den fünf berufstätigen Personen gingen sechs Monate nach dem Akutereignis weiterhin drei ihrem ursprünglichen oder einem anderen Beruf nach (60 %). Eine Person war in Frührente gegangen und eine weitere konnte die zukünftige Arbeitsfähigkeit zum Zeitpunkt der Befragung (noch) nicht abschätzen. In vergleichbaren Studien konnte eine Rückkehr in das Berufsleben bei Patienten im arbeitsfähigen Alter bei 69 % [47] bis ca. 75 % [48] der Betroffenen beobachtet werden. Die eigenen Ergebnisse weichen von denen in der Vergleichsliteratur ab, was darauf zurückzuführen sein kann, dass mit lediglich fünf Personen im arbeitsfähigen Alter keine valide Aussage getroffen werden kann. Zudem besteht die Möglichkeit, dass der Studienteilnehmer, bei welchem die Rückkehr in das Berufsleben zum Zeitpunkt der Befragung noch nicht abschätzbar war, mittlerweile wieder eine berufliche Tätigkeit aufgenommen hat.

Patientenbezogenes Outcome
Im letzten Abschnitt der Befragung konnten sich die Patienten über Einschränkungen in ihrer Lebensqualität, ihrer Teilhabe am gesellschaftlichen Leben, ihrer empfundenen Selbstständigkeit und in ihrem Freizeitverhalten aufgrund des erlittenen Herzkreislaufstillstandes äußern.

Einschränkungen in der Lebensqualität empfanden neun (56,25 %) Umfrageteilnehmer. Sechs von ihnen machten zu der Intensität der Einschränkungen keine Angabe. Keine Einschränkungen empfanden sieben Teilnehmer (43,75 %). Im gesellschaftlichen Leben empfanden neun Personen (56,25 %) nicht, dass das Krankheitsereignis zu Einschränkungen führte. Drei Personen (18,75 %) gaben gelegentliche Einschränkungen an und vier (25 %) nannten Einschränkungen ohne Intensitätsangabe. Die Antwortalternative „häufige Einschränkungen" wurde von keinem Befragungsteilnehmer gewählt (vgl. Abb. 2.15).

Die Angaben zu den Einschränkungen in der Selbstständigkeit sind annähernd gleich verteilt. Die Antwortalternativen „starke Einschränkungen" und „geringe Einschränkun-

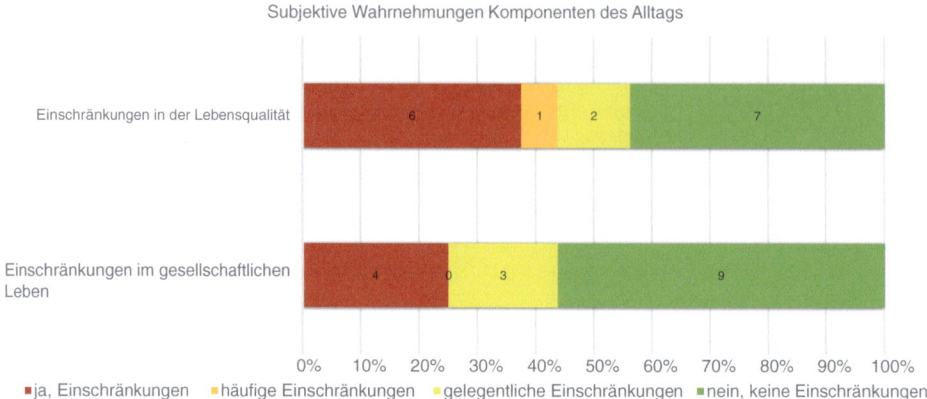

Abb. 2.15 Subjektive Wahrnehmungen über Komponenten des Alltags nach einem Herzkreislaufstillstand

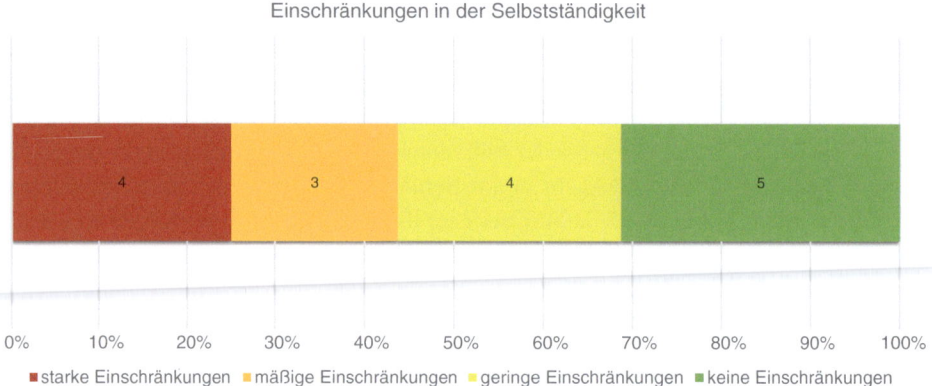

Abb. 2.16 Einschränkungen in der Selbstständigkeit nach einem Herzkreislaufstillstand

gen" wurden von jeweils vier Patienten (je 25 %) genannt. Drei Patienten (18,75 %) empfanden „mäßige Einschränkungen" und bei fünf Teilnehmern (31,25 %) liegen „keine Einschränkungen" in der Selbstständigkeit vor (vgl. Abb. 2.16).

Die Hälfte der Teilnehmer (acht Personen) ging nach dem Herzkreislaufstillstand weiterhin ihren gewohnten Freizeitaktivitäten nach. Eine Person (6,25 %) ist hierzu weiterhin „häufig" in der Lage. Sieben Patienten (43,75 %) sind diese Aktivitäten nur „gelegentlich" oder gar nicht möglich (vgl. Abb. 2.17). Angaben aus der Literatur weisen hingegen durchaus positivere Ergebnisse bei der Durchführung der gewohnten Aktivitäten nach einem Herzkreislaufstillstand auf. So berichten bspw. Henry et al., dass 90 % der Befragungsteilnehmer zwölf Monate nach einem außerklinischen Herzkreislaufstillstand weiterhin ihren gewohnten Aktivitäten nachgingen [45]. Hier ist limitierend anzuführen, dass sich der Betrachtungszeitraum dieser Untersuchung von denjenigen der Studie von Henry et al. um ein halbes Jahr unterscheiden, was ein Grund für die Abweichungen sein kann.

2 Laienreanimationsschulung

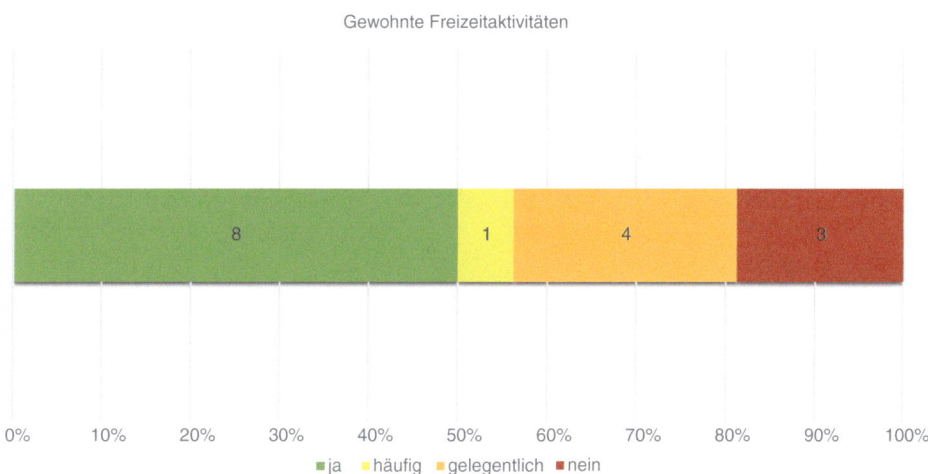

Abb. 2.17 Gewohnte Freizeitaktivitäten nach einem Herzkreislaufstillstand

2.3.6 Kostenevaluation

Die bislang dargestellten Evaluationsergebnisse konnten die Vorteile und positiven Entwicklungen durch die Umsetzung dieser ersten Projektsäule im Landkreis widerspiegeln. Um alle vorgestellten Maßnahmen zur Stärkung der Wiederbelebungskompetenz von Laien umzusetzen, entstehen jedoch auch Kosten. Somit soll in diesem Abschnitt dargestellt werden, welche Kosten bei der Einführung und Implementierung von Laienreanimationsschulungen berücksichtigt werden müssen.

Grundlage der Analysen sind die im Eigenbetrieb Rettungsdienst im Landkreis Vorpommern-Greifswald angefallenen Kosten, die den regelmäßigen Ressourcenverbrauch darstellen. Zusätzlich wurden Informationen durch Erfahrungswerte aus der Umsetzung der einzelnen Maßnahmen hinzugezogen und die Plankosten entsprechend angepasst. Die angefallenen Kosten wurden in zwei Gruppen unterteilt: *einmalige Kosten* und *jährliche Kosten*. Die einmaligen Kosten beinhalten Investitionskosten für Güter, welche für die Maßnahmen der Laienreanimationsschulungen benötigt werden (Ausrüstung, Reanimationspuppen, Kraftfahrzeuge [Kfz]). Die jährlichen Kosten setzen sich aus den Kosten für die allgemeine Organisation (Personal, Verbrauchsmaterial) sowie aus den im Rahmen der Schulungen anfallenden Kosten (Schulung, Kfz) zusammen, aufgeschlüsselt nach Einzelveranstaltungen und Großveranstaltungen (siehe Abb. 2.18).

Die *einmaligen Kosten* gehen jährlich unter Berücksichtigung linearer Abschreibungen in die Kostenkalkulation ein. Da nach Ablauf der gesetzlichen Abschreibungsdauer ökonomisch gesehen von einer erneuten Anschaffung der einzelnen Güter auszugehen ist, sind die berücksichtigten Kosten über die Jahre als konstant anzusehen.

Um die öffentlichen Laienreanimationsschulungen im Freien durchführen zu können, wurde in ein großes, werbewirksames Eventzelt sowie in Stehtische, Ton- und Prä-

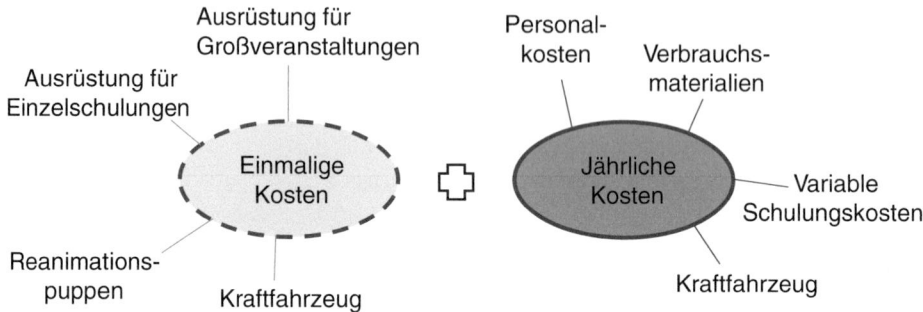

Abb. 2.18 Übersicht über die einmaligen und jährlichen Kosten der Säule 1

sentationstechnik investiert. Für die Einzelveranstaltungen wurden zudem ein Laptop, ein Beamer, eine mobile Leinwand sowie weitere Ton- und Präsentationstechnik angeschafft. In der Plankostenanalyse wird außerdem die Anschaffung von 500 Reanimationspuppen berücksichtigt, da ihr Vorhandensein in anderen Regionen nicht vorausgesetzt werden kann. Für die Schulungen der Laien wurde zudem ein AED-Simulator (automatisierter externer Defibrillator-Simulator) angeschafft, um den Laien bereits in den Schulungen die Funktionsweise und Anwendung dieses Gerätes anwendungsbasiert zu erläutern.

Aufgrund der Menge von Schulungsmaterialien und Reanimationspuppen wird für den Transport ein Kleintransporter benötigt. Da seine Existenz nicht als Grundvoraussetzung für die Schulungen für andere Regionen gilt, wurden im Rahmen der Plankostenanalyse drei Alternativen betrachtet: (a) Miete, (b) Kauf und (c) Leasing eines Kfz. Das Kfz kann dabei gleichermaßen für beide Veranstaltungstypen genutzt werden, wobei jeweils nur das Fahrzeug einkalkuliert wurde, das unbedingt benötigt wird.

Die Zusammensetzung der *jährlichen Kosten* wird nachfolgend detailliert darstellt. Im Gegensatz zu den einmaligen Kosten, fallen die jährlichen Kosten tatsächlich jedes Jahr in ähnlicher Höhe für die entsprechenden Kostenpositionen an. Die Projekterfahrungen haben gezeigt, dass für den Landkreis Vorpommern-Greifswald unter den bisherigen Voraussetzungen jährlich 20 öffentliche Großveranstaltungen sowie 30 Einzeltermine mit einer guten Teilnahmebereitschaft der Bevölkerung durchgeführt werden können.

Für die allgemeine Organisation und Koordination aller Teilbereiche der Laienreanimationsschulungen sind personelle Ressourcen notwendig. Studierende mit Vorwissen im Bereich von Erste-Hilfe-Schulungen sowie Projektorganisation werden zu Trainern ausgebildet. Diese Schulungen verursachen Kosten, welche zu berücksichtigen sind. Nach Projektstand ist davon auszugehen, dass die Studierenden dieser Tätigkeit im Durchschnitt etwa 1,5 Jahre lang nachgehen. Kostenunterschiede ergeben sich entsprechend der tatsächlichen Dauer der Anstellungsverhältnisse. Sie sind insgesamt zehn Stunden pro Woche als studentische Hilfskräfte in diesem Bereich tätig (siehe Abschn. 2.2). Die Erfahrungen aus dem Projekt haben gezeigt, dass eine fachliche Betreuung der studentischen Hilfskräfte notwendig ist. Hierfür wird ärztliches Personal mit entsprechendem Fachwissen für eine Stunde pro Woche einkalkuliert. Perspektivisch wird mit einer jährlichen Gehaltssteigerung von 3,2 % kalkuliert. Für die organisatorischen Tätigkeiten beider Berufsgruppen fallen Kosten für Büromaterialien an.

Je nach Veranstaltungstyp entstehen unterschiedlich hohe Kosten für die Schulungen. Zu den variablen Schulungskosten beider Gruppen zählen Fahrt- und Personalkosten der Dozenten, Druckkosten von Informationsmaterial und Roll-ups, Reparaturkosten, Ersatzinvestitionen, Give-aways, Büromaterialien sowie werbewirksame Kleidung.

Für den Transport zum Schulungsort ergeben sich je nach Kfz-Alternative unterschiedlich hohe Kosten:

a) Projekterfahrungen haben gezeigt, dass sich durchschnittliche Mietzeiten eines Kfz von drei Tagen bei Großveranstaltungen und einem Tag bei Einzelveranstaltungen ergeben. Auch das Be- und Entladen des Kfz durch die Dozenten wurde bei der Kostenanalyse berücksichtigt.
b) Wird ein Kfz zu Schulungszwecken angeschafft, entstehen statt Mietkosten neben den Investitionskosten auch jährliche Kosten. Zu diesen zählen Kosten für Versicherungen, Verschleiß, Reparatur und Wartung, Steuer, TÜV und regelmäßige Inspektionen.
c) Das Leasing eines Kfz stellt sich als günstigste Alternative heraus, da sich je nach Leasingvertrag vergleichsweise geringe Anzahlungskosten und jährliche Instandhaltungskosten ergeben (siehe b).

In Tab. 2.2 sind die Summen aller bereits beschriebenen Kostenpositionen dargestellt. Die Summe der jährlichen Abschreibung aller einmalig anfallenden Kosten ist über die Jahre konstant, da alle hier angeschafften Güter für mindestens fünf Jahre abgeschrieben werden müssen und mit einer anschließenden Neuanschaffung zu rechnen ist. Die Position der jährlichen Kosten bildet sich aus der Summe der Kosten für Personal, Verbrauchsmaterial und den variablen Schulungskosten. Zusätzlich wurden die jährlichen Kosten der drei Kfz-Alternativen einzeln ausgewiesen. Die Höhe der Gesamtkosten ist somit abhängig von der Auswahl der Kfz-Alternative für den Transport von Dozenten und Schulungsmaterialien zum Schulungsort.

Wird für jede Großveranstaltung (drei Tage) sowie Einzelveranstaltung (ein Tag) ein Kraftfahrzeug angemietet, fallen die Kosten für den Transport von Dozenten und Schulungsmaterialien mit ca. 15.500 € doppelt so hoch aus wie für die nächst günstigere Alternative des Kaufes. Die Anmietung eines PKW allein für die Durchführung von Laienreanimationsschulungen rentiert sich im Vergleich zu den anderen Alternativen nicht. Beim Kauf eines Kfz können sich jedoch positive Effekte auf die Öffentlichkeitsarbeit ergeben, wenn der Wagen selbst beispielsweise durch Aufdrucke werbewirksam werden könnte.

Nachdem die Gesamtkosten für Laienreanimationsschulungen dargestellt wurden, soll der Blick abschließend noch auf die Kosten pro geschulten Laien gerichtet werden. Hierfür zeigt Abb. 2.19 die durchschnittlichen Kosten nach Veranstaltungstyp auf. Da das Lea-

Tab. 2.2 Jährliche Gesamtkosten

Kostenpositionen	1. Jahr	2. Jahr	3. Jahr	4. Jahr	5. Jahr
Jährliche Abschreibung der einmaligen Investitionen für					
• *Großveranstaltung*	2839 €	2839 €	2839 €	2839 €	2839 €
• *Einzelveranstaltung*	361 €	361 €	361 €	361 €	361 €
• *Reanimationspuppen*	4375 €	4375 €	4375 €	4375 €	4375 €
Jährliche laufende Kosten					
• *Personal, Trainer-Ausbildung und Verbrauchsmaterialien*	17.765 €	18.072 €	18.704 €	18.629 €	19.080 €
• *Variable Schulungskosten*					
- Allgemein	1000 €	800 €	900 €	800 €	900 €
- Großveranstaltungen	8680 €	8680 €	8914 €	9167 €	9275 €
- Einzelveranstaltungen	3290 €	3290 €	3348 €	3431 €	3458 €
Kfz-Kosten					
(a) Miete					
• *Lager*	1800 €	1800 €	1800 €	1800 €	1800 €
• *Großveranstaltung*	8214 €	8214 €	8249 €	8289 €	8306 €
• *Einzelveranstaltung*	5389 €	5917 €	5917 €	5917 €	5917 €
(b) Kauf	7988 €	7988 €	7988 €	7988 €	7988 €
(c) Leasing	5478 €	4381 €	4381 €	4381 €	4381 €
Jährliche Gesamtkosten für					
(a) Kfz Miete	53.891 €	53.998 €	55.087 €	55.316 €	56.032 €
(b) Kfz Kauf	46.477 €	46.585 €	47.609 €	47.770 €	48.456 €
(c) Kfz Leasing	43.967 €	42.978 €	44.002 €	44.163 €	44.849 €

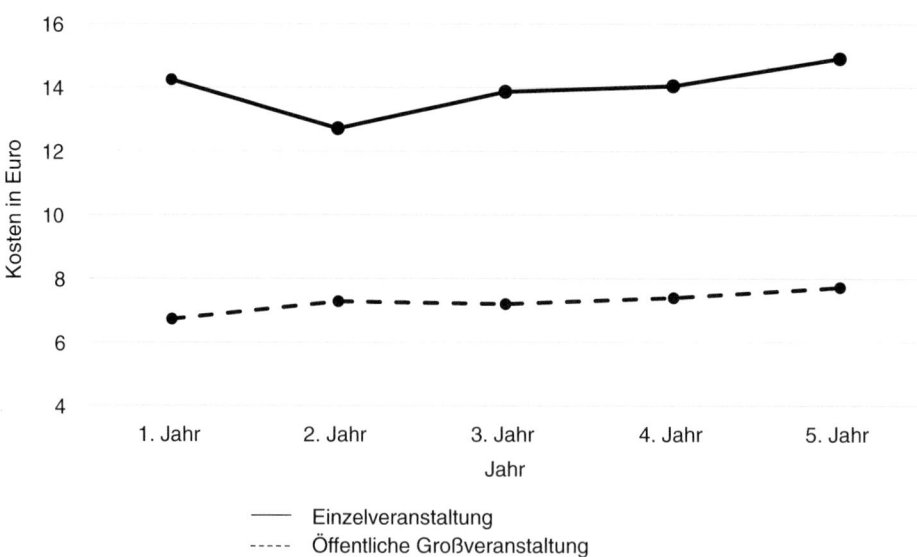

Abb. 2.19 Durchschnittliche Kosten pro geschulten Laien je Veranstaltungstyp bei Kfz-Leasing

sing eines Kfz die geringsten Gesamtkosten aufweist und somit die dominante Alternative darstellt, wird im Folgenden nur diese betrachtet.

Wird ein Laie in einer öffentlichen Großveranstaltung geschult, entstehen durchschnittlich Kosten in Höhe von ca. 7,16 €, wobei die Kosten im ersten Jahr aufgrund der Anfangsinvestitionen in das Kfz noch etwas höher ausfallen als in den Folgejahren. Die Kosten pro Laie während einer Einzelveranstaltung fallen doppelt so hoch aus, da intensiver geschult werden muss und somit vergleichsweise mehr personelle und materielle Ressourcen verbraucht werden.

2.4 Ausblick

J. Günther und D. Kohnen

2.4.1 Nachhaltigkeit im Landkreis Vorpommern-Greifswald

Aufgrund der zuvor dargestellten Erfolge der Maßnahmen zur Stärkung der Wiederbelebungskompetenz der Bevölkerung ist nach dem Auslaufen des Projektes Land|Rettung eine Fortführung der Säule 1 – Laienreanimation – vorgesehen. Hierfür wurde auf der Grundlage eines Konzeptpapieres ein „runder Tisch" einberufen. Beteiligt waren das Ministerium für Wirtschaft, Arbeit und Gesundheit Mecklenburg-Vorpommern (M-V), der Landkreis Vorpommern-Greifswald als Träger des Rettungsdienstes sowie die Krankenkassen und die bisher beteiligten Projektpartner im Projekt Land|Rettung.

Erste Ideen konzentrieren sich auf das Vorhaben, die Maßnahmen zur Stärkung der Wiederbelebungskompetenz in Form eines Vereins zu organisieren bzw. fortzuführen. Nach weiteren Gesprächen hat der Landkreis V-G beim Land M-V unter dem Titel „Laienreanimation – Flächendeckende Stärkung der Wiederbelebungskompetenz und Hilfsmotivation der Bevölkerung" eine Projektskizze erarbeitet und einen Antrag auf Förderung des Vorhabens für insgesamt drei Jahre gestellt, um die Anschlussfinanzierung der Säule 1 sicherzustellen.

Aus wissenschaftlicher Sicht erscheint das Ziel sinnvoll, die Maßnahmen zur Stärkung der Wiederbelebungskompetenz langfristig im ganzen Land zu etablieren.

2.4.2 Empfehlungen zur Übertragung in andere Regionen

In den vergangenen Jahren wurden in Deutschland zahlreiche Initiativen gestartet, um die Laienreanimation zu stärken und die Reanimationsquote zu erhöhen. Hierzu zählen beispielsweise Schulungen zum Thema Laienreanimation in der Bevölkerung vor allem in Bildungseinrichtungen sowie Öffentlichkeitskampagnen und die Verbreitung von öffentlich zugänglichen Defibrillatoren. Um die Effektivität und Erfolgsquote einzelner Initiativen und Hilfsorganisationen dauerhaft zu steigern, werden sie unter dem Nationalen Aktionsbündnis Wiederbelebung (NAWIB) als Dachverband gebündelt und zusammengeführt [24]. So konnte im Rahmen des Projektes Land|Rettung auf bereits bestehende Ressourcen, wie z. B. Logo, Flyer und Werbeplakate der Initiative „Ein Leben retten. 100 Pro Reanimation" zurückgegriffen werden [25]. Damit konnten die für die Durchführung der Laienreanimationsschulungen benötigten Ressourcen optimal eingesetzt werden. Obwohl vielfältige Materialien zur Verfügung standen, war die Entwicklung eines eigenen, ganzheitlichen Konzeptes unabdingbar. Während sich die Ziele und die Zielgruppen aus dem Evaluationskonzept ergaben, wurde in einem nächsten Schritt die Vorgehensweise erarbeitet, wie jede Zielgruppe am besten erreicht werden kann. Die Laienreanimationsschulungen sollten der breiten Bevölkerung, d. h. auch in Betrieben, Bildungseinrichtungen oder anderen Institutionen, zugänglich gemacht werden. Daher müssen sie einen Ansatz verfolgen, der praxisbezogenen oder auch altersbezogenen, z. B. für Klein- und Schulkinder, ist. Dabei sollten auch solche Personen erreicht werden, die bisher an keinem Erste-Hilfe-Kurs teilgenommen haben, welcher z. B. für den Erwerb des Führerscheins nötig ist [24].

Ein weiterer essenzieller Aspekt liegt in der Entwicklung einer Kommunikationsstrategie, welche nicht nur die Printmaterialien, sondern auch eine eigene Website und Social Media umfasst. Um ein möglichst großes Publikum zu erreichen, sollten Anfragen über jegliche Kommunikationskanäle berücksichtigt und beantwortet werden. Das mag im ersten Moment etwas banal wirken. Tatsächlich führte dieser Ansatz jedoch zu dem Aufbau eines beachtlichen Netzwerks, das im Projektverlauf kontinuierlich erweitert und systematisch ausgebaut werden konnte. Darüber hinaus ergaben sich feste Kooperationen, z. B. mit Bildungseinrichtungen oder Betrieben, in denen Laienreanimationsschulungen in einem zuvor festgelegten Rahmen kontinuierlich durchgeführt wurden. Die Umsetzung eines derartigen Konzepts bringt allerdings auch einen erhöhten personellen Aufwand mit sich: So wurde gleich zu Projektbeginn der Fokus ebenfalls auf die Rekrutierung weiterer Hilfskräfte gelegt. Ein großer Vorteil waren die unmittelbare Nähe sowie die guten Kontakte zur Universitätsmedizin Greifswald, um vergleichsweise unkompliziert und schnell eine ausreichende Anzahl von studentischen Hilfskräften mit medizinischen Vorkenntnissen zu finden. Während die Projektmitglieder überwiegend Funktionen im Projektmanagement und in der Projektbetreuung einnahmen, agierten die studentischen Hilfskräfte zunehmend autonom in der Durchführung der Schulungen und Veranstaltungen. Neben diesen Aktivitäten wurde ein großer Wert auf den informellen Austausch und gezielte Teambuilding-Aktivitäten gelegt, um die Zusammenarbeit im Team zu verbessern und ein Gefühl der Zusammengehörigkeit zu fördern.

Literatur

1. Perkins GD, Handley AJ, Koster RW et al (2015) European Resuscitation Council Guidelines for Resuscitation 2015: section 2. Adult basic life support and automated external defibrillation. Resuscitation 95:81–99. https://doi.org/10.1016/j.resuscitation.2015.07.015

2. Hasselqvist-Ax I, Riva G, Herlitz J et al (2015) Early cardiopulmonary resuscitation in out-of-hospital cardiac arrest. N Engl J Med 372(24):2307–2315. https://doi.org/10.1056/NEJMoa1405796
3. Yu T, Weil MH, Tang W et al (2002) Adverse outcomes of interrupted precordial compression during automated defibrillation. Circulation 106(3):368–372. https://doi.org/10.1161/01.CIR.0000021429.22005.2E
4. Neukamm J, Gräsner J-T, Schewe J-C et al (2011) The impact of response time reliability on CPR incidence and resuscitation success: a benchmark study from the German Resuscitation Registry. Crit Care 15(6):R282. https://doi.org/10.1186/cc10566
5. Bürger A, Wnent J, Bohn A et al (2018) The effect of ambulance response time on survival following out-of-hospital cardiac arrest: an analysis from the German resuscitation registry. Dtsch Arztebl Int 115(33–34):541–548. https://doi.org/10.3238/arztebl.2018.0541
6. Waalewijn RA, Tijssen JGP, Koster RW (2001) Bystander initiated actions in out-of-hospital cardiopulmonary resuscitation: results from the Amsterdam Resuscitation Study (ARRESUST). Resuscitation 50(3):273–279. https://doi.org/10.1016/S0300-9572(01)00354-9
7. Sasson C, Rogers MAM, Dahl J et al (2010) Predictors of survival from out-of-hospital cardiac arrest: a systematic review and meta-analysis. Circ Cardiovasc Qual Outcomes 3(1):63–81. https://doi.org/10.1161/CIRCOUTCOMES.109.889576
8. Mathiesen WT, Bjørshol CA, Kvaløy JT et al (2018) Effects of modifiable prehospital factors on survival after out-of-hospital cardiac arrest in rural versus urban areas. Crit Care 22(1):99. https://doi.org/10.1186/s13054-018-2017-x
9. Kleinman ME, Brennan EE, Goldberger ZD et al (2015) Part 5: adult basic life support and cardiopulmonary resuscitation quality: 2015 American Heart Association guidelines update for cardiopulmonary resuscitation and emergency cardiovascular care. Circulation 132(18 Suppl 2):S414–S435. https://doi.org/10.1161/CIR.0000000000000259
10. Deakin CD (2018) The chain of survival: not all links are equal. Resuscitation 126:80–82. https://doi.org/10.1016/j.resuscitation.2018.02.012
11. Gräsner J-T, Wnent J, Herlitz J et al (2020) Survival after out-of-hospital cardiac arrest in Europe – results of the EuReCa TWO study. Resuscitation 148:218–226. https://doi.org/10.1016/j.resuscitation.2019.12.042
12. Gräsner J-T, Werner C, Geldner G et al (2014) 10 Thesen für 10.000 Leben. Notfall + Rettungsmedizin 17(4):313. https://doi.org/10.1007/s10049-014-1878-z
13. Gräsner J-T, Geldner G, Werner C et al (2014) Optimierung der Reanimationsversorgung in Deutschland. Notfall + Rettungsmedizin 17(4):314–316. https://doi.org/10.1007/s10049-014-1879-y
14. Perkins GD, Olasveengen TM, Maconochie I et al (2018) European Resuscitation Council Guidelines for Resuscitation: 2017 update. Resuscitation 123:43–50. https://doi.org/10.1016/j.resuscitation.2017.12.007
15. Hallstrom A, Cobb L, Johnson E et al (2000) Cardiopulmonary resuscitation by chest compression alone or with mouth-to-mouth ventilation. N Engl J Med 342(21):1546–1553. https://doi.org/10.1056/NEJM200005253422101
16. Hüpfl M, Selig HF, Nagele P (2010) Chest-compression-only versus standard cardiopulmonary resuscitation: a meta-analysis. Lancet 376(9752):1552–1557. https://doi.org/10.1016/S0140-6736(10)61454-7
17. Berg Robert A, Kern Karl B, Hilwig Ronald W et al (1997) Assisted ventilation does not improve outcome in a porcine model of single-rescuer bystander cardiopulmonary resuscitation. Circulation 95(6):1635–1641. https://doi.org/10.1161/01.CIR.95.6.1635
18. Baubin M (2007) Laienreanimation ohne Mund-zu-Mund-Beatmung? Anaesthesist 56(9):897–898. https://doi.org/10.1007/s00101-007-1245-2

19. Chamberlain D (2005) New international consensus on cardiopulmonary resuscitation. BMJ 331(7528):1281–1282. https://doi.org/10.1136/bmj.38681.488958.DE
20. Bouland AJ, Halliday MH, Comer AC et al (2017) Evaluating Barriers to Bystander CPR among Laypersons before and after Compression-only CPR Training. Prehosp Emerg Care 21(5):662–669. https://doi.org/10.1080/10903127.2017.1308605
21. Becker LB, Berg RA, Pepe PE et al (1997) A reappraisal of mouth-to-mouth ventilation during bystander-initiated cardiopulmonary resuscitation. A statement for healthcare professionals from the Ventilation Working Group of the Basic Life Support and Pediatric Life Support Subcommittees, American Heart Association. Circulation 96(6):2102–2112. https://doi.org/10.1161/01.CIR.96.6.2102
22. Riva G, Ringh M, Jonsson M et al (2019) Survival in out-of-hospital cardiac arrest after standard cardiopulmonary resuscitation or chest compressions only before arrival of emergency medical services: nationwide study during three guideline periods. Circulation. https://doi.org/10.1161/CIRCULATIONAHA.118.038179
23. Fordyce CB, Hansen CM, Kragholm K et al (2017) Association of public health initiatives with outcomes for out-of-hospital cardiac arrest at home and in public locations. JAMA Cardiol. https://doi.org/10.1001/jamacardio.2017.3471
24. Groß R, Böttiger BW, Thaiss HM (2019) Laienreanimation in Deutschland: Das Nationale Aktionsbündnis Wiederbelebung (NAWIB). Notfall + Rettungsmedizin 22(8):715–722. https://doi.org/10.1007/s10049-019-0615-z
25. Gräsner J-T, Wnent J, Bohn A et al (2013) Ein Leben Retten – 100 Pro Reanimation. Notfall + Rettungsmedizin 16(5):345–348. https://doi.org/10.1007/s10049-013-1754-2
26. van Aken H, Böttiger B, Schleppers A (2013) Woche der Wiederbelebung. Notf.med. up2date 8(02):81. https://doi.org/10.1055/s-0032-1325039
27. Greif R, Lockey AS, Conaghan P et al (2015) European Resuscitation Council Guidelines for Resuscitation 2015: section 10. Education and implementation of resuscitation. Resuscitation 95:288–301. https://doi.org/10.1016/j.resuscitation.2015.07.032
28. Gehring H, Pramann O, Imhoff M et al (2014) Zukunftstrend „Medical Apps": Vom App Store direkt in die medizinische Anwendung? (Future trend medical apps. From the apps store directly into medical practice?). Bundesgesundheitsblatt Gesundheitsforschung Gesundheitsschutz 57(12):1402–1410. https://doi.org/10.1007/s00103-014-2061-x
29. Metelmann B, Metelmann C, Schuffert L et al (2018) Medical correctness and user friendliness of available apps for crdiopulmonary resuscitation: systematic search combined with guideline adherence and usability evaluation. JMIR Mhealth Uhealth 6(11):e190. https://doi.org/10.2196/mhealth.9651
30. Brooke J (1996) SUS-A quick and dirty usability scale. In: Jordan PW, Thomas B, McClelland IL et al (Hrsg) Usability evaluation in industry. Taylor & Francis, London, S 189–194
31. Gräsner J-T, Lefering R, Koster RW et al (2016) EuReCa ONE-27 Nations, ONE Europe, ONE Registry: a prospective one month analysis of out-of-hospital cardiac arrest outcomes in 27 countries in Europe. Resuscitation 105:188–195. https://doi.org/10.1016/j.resuscitation.2016.06.004
32. Zègre-Hemsey JK, Bogle B, Cunningham CJ et al (2018) Delivery of automated external defibrillators (AED) by Drones: implications for emergency cardiac care. Curr Cardiovasc Risk Rep 12. https://doi.org/10.1007/s12170-018-0589-2
33. Wnent J, Bohn A, Seewald S et al (2013) Laienreanimation – Einfluss von Erster Hilfe auf das Überleben (Bystander resuscitation: the impact of first aid on survival). Anasthesiol Intensivmed Notfallmed Schmerzther 48(9):562–565. https://doi.org/10.1055/s-0033-1355238

34. Sondergaard KB, Wissenberg M, Gerds TA et al (2019) Bystander cardiopulmonary resuscitation and long-term outcomes in out-of-hospital cardiac arrest according to location of arrest. Eur Heart J 40(3):309–318. https://doi.org/10.1093/eurheartj/ehy687
35. Gräsner J-T, Seewald S, Bohn A et al (2014) Deutsches Reanimationsregister. Anaesthesist 63(6):470–476. https://doi.org/10.1007/s00101-014-2324-9
36. Kreutziger J, Wenzel V (2014) Deutsches Reanimationsregister: Viel Qualitätsmanagement für wenig Geld (German Resuscitation Register: lots of quality management at low cost). Anaesthesist 63(6):467–469. https://doi.org/10.1007/s00101-014-2334-7
37. Metelmann B, Metelmann C, Schneider L et al (2019) Anstieg der Laienreanimationsrate in Deutschland geht mit vermehrter Telefonreanimation einher. Notarzt 35(06):323–328. https://doi.org/10.1055/a-1039-3693
38. Nolan JP, Soar J, Zideman DA et al (2010) European Resuscitation Council Guidelines for Resuscitation 2010 Section 1. Executive summary. Resuscitation 81(10):1219–1276. https://doi.org/10.1016/j.resuscitation.2010.08.021
39. Shimamoto T, Iwami T, Kitamura T et al (2015) Dispatcher instruction of chest compression-only CPR increases actual provision of bystander CPR. Resuscitation 96:9–15. https://doi.org/10.1016/j.resuscitation.2015.07.009
40. Park JH, Ro YS, Shin SD et al (2018) Dispatcher-assisted bystander cardiopulmonary resuscitation in rural and urban areas and survival outcomes after out-of-hospital cardiac arrest. Resuscitation 125:1–7. https://doi.org/10.1016/j.resuscitation.2018.01.026
41. Böttiger BW, Wingen S, Müller MP et al (2016) Bundesgesundheitsminister Hermann Gröhe unterstützt die „Woche der Wiederbelebung" 2016. Notfall + Rettungsmedizin 19(5):321–322. https://doi.org/10.1007/s10049-016-0211-4
42. Wnent J, Gräsner J-T, Seewald S et al (2019) Jahresbericht des Deutschen Reanimationsregisters Außerklinische Reanimation 2018. Anästh Intensivmed 60:V91–V93
43. Weisfeldt ML, Sitlani CM, Ornato JP et al (2010) Survival after application of automatic external defibrillators before arrival of the emergency medical system: evaluation in the resuscitation outcomes consortium population of 21 million. J Am Coll Cardiol 55(16):1713–1720. https://doi.org/10.1016/j.jacc.2009.11.077
44. Arrich J, Zeiner A, Sterz F et al (2009) Factors associated with a change in functional outcome between one month and six months after cardiac arrest: a retrospective cohort study. Resuscitation 80(8):876–880. https://doi.org/10.1016/j.resuscitation.2009.04.045
45. Henry K, Mulcaire J, Kirby A et al (2020) Out-of-hospital cardiac arrest quality of life follow-up study of survivors in Munster, Ireland. Ir J Med Sci. https://doi.org/10.1007/s11845-020-02189-4
46. Lundgren-Nilsson A, Rosén H, Hofgren C et al (2005) The first year after successful cardiac resuscitation: function, activity, participation and quality of life. Resuscitation 66(3):285–289. https://doi.org/10.1016/j.resuscitation.2005.04.001
47. Lilja G, Nielsen N, Bro-Jeppesen J et al (2018) Return to work and participation in society after out-of-hospital cardiac arrest. Circ Cardiovasc Qual Outcomes 11(1):e003566. https://doi.org/10.1161/CIRCOUTCOMES.117.003566
48. Kragholm K, Wissenberg M, Mortensen RN et al (2015) Return to work in out-of-hospital cardiac arrest survivors: a nationwide register-based follow-up study. Circulation 131(19):1682–1690. https://doi.org/10.1161/CIRCULATIONAHA.114.011366

Smartphone-basierte Ersthelfer-Alarmierung

3

Camilla Metelmann, Bibiana Metelmann, Karl Thies, Tore Marks,
Dieke Freerk van Stipriaan, Maximilian Bremer, Uyen My Vu,
Lukas Herzberg, Dorothea Kohnen, Victoria Richter,
Rebekka Süss, Steffen Fleßa und Julia Günther

Inhaltsverzeichnis

3.1	Hintergrund	66
3.2	Umsetzung: Einführung einer Smartphone-basierten Ersthelfer-Alarmierung	69
3.3	Evaluation	88
3.4	Ausblick	110
	Literatur	112

C. Metelmann (✉) · B. Metelmann · K. Thies · T. Marks · M. Bremer · U. M. Vu · L. Herzberg ·
V. Richter
Klinik für Anästhesiologie, Universitätsmedizin Greifswald, Greifswald, Deutschland
e-mail: Camilla.Metelmann@uni-greifswald.de; Bibiana.Metelmann@uni-greifswald.de;
Karl.Thies@uni-greifswald.de; Victoria.Richter@stud.uni-greifswald.de

D. F. van Stipriaan
Eckernförde, Deutschland
e-mail: diekevanstipriaan@genion.de

D. Kohnen
Faculty of Psychology & Educational Sciences, KU Leuven, Leuven, Belgien
e-mail: Dorothea.Kohnen@kuleuven.be

R. Süss · S. Fleßa
Allgemeine Betriebswirtschaftslehre und Gesundheitsmanagement, Universität Greifswald,
Greifswald, Deutschland
e-mail: Rebekka.Suess@uni-greifswald.de; Steffen.Flessa@uni-greifswald.de

J. Günther
Eigenbetrieb Rettungsdienst, Landkreis Vorpommern-Greifswald, Greifswald, Deutschland
e-mail: Julia.Guenther@kreis-vg.de

© Springer-Verlag GmbH Deutschland, ein Teil von Springer Nature 2020
K. Hahnenkamp et al. (Hrsg.), *Notfallversorgung auf dem Land*,
https://doi.org/10.1007/978-3-662-61930-8_3

3.1 Hintergrund

C. Metelmann, B. Metelmann, K. Thies und T. Marks

Bei Herzkreislaufstillständen müssen Wiederbelebungsmaßnahmen so früh wie möglich begonnen werden, damit die Chance auf ein Überleben mit gutem neurologischen Outcome besteht [1]. Gerade die ersten Minuten des Herzkreislaufstillstands sind entscheidend [2]. Selbst bei Eintreffen des Rettungsdienstes innerhalb von fünf Minuten kann das Überleben um das Zwei- bis Dreifache gesteigert werden, wenn Wiederbelebungsmaßnahmen schon vorher gestartet wurden [3, 4]. Wenn diese initialen Reanimationsmaßnahmen von einer darin ausgebildeten Person durchgeführt werden, kann die Überlebenschance noch weiter gesteigert werden [5]. Daher wurden zahlreiche Systeme eingeführt, die qualifizierte Ersthelfer gezielt zu Herzkreislaufstillständen alarmieren [6–9]. Sie nutzen die Tatsache, dass sich in der Allgemeinbevölkerung ein beachtlicher Teil an Personen befindet, der im Beruf oder im Ehrenamt regelmäßig Erste-Hilfe-Maßnahmen trainiert und fundierte Kenntnisse im Bereich Wiederbelebung besitzt. Hierzu gehören beispielsweise Ärzte, Krankenpflegepersonal, Medizinische Fachangestellte, Mitarbeiter im Rettungsdienst oder Kameraden der Feuerwehr. Die Wahrscheinlichkeit, dass sich im Falle eines Herzkreislaufstillstands zufällig ein Mitglied dieser Personengruppen in der Umgebung befindet, ist relativ groß. Um ein schnellstmögliches Eintreffen der Ersthelfer zu erzielen, werden diejenigen alarmiert, die sich in der Nähe des Patienten befinden. Die zunehmende Verbreitung von Smartphones ermöglicht eine georeferenzierte Alarmierung, die nicht mehr auf der Arbeits- und Wohnadresse der Ersthelfer basiert, sondern den tatsächlichen aktuellen Standort nutzt [10]. Der große Vorteil besteht darin, dass die hohe Mobilität der Bevölkerung berücksichtigt wird. Somit können die Ersthelfer auch dann alarmiert werden, wenn sie sich außerhalb ihrer Wohnung oder Arbeitsstätte befinden. Dies erhöht die Wahrscheinlichkeit, dass derjenige alarmiert wird, der sich am nächsten zum Einsatzort befindet, sodass die Zeit bis zum Beginn der Thoraxkompression weiter reduziert wird.

▶ Smartphones eröffnen Möglichkeiten, die Versorgung von Patienten mit Herzkreislaufstillstand weiter zu verbessern.

Kovic hat mit der Bezeichnung „Mobile Chain of Survival" die entscheidende Rolle von Smartphones in allen Phasen der Chain of Survival des Herzkreislaufstillstands herausgestellt [11]. Die Einführung einer Smartphone-basierten Ersthelfer-Alarmierung führt dazu, dass schneller mit qualifizierten Wiederbelebungsmaßnahmen begonnen wird [12]. So zeigen Daten aus Schweden und dem Kreis Gütersloh, dass eine Ersthelfer-Alarmierung zu einer Steigerung des 30-Tages-Überlebens führt und mit einer höheren Rate an Überleben mit guter neurologischer Funktion verbunden ist [13, 14].

Dieses Potenzial wurde europa- und weltweit erkannt, sodass derzeit in vielen Regionen Apps zur Ersthelfer-Alarmierung eingeführt wurden [9, 15, 16]. Allerdings existiert kein einheitliches System [15, 17]. Allein in Europa gibt es mindestens 34 verschiedene

Apps, um Ersthelfer zu alarmieren [9]. Einige Apps sind landesweit verfügbar oder in mehreren Regionen etabliert, andere Apps sind wiederum nur in einzelnen Landkreisen oder Bundesländern verfügbar. Einen Überblick über die derzeitigen Systeme gibt der Beitrag von Scquizzato [9].

▶ Die positiven Studien zum Thema „Smartphone-basierte Ersthelfer-Alarmierung" haben dazu geführt, dass zum jetzigen Zeitpunkt bereits mehr als die Hälfte der europäischen Länder ein App-basiertes Ersthelfersystem etabliert hat.

Im Rahmen des Projektes Land|Rettung wurde im September 2017 ein System zur Smartphone-basierten Ersthelfer-Alarmierung im Landkreis Vorpommern-Greifswald eingeführt. Hierfür wurde die App „Corhelp3r" an die Projektbedingungen adaptiert und im App-Store unter dem Namen „Land|Retter" kostenfrei zur Verfügung gestellt.

Um die Wahrscheinlichkeit zu erhöhen, dass die Alarmierung angenommen wird, müssen ausreichend viele freiwillige Ersthelfer im System registriert sein. Ziel muss es sein, dass an jedem Ort genug Ersthelfer zur Verfügung stehen. Dies ist in dünnbesiedelten Regionen eine besondere Herausforderung [18]. Hier besteht das Problem, dass einerseits die Wege sehr lang sind, wodurch der Rettungsdienst erst mit einer Verzögerung eintrifft und andererseits, dass nur wenige Personen zur Verfügung stehen, die sich in dem System als Ersthelfer registrieren könnten.

▶ In ländlichen Regionen besteht das Paradox, dass eine Smartphone-basierte Ersthelfer-Alarmierung hier besonders nötig und effektiv wäre, aber häufig nicht genug Ersthelfer zur Verfügung stehen.

Im Folgenden wird exemplarisch auf Unterschiede zwischen verschiedenen europäischen Systemen eingegangen. Den eindrücklichsten Unterschied zwischen den länderspezifischen App-Anbietern stellen aktuell die Mitgliederzahlen dar. Die App „GoodSAM" hat laut eigenen Angaben (www.goodsamapp.org) im Vereinigten Königreich über 40.000 aktive Ersthelfer. Die Alarmierung findet nicht nur über ein leitstellenimplementiertes System statt, sondern Ersthelfer können zusätzlich über eine gesonderte App auch direkt von der Bevölkerung angefordert werden [19, 20]. In einem schwedischen App-System waren im Jahr 2016 mehr als 23.000 freiwillige Lebensretter registriert [12]. In der dänischen App „HeartRunner" haben sich alleine in den ersten vier Monaten fast 15.000 Freiwillige aus dem Großraum Kopenhagen registriert [21]. In den gesamten Niederlanden wird ein gemeinsames App-System verwendet. In der App „Hartslagnu" hatten sich 2017 fast 25.000 Ersthelfer registriert [22]. Dieses zunehmend dichte Netz von alarmierbaren Ersthelfern ermöglichte es, den Alarmierungsradius im Verlauf zu reduzieren, um die Eintreffzeiten zu verkürzen [23].

Bei den unterschiedlichen Ersthelfer-Zahlen ist zu berücksichtigen, dass sich die Rekrutierung und Zulassung von potenziellen Ersthelfern zwischen den einzelnen Systemen unterscheidet. So werden in einigen Systemen nur Personen mit beruflicher Expertise im Bereich

Reanimation zugelassen, während in anderen Systemen Basiskenntnisse in Erster Hilfe genügen. Ein Zertifikat der Reanimationskenntnisse kann in den meisten Apps hochgeladen werden, anschließend wird der Ersthelfer vom Systemadministrator aktiviert. Die „Mobilen Retter", „FirstAED" und die „Land|Retter" fordern nicht nur eine medizinische Qualifikation, sondern führen bei jedem ihrer Ersthelfer eine Schulung durch, die technische, rechtliche und medizinische Aspekte beinhaltet. Diese Maßnahme dient der Qualitätssteigerung, führt jedoch zu einem deutlich höheren Organisationsaufwand. Die Erfahrungen im Projekt Land|Rettung haben gezeigt, dass dies für potenzielle Ersthelfer, auch „Land|Retter" genannt, eine Hürde ist und die flächendeckende Ausbreitung des Systems erschwert.

In der „GoodSAM Responder App" werden die Nutzer je nach ihrer medizinischen Vorbildung in drei verschiedene Gruppen aufgeteilt. Medizinische Laien werden der Klasse 1 zugeordnet, medizinische Hilfskräfte der Klasse 2 und Ärzte und Schwestern finden sich in Klasse 3 wieder [19]. Das Einbeziehen medizinischer Laien führt zu einer größeren Zahl potenzieller Ersthelfer, sodass ein sonst zu dünnes Netz an Ersthelfern dichter geflochten werden kann [24]. Jedoch birgt es die Gefahr, dass die medizinischen Laien für einen Einsatz nicht ausreichend vorbereitet sind. Dies kann die Qualität der Wiederbelebungsmaßnahmen reduzieren. Zusätzlich könnte eine Reanimationssituation für medizinische Laien eine starke Belastung sein, die emotional schwer zu verarbeiten sein könnte. Daher ist eine Einsatznachsorge und Ersthelferbetreuung essenziell, auch bei einer großen Anzahl an registrierten Ersthelfern [25].

Ein zentral organisiertes System existiert beispielsweise in den Niederlanden, dem Vereinigten Königreich und dem überwiegenden Teil von Dänemark. Nur ein System im gesamten Land zu implementieren, scheint zeit- und ressourcensparend zu sein. Zusätzlich berücksichtigt es die hohe Mobilität der Ersthelfer. In Deutschland hingegen sind im Rahmen von (Forschungs-)Projekten verschiedene Systeme mit jeweils eigenen Organisationsstrukturen parallel und unabhängig voneinander entstanden, die untereinander nicht kompatibel sind. Ersthelfer aus Greifswald können außerhalb des Landkreises Vorpommern-Greifswald nur alarmiert werden, wenn sie in Regionen sind, in denen ebenso die Corhelp3r-App implementiert wurde. Damit ist in Deutschland ein Flickenteppich an Ersthelfersystemen entstanden [26]. Es entsteht ein wirtschaftlicher Wettbewerb unter den App-Anbietern, der zwar die Qualität der Apps verbessern kann, aber auch eine flächendeckende Registrierung erschwert. Dies könnte sich als Innovationsbremse auswirken. In der Schweiz existieren drei verschiedene Apps, deren Alarmierungsmodi jedoch seit Januar 2020 angepasst und kompatibel gemacht wurden. Seitdem können Nutzer unabhängig von der App auch in anderen Gebieten über das Netzwerk der „Nachbarapp" alarmiert werden.

▶ Aufgrund der hohen Mobilität der Ersthelfer ist eine regionenübergreifende Alarmierbarkeit wichtig.

Die verschiedenen Systeme unterscheiden sich zudem in der Integration der Leitstelle. In dem „GoodSAM"-System kann die „GoodSAM Alerter App" heruntergeladen werden, über die jeder Alarme auslösen kann. Bei dieser Alarmierungsform der „GoodSAM" App findet die Aktivierung unabhängig von einem professionellen Leitstellensystem statt, sondern wird ungefiltert, je nach Einsatzstichwort, an die Ersthelferklassen verteilt. Dagegen ist in den meisten App-Systemen die Leitstelle Dreh- und Angelpunkt der Alarmierung. So disponiert die Leitstelle bei einem Herzkreislaufstillstand zusätzlich zum Regelrettungdienst einen Ersthelfer. Sollten jedoch Hinweise auf eine potenzielle Gefährdung der Ersthelfer vorliegen (z. B. bei einem Kreislaufstillstand im Rahmen eines Verkehrsunfalls oder Häuserbrands), dann wird kein Ersthelfer alarmiert. So entsteht eine weitere filternde Sicherheitsebene durch gut ausgebildete Leitstellendisponenten. Potenziell gefährliche oder für den Ersthelfer eventuell psychosozial belastende Situationen (z. B. Suizid) können früher erkannt und die Ersthelfer-Alarmierung zurückgehalten werden. Ein Nachteil bei einem leitstellenbasierten System sind jedoch die höheren Kosten und der Mehraufwand für den Installationsprozess.

Eine frühzeitig ausgeführte Defibrillation während einer Reanimation korreliert mit einer höheren Überlebenswahrscheinlichkeit [27]. Wenn Ersthelfer auf dem Weg zum Patienten einen automatisierten externen Defibrillator (AED) mitnehmen und eine Frühdefibrillation durchführen, steigt die Chance für die Patienten, einen Herzkreislaufstillstand mit gutem neurologischen Outcome zu überleben [28]. Viele App-Systeme ermöglichen daher die Einbindung eines AED-Verzeichnisses. Dänemark und die Niederlande haben ein flächendeckendes Netz an staatlichen und privaten AEDs, die in dem App-System hinterlegt sind und durch einen zusätzlich alarmierten Ersthelfer schnell zum Einsatzort gebracht werden können [28]. Auch bei der Land|Retter-App können AED-Standorte eingepflegt werden. Da jedoch die AEDs im Landkreis Vorpommern-Greifswald nur sporadisch gelistet sind, wird diese Funktion derzeit noch nicht genutzt (Stand Oktober 2020).

Eine Smartphone-basierte Ersthelfer-Alarmierung bietet die Möglichkeit, auch in ländlichen Regionen die Versorgung von Patienten mit Herzkreislaufstillständen zu verbessern. Da die Systeme jedoch sehr heterogen sind, sind weitere Studien nötig. Im Projekt Land|Rettung wurde mit der App „Land|Retter" ein solches System eingeführt und aus drei unterschiedlichen Blickwinkeln evaluiert. Dieses Kapitel beschreibt, welche Überlegungen vor und während der Implementierung einer solchen App nötig sind und stellt Ergebnisse der Evaluation vor.

3.2 Umsetzung: Einführung einer Smartphone-basierten Ersthelfer-Alarmierung

C. Metelmann, B. Metelmann, K. Thies, T. Marks, D. van Stipriaan, M. Bremer und U. M. Vu

3.2.1 Welche Gedanken muss ich mir vor der Einführung machen?

Die Smartphone-basierte Ersthelfer-Alarmierung ist ein relativ junges Gebiet, auf dem es dennoch eine Vielzahl an verschiedenen Systemen gibt, siehe Abschn. 3.1. Um sich für einen Anbieter auf dem Markt zu entscheiden, müssen verschiedene Vorüberlegungen getroffen werden. Da sich die Rettungsdienstbereiche in Deutschland und Europa stark unterscheiden, werden nicht alle Entscheidungen einer Region auf eine andere übertragbar sein. Gegebenenfalls wird sich auch im Verlauf der Implementierung oder nach einiger Zeit ergeben, dass bestimmte Parameter geändert oder umgestellt werden müssen.

Zu welchen Meldebildern wird alarmiert?
Allen Regionen gemeinsam ist, dass die Ersthelfer zum Meldebild „Herzkreislaufstillstand" alarmiert werden, da dieses auch die primäre Intention des Systems ist. Ob die Helfer auch zum Stichwort „Bewusstlosigkeit" alarmiert werden sollten, hängt stark von der Disponierung der Leitstelle ab. Da es den Anrufern häufig sehr schwer fällt zu beurteilen, ob eine Person noch normal atmet, kann sich hinter einer Bewusstlosigkeit auch ein Herzkreislaufstillstand verbergen. In diesen Fällen wäre es sinnvoll, einen Ersthelfer zu alarmieren, der schon vor Eintreffen des Rettungsdienstes mit einer Herzdruckmassage beginnen kann. Allerdings werden unter diesem Meldebild auch eine ganze Reihe von anderen Zuständen subsumiert, bei denen ein Ersthelfer ohne spezielle Ausstattung keine Hilfe leisten kann. Solche Situationen werden von Ersthelfern als sehr stressig und belastend empfunden und sollten daher vermieden werden. Zusätzlich können sich hinter dem Meldebild „Bewusstlosigkeit" auch potenziell gefährliche Situationen verbergen. Für den Landkreis Vorpommern-Greifswald haben wir eine Analyse des Meldebildes „Bewusstlosigkeit" durchgeführt und festgestellt, dass die potenziell gefährlichen Situationen (beispielsweise alkoholisierte Personen, Suizidversuche) deutlich häufiger waren als unentdeckte Herzkreislaufstillstände. Daher haben wir uns in unserem Landkreis gegen eine Ausweitung auf das Meldebild „Bewusstlosigkeit" entschieden. Aus diesen Überlegungen stellt sich folglich sofort die nächste Frage.

Zu welchen Einsätzen sollte nicht alarmiert werden?
Eine Alarmierung zu Einsätzen, die für den Ersthelfer gefährlich werden könnten, sollte vermieden werden. Da der freiwillige Ersthelfer von jedem Ort aus alarmiert werden kann, ist es möglich, dass er sich im Sommer gerade in einem Park, im Garten oder am Strand aufhält. Somit wird er für den Einsatz nicht entsprechend gekleidet sein (bspw. kurze Kleidung, offene Schuhe). Auch deshalb sollte eine Alarmierung zu Herzkreislaufstillständen im Rahmen von Verkehrsunfällen oder Häuserbränden unbedingt vermieden werden. Zusätzlich wird nur ein Bruchteil der Ersthelfer im professionellen Umgang mit Feuer oder ähnlichen Gefahrensituationen geschult sein.

Eine andere Einsatzart, die für die Ersthelfer schwer zu verarbeiten sein könnte, sind Herzkreislaufstillstände von Kindern. Es konnte gezeigt werden, dass Einsätze bei Kindern für Rettungsdienstmitarbeiter und Ersthelfer besonders belastend sein können [29]. Dies sollte man bei der Disponierung der Ersthelfer bedenken. Jedoch kann man auch argumentieren, dass Kinder von frühzeitigen Wiederbelebungsmaßnahmen sehr profitieren und das System der Smartphone-basierten Ersthelfer diese jungen Patienten miteinbeziehen sollte.

Auf der anderen Seite des Einsatzspektrums stehen die Alarmierungen in ein Pflegeheim, betreutes Wohnen oder in eine Arztpraxis. Dort ist kompetentes Personal vor Ort, welches mit einer qualitativ hochwertigen Herzdruckmassage beginnen kann und daher selbstständig die Zeit bis zum Eintreffen des Rettungsdienstes überbrücken kann. Allerdings betont die Leitlinie, dass eine Herzdruckmassage nur dann qualitativ hochwertig durchgeführt werden kann, wenn ein regelmäßiger Helferwechsel (am besten alle zwei Minuten) stattfindet [1]. Daher können auch hier Ersthelfer eine große Unterstützung sein und das Outcome verbessern. Um diese Überlegungen umsetzen zu können, ist es erforderlich, dass der Leitstellendisponent die Disponierung des Einsatzmittels „Ersthelfer" beeinflussen kann.

Soll der Leitstellendisponent das Einsatzmittel „Ersthelfer" hinzufügen oder aus dem Einsatzvorschlag entfernen können?
Wenn ein Anruf bei der Leitstelle eingeht, in dem eine bewusstlose Person beschrieben wird, dann erfolgt sofort die Nachfrage nach der Atmung der Person. Sollte die bewusstlose Person nicht mehr normal atmen, so ist von einem Herzkreislaufstillstand auszugehen und dem Disponenten werden die Einsatzmittel Rettungswagen (RTW) und Notarzteinsatzfahrzeug (NEF) vorgeschlagen. Die Leitstellendisponenten sind angehalten, den Einsatzmittelvorschlägen in der Regel zu folgen. Wenn dem Disponenten also nur RTW und NEF vorgeschlagen wird, dann müsste er den Ersthelfer aktiv dazu wählen. Da der Leitstellendisponent aber bei einem Herzkreislaufstillstand auch sofort mit der telefonischen Anleitung von Wiederbelebungsmaßnahmen (Telefon-CPR) beginnen soll [1], kann es sein, dass die zusätzliche Alarmierung eines Ersthelfers vergessen wird. Daher bietet es sich an, den Ersthelfer direkt in den Einsatzmittelvorschlag für Herzkreislaufstillstände aufzunehmen, aber ein Abwählen zu ermöglichen. Sollten sich während des Telefonats Hinweise darauf ergeben, dass die Situation für den Ersthelfer potenziell gefährlich sein könnte, so kann der Disponent diese Option aus dem Vorschlag entfernen und somit keinen Ersthelfer disponieren.

Wie groß sollte der Alarmierungsradius sein?
Der große Vorteil der Smartphone-basierten Ersthelfer-Alarmierung besteht in der georeferenzierten Ortung der Ersthelfer [10]. So können die Personen alarmiert werden, die sich zum Einsatzzeitpunkt tatsächlich gerade in der Nähe befinden. Dies ist eine nachgewiesene Verbesserung im Vergleich zur Wohnort-gesteuerten Alarmierung der 1990er und 2000er Jahre. Die Größe des Alarmierungsradius um den Einsatzort ist dabei entscheidend und wird durch verschiedene Faktoren bestimmt. So gibt es Apps, die den Abstand zwischen Einsatzort und Ersthelfer in Luftlinie angeben und andere, die die tatsächliche Wegstrecke ausrechnen. In Bereichen mit Flüssen, wenig Straßen oder großen Feldern kann dies einen größeren Unterschied machen. Ziel des Ersthelfersystems ist es, dass die Ersthelfer vor dem Rettungsdienst zum Einsatzort gelangen. Je größer der Alarmierungsradius ist, desto länger wird der Ersthelfer bis zum Einsatzort benötigen und der Zeitvorteil schwindet. Allerdings muss der Alarmierungsradius groß genug sein, damit eine rea-

listische Chance besteht, dass sich auch mindestens ein Ersthelfer in diesem Radius befindet. Das wiederum ist direkt abhängig von der Helferdichte vor Ort. Da dies innerhalb einer Region unterschiedlich sein kann, ergibt sich unmittelbar die nächste Frage:

Sollte der Alarmierungsradius unterschiedlich sein zwischen Stadt und Land?
In vielen Regionen, die eine Smartphone-basierte Ersthelfer-Alarmierung eingeführt haben, hat sich gezeigt, dass sich in städtischen Regionen mehr Helfer (in absoluten Zahlen und pro Fläche) rekrutieren lassen als in ländlicheren Gegenden. Hinzu kommt, dass viele Helfer zu ihrer Arbeitsstelle in Städte pendeln und daher während der Vormittagszeiten die Helferdichte im ländlichen Gebiet weiter abnimmt. Da aber auch die Wege des Rettungsdienstes in ländlichen Bereichen häufig länger sind als in der Innenstadt, gibt es häufig auch dann noch einen Zeitvorteil, wenn der Ersthelfer nach mehr als sechs Minuten eintrifft [18]. Aufgrund dieser Überlegungen haben wir uns entschieden, im Landkreis Vorpommern-Greifswald unterschiedliche Alarmierungsradien für die Stadt Greifswald und die anderen Regionen des Landkreises festzulegen (750 m und 1000 m).

Sollte der Alarmierungsradius erweiterbar sein?
Um einen Kompromiss zwischen den oben genannten Gegensätzen (geringe Helferdichte und lange Wege) zu finden, bietet es sich an, einen initialen Alarmierungsradius festzulegen, der erweitert wird, wenn innerhalb einer festgelegten Zeit kein Helfer auf den Einsatz reagiert. Dies ermöglicht, dass Helfer, die sich nahe am Einsatzort befinden, zuerst alarmiert werden und gleichzeitig die Chance auf eine Einsatzannahme hoch ist. Im Landkreis Vorpommern-Greifswald kann der initiale Radius in der Stadt von 750 m auf 1250 m und im ländlichen Bereich von 1000 m auf 2000 m automatisch nach einigen Sekunden ausgedehnt werden.

Was ist mit Einsätzen, die sich in der Nähe von Rettungswachen ereignen?
Der Vorteil der Disponierung eines Ersthelfers hängt weiterhin davon ab, in welcher Entfernung zur nächsten Rettungswache sich der Herzkreislaufstillstand ereignet. Sollte sich der Einsatzort in unmittelbarer Nähe zu einem RTW befinden, dann ist die Wahrscheinlichkeit, dass ein Ersthelfer vor dem RTW eintrifft, sehr gering. Daher wäre eine Disponierung in Abhängigkeit von der „estimated arrival time" präziser und könnte unnötige Einsätze verhindern. Hierbei wird es aber nötig sein zu wissen, ob sich der Ersthelfer zu Fuß, mit dem Fahrrad oder mit dem Auto auf den Weg machen wird. Aktuell kann keine der sich auf dem Markt befindlichen App-Systeme dies verlässlich durchführen (Stand Mai 2020).

Wie lange sollte die Alarmierungsdauer sein?
Um die Chance zu erhöhen, dass sich ein freiwilliger Ersthelfer auf die Alarmierung meldet, muss die Alarmierungsdauer lang genug sein. Die Übertragung der Alarmierungs-Push-Nachricht kann je nach Smartphone-Typ, Betriebssystem, Qualität des Funknetzes und Nutzung des Smartphones mehrere Minuten betragen. Daher darf die Alarmierungs-

dauer nicht zu kurz gewählt werden. Andererseits schwindet der Zeitvorteil, wenn der Ersthelfer erst dann den Alarm annimmt, wenn sich der RTW bereits seit mehreren Minuten auf der Anfahrt befindet. Um einen Mittelweg zu finden, haben wir die Alarmierungsdauer auf zwei Minuten begrenzt.

Wie viele Ersthelfer sollten alarmiert werden?
Wenn ein Herzkreislaufstillstand in einer Region mit hoher Helferdichte auftritt, ist es möglich, dass auch viele Helfer einen Alarm annehmen könnten. Damit die Anzahl der Personen am Einsatzort nicht unübersichtlich groß wird und nicht zusätzliche Ersthelfer alarmiert werden, die gar nicht mehr benötigt werden, sollte eine Maximalzahl an Ersthelfern pro Einsatz festgelegt werden. Diese Anzahl hängt davon ab, welche Aufgaben den Ersthelfern übergeben werden sollen. Wenn ein Ersthelfer beispielsweise auf dem Weg zum Einsatzort zuerst zu einem AED disponiert wird, um diesen mitzunehmen, dann wird er erst deutlich verzögert am Einsatzort ankommen. Daher wäre es sinnvoll, zusätzlich zu diesem Helfer zwei Ersthelfer zu alarmieren, die sich direkt zum Einsatz begeben und sich dort mit der Herzdruckmassage abwechseln können.

Sollte ein Ersthelfer zum nächstgelegenen AED disponiert werden?
Die frühzeitige Defibrillation kann im Falle eines Herzkreislaufstillstands mit Kammerflimmern die Chance auf ein Überleben deutlich steigern [28]. Daher ist eine Integration von AEDs in das Ersthelfer-System sinnvoll. In den letzten Jahren wurden zunehmend AEDs an öffentlichen Orten aufgestellt. Damit ein Ersthelfer zu ihnen disponiert werden kann, müssen die AEDs allerdings in der App und in der Leitstelle erfasst sein. Da der Kauf eines AEDs nicht verpflichtet, diesen in einer Liste oder einem Kataster zu registrieren, existiert leider aktuell in Deutschland keine vollständige Liste an AEDs. Auch die meisten Leitstellen haben im Moment noch keine vollständigen Informationen zu den AEDs in ihrem Gebiet. Hinzu kommt, dass es nicht ausreicht, nur den Ort des AEDs zu erfassen. Vielmehr müssen auch eventuelle Öffnungszeiten erhoben werden, falls sich der AED in einer Behörde oder einem Geschäft befindet. Es wäre für den Ersthelfer sehr frustrierend, wenn er zu einem AED disponiert wird, der nicht zugänglich wäre, weil sich der Herzkreislaufstillstand außerhalb der Geschäftszeiten ereignet hat. Zusätzlich muss die Liste fortwährend aktualisiert werden, falls ein AED beschädigt ist oder entfernt wurde. Im Projekt Land|Rettung wurde ein AED-Register für den Landkreis Vorpommern-Greifswald aufgebaut. Sobald dieses Register ausreichend AEDs enthält, ist eine Disponierung des dritten Land|Retters zu einem AED geplant.

Welche Personen können als Ersthelfer disponiert werden?
In den unterschiedlichen Systemen weltweit bestehen unterschiedliche Qualifikationshürden. Auf der einen Seite wünscht man sich eine große Anzahl an Helfern, sodass man alle Bereiche des Gebietes gut abdecken kann und die Alarmierungszeiten reduziert werden können. Auf der anderen Seite sollten die Personen, die zum Einsatzort geschickt werden auch wissen, wie eine Herzdruckmassage durchgeführt wird. Dies hat gleich mehrere

Gründe. So ist der Ersthelfer im Auftrag des Trägers des Rettungsdienstes unterwegs und repräsentiert diesen. Der Ersthelfer sollte die Personen vor Ort unterstützen und nicht selber überlegen müssen, was zu tun ist. Außerdem kann fehlendes Wissen des Ersthelfers auch zu einem Gefühl der Unsicherheit und Überforderung führen und ihn so belasten. Daher haben wir uns im Landkreis Vorpommern-Greifswald dazu entschieden, nur Personen zuzulassen, die im Basic Life Support ausgebildet sind und diesen regelmäßig üben.

Sind Mitglieder der Freiwilligen Feuerwehr als Ersthelfer qualifiziert?
Im Landkreis Vorpommern-Greifswald sind die Kameraden der Freiwilligen Feuerwehren eine wichtige Basis der Ersthelfer. Mitglieder der Feuerwehr trainieren mindestens alle zwei Jahre Erste-Hilfe-Maßnahmen und sind es gewohnt, jederzeit alarmierbar zu sein. Daher besteht bei den Kameraden der Feuerwehr eine hohe Bereitschaft teilzunehmen.

Gibt es eine Altersgrenze für Ersthelfer?
Da Ersthelfer zu einem Einsatzort disponiert werden und dort eigenständig Wiederbelebungsmaßnahmen durchführen sollen, spricht vieles dafür, dass die Ersthelfer volljährig sein sollten. Andererseits gibt es beispielsweise in den Strukturen der Jugendfeuerwehr auch viele Jugendliche, die in Herzdruckmassage geübt sind und sich als Ersthelfer registrieren wollen. Daher kann darüber diskutiert werden, ob die untere Altersgrenze bei 16 oder 18 Jahren liegen sollte. Eine obere Altersgrenze für Ersthelfer scheint nicht nötig zu sein, da sich Personen, die körperlich nicht mehr in der Lage sind eine Herzdruckmassage durchzuführen, auch nicht bei solch einem System anmelden.

Gibt es vor der Freischaltung der Ersthelfer eine verpflichtende Schulung oder Einführungsveranstaltung?
Damit alle Ersthelfer in dem Umgang mit der App geübt sind, bietet es sich an, eine Einführungsveranstaltung vor der Freischaltung durchzuführen. In dieser Schulung wird den zukünftigen Ersthelfern gezeigt, welche Funktionen die App hat und wie man bestimmte Einstellungen vornehmen kann. Außerdem können die Ersthelfer in diesem Rahmen über rechtliche Aspekte aufgeklärt werden, mit anschließender Bestätigung der Aufklärung durch eine Unterschrift. Weiterer Inhalt der Schulung sollte der Ablauf der Alarmierung sein, damit die Ersthelfer verstehen, warum es beispielsweise wichtig ist, eine GPS-Ortung und das Senden von Critical Alerts für die App zu erlauben. Damit sich der Betreiber des Ersthelfer-Systems vergewissern kann, dass die zukünftigen Ersthelfer eine Herzdruckmassage sicher durchführen können, sollte eine praktische Übung an einem Reanimationsmodell Teil der Schulung sein. Wie häufig solch eine Einführungsveranstaltung durchgeführt werden sollte, ob hierfür eine Mindestteilnehmerzahl erforderlich ist und wer als Instruktor hierfür geeignet, wird sich zwischen den verschiedenen Rettungsdienstbereichen unterscheiden. Wie diese Einführungsveranstaltungen im Projekt Land|Rettung organisiert werden, zeigt Abschn. 3.2.5. In Abschn. 3.3.3 wird dargestellt, wie diese Einführungsveranstaltungen durch die Teilnehmer bewertet wurden.

3 Smartphone-basierte Ersthelfer-Alarmierung

Welches Equipment sollte den Ersthelfern mitgegeben werden?
Bezüglich des Equipments der Ersthelfer muss bedacht werden, dass nicht alles, was an einer Einsatzstelle hilfreich wäre, auch so klein ist, dass ein Ersthelfer es jederzeit mitführen kann. Der große Zeitvorteil der Smartphone-basierten Alarmierung besteht darin, dass der Ersthelfer jederzeit und von jedem Ort aus alarmiert werden kann. Wenn der Ersthelfer nun erst in seine Wohnung oder zu seiner Arbeitsstätte gehen müsste, um beispielsweise einen Beatmungsbeutel abzuholen, wird der Zeitvorteil eingeschränkt. Daher haben wir uns entschieden, den Ersthelfern im Landkreis Vorpommern-Greifswald nur Handschuhe und ein Beatmungstuch mitzugeben.

Welche Schutzkleidung sollte dem Ersthelfer mitgegeben werden?
Wie oben bereits erwähnt, werden sich die Ersthelfer in der Regel nicht in Einsatzkleidung zum Herzkreislaufstillstand begeben, sondern in der Kleidung, in der sie gerade unterwegs sind. Das könnte im Sommer daher durchaus kurze Kleidung oder ein Kleid sein. Daher könnte argumentiert werden, dass man den Ersthelfern Warnwesten oder Schutzkleidung mitgeben sollte. Aber auch dafür müsste der Ersthelfer einen Umweg gehen, welcher Zeit kostet. Während der Covid-19-Pandemie sollte darüber nachgedacht werden, die Schutzkleidung zumindest um FFP2-Masken zu erweitern.

Wie können sich die Ersthelfer am Einsatzort ausweisen?
Auch hier gilt, dass ein Ersthelfer nur Materialien mitnehmen wird, die so klein sind, dass sie beispielsweise in ein Portemonnaie passen. Die Urkunde, die wir den Ersthelfern am Ende der Einführungsveranstaltung aushändigen, ist eher für die eigenen Unterlagen gedacht. Da der Leitstellendisponent dem Anrufer mitteilt, wenn ein Ersthelfer den Alarm angenommen hat, sollte der Anrufer über sein Eintreffen informiert sein. Um sich zusätzlich auszuweisen, könnte der Ersthelfer die App zeigen oder dies vom Leitstellendisponenten bestätigen lassen. Sollte die Person vor Ort dem Ersthelfer den Zutritt in die Wohnung verweigern, so darf sich dieser nicht gegen ihren Willen Einlass verschaffen. Die Zutrittverweigerung wird jedoch eine absolute Ausnahme sein.

Wie werden die Ersthelfer aus psychologischer Sicht betreut?
Einsätze bei einem Herzkreislaufstillstand können emotional sehr belastend sein. Häufig ist es nicht vorhersehbar, dass ein Einsatz belastender ist als ein anderer. Damit die Ersthelfer mit dieser Erfahrung nicht alleine gelassen werden, sollte ein strukturiertes Debriefing durchgeführt werden und den Ersthelfern niederschwellig eine psychologische Nachbetreuung angeboten werden. Die örtlichen Organisationen der Psychosozialen Notfallversorgung betreuen auch in anderen Situationen Einsatzkräfte und sind daher auf solche Situationen spezialisiert.

Vor der Etablierung einer Smartphone-basierten Ersthelfer-Alarmierung sollten diese Fragen diskutiert werden und für die jeweilige Region die jeweils optimale Regelung individuell festgelegt werden.

3.2.2 Wie sind Ersthelfer versichert?

Die Sicherstellung eines ausreichenden Versicherungsschutzes für die Ersthelfer kann die Helfergewinnung wesentlich erleichtern. In den Land|Retter-Schulungen kamen häufig Fragen zum Versicherungsschutz auf.

▶ Mögliche Haftungsszenarien sollten bei Smartphone-basierten Ersthelferssystemen nicht unterschätzt werden, noch sollte der Versicherungsschutz über die Träger- und Amtshaftung als selbstverständlich vorausgesetzt werden.

Neben der Unfallversicherung des Helfers während des Einsatzes ist vor allem der Haftpflichtversicherungsschutz zu klären; sowohl für etwaige Ansprüche aus Schäden, die der Ersthelfer im Einsatz verursachen könnte, als auch für Schäden, die dem Helfer während des Einsatzes entstehen.

Für die Frage des Versicherungsschutzes ist die genaue Auftragskonstellation und Trägerschaft des Systems ausschlaggebend. Im Falle der Land|Retter wurde die App vom Konsortialführer, dem Eigenbetrieb Rettungsdienst des Landkreises Vorpommern-Greifswald, beschafft, eingeführt und mit Unterstützung des Konsortialpartners Universitätsmedizin Greifswald betrieben. Die Trägerschaft liegt somit vollständig beim Rettungsdienstträger. Der Landkreis verfügt über einen Versicherungsschutz für seine zahlreichen ehrenamtlichen Helfer. Nach Rücksprache mit den Versicherern und detaillierter Erläuterung des Systems wurden die Land|Retter zur Gruppe der Ehrenamtlichen gezählt und sind somit über den Landkreis versichert. Voraussetzung für diese Zuordnung ist, dass die Gruppe der Land|Retter stets klar zu benennen sein muss, was durch die Registrierung im Administratorbereich der App jederzeit möglich ist. Austritte von Land|Rettern werden ebenfalls erfasst, sodass die Auflistung stets aktuell ist. Ferner muss gegenüber den Land|Rettern der Auftragsumfang bei Alarmierung klar definiert sein. Hier kommt uns zugute, dass die Land|Retter alle eine Schulung durchlaufen müssen.

▶ Bei der Implementierung in anderen Landkreisen ist es ratsam, schon sehr früh auf die möglichen Versicherungsträger zuzugehen, um keine Versicherungslücken zu riskieren. Wichtig ist hierbei eine detaillierte Beschreibung des Systems und des Alarmierungsweges.

3.2.3 Was muss die App können?

Um eine ausreichende Alarmierung der Ersthelfer sicherzustellen, muss die App mehrere Anforderungen erfüllen. Diese betreffen den kompletten Ablauf der Alarmierung und lassen sich drei Bereichen zuordnen:

- Ersthelfer
- Leitstelle
- Betreiber des Ersthelfer-Systems.

Ersthelfer
Für den Ersthelfer ist es wichtig, dass die App sowohl auf Android als auch iOs funktioniert. Wird nur ein Betriebssystem angeboten, wird systematisch ein relevanter Anteil der Bevölkerung ausgeschlossen. Ideal wäre es, wenn die App auch auf Microsoft-Smartphones funktioniert, auch wenn dieses Betriebssystem nur gering verbreitet ist. Die App sollte leicht in den App-Stores gefunden werden können und intuitiv bedienbar sein. Eine komplexe Handhabung könnte dazu führen, dass der Ersthelfer die App nicht richtig bedient und daher die Alarmierung nicht suffizient möglich ist. Des Weiteren sollte eine Alarmierung auch bei geringer Netzabdeckung und im WLAN möglich sein. Damit der Alarm nicht überhört wird, ist es hilfreich, wenn der Ersthelfer den Alarmierungston auswählen und in der Lautstärke anpassen kann. Da viele Personen bei ihren Smartphones regelmäßig den Lautlos-Modus einstellen, sollte es möglich sein, dass ein Alarm den Lautlos-Modus sicher durchbricht und dass Push-Nachrichten ohne zeitliche Verzögerung geschickt werden. Geschieht dies nicht, ist das Risiko groß, dass Alarmierungen verpasst werden.

▶ Besonders in Regionen mit geringer Helfer-Dichte ist es essenziell, dass keine Alarmierungen übersehen werden.

Da es geschehen kann, dass eine Alarmierung eingeht, während das Smartphone gerade benutzt wird (z. B. Nachrichten geschrieben oder Videos geschaut werden), ist es entscheidend, dass das Smartphone der App eine hohe Priorität zuordnet. Von der zugeordneten Priorität ist abhängig, wie viel Rechenleistung des Smartphones eine App erhält. Nur bei ausreichender Priorität und entsprechend zur Verfügung gestellter Rechenleistung ist eine zuverlässige Alarmierung auch dann möglich, wenn das Smartphone im Moment des Alarmeingangs für andere Anwendungen benutzt wird. Um den Aufwand für den Ersthelfer gering zu halten, ist es wichtig, dass die Priorität der App zugewiesen wird, ohne dass der Ersthelfer dies über ein häufiges Benutzen der App beeinflussen muss.

Im Falle einer Alarmierung sollte durch die App automatisch eine intuitive Navigation gestartet werden, die den Ersthelfer von seinem derzeitigen Standort zum Einsatzort leitet. Im Idealfall ist eine Sprachansage integriert sowie eine Zoom-Funktion und die Wahl, ob die Anzeige der Navigation dynamisch oder genordet durchgeführt wird. Die App sollte so stabil funktionieren, dass die Navigation und der Einsatz nicht abgebrochen werden, wenn der Ersthelfer in ein Funkloch gerät.

▶ Damit das System gut funktioniert ist es elementar, dass der Ersthelfer nicht nur alarmiert, sondern auch sicher zum Einsatzort geleitet wird.

Am Einsatzort angekommen, sollte die App den Ersthelfer nicht ablenken, sondern unterstützen. Es hat sich gezeigt, dass die optimale Kompressionsfrequenz von 100–120 bpm besser eingehalten wird, wenn ein Metronom als akustisches Signal die Frequenz vorgibt.

Da es sein kann, dass Ersthelfer in bestimmten Situationen nicht alarmiert werden wollen (z. B. während der Arbeitszeit oder in der Nacht), ist es wichtig, dass der Nutzer Abwesenheitszeiten einstellen kann, während der er nicht alarmiert wird. Abgesehen davon kann es sein, dass ein Ersthelfer alarmiert wird, er diesen Alarm aber aus unterschiedlichen Gründen nicht annehmen kann. Daher muss es eine Funktion geben, die dem Ersthelfer erlaubt, einen Einsatz anonym abzulehnen. Weiterhin ist es wünschenswert, dass die App keinen zusätzlichen Aufwand für den Benutzer bedeutet und die Funktion des Smartphones nicht relevant einschränkt. Dazu gehört beispielsweise, dass die App sowohl im Ruhemodus als auch bei der Benutzung/im Einsatz nur wenig Akkuleistung verbraucht. Bei der Land|Retter-App war zu Beginn des Projektes der Akku-Verbrauch durch die GPS-Ortung im Standby-Modus so hoch, dass die Smartphones mehrfach am Tag geladen werden mussten. Dadurch gab es eine hohe Unzufriedenheit unter den Nutzern. Ein solch hoher Akku-Verbrauch führt dazu, dass die Compliance der Ersthelfer sinkt und damit die Zahl der möglichen Ersthelfer abnimmt.

▶ Die App sollte die übrigen Funktionen des Smartphones nur minimal beeinträchtigen, um die Compliance der Ersthelfer nicht einzuschränken.

Leitstelle
Die Smartphone-basierte Ersthelfer-Alarmierung stellt eine Ergänzung zum klassischen Rettungsdienst dar und sollte über die Leitstelle koordiniert werden. Dabei ist zu wichtig, dass den Leitstellen-Disponenten durch die App-basierte Alarmierung der Ersthelfer kein erheblicher Mehraufwand entsteht. Dafür muss die App in die vorhandene Leistellen-Software integriert werden. So kann der Ersthelfer bei dem Einsatzstichwort „Kreislaufstillstand" durch die Leitstellen-Software automatisch als zusätzliches Rettungsmittel vorgeschlagen werden. Da die Ersthelfer ohne Schutzkleidung alarmiert werden und häufig keine oder nur geringe Erfahrungen im Rettungsdienst haben, ist es essenziell, dass sich der Disponent bei einer potenziell gefährlichen Situation gegen die Alarmierung eines Ersthelfers entscheiden kann.

▶ Die Sicherheit des Ersthelfers hat höchste Priorität, sodass der Leitstellen-Disponent aktiv entscheiden sollte, ob eine Alarmierung des Ersthelfers indiziert ist.

In diesem Zusammenhang ist es zudem wichtig, dass der Disponent während des Einsatzes den Ersthelfer kontaktieren kann, um ihm ggf. zusätzliche Informationen geben oder den Einsatz beenden zu können. Wiederum sollte auch der Ersthelfer jederzeit die Leitstelle kontaktieren können, beispielsweise wenn er der Einsatzort nicht findet.

Betreiber des Ersthelfer-Systems
Bei der Konzeption der Smartphone-basierten Ersthelfer-Alarmierung ist es erforderlich, dass das System an die lokalen Bedingungen angepasst werden kann (siehe Abschn. 3.2.1). So müssen beispielsweise die Alarmierungsradien an die Ersthelfer-Dichte sowie an die regionale Verteilung von Rettungsmitteln adaptiert werden. Befinden sich in einer Region viele Ersthelfer, so kann der Alarmierungsradius verkleinert werden. Dadurch verkürzen sich die Eintreffzeiten, wodurch hoffentlich eine Verbesserung der Überlebensraten erzielt wird. So konnte beispielsweise in den Niederlanden in einigen Städten innerhalb weniger Jahre der Alarmierungsradius erheblich reduziert werden [22]. Es ist davon auszugehen, dass sich nach der Etablierung des Systems die Bedingungen ändern werden (z. B. höhere Helferdichte), sodass die App durch den Betreiber flexibel angepasst werden muss.

Weiterhin kann es sein, dass zunächst ein App-System ohne die Integration von AED startet. Da die AED-Besitzer nicht verpflichtet sind, ihre Geräte öffentlich bekannt zu machen, war beispielsweise im Projekt Land|Rettung zu Beginn des Projektes der Leitstelle und dem Ärztlichen Leiter Rettungsdienst nicht bekannt, wo sich überall im Landkreis Vorpommern-Greifswald AED befinden. Da sich die Integration von AEDs in eine Smartphone-basierte Ersthelfer-Alarmierung als sinnvoll erwiesen hat, ist es nötig, dass die App auch nach der Etablierung noch die Integration einer Disponierung zum AED ermöglicht. Hierfür müssen über die App den Ersthelfern Aufgaben zugeordnet werden können, sodass nicht alle Ersthelfer erst zu einem AED und danach erst zum Patienten laufen müssen, da ansonsten unnötige Verzögerungen auftreten.

▶ Optimal ist es, wenn in die Disponierung der Ersthelfer mehrere Faktoren dynamisch einberechnet werden. So ist es wichtig, dass die exakte Position des Patienten, der Ersthelfer und die aktuelle Position der Rettungsmittel bekannt sind und die Berechnung der erwarteten Eintreffzeiten anzeigt, ob eine Alarmierung des einzelnen Ersthelfers sinnvoll erscheint.

Viele Systeme haben eine obligate Schulung der Ersthelfer eingeführt und Zugangsvoraussetzungen festgelegt (z. B. Mindestalter, Qualifikation). Somit ist es nötig, dass die Betreiber als Administratoren die Ersthelfer für das System freischalten können.

Da Ersthelfer nur unregelmäßig alarmiert werden und es sein kann, dass einige Ersthelfer erst nach Monaten oder Jahren zum ersten Mal alarmiert werden, ist es sinnvoll, in regelmäßigen Abständen einen Probealarm durchzuführen. Im Projekt Land|Rettung fand beispielsweise der Probealarm an jedem ersten Montag im Monat um 16 Uhr statt. Der Probealarm dient dazu, dass die Ersthelfer sowie die Betreiber die Funktion der App überprüfen und mögliche Schwierigkeiten frühzeitig identifizieren können. So konnten im Projekt Land|Rettung gemeinsam mit den App-Entwicklern mehrere Fehlerquellen identifiziert werden. Basierend auf diesen Analysen wurde eine Checkliste für die Ersthelfer entwickelt, mit der sie überprüfen können, ob alle Einstellungen des Smartphones und in der App so gewählt wurden, dass eine Alarmierung sicher funktionieren kann. Der Anspruch an die App sollte jedoch sein, dass möglichst keine Änderungen in den Smartphone-

Einstellungen vorgenommen werden müssen und dass eine App nach der Installation und Freischaltung sofort funktioniert.

▶ Der regelmäßige Probealarm bietet zusätzlich den Vorteil, dass die Ersthelfer den Umgang mit der App üben können und die Verbundenheit zum Ersthelfer-System dadurch höher wird.

Die Anforderungen an die App sind komplex und umfassen als essenzielle Elemente eine suffiziente Alarmierung und Navigation zum Einsatzort sowie eine intuitive Bedienbarkeit ohne zusätzliche Belastung für den Ersthelfer wie auch die Möglichkeit, die App an lokale Bedingungen anpassen zu können.

> Die ideale App zur Smartphone-basierten Ersthelfer-Alarmierung sollte …
>
> … in das Leitstellensystem implementiert sein.
> … eine intelligente Alarmierung ermöglichen.
> … zuverlässig alarmieren.
> … die Ersthelfer schnell zum Einsatzort navigieren.
> … ein AED-Verzeichnis integriert haben.
> … intuitiv bedienbar sein.
> … die übrigen Funktionen des Smartphones nur minimal beeinträchtigen.
> … überregional verfügbar sein.
> … an die lokalen Bedingungen adaptierbar sein.

3.2.4 Exemplarische Vorstellung der Land|Retter-App

Im Rahmen des Projektes Land|Rettung wurde eine App zur Smartphone-basierten Ersthelfer-Alarmierung für den Landkreis Vorpommern-Greifswald ausgeschrieben. Dabei bekam die Firma umlaut telehealthcare GmbH (ehemals P3) mit der App Corhelp3r den Zuschlag. Diese App wurde an die Anforderungen im Projekt angepasst und unter dem Namen „Land|Retter" seit September 2017 kostenfrei in den App-Stores Google Play Store und Apple App Store bereitgestellt. Im Kontext dieser App werden auch die Ersthelfer, die sich in dieser App registrieren, „Land|Retter" gennannt. Die App liegt inzwischen in der Version 1.2.1. für iOS und Android vor (Stand Oktober 2020).

Nachfolgend werden die technischen Kenndaten der App, insbesondere die Funktionen und der Ablauf der Alarmierung, dargestellt.

Da die Land|Retter-App in einer iOS- und in einer Android-Version vorliegt, sind die beiden häufigsten Smartphone-Betriebssysteme abgedeckt. Für iOS ist die App in der Programmiersprache „Objective-C" geschrieben und für die Android-Variante wurde „Java" verwendet. Die auf den Endgeräten installierte App benötigt ein Gegenstück in Form einer Serverseite, damit Einsätze entgegengenommen werden können. Diese Serverseite lässt sich in „Backend" und „Frontend" unterteilen. Das Backend speichert Einsatzdaten ab und im Frontend können Daten zu den Einsätzen und anonymisierte aktuelle GPS-Standorte der Ersthelfer abgerufen werden. Wenn in der Integrierten Leitstelle Vorpommern-Greifswald Land|Retter zu einem Herzkreislaufstillstand disponiert werden, kommuniziert das Leitstellensystem mit der Serverseite der App. Um die Land|Retter zu ermitteln, die sich in der Nähe des Einsatzortes befinden, werden zunächst alle registrierten Erstretter „angepingt", die im zugehörigen Telefonmastbereich eingeloggt sind. Daraufhin sendet die App den genauen derzeitigen Standort des Smartphones. Das ist nötig, um die Luftlinien-Distanz zum Einsatzort zu errechnen. Dieser etwas umständliche Ablauf schont den Akku der Nutzer, da GPS nur intermittierend im Einsatzfall angeschaltet wird und nicht permanent beim Benutzen der App im Hintergrund läuft. Es werden automatisch alle aktiven Land|Retter in einem Umkreis von 750 m im Stadtbereich und 1000 m im ländlichen Bereich um den Reanimationsstandort alarmiert. Sobald zwei Personen den Alarm angenommen haben, wird der Alarm auf den Smartphones der anderen Land|Retter beendet. Sollte innerhalb von 15 Sekunden kein Ersthelfer den Alarm annehmen, wird der Alarmierungsradius im städtischen Bereich auf 1250 m und im ländlichen Bereich auf 2000 m erweitert.

Der Land|Retter wird über ein akustisches Signal und die Information „Reanimationsalarm" über den Einsatz informiert. Sollte der Lautlos-Modus beim Smartphone aktiviert sein, ist es möglich, dass die Alarmierung ohne akustisches Signal erfolgt. Dies kann über die Einstellungen in der App und über Systemeinstellungen des Smartphones beeinflusst werden, jedoch wird eine akustische Alarmierung nicht garantiert. Im Alarmierungsbildschirm wird dem Nutzer initial lediglich die Distanz zum Reanimationsort angezeigt, siehe Abb. 3.1. Hierbei werden aus Datenschutzgründen zunächst noch keine weiteren Einsatzinformationen (z. B. Patientenname, genauer Standort) weitergegeben. Zusätzlich soll damit ermöglicht werden, dass der Land|Retter den Einsatz unbefangener ablehnen kann, sollte er zu diesem Zeitpunkt den Einsatz nicht übernehmen können.

Sobald der Einsatz angenommen wird, wird der Ersthelfer aufgefordert, seine persönliche Geheimzahl einzugeben. Dadurch sollen versehentliche „Hosentaschenannahmen" eines Einsatzes verhindert werden. Erst nach der Eingabe der persönlichen Geheimzahl werden einsatzspezifische Informationen, wie Patientenname und genauer Einsatzort, angezeigt. Durch Tippen in den Hintergrund gelangt der Nutzer in eine Karten-Applikation, die ihn direkt zum Einsatzort navigiert. Die Navigation kann dabei entweder dynamisch oder genordet angezeigt werden. Ein Einsatz kann zudem jederzeit nach Annahme durch den Land|Retter abgebrochen werden.

Bei Erreichen des Einsatzortes bestätigt der Ersthelfer seine Ankunft in der App mit dem „Einsatzort-erreicht"-Button. Nun werden auf dem Bildschirm die wichtigsten Maßnahmen während einer Reanimation zur Erinnerung angezeigt. Gleichzeitig startet eine Stoppuhr und ein Metronom ertönt mit 100 bpm. Nach der Übergabe an den eintreffenden

Abb. 3.1 Alarmierung eines
Land|Retters

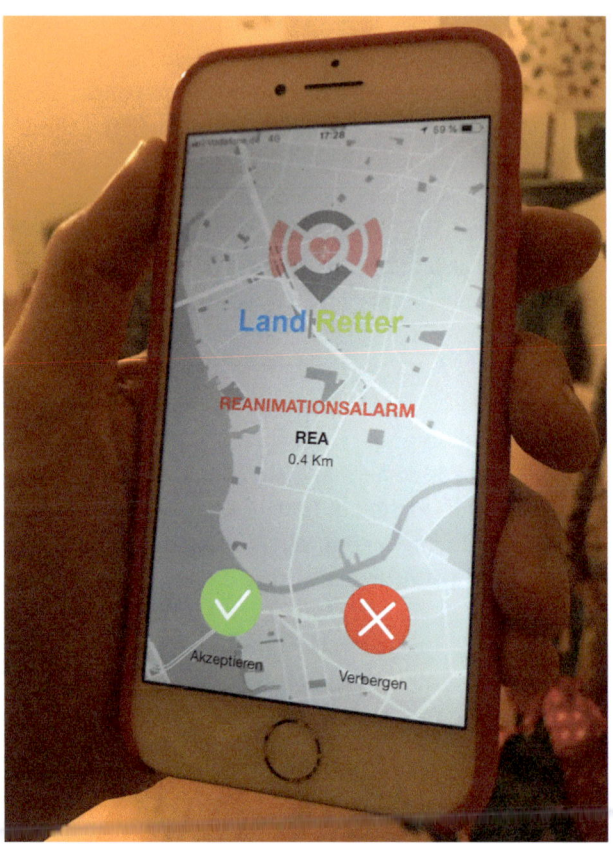

Rettungsdienst kann dieser Zeitpunkt in der App dokumentiert werden. Anschließend wird dem Land|Retter ein Fragebogen zum Einsatz mit der Bitte angezeigt, ihn auszufüllen.

Sollte während des Einsatzes der Rettungsdienst vor dem Land|Retter am Einsatzort eintreffen oder die Leitstelle den Einsatz für den Ersthelfer aus anderen Gründen abbrechen wollen, wird dies dem Land|Retter in der App angezeigt. Zusätzlich wird während des Einsatzes dem Leitstellendisponenten die Telefonnummer der Ersthelfer angezeigt, die den Einsatz angenommen haben, sodass die Leitstelle sie im Bedarfsfall anrufen kann.

Die Land|Retter-App kann an die persönlichen Wünsche der Ersthelfer angepasst werden. Um die Wahrscheinlichkeit, dass der Alarm auch wahrgenommen wird, zu erhöhen, kann der Ersthelfer den Alarmierungston aus zehn verschiedenen Tönen auswählen. Um eine ungewünschte Alarmierung in speziellen Situationen zu vermeiden, können in der App Abwesenheitszeiten eingestellt werden. Während der Abwesenheitszeiten erfolgt keine Alarmierung. Zusätzlich können den Land|Rettern über die App Neuigkeiten und kommende Veranstaltungen angezeigt werden.

3.2.5 Wie kann ich solch eine App implementieren?

Um die Smartphone-basierte Alarmierung von Ersthelfern im Landkreis Vorpommern-Greifswald zu bewerben, wurde eine Vielzahl an unterschiedlichen Maßnahmen eingeleitet. So wurden Flyer und Plakate bei Wiederbelebungs-Schulungen (siehe Kap. 2), in Praxen von niedergelassenen Ärzten, bei der Freiwilligen Feuerwehr und der Berufsfeuerwehr, bei Hilfsorganisationen, wie beispielsweise dem Deutschen Roten Kreuz, ausgelegt und verteilt. Die Flyer und Plakate geben Informationen über die Funktion der Land|Retter und die App. Über einen QR-Code gelangen Interessierte zu einem Anmeldeformular. Neben den konventionellen Werbemaßnahmen wurde die App außerdem in den sozialen Netzwerken beworben. Bei Facebook und Instagram wurden regelmäßig Neuigkeiten, Termine und Veranstaltungen veröffentlicht. Damit wurden vor allem die jungen Nutzer erreicht. Informationsstände in den Krankenhäusern zeigten nur eine geringe Resonanz, da während der Arbeitszeiten wenig Zeit war und im Schichtwechsel wenig Interesse bestand. Durch die Presse konnte die zweite Säule des Projektes mehr Aufmerksamkeit gewinnen.

▶ Bei der Bewerbung einer App zur Smartphone-basierten Ersthelfer-Alarmierung ist es vor allem wichtig, die richtigen Berufs- und Qualifikationsgruppen anzusprechen und das System auch unter der restlichen Bevölkerung bekannt zu machen.

Eine Voraussetzung für die Freischaltung des Land|Retters zur Alarmierung durch die Leitstelle ist die Teilnahme an einer Einführungsveranstaltung. Monatlich wurden durchschnittlich drei solcher Veranstaltungen in verschiedenen Orten im ganzen Landkreis Vorpommern-Greifswald angeboten. Inhalte der etwa zweistündigen Einführung sind vor allem der wissenschaftliche Hintergrund, die rechtlichen Aspekte einschließlich des Daten- und Versicherungsschutzes, der Ablauf der Alarmierung, der praktische Umgang mit der App und das Verhalten am Einsatzort. Im Anschluss findet im praktischen Teil eine Übung zu Basic-Life-Support-Maßnahmen (BLS) am Simulator statt. Auf dem Markt gibt es verschiedene Systeme zur Evaluation der Qualität von Reanimationsmaßnamen auf BLS-Niveau. Im Projekt Land|Rettung wurde die Reanimationspuppe von Brayden verwendet. Dieses vergleichsweise preiswerte Modell kann nicht nur die Drucktiefe und -frequenz über ein Tablet visualisieren, sondern auch die Parameter der Beatmung angeben. Für die Einsätze werden die Land|Retter am Ende der Veranstaltung mit Einweghandschuhen und einem Beatmungstuch ausgestattet, die bei Verbrauch wieder aufgefüllt werden können. Des Weiteren erhält jeder Land|Retter eine Teilnahmeurkunde.

Hinsichtlich der Örtlichkeit der Einführungsveranstaltung hat es sich als günstig erwiesen, regionale Kooperationen mit Ortsverbänden von Hilfsorganisationen (Freiwillige Feuerwehren, DRK etc.) zu nutzen. Neben der Möglichkeit, Räumlichkeiten zu benutzen, ist ein enger Kontakt auch sinnvoll, um den Bekanntheitsgrad der App zu erhöhen.

Bei Fragen, Anregungen und Rückmeldungen können sich Land|Retter telefonisch zu bestimmten Telefonsprechzeiten oder jederzeit per Mail an die Projektmitarbeiter wenden.

Es hat sich als praktisch erwiesen, diese Sprechzeiten zweimal pro Woche für jeweils zwei Stunden anzubieten und durch studentische Hilfskräfte abzudecken. Die Kontaktaufnahme durch die Land|Retter erfolgt nahezu ausschließlich per Mail, lediglich ein geringer Anteil wünscht den telefonischen Kontakt. Bei den Kontaktanfragen handelt es sich in der Regel um Fragen hinsichtlich der App-Bedienung, der benötigten Qualifikation, um Land|Retter zu werden oder um Fehlerberichte. Daher ist es essenziell, dass die bearbeitenden Projektmitarbeiter hinreichend mit der Funktionsweise der App und dem allgemeinen organisatorischen Ablauf vertraut sind, um verlässliche Antworten geben zu können. Insbesondere bei Fehlerberichten, aber auch bei sonstigen Fragen zur App, ist ein enger Kontakt zum App-Anbieter hilfreich.

Von den Organisatoren des Projektes wird etwa alle sechs Wochen ein Newsletter an die registrierten Land|Retter versendet. Er informiert über Aktuelles aus dem Projekt, die neusten Weiterentwicklungen und Funktionen der App, die Möglichkeiten der Kontaktaufnahme sowie über die neuesten Einführungstermine und den Termin des nächsten Probealarms.

▶ Der Newsletter ist ideal, um die Ersthelfer auf dem Laufenden zu halten und gleichzeitig an das Projekt zu erinnern. Im Projekt Land|Rettung erhielten wir nach Versenden des Newsletters immer verstärkt Anfragen bezüglich Einführungsveranstaltungen und generelles Feedback zur App.

Neben dem Kontakt zu den Land|Rettern stehen während der Sprechstunde verwaltungstechnische Aufgaben im Vordergrund. Sie umfassen die Organisation und Nachbereitung der Schulungen, die Überprüfung eingereichter Qualifikationen und die Durchführung des monatlichen Probealarms. Für den Probealarm wurde im Voraus ein fester Tag sowie eine Uhrzeit festgelegt. Bei der Land|Retter-App findet der Probealarm immer am ersten Montag des Monats um 16 Uhr statt. Der Probealarm ermöglicht es den Nutzern, zu überprüfen, ob die Alarmierungskette reibungslos funktioniert und dem Team des Projektes Land|Rettung, Schwierigkeiten und Probleme frühzeitig zu erkennen und das App-System auf Funktionalität zu überprüfen.

▶ Die Erfahrungen aus dem Projekt Land|Rettung haben gezeigt, dass für die administrative Begleitung der App und ihrer Nutzer in einer Flächenregion etwa vier Arbeitsstunden pro Woche einzuplanen sind. Hinzu kommt die Zeit, die für die Durchführung von Einführungsveranstaltungen erforderlich ist.

3.2.6 Welche Hürden muss ich bei der Implementierung überwinden?

Bei der Implementierung einer Smartphone-basierten Ersthelfer-Alarmierung sind verschiedene Hürden zu überwinden. Sie betreffen die Phase vor der Einführung, die Rekrutierung der Ersthelfer und die dauerhafte Bindung der Ersthelfer. Nachfolgend werden exemplarisch einige Hürden sowie mögliche Lösungsstrategien vorgestellt.

Vor der Einführung
Bevor ein System zur Smartphone-basierten Ersthelfer-Alarmierung implementiert werden kann, muss eine breite Unterstützung für die Idee bei allen Beteiligten erreicht werden. Hierzu zählen neben politischen Ämtern und Verwaltungsleitern auch der Ärztliche Leiter Rettungsdienst sowie die Leitstelle. Da die Umsetzung zeitliche und finanzielle Ressourcen beansprucht, ist es hilfreich, wenn möglichst viele Beteiligte von dem Konzept überzeugt sind. Eine gute Kooperation von Anfang an ist wichtig, damit geplant werden kann, wer welche Aufgaben übernehmen wird. So sollten frühzeitig Strukturen geschaffen werden, die klären, wer für die Organisation zuständig ist, wer die Strategieplanung und Weiterentwicklung des Systems leiten wird und wer für die dauerhafte Pflege des Systems verantwortlich ist. Die unterschiedlichen App-Anbieter, die derzeit in Deutschland verfügbar sind, bieten verschiedene Optionen an. Beispielsweise gibt es die Möglichkeit, ein Produkt einzuführen, bei dem der App-Anbieter nur das Produkt zur Verfügung stellt und alle anderen Aufgaben (z. B. Rekrutierung und Bindung der Ersthelfer) durch den Käufer übernommen werden. Bei anderen Angeboten werden durch den App-Anbieter auch Aufgaben der Ersthelfer-Rekrutierung und -Bindung übernommen. Zusätzlich ist das Ausmaß, in dem die einführende Region die Weiterentwicklung mit beeinflussen kann, sehr unterschiedlich. Je nach vorhandenen Ressourcen und Strukturen in der einführenden Region scheinen daher unterschiedliche App-Systeme geeignet zu sein.

▶ Es empfiehlt sich, vor der Einführung verschiedene App-Systeme zu vergleichen und Kontakt mit Regionen aufzunehmen, die ein solches System eingeführt und erste Erfahrungen gesammelt haben.

Im Rahmen des Projektes Land|Rettung berieten wir mehrere Regionen in ganz Deutschland und halfen dabei, mögliche Hindernisse frühzeitig zu identifizieren und grundlegende Fragen zu beantworten.

Um die Akzeptanz in der Bevölkerung zu erhöhen, erscheint es sinnvoll, zeitnah über die Innovation zu berichten. Dabei muss darauf geachtet werden, dass die Bevölkerung darüber informiert wird, dass das System eine Ergänzung und kein Ersatz des Rettungsdienstes ist. Es ist eine zusätzliche Möglichkeit, die Patientenversorgung zu verbessern und führt nicht dazu, dass vorhandene Strukturen reduziert werden. Andernfalls könnte die öffentliche Wahrnehmung sein, dass mithilfe von Ehrenamtlichen Probleme des Rettungsdienstes kaschiert werden sollen [6]. Eine solche Fehlwahrnehmung führt nicht nur dazu, dass das Ansehen des Rettungsdienstes reduziert wird, sondern auch die Rekrutierung der Ersthelfer schwirig wird.

Rekrutierung der Ersthelfer
Damit eine Smartphone-basierte Ersthelfer-Alarmierung funktioniert, ist eine große Helferdichte nötig. Andernfalls ist die Wahrscheinlichkeit gering, dass die Alarme angenommen werden. Daher müssen intensive Werbemaßnahmen durchgeführt werden, um viele Ersthelfer zu rekrutieren.

Dabei empfiehlt es sich, die Zielgruppe zu definieren und unterschiedliche Wege zu finden, diese zu kontaktieren. Der Großteil der Ersthelfer im Projekt Land|Rettung ist unter 30 Jahre alt, sodass die sozialen Medien eine gute Möglichkeit für die Werbung potenzieller Ersthelfer sind. In Projekten, für die Qualifikationen benötigt werden, können Ersthelfer auch gezielt über bestehende Strukturen (z. B. Leistungserbringer im Rettungsdienst, ehrenamtliche Strukturen, Ärztenetze) kontaktiert werden.

▶ Die Netzwerke der Freiwilligen Feuerwehren bieten besonders in ländlichen Regionen die Chance, Personen zu erreichen, die Wiederbelebungen regelmäßig trainieren und eine hohe Bereitschaft zeigen, sich ehrenamtlich zu engagieren.

Die Erfahrungen im Projekt Land|Rettung zeigen, dass die Resonanz beim medizinischen Fachpersonal sehr unterschiedlich ist. Neben Personen, die sich für die Idee begeistern lassen und schnell Mitglieder werden, gibt es welche, die sich nicht als Ersthelfer melden wollen. Auf der einen Seite gibt es Personen, die zwar die nötige Qualifikation haben, sich aber eine Wiederbelebung nicht zutrauen. Auf der anderen Seite gibt es Personen, die eine Reanimation sicher beherrschen, aber während ihrer beruflichen Tätigkeit so häufig Wiederbelebungen durchführen müssen, dass sie dies nicht noch zusätzlich in ihrer Freizeit tun wollen. Diese beiden Gruppen benötigen folglich unterschiedliche Strategien, um sie von einer Teilnahme am System zu überzeugen. Während der ersten Gruppe bewusst gemacht werden muss, dass es sich um Basiswiederbelebungsmaßnahmen handelt, die noch einmal trainiert werden können und dieser Gruppe die Sorge vor rechtlichen Konsequenzen genommen werden muss, ist es für die andere Gruppe hilfreich, wenn ihnen gezeigt werden kann, dass die wahrscheinliche Zahl der Alarmierungen gering ist.

▶ Es empfiehlt sich, die Zahl der jährlichen Herzkreislaufstillstände, die durch den Rettungsdienst versorgt werden, zu identifizieren. Damit kann die Arbeitsbelastung für den einzelnen Ersthelfer abgeschätzt werden. In den meisten Regionen wird diese deutlich geringer sein als die Ersthelfer vermuten.

Bei der geringen Bevölkerungszahl im Landkreis Vorpommern-Greifswald ist die Zahl der jährlichen präklinischen Herzkreislaufstillstände so niedrig, dass die Leitstelle im Durchschnitt weniger als einmal täglich einen Land|Retter alarmiert. Damit ist die tatsächliche Arbeitsbelastung für den einzelnen Ersthelfer sehr gering.

Um als Land|Retter alarmiert werden zu können, ist eine Einführungsveranstaltung obligat. Diese wird als Hürde wahrgenommen. Daher muss evaluiert werden, ob eine Einführungsveranstaltung tatsächlich verpflichtend gemacht werden sollte oder nicht. Im Projekt Land|Rettung wurde entschieden, die Einführungsveranstaltung beizubehalten, um eine enge Anbindung der Ersthelfer an das Projekt zu ermöglichen.

Bindung der Ersthelfer
Neben der Rekrutierung neuer Ersthelfer ist es weiterhin wichtig, die bereits vorhandenen Mitglieder langfristig zu binden. So können Mitglieder beispielsweise als Multiplikatoren fungieren und neue Mitglieder werben und in den Schulungen unterstützen.

Aufgrund der hohen Mobilität der Bevölkerung ist davon auszugehen, dass einige Ersthelfer das System wieder verlassen werden, weil sie aus der Region wegziehen. So sind beispielsweise unter den Land|Rettern viele Medizinstudierende, die ggf. nach Ende des Studiums den Wohnort wechseln. Daher muss eine unbeeinflussbare Reduktion der Ersthelfer erwartet werden, sodass kontinuierlich neue Ersthelfer für die Teilnahme begeistert werden müssen. Daneben gibt es aber auch beeinflussbare Faktoren, die dazu beitragen, dass Teilnehmende dem System erhalten bleiben:

Bei der geringen Zahl der Alarmierungen für den einzelnen Ersthelfer ist es wichtig, das Interesse aufrecht zu erhalten und zu erhöhen, beispielsweise durch Stärkung des Gemeinschaftsgefühls. Hierbei scheinen die sozialen Medien und Newsletter hilfreich zu sein. Zusätzlich wurde im Projekt Land|Rettung ein „Land|Retter-Tag" angeboten, bei dem die Ersthelfer untereinander Kontakte knüpfen und ihr Wissen und Können in Simulationsszenarien vertiefen konnten.

Für eine langfristige Bindung der Ersthelfer ist es wichtig, dass ihre Zufriedenheit hoch ist. Daher ist es elementar, dass technische Probleme frühzeitig erkannt und behoben werden können. Besonders in der Implementierungsphase treten häufig technische Probleme auf. So führte der hohe Akku-Verbrauch in der ersten Version der App dazu, dass sich mehrere Ersthelfer wieder abmeldeten. Derartige Hürden müssen schnellstmöglich identifiziert und behoben werden. Aus diesem Grund wurden im Projekt Land|Rettung Telefonsprechstunden etabliert und allen Land|Rettern Kontaktdaten zur Verfügung gestellt, damit sie technische Schwierigkeiten melden können.

Zusätzlich kann die Zufriedenheit der Ersthelfer sinken, wenn in den Einsätzen negative Erfahrungen gemacht wurden. Dazu können zum Beispiel erfolglose Reanimationen zählen oder Einsätze, bei denen kein Herzkreislaufstillstand vorlag und sich der Ersthelfer hilflos oder nutzlos gefühlt hat. Daher müssen alle Einsätze zeitnah analysiert und bei Bedarf nachbesprochen werden. Im Projekt Land|Rettung wurde ein Fragebogen etabliert, den der Ersthelfer direkt im Anschluss an den Einsatz ausfüllt. In diesem Fragebogen werden neben organisatorischen Schwierigkeiten auch psychologische Aspekte abgefragt. Auf dieser Grundlage kann anschließend eine Nachbesprechung erfolgen.

▶ Um Ersthelfer dauerhaft zu binden, ist eine hohe Zufriedenheit wichtig. Daher müssen technische Schwierigkeiten schnellstmöglich behoben werden und Einsätze, in denen der Ersthelfer negative Erfahrungen gesammelt hat, nachbesprochen werden.

3.3 Evaluation

C. Metelmann, B. Metelmann, T. Marks, K. Thies, L. Herzberg, D. Kohnen, V. Richter, R. Süss und S. Fleßa

3.3.1 Charakteristik der Ersthelfer im Projekt Land|Rettung

Im Laufe der Evaluationsphase haben sich insgesamt 635 Personen in der Land|Retter-App registriert. Die Zahl der tatsächlich freigeschalteten Personen ist mit 363 (57,2 %) deutlich geringer. Die Schulung scheint die größte Hürde darzustellen. So waren von den 272 nicht-freigeschalteten Registrierten 219 Personen (80,5 %) nie bei einer Schulung. Ziel dieser Schulung war es zu garantieren, dass die „Land|Retter" sicher mit der App umgehen können, ausreichende Kenntnisse zu Reanimationsmaßnahmen besitzen und die technischen und rechtlichen Aspekte des Systems verstanden haben. Erst nach einer Schulung zu diesen Themen wurden die Land|Retter für die Alarmierung freigeschaltet.

Allerdings muss auch bedacht werden, dass die Zahl der Registrierungen auch deshalb so hoch sein kann, weil einige Personen sich nur aus Interesse die App heruntergeladen haben könnten, ohne die Absicht zu haben, tatsächlich aktiv zu werden.

Ein weiterer Grund für das ausbleibende Freischalten lag darin, dass einige Land|Retter trotz Registrierung in der App und der Teilnahme an einer Schulung keine Information über ihre Qualifikation in der App hochgeladen haben. Dies war bei 43 Personen trotz (mehrfacher) Erinnerungen der Fall. Im Landkreis Vorpommern-Greifswald war entschieden worden, dass die potenziellen Ersthelfer fundierte Kenntnisse im Bereich Wiederbelebung besitzen müssen. Daher wurden für die Freischaltung spezielle Qualifikationen festgelegt.

Personen mit einer der folgenden Qualifikationen sind für die Teilnahme an der Land|Retter-App berechtigt:

- Ärzte
- Notärzte
- Medizinstudierende im klinischen Abschnitt
- Gesundheits- und Krankenpflegepersonal
- Medizinische Fachangestellte
- Notfallsanitäter
- Rettungsassistenten
- Rettungssanitäter
- Rettungshelfer
- Betriebssanitäter
- Mitglieder der Feuerwehr

In Abb. 3.2 sind die Qualifikationen der freigeschalteten Land|Retter dargestellt. Es fällt ein hoher Anteil an Medizinstudierenden (28,1 %) und Ersthelfern (22,6 %) auf. Als Ersthelfer werden im Land|Retter-System die Personen bezeichnet, die beruflich nicht im medizinischen Bereich arbeiten, aber regelmäßig Erste-Hilfe-Kurse ablegen. Die meisten Kameraden der Freiwilligen Feuerwehr wurden der Kategorie Ersthelfer zugeordnet. Wenn Personen mehrere Qualifikationen haben (z. B. Kameraden der Feuerwehr, die eine Ausbildung im Rettungsdienst absolviert haben), haben sich die Land|Retter selber entschieden, welche Qualifikation sie angeben wollten. Die Zuordnung zu den unterschiedlichen Qualifikationen beeinflusst nicht das Aufgabenspektrum oder die Disponierung der Land|Retter. Von den 363 freigeschalteten Land|Rettern waren 132 (36,4 %) weiblich. Aus Datenschutzgründen wurden für weitere Analysen der Charakteristik der Land|Retter ihre freiwilligen Angaben aus der Befragung ein Jahr nach Einführung der App genutzt. Zum Zeitpunkt der Befragung (Herbst 2018) waren 345 Land|Retter registriert, davon 182 registriert und freigeschaltet. Von diesen 182 aktiven Land|Rettern waren 68,2 % unter 35 Jahre, 21,4 % zwischen 36 und 50 Jahren und 9,5 % zwischen 51 und 65 Jahre alt. Nur 0,8 % waren über 65 Jahre alt.

Die Land|Retter wurden in der Umfrage ebenso gefragt, wie sicher sie sich auf einer Skala von 1 bis 100 bei der Durchführung einer Herzdruckmassage fühlen. Bei einem Mittelwert von 90,3 schätzten die Land|Retter ihre Reanimationsfähigkeiten als sehr gut ein.

In dem oben bereits beschrieben „Frontend" kann punktuell eine geografische Live-Verteilung der Land|Retter eingesehen werden. Dabei fällt auf, dass sich ein Großteil der Land|Retter im städtischen Bereich von Greifswald, Wolgast, Torgelow, Anklam und Jarmen aufhält. In der Karte des Landkreises Vorpommern-Greifswald (Abb. 3.3) ist die geo-

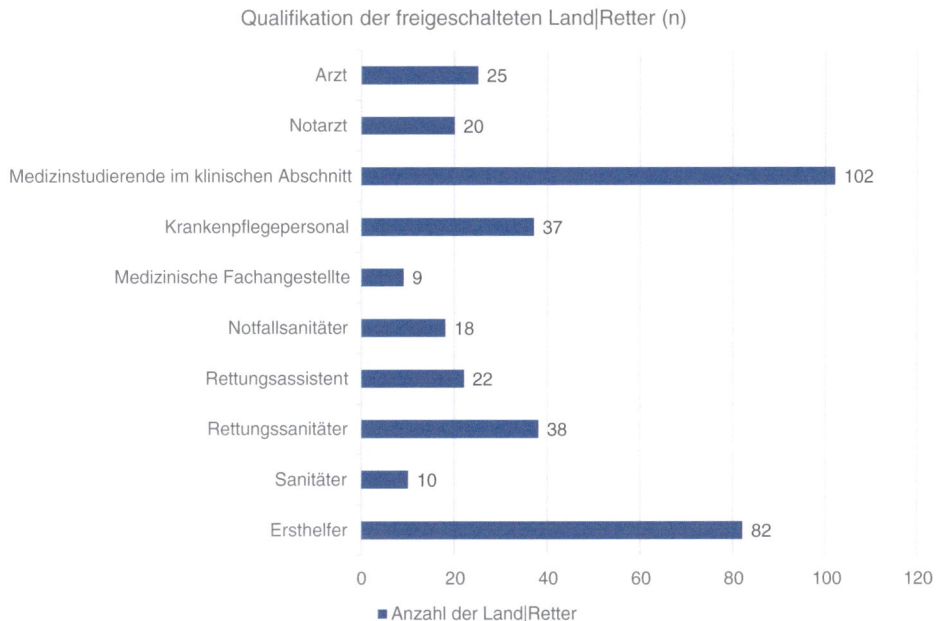

Abb. 3.2 Qualifikation der freigeschalteten Land|Retter

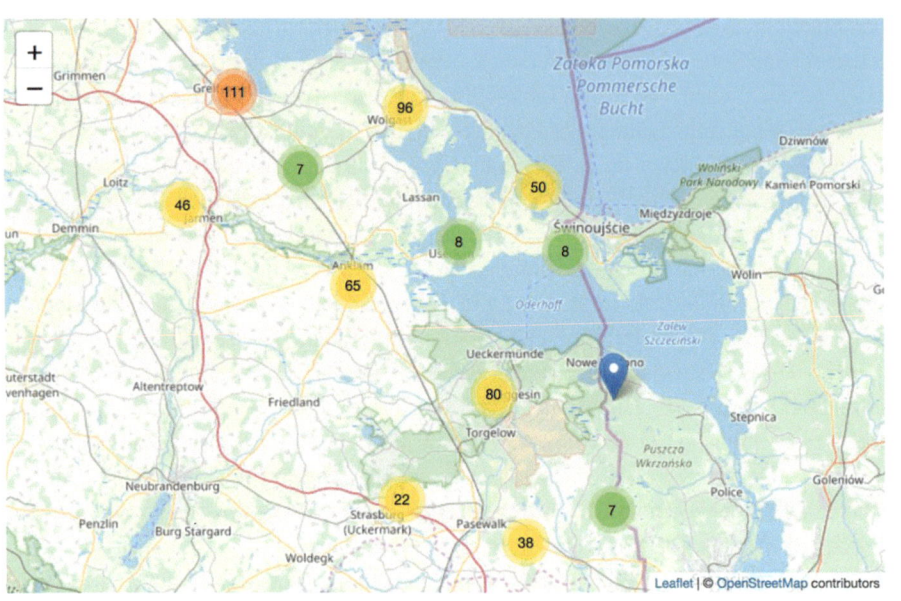

Abb. 3.3 Geografische Verteilung der Land|Retter; Quelle umlaut telehealthcare

grafische Verteilung der aktiven Land|Retter zu einem beispielhaften Zeitpunkt dargestellt. Im ländlichen Bereich, wie beispielsweise zwischen Wolgast und Jarmen, gibt es nur vereinzelt Land|Retter.

3.3.2 Analyse der Land|Retter-Alarme

In der Projektlaufzeit vom 15. September 2017 bis zum 29. Februar 2020 wurde durch die Integrierte Leitstelle Vorpommern-Greifswald in 680 Einsätzen die Land|Retter-App alarmiert. Bei insgesamt 898 Tagen, die in die Evaluation eingingen, lag die durchschnittliche Anzahl an Alarmierungen pro Tag bei 0,76. Von diesen 680 Einsätzen wurden insgesamt 96 Einsätze (14 %) angenommen.

Der prozentuale Anteil der angenommenen Einsätze stieg dabei im Projektverlauf parallel zur zunehmenden Anzahl der freigeschalteten Land|Retter (siehe Abb. 3.4). Während zu Projektbeginn die Annahmequote unter 5 % lag, stieg mit wachsender Ersthelfer-Zahl auch die Annahmerate innerhalb von zwei Jahren auf über 20 %. Damit liegt die Rate angenommener Einsätze seit dem dritten Quartal 2019 oberhalb der publizierten Annahmequote der GoodSAM-App in London mit 19 % [20]. Allerdings liegt die Annahmequote in Vorpommern-Greifswald noch deutlich unterhalb der publizierten Zahlen aus Gütersloh, bei denen 46 % aller Alarme angenommen wurden [13].

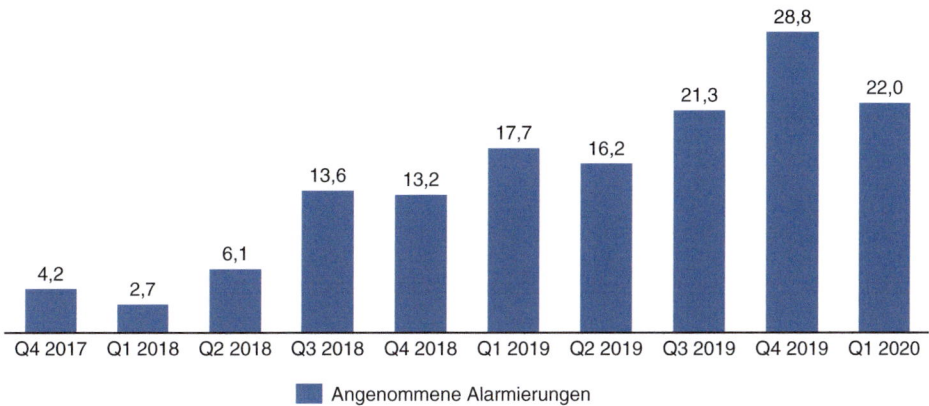

Abb. 3.4 Steigender Anteil der angenommenen Alarmierungen im Projektverlauf

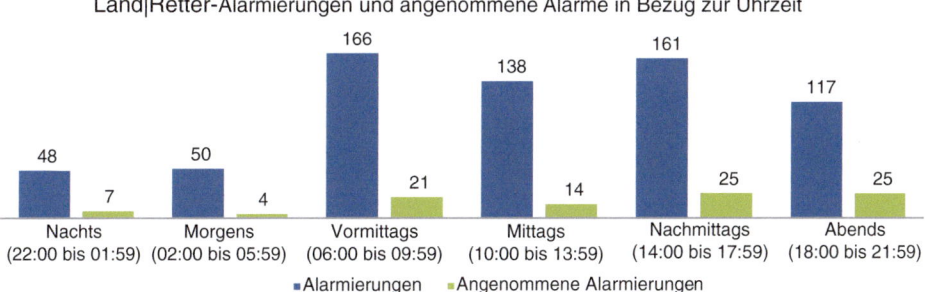

Abb. 3.5 Anzahl der Land|Retter-Alarmierungen im Tagesverlauf

Im Tagesverlauf schwankte die Anzahl der Alarmierung mit einem Tief in den Nachtstunden, siehe Abb. 3.5. Der prozentuale Anteil der angenommenen Alarmierungen ist in den Abendstunden (18.00 bis 22.00 Uhr) mit 21,4 % am höchsten und fällt in den frühen Morgenstunden (2.00 bis 6.00 Uhr) auf 8 % ab.

Dahingegen schwanken die Anzahl der Alarmierungen und der prozentuale Anteil der angenommenen Alarme im Wochenverlauf nur gering, siehe Abb. 3.6. Die Annahmequote ist sonntags am höchsten.

Der Landkreis Vorpommern-Greifswald umfasst 36 Postleitzahlgebiete mit unterschiedlichen Bevölkerungsdichten. Die Bevölkerungsdichte betrug am 31.12.2018 im Durchschnitt im Landkreis 60 Einwohner/km². Dabei lag die höchste Bevölkerungsdichte mit 1.169 Einwohnern/km² in der Hansestadt Greifswald im Postleitzahlgebiet 17489 und die geringste mit vier Einwohnern/km² in der Gemeinde Bugewitz im Postleitzahlgebiet 17398. Da der Landkreis Vorpommern-Greifswald eine heterogene Bevölkerungsdichte hat, ist auch die Anzahl der Alarmierungen im Landkreis unterschiedlich verteilt. Abb. 3.7

Prozentualer Anteil der angenommenen Alarme in Bezug auf den Wochentag

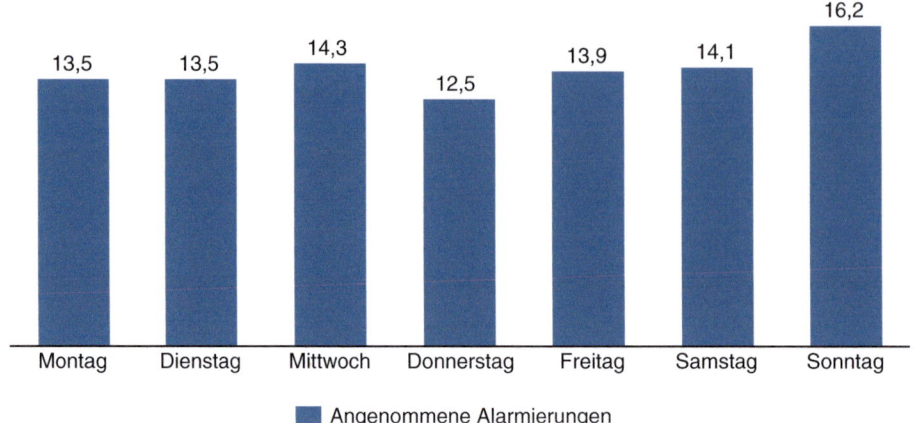

Abb. 3.6 Prozentualer Anteil der angenommenen Land|Retter-Alarme im Wochenverlauf

Abb. 3.7 Alarmierungen der Land|Retter-App im Evaluationszeitraum aufgegliedert nach Postleitzahlgebieten

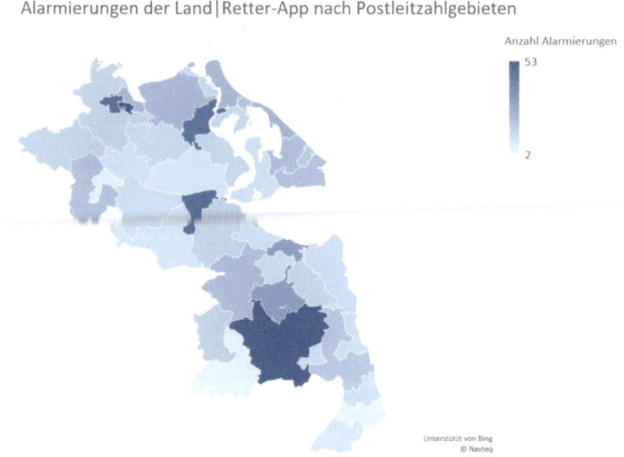

zeigt die Alarmierungen der Land|Retter-App aufgegliedert nach Postleitzahlgebieten. Die Summe der Alarmierung in der Evaluationsphase schwankte in den verschiedenen Regionen des Landkreises zwischen nur zwei Alarmierungen und 53 Alarmierungen.

Auch die Zahl der freigeschalteten Land|Retter unterscheidet sich erheblich innerhalb des Landkreises. So wohnen 155 freigeschaltete Land|Retter (42,7 %) in der Hansestadt Greifswald. Dahingegen gibt es fünf Postleitzahlgebiete, in denen kein freigeschalteter Land|Retter wohnt. Diese Gebiete verteilen sich über den gesamten Landkreis.

Betrachtet man die Zahl der prozentual angenommenen Einsätze, fällt auf, dass zwischen den einzelnen Regionen große Unterschiede bestehen, siehe Abb. 3.8.

Abb. 3.8 zeigt den prozentualen Anteil angenommener Alarme pro Postleitzahlgebiet in Zusammenhang mit der Anzahl der dort freigeschalteten Land|Retter. Hierbei scheint eine

3 Smartphone-basierte Ersthelfer-Alarmierung

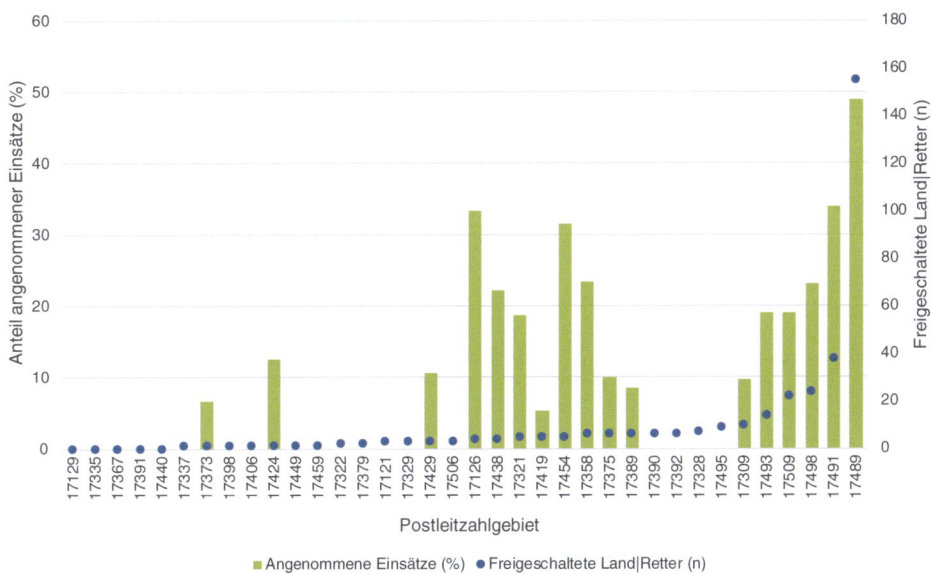

Abb. 3.8 Prozentualer Anteil angenommener Land|Retter-Einsätze sortiert nach der Anzahl freigeschalteter Land|Retter pro Postleitzahlgebiet

zunehmende Anzahl an Ersthelfern zu einer gesteigerten Annahmequote zu führen. In der Hansestadt Greifswald mit 155 freigeschalteten Land|Rettern wurden 49 % der dortigen Einsätze (n = 23) angenommen. Allerdings gibt es auch Regionen, in denen bei geringer Ersthelferzahl prozentual viele Einsätze angenommen werden. So wohnt beispielsweise nur ein Land|Retter im Postleitzahlgebiet 17424 (Urlaubsregion Heringsdorf), wobei dort 13 % der Alarme angenommen wurden.

▶ In der Stadt Greifswald mit einer hohen Dichte an Land|Rettern wird etwa die Hälfte der dortigen Alarme angenommen.

Um den Zusammenhang zwischen der Dichte an registrierten Ersthelfern und der Wahrscheinlichkeit der Einsatzübernahme zu analysieren, wurde die Annahmerate je nach Dichte der verfügbaren Land|Rettern pro Quadratkilometer berechnet. Aus einem GIS-Datensatz wurde die Fläche der einzelnen Postleitzahlgebiete extrahiert. Hiermit wurde mit pseudonymisierten Wohnortdaten der Land|Retter eine Dichte an freigeschalteten Land|Rettern/km^2 berechnet. Die Dichte an Ersthelfern lag im gesamten Landkreis bei 0,04 Ersthelfern/km^2 und schwankte zwischen 0 Land|Rettern/km^2 und 3,7 Land|Rettern/km^2. Es zeigt sich ein enger Zusammenhang zwischen der Land|Retter-Dichte und der Annahmequote: In Bereichen mit einer Ersthelfer-Dichte über 1/km^2 wurden 30,1 % der Alarme angenommen, während dies in Bereichen mit einer Dichte von 0,1–1/km^2 nur zu 15 % der Fall war. Bei einer Dichte unter 0,1/km^2 sank die Quote an angenommenen Alarmierungen sogar auf 1,6 %, siehe Abb. 3.9.

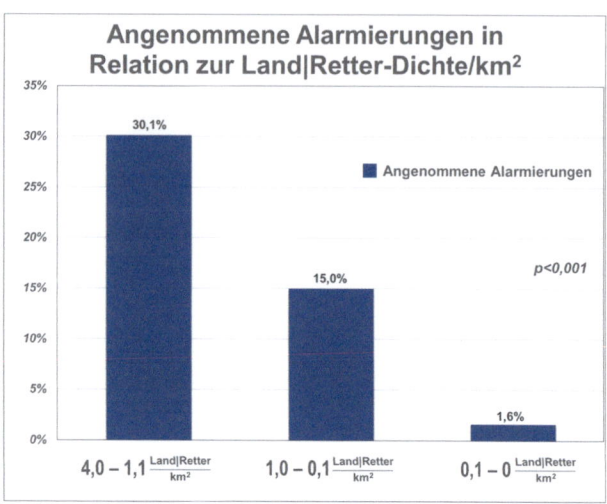

Abb. 3.9 Angenommene Alarmierungen in Relation zur Dichte an Land|Rettern pro Quadratkilometer

Bei einer Land|Retter Dichte unter 1/km² scheint keine relevante Einsatzannahmequote gewährleistet werden zu können. Daher sollten sich Rekrutierungsstrategien für neue Ersthelfer auf Regionen fokussieren, in denen die Zahl der Ersthelfer noch gering ist. Dabei ist zu bedenken, dass im Landkreis Vorpommern-Greifswald sieben der 36 Postleitzahlgebiete eine Bevölkerungsdichte unter 20 Einwohner/km² aufweisen, sodass hier die Rekrutierung qualifizierter Ersthelfer eine Herausforderung darstellt.

▶ Die Dichte der registrierten Land|Retter schwankt innerhalb des Landkreises stark und bei einer Dichte von unter einem Land|Retter/km² können keine relevanten Einsatzannahmequoten erwartet werden.

3.3.3 Einschätzung der App durch die Ersthelfer

Da die Zufriedenheit der Land|Retter essenziell für ihre Bleibewahrscheinlichkeit im System ist, wurde die Einschätzung der Ersthelfer in drei verschiedenen Settings erhoben. Eine erste Befragung fand unmittelbar nach der Einführungsveranstaltung statt. Es wurde unter anderem gefragt, wie gut sich die Ersthelfer nach der Schulung auf die Einsätze vorbereitet fühlen. Um die Einsatz-Erfahrungen zu erheben, wurden die Land|Retter direkt nach jedem Einsatz gebeten, einen Fragebogen auszufüllen, bei dem neben organisatorischen auch psychologische Aspekte erhoben wurden. Dieser Fragebogen diente auch als Grundlage für die Einsatznachbesprechungen. Um die Zufriedenheit insgesamt zu erfahren, wurden systematisch ein Jahr nach der Einführung der App alle Ersthelfer (unabhängig von der Anzahl ihrer bisherigen Einsätze) sowie die Mitarbeiter der Leitstelle befragt.

Evaluation der Einführungsveranstaltung
Der langfristige Schulungserfolg der Land|Retter-Einführungsveranstaltung wird insbesondere durch zwei Kriterien bestimmt: 1) die Qualität der Inhalte und 2) die Berücksichtigung der Wünsche und Bedürfnisse der Teilnehmer. Entsprechend sollte das individuelle Feedback der Teilnehmer erhoben und sichergestellt werden, dass die Schulungsinhalte aktuelle Anforderungen sowie die Bedürfnisse der Teilnehmer berücksichtigen und, sofern notwendig, fortlaufend an sie angepasst werden. Im Rahmen des Projektes Land|Rettung wurde daher unmittelbar im Anschluss an die jeweiligen Veranstaltungen eine schriftliche Befragung mit dem Ziel durchgeführt, zu erfassen, wie zufrieden die Teilnehmer mit der Schulung waren. Der Fragebogen enthielt insgesamt neun Aussagen zu unterschiedlichen Aspekten, die die Teilnehmer auf einer Skala von 1 = „trifft zu" bis 4 = „trifft nicht zu" bewerten konnten. Die Befragung erfolgte anonym und über einen Zeitraum von insgesamt einem Jahr. In diesem Zeitraum fanden 41 Schulungsveranstaltungen statt, in denen insgesamt 170 Land|Retter geschult wurden. Die Rücklaufquote der Befragung lag bei 91,8 %.

Insgesamt zeigte die Befragung, dass die Teilnehmer die Schulung mit einer Schulnote von 1.14 als sehr gut bewerteten. Auch in Hinblick auf die einzelnen Aussagen zeigten sich sehr positive Ergebnisse: über 90 % der Land|Retter stimmten den Aussagen voll zu, dass auf alle Themenbereiche ausreichend eingegangen wurde, die Präsentation der Inhalte übersichtlich gestaltet und gut verständlich war und die Schulung insgesamt ihren Erwartungen entsprach. Eine ebenfalls deutliche Mehrheit der Teilnehmer (92,3 %) würde darüber hinaus die Schulung Personen mit medizinischem Hintergrund weiterempfehlen. Als besonders positiv ist hervorzuheben, dass die Schulung das Interesse von über 90 % der Teilnehmer bestärken konnte, Land|Retter zu werden. Diese Ergebnisse konnten durch ergänzende Auswertung bekräftigt werden: von den insgesamt 170 geschulten Teilnehmern ließen sich 78 % als Land|Retter für zukünftige Alarmierungen über die Land|Retter-App freischalten.

▶ Die Land|Retter fühlen sich durch die Einführungsveranstaltung gut auf die Einsätze vorbereitet.

Die obligate Teilnahme an der Einführungsveranstaltung scheint zwar eine Hürde für einige potenzielle Ersthelfer zu sein, jedoch sind die Schulungsteilnehmer mit der Veranstaltung sehr zufrieden und würden die Schulung weiterempfehlen.

Einsatzerfahrung als Befragung direkt nach dem Einsatzende
Um systematisch zu erfahren, wie die Land|Retter den Einsatz erlebt haben, wurde direkt am Ende jedes Einsatzes, bei dem ein Land|Retter zum Einsatzort gegangen war, eine Befragung durchgeführt. Sobald der Rettungsdienst den Patienten übernommen und der Land|Retter auf seiner App auf den Button „Übergabe" gedrückt hat, wurde ihm ein Abschlussfragebogen zum Einsatz angezeigt. Falls der Land|Retter diesen Fragebogen nicht direkt ausfüllte, konnte er durch die Administratoren per Mail erinnert werden. Falls meh-

rere Ersthelfer am Einsatz beteiligt waren, wurde dieser Abschlussfragebogen nur dem Land|Retter angezeigt, der zuerst den Einsatz in der App beendet hatte.

In den ersten Monaten nach der Einführung der Land|Retter-App war der Abschlussfragebogen identisch zu dem der Corhelp3r-App. Zum August 2018 wurde der Fragebogen für die Evaluation des Projektes Land|Rettung adaptiert. Seitdem umfasst er Fragen zur Zusammenarbeit mit dem Rettungsdienst beziehungsweise den Anwesenden vor Ort sowie zu den potenziellen Schwierigkeiten im Einsatz und zu psychologischen Aspekten.

Insgesamt wurden im Befragungszeitraum 39 Fragebogen ausgefüllt. In 89 % der Fälle gaben die Land|Retter an, dass die Zusammenarbeit mit dem Rettungsdienst gut funktioniert hatte (32 von 36). Und auch die Zusammenarbeit mit den Anwesenden vor Ort wurde in über 70 % als gut bewertet (27 von 37). Durch den Leitstellendisponenten werden die Anrufer informiert, wenn ein Land|Retter einen Einsatz angenommen hat und sich auf den Weg macht. Dennoch gaben in sechs von 39 Fällen (15 %) die Land|Retter an, dass die Angehörigen des Patienten nicht wussten, dass sie kommen würden. Erfreulicherweise haben die Land|Retter aber dennoch in all diesen Einsätzen die Zusammenarbeit mit den Angehörigen als gut bewertet.

▶ Sowohl die Zusammenarbeit mit dem Rettungsdienst als auch mit den Angehörigen vor Ort wird von den Land|Rettern als gut bewertet.

Wie in Abschn. 3.2.1 beschrieben, wurden die Land|Retter nicht mit Dienstkleidung oder Warnwesten ausgestattet, um keine Zeit auf dem Weg zum Einsatzort zu verlieren. Dies mag ein Grund dafür sein, warum fast jeder Vierte im Nachhinein nicht wusste, ob ein zweiter Land|Retter mit im Einsatz beteiligt war (9 von 39). In acht der elf Einsätze, in denen zwei Land|Retter vor Ort waren, funktionierte die Zusammenarbeit unter ihnen gut.

Die Land|Retter wurden überdies befragt, inwiefern sie das Fehlen einer Einsatzkleidung beeinträchtigt hatte. Der Großteil der Land|Retter gab an, dass sie entweder über Dienstkleidung nicht weiter nachgedacht hätten (23 von 36) oder dass es sie nicht gestört hatte, dass sie keine angehabt hatten (6 von 36).

Bezüglich der Sinnhaftigkeit des Einsatzes gaben mehr als 85 % (30 von 35) an, dass sie das Gefühl hätten, geholfen zu haben. In vier Fällen hatten die Land|Retter das Gefühl, dass es sinnlos war, dass sie den Einsatz angenommen hatten (4 von 35) und ein Land|Retter hatte sogar das Gefühl, gestört zu haben (1 von 35). In fast 90 % der Einsätze (33 von 37) antworteten die Befragten, dass sie vermuten, dass sie nach dem Einsatz sofort mit dem weitermachen können, was sie davor getan hatten. Allerdings bräuchten 10 % (4 von 37) danach erst einmal eine kleine Pause. Insgesamt antworteten 83 % (29 von 35), dass sie den Einsatz wahrscheinlich recht bald vergessen würden. Allerdings waren sich 17 % nicht sicher, wie lange sie noch über den Einsatz nachdenken würden (6 von 35). Dies zeigt, dass es unbedingt nötig ist, Ersthelfer auch psychologisch anzubinden und mit dem Erlebnis nicht alleine zu lassen.

▶ Nach einem Großteil der Einsätze haben die Land|Retter das Gefühl, geholfen zu haben.

Umfrage zur Zufriedenheit ein Jahr nach Einführung der App
Mit der Auswertung der Alarme kann eine objektive Aussage getroffen werden, inwiefern sich Einsatzaufkommen, Ersthelferzahlen, Einsatzzeiten und auch die Einsatzannahmequoten im Projektverlauf verändert haben. Wichtig für den langfristigen Erfolg ist jedoch auch die Frage, wie sich Parameter, wie beispielsweise die Nutzerzufriedenheit im Verlauf, entwickeln.

Um diese Frage ein Jahr nach der Einführung des Systems zu beantworten, wurden die drei Gruppen Leitstellendisponenten, aktive (freigeschaltete Land|Retter, die aktiv Einsätze übernehmen können) Ersthelfer und inaktive (registriert, aber noch nicht freigeschaltete) Ersthelfer befragt. Hierfür wurde ein Fragebogen entwickelt, der an die jeweilige Personengruppe angepasst wurde.

Die 20 Mitarbeiter der Integrierten Leitstelle Vorpommern-Greifswald wurden mit Fragebögen auf Papier befragt. Die Rücklaufquote betrug 100 %. Die Befragung der Leitstellendisponenten hatte das Ziel herauszufinden, wie sie die Nutzerfreundlichkeit bewerten und wie diese Einstellung sich auf das Alarmierungsverhalten auswirkt.

Die Aussage „Das System der Land|Retter funktioniert von der Seite der Leitstelle aus…" bewerteten 85 % mit „fehlerfrei" oder „mit kleineren Fehlern". Lediglich 15 % antworteten, dass die App „mit größeren Fehlern" funktioniere. Jeweils 50 % der Leistellendisponenten gaben an, dass die App entweder „keinen Mehraufwand" oder „geringen Mehraufwand" in ihrem Arbeitsalltag verursache. Kein Leitstellendisponent empfand, dass ihm durch die Land|Retter-App ein „erheblicher Mehraufwand" entstehen würde.

Weniger positiv bewerteten die Leitstellendisponenten die Sinnhaftigkeit der App. Nur 25 % der Disponenten hielt die App für „sinnvoll". Die mit 40 % größte Gruppe hielt die Land|Retter-App für „mäßig sinnvoll". Dabei habe sich die Einstellung zur Sinnhaftigkeit und Funktionalität der App bei 85 % der Disponenten innerhalb des Jahres nicht geändert.

In der Befragung gaben 70 % der Leitstellendisponenten an, dass es ihnen wichtig sei, „Name und Telefonnummer von dem Land|Retter" angezeigt zu bekommen, um im Notfall Kontakt aufnehmen zu können.

▶ Aus Sicht der Leitstelle funktioniert die App überwiegend fehlerfrei oder mit kleineren Fehlern und verursacht allenfalls nur geringen Mehraufwand für die Disponenten. Jedoch wird die medizinische Sinnhaftigkeit des Systems durch die Leitstellenmitarbeiter als „mäßig sinnvoll" eingeschätzt.

Mit dem zweiten Fragebogen wurden alle aktiven Land|Retter (freigeschaltete Land|Retter), online befragt. Im folgenden Abschnitt werden diese nur als „Land|Retter" bezeichnet. Die Rücklaufquote lag bei 69,2 %. Der Fragebogen enthielt 25 geschlossene und sechs offene Fragen und thematisierte u. a. das Nutzerverhalten, die Funktionalität der App sowie die Einstellung zur Sinnhaftigkeit des Systems.

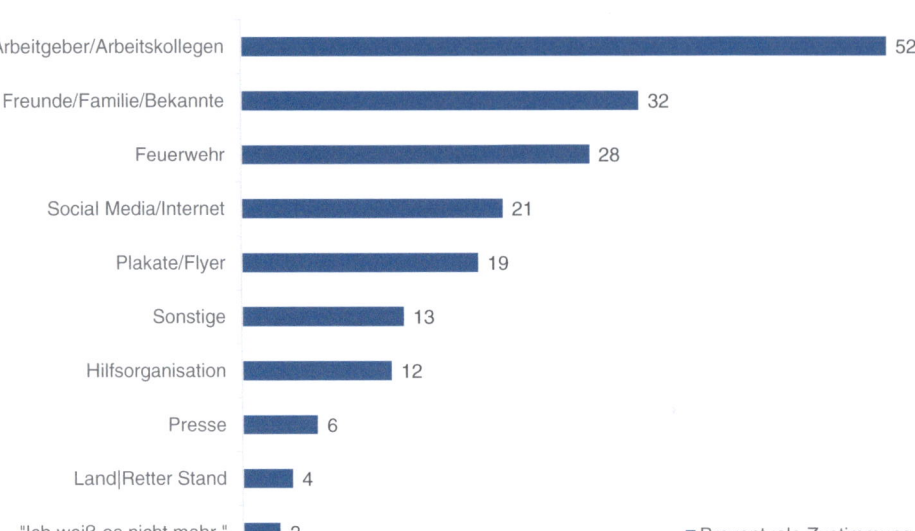

Abb. 3.10 Angabe der Land|Retter, wie sie von der App erfahren haben

Die Anzahl der Alarmierungen für den einzelnen Ersthelfer war innerhalb des ersten Jahres der Land|Retter-App sehr gering. Jeweils 21 % gaben an, entweder „einmal" oder „mehrmals" alarmiert worden zu sein. Mehr als die Hälfte aller Land|Retter wurden bis zum Befragungszeitpunkt noch nie alarmiert. Einschränkend ist zu bedenken, dass diese Befragung sich an alle Land|Retter unabhängig vom Zeitpunkt ihrer Freischaltung richtete.

Die Funktionalität der App wurde bei den Land|Rettern ähnlich beurteilt wie durch die befragten Leitstellendisponenten. Den Satz „Die App funktioniert überwiegend ..." vervollständigten etwa 80 % mit „fehlerfrei" oder „mit kleineren Problemen". Nur 17,5 % gaben an, dass die App nur „mit größeren Problemen" funktioniere.

Die Land|Retter gaben zu 70,6 % an, dass sie die Einstellungen ihres Smartphones so gewählt hätten, dass es „automatisch Updates durchführt". Das ist besonders in Anbetracht der Tatsache wichtig, dass in hoher Frequenz neue Updates herausgegeben werden, die die Funktion der App signifikant verbessern. Wenn nicht das neueste Update der App verwendet wird, ist die Wahrscheinlichkeit, dass der Alarm fehlerfrei funktioniert, deutlich geringer.

Im Vergleich zum Zeitpunkt ihrer Freischaltung im System nutzten 67 % der Land|Retter die App „gleich häufig" und nur 5,6 % nutzten die App „seltener".

Von den befragten Land|Rettern berichteten 80,2 %, dass sie die App weiterempfohlen hätten. Dies deckt sich mit den Ergebnissen der Frage, wie die Nutzer von der App gehört hätten, siehe Abb. 3.10. So scheint eine Weiterempfehlung durch Arbeitskollegen oder den

Freundes- und Familienkreis die wirksamste Werbemaßnahme gewesen zu sein. Dahingegen waren die Infostände in den Krankenhäusern wenig effektiv, sodass sie nach der Umfrage nicht mehr aufgestellt wurden. Dafür wurde die Präsenz in den sozialen Medien verstärkt.

Abschließend gaben 96,8 % der Land|Retter an, die App noch installiert zu haben.

Die meisten Land|Retter ...

... haben eine niedrige Anzahl an Alarmierungen.
... finden, dass die App überwiegend fehlerfrei oder mit nur kleineren Fehlern funktioniert.
... lassen ihr Smartphone die Updates automatisch durchführen.
... haben die App bereits weiterempfohlen.
... haben die App noch installiert.

Mit dem dritten Fragebogen wurden alle inaktiven (registriert, aber noch nicht freigeschalteten) Land|Retter befragt. Somit alle Ersthelfer, die die App heruntergeladen hatten, aber zu dem Zeitpunkt noch nicht bei einer Schulung waren. Die Online-Befragung der angehenden Land|Retter enthielt zehn Fragen und hatte eine Rücklaufquote von 29,2 %.

Zum Befragungszeitraum hatten 68 % der angehenden Land|Retter die App noch installiert. Allerdings hatte nur knapp ein Drittel die Absicht, in den nächsten vier Wochen eine Schulung zu besuchen. Ziel dieser Befragung war es auch, günstige Schulungstermine für diese schwieriger zu erreichende Gruppe zu eruieren. 40 % der angehenden Land|Retter sagten, dass sie sich eine Schulung in der Zeit zwischen 18.00 und 22.00 Uhr wünschten.

▶ Die Befragung von registrierten, aber noch nicht freigeschalteten Ersthelfern hilft, die Schulungstermine besser zu planen und an die Bedürfnisse der angehenden Ersthelfer anzupassen.

3.3.4 Adaptation der App im Verlauf

In jedem neu etablierten System treten in der Implementierungsphase Schwachstellen auf, die erkannt und beseitigt werden müssen. Hierzu sind standardisierte wiederholte Probeläufe und ein funktionales Feedbacksystem erforderlich. Diese Evaluation sowohl menschlicher Fehler, die eine Person durch ihr Handeln bzw. Nicht-Handeln verursachen kann,

> Das Fehleranalysemanagement betreibt das Team der Land|Retter-App mit der
>
> 1. Auswertung der Alarmierungen und Einsätze der Land|Retter,
> 2. Auswertung der Fragebögen am Einsatzende,
> 3. Systematischen Prüfung der Funktionalität in Form eines standardisierten Probealarms,
> 4. Etablierung eines Feedbacksystems mit einer Kontakt-E-Mailadresse sowie einer telefonischen „Land|Retter-Hotline", die montags und freitags von 15.00–17.00 Uhr zu erreichen ist und
> 5. Fragebögen, die jährlich als „Online-Survey" an die Ersthelfer verschickt werden.

als auch technischer Defekte sind von wesentlicher Bedeutung für die Funktionalität eines Systems.

Durch dieses Nachjustieren konnte im Verlauf des Projektes auf die identifizierten Schwierigkeiten reagiert werden und die App steht inzwischen nach fast 20 Updates als Version 1.2.1. für iOS und Android zur Verfügung (Stand Oktober 2020). Die initialen Updates fokussierten sich, neben dem Beheben von Rechtschreibfehlern und ungenauen Formulierungen, auf die signifikante Reduktion des Akkuverbrauchs durch einige Änderungen im Alarmierungsablauf. So wird zum Beispiel in neueren App-Versionen das GPS des Handys nur noch im Einsatzfall zur genauen Ortung aktiviert und ist nicht permanent aktiv. Der Alarmierungs-Algorithmus ist im Projektzeitraum mehrfach durch den App-Anbieter überarbeitet worden. Dabei lag ein Schwerpunkt darin, die Stabilität zu erhöhen. So berichteten mehrere Land|Retter, dass während des Einsatzes die App nicht fehlerfrei funktionierte oder unerwartet beendet wurde, sodass in Zusammenarbeit mit den App-Anbietern die Fehler gesucht wurden und mithilfe von Updates behoben wurden.

▶ Für eine suffiziente Funktion des Systems ist eine hohe Stabilität der App nötig, damit sowohl die Alarmierung als auch die Navigation zum Einsatzort funktionieren.

Für eine zuverlässige Alarmierung ist es erforderlich, dass die Land|Retter-App dauerhaft im Hintergrund aktiv ist. Die Android-Version der App bietet in dieser Hinsicht mehr Stabilität, wohingegen die Smartphones, die mit einem iOS-Betriebssystem betrieben wurden, ungewollt durch versehentliches „Wegswipen" der App inaktiviert und damit nicht mehr alarmierbar waren. In der korrigierten App-Version wird der Anwender beim Schließen der App durch eine Textnachricht gewarnt, dass eine zuverlässige Alarmierung nur bei laufender App möglich ist.

Die genaue Ortung des Ersthelfers dauert manchmal sehr lange, insbesondere bei älteren Smartphones oder geringer Netzabdeckung, (z. B. durch abgeschirmte Räume oder wenn sich das Smartphone in einem Rucksack befindet). Die Zeit für die Ortung verlängert sich auch, wenn der Ersthelfer in dem Augenblick der Alarmierung eine andere App auf dem Smartphone offen hat. Initial war durch die App-Anbieter ein Zeitfenster für die Ortung von fünf Sekunden festgelegt worden. Zur Steigerung der Annahmequote wurde die Zeit für die Sandortbestimmung auf zehn Sekunden erhöht.

Da viele Personen den Lautlos-Modus ihrer Smartphones nutzen, wurden zu Beginn des Projektes wahrscheinlich einige Einsätze durch das fehlende akustische Signal nicht wahrgenommen. Daher wurde nach Lösungen gesucht, den Nicht-Stören-Modus sowohl bei Android als auch iOS mittels „Kritischer Hinweise" (Critical Alerts) zu durchbrechen. Eine ähnliche Lösung wurde beispielsweise bei der App „PulsePoint" gefunden.

Zusätzlich wurde im Verlauf eine Reihe von kleineren Fehlern behoben. Dazu gehörte beispielsweise die ungewollte Erinnerung an einen verpassten Alarm. Dem Land|Retter-Team war es sehr wichtig, dass dieser Fehler behoben wurde. Verpasste Alarme könnten anderenfalls Schuldgefühle beim Ersthelfer verursachen. Ähnliche Schuldgefühle könnte auch das vergebliche Suchen nach dem Einsatzort verursachen. Die App startet automatisch eine Navigation zum Einsatzort. Trotzdem kann es vorkommen, dass der Einsatzort nicht gefunden wird. In diesen Fällen können die Land|Retter auf den Button „Einsatzort nicht gefunden" klicken. In der ersten Version erschien daraufhin die Frage, ob tatsächlich der lebensrettende Einsatz beendet werden solle. Dies wurde im Projektverlauf verändert, sodass nun eine Telefonnummer der Leitstelle erscheint, unter der der Land|Retter direkt mit den Disponenten Kontakt aufnehmen kann.

Durch Updates und geänderte Einstellungen der Betriebssysteme entstehen immer wieder neue Herausforderungen für die Land|Retter-App, auf die der App-Anbieter jedes Mal reagieren muss. So hat iOS beispielsweise im Frühjahr 2019 seine Einstellungen dahingehend geändert, dass Apple-Geräte nur noch einen ungefähren Standort an Apps übermitteln. Daher muss vor der tatsächlichen Alarmierung eine Standortvalidierung erfolgen. Zur genauen Ortung ihrer Position bekommen Land|Retter eine Push-Benachrichtigung. Durch Öffnen der Benachrichtigung werden sie zur Land|Retter-App weitergeleitet und die genaue Entfernung zum Einsatzort wird ermittelt. Da diese Entfernung gelegentlich größer ist als der festgelegte Alarmierungsradius, erhalten die Land|Retter dann die Benachrichtigung, dass sie zu weit entfernt sind. Ein weiteres Beispiel von Betriebssystem-bedingten Änderungen ist die Funktion „Offload unused Apps", die bei iOS-Geräten zum Speichermanagement eingeführt und ausgeweitet wurde. Lange ungenutzte Apps werden somit in einen Standby-Modus versetzt und die Ersthelfer können nicht mehr über die Land|Retter-App alarmiert werden. Land|Retter mit HUAWEI-Geräten müssen seit Herbst 2019 nach einem Systemstart die App manuell starten, damit die Standortermittlung funktioniert. Trotz der Informierung aller Land|Retter über den Newsletter kommt es in diesen Punkten immer wieder zu Verwirrungen, Irritationen und verwunderten Nachfragen.

Um der Vielzahl an möglichen Gründen einer fehlenden Alarmierbarkeit zu begegnen, wurde gemeinsam mit dem App-Anbieter eine Checkliste entwickelt. Sie ermöglicht dem Land|Retter regelmäßig zu überprüfen, ob alle Parameter richtig eingestellt sind.

Checkliste für größtmögliche Erreichbarkeit der Alarmierung als Land|Retter:

- Teilnahme an einer Schulung und Hochladen einer Qualifikation (in der App steht im Menüpunkt „Profil" unter der „Qualifikation" eine Qualifikation)
- In der Land|Retter-App registriert und angemeldet (in der App muss rechts unten „VERFÜGBAR" stehen)
- Der Standort wird an die App übermittelt (unter Smartphone-Einstellungen auf „immer" einstellen)
- Mobile Daten werden an die App übertragen (unter Smartphone-Einstellungen).
- Kritische Hinweise erlauben (unter Smartphone-Einstellungen)
- Mitteilungen erlauben (unter Smartphone-Einstellungen)
- Aktuelles Softwareupdate fürs Smartphone geladen
- Aktuelle App-Version geladen
- Verfügbarkeit (in der App im Menüpunkt „Verfügbarkeit" einzustellen)
- App im Hintergrund aktiv oder mind. 1-mal pro Woche öffnen und nutzen (z. B. im Menü Unterpunkte anklicken)
- GPS-Ortung aktiviert
- Akkustand über 20 %
- **Kein** Stromsparmodus aktiviert
- Mobiler Empfang oder im WLAN bzw. WiFi

Da sich die Anzahl der Land|Retter nicht gleichmäßig auf den Landkreis Vorpommern-Greifswald verteilt und die Anfahrtswege des Rettungsdienstes unterschiedlich lang sind, wurde entschieden, den initial gleichen Alarmierungsradius im Projektverlauf in zwei Gruppen aufzuteilen. So wird in der Stadt Greifswald der Radius von 750 m auf 1250 m und im ländlichen Bereich von 1000 m auf 2000 m automatisch nach einigen Sekunden erweitert. Der ursprüngliche Wunsch war, die Unterscheidung zwischen Alarmierungsradius 1 und 2 spezifisch für jeden Ort anzupassen. Da dies einen unverhältnismäßigen Aufwand auf vielen Seiten bedeutet hätte (App-Anbieter, Leitstelle und Land|Retter-Team), erfolgt die Unterscheidung nun nach den Postleitzahlen.

Ein wesentlicher Kritikpunkt der Nutzer war die zeitaufwändige manuelle Eingabe ihrer Verfügbarkeit. So muss eine „Nicht-Verfügbarkeit" jedes Mal neu eingeschaltet werden. Die Land|Retter wünschten sich hingegen zusätzlich die Möglichkeit, benutzerdefinierte Wochentage und Zeiträume einstellen zu können, in denen sie normalerweise nicht zur Verfügung stehen.

Eine weitere denkbare Verbesserungsmöglichkeit wäre die Implementierung eines intelligenten Geotracking-Algorithmus. So könnte zum Beispiel der Land|Retter im Falle eines Alarms auswählen, ob er mit dem Auto, dem Fahrrad oder zu Fuß unterwegs sein wird. Anhand dieser Informationen und unter Berücksichtigung der aktuellen RTW-Standorte könnte der Land|Retter mit der voraussichtlich kürzesten Anfahrtszeit ausgewählt werden.

Der Nutzen einer frühzeitigen Defibrillation ist in diversen Studien belegt [28]. Bei einer sehr dünnen AED-Dichte im Landkreis Vorpommern-Greifswald wäre es denkbar, dass dem Land|Retter zum Einsatzort ein AED per Drohne geschickt wird.

▶ Unsere Vision: Die Smartphone-basierte Ersthelfer-Alarmierung wird ergänzt durch einen AED, der per Drohne voll automatisiert zu dem Einsatzort gebracht wird.

3.3.5 Empfehlungen aus dem internationalen Symposium Community First Responder (#CFR)

In den letzten Jahren wurden besonders in Europa in mehreren Regionen Systeme der Smartphone-basierten Ersthelfer-Alarmierung eingeführt (siehe Abschn. 3.1). Während der Grundgedanke in allen Systemen darin besteht, möglichst schnell einen Community First Responder (CFR) als Ersthelfer an den Einsatzort zu schicken, differieren die Umsetzungswege teilweise erheblich.

So gibt es beispielsweise App-Systeme, bei denen sich nur Personen mit medizinischem Vorwissen/Wiederbelebungskenntnissen anmelden können (z. B. Land|Retter). Dem gegenüber stehen Systeme ohne Zulassungsbeschränkungen. Jedoch ist aktuell unklar, ob Systeme ohne Zulassungsbeschränkungen nur für Länder wie die Niederlande und Dänemark empfohlen werden sollten, in denen in der Bevölkerung bereits durch die Schulbildung fundiertes Wissen zur Reanimation vorhanden ist.

▶ Durch die vielen Unterschiede lassen sich die App-Systeme in Studien nur eingeschränkt miteinander vergleichen und es ist unklar, welche Komponenten vorteilhaft sind. Somit besteht die Gefahr, dass einige App-Systeme nicht optimal genutzt werden.

Daher wurde im Rahmen des Projektes Land|Rettung am 26.09.2019 ein Symposium zur Smartphone-basierten Ersthelfer-Alarmierung durchgeführt. Dieses #CFR-Symposium hatte zum Ziel, den aktuellen Stand der Wissenschaft zu diskutieren, unterschiedliche Systeme aus Europa zu vergleichen und in einem Konsens-Prozess Empfehlungen zu generieren. Daher wurde das Symposium in drei Teile aufgeteilt: nach einem Überblick über die aktuellen Systeme folgte eine Ideenfabrik mit anschließender Konsens-Abstimmung. Zusätzlich gab es Berichte zu rechtlichen Aspekten, zu der Sicht der Leitstelle und der Krankenkasse sowie eine Präsentation erster Ergebnisse aus dem Projekt Land|Rettung. In einem Industrieforum stellten sich unterschiedliche App-Anbieter vor und in einer praktischen Demonstration wurde gezeigt, wie eine Ersthelfer-Schulung ablaufen könnte. Über 100 Personen aus dem Rettungsdienst, den Kliniken, der Wissenschaft, aus Behörden und Krankenkassen sowie Vertreter aus der Industrie und Anwender nahmen am #CFR-Symposium teil, siehe Abb. 3.11.

Abb. 3.11 Internationale Referenten stellten aktuelle Konzepte zur Smartphone-basierten Ersthelfer-Alarmierung vor

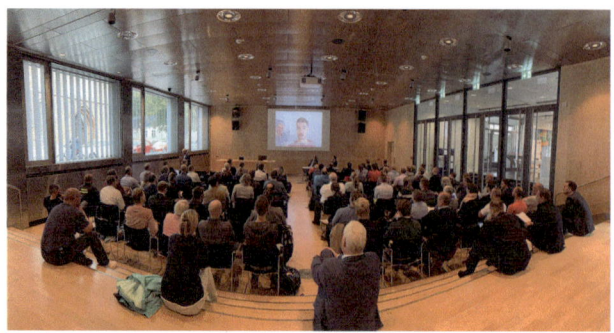

In dem Überblick über die aktuellen Systeme stellten Experten aus den Niederlanden, Dänemark, Österreich, der Schweiz und Deutschland die erfolgreich implementierten Systeme vor. Zur Erhöhung der Vergleichbarkeit wurden dabei bestimmte Fragestellungen adressiert, (z. B. wie die Rekrutierung und das Training der Ersthelfer erfolgt), wie das System finanziert wird und was jeweils besonders gut funktioniert bzw. wo die Hürden liegen. Hierbei berichtete beispielsweise Mario Krammel aus Wien, dass die Ersthelfer-Alarmierung dort sehr erfolgreich mit einem AED-Register verbunden ist, sodass die Community First Responder zusätzlich einen AED (Defibrillator) mitbringen. Auch in der Schweiz werden AED in die Versorgungskette integriert und Roman Burkart zeigte, dass die Distanz zum AED und der damit verbundene Umweg auf dem Weg zum Patienten erheblichen Einfluss hat auf den Erfolg. Stefan Prasse aus Köln berichtete, dass in dem App-System „Mobile Retter" bis zu fünf Personen zu einem Ereignis alarmiert werden, wobei die dritte Person primär für den AED zuständig sei, während die anderen Helfer sich direkt auf den Weg begeben und mit der Reanimation beginnen. Michael Müller aus Freiburg baute auf diesen Ergebnissen auf und stellte einen intelligenten Alarmierungsalgorithmus vor, bei dem neben dem Standort des Patienten und dem des Ersthelfers auch noch die Lokalisation eines AED und des nächsten Rettungsmittels berücksichtigt wird. Während in Deutschland, Dänemark und Österreich mehrere App-Systeme parallel bestehen und unabhängig voneinander benutzt werden, berichtete Remy Stieglis aus Amsterdam, dass in den Niederlanden „HeartSlagNu" als einheitliches System verwendet wird. In diesem seien inzwischen so viele Ersthelfer registriert, dass sich teilweise über 200 Ersthelfer im unmittelbaren Umkreis eines Herzkreislaufstillstands befinden, sodass der Alarmierungsradius deutlich reduziert werden konnte. Die kurzen Eintreffzeiten führten dazu, dass sich die Wahrscheinlichkeit, einen Herzstillstand zu überleben, in städtischen Regionen verdoppelt hat. Bernd Strickmann stellte beeindruckende Zahlen aus Gütersloh vor: Durch die Einführung der Smartphone-basierten Ersthelfer-Alarmierung ist im Durchschnitt nach vier Minuten ein Ersthelfer am Einsatzort, während der Rettungsdienst durchschnittlich sieben Minuten brauche. Hierdurch konnten mehr Patienten mit gutem neurologischen Outcome überleben.

Basierend auf den Vorträgen wurden die Teilnehmer anschließend zu einer Ideenfabrik eingeladen. Hier wurden Hypothesen entwickelt, welche Anforderungen an ein

3 Smartphone-basierte Ersthelfer-Alarmierung

Community-First-Responder-System zu stellen seien. Zu sechs Themenfeldern wurden insgesamt 24 Hypothesen entwickelt. Anschließend wurde über diese und die zusätzliche Hypothese „Eine Smartphone-basierte Ersthelfer-Alarmierung rettet Leben" in einem Konsensus-Prozess abgestimmt. Mit hohem Konsensus wurde den Aussagen zugestimmt, dass Community First Responder Leben retten und dass eine Alarmierung über die Leitstelle erfolgen sollte. Des Weiteren bestand darüber Konsensus, dass die Leitstelle im Einsatzfall den Ersthelfer kontaktieren könne müsse und umgekehrt. Andere Hypothesen wurden kontrovers diskutiert. So besteht derzeit keine Einigung darüber, ob Ersthelfer ausschließlich zu Herzkreislaufstillständen bei Erwachsenen disponiert werden sollten, oder ob auch die Versorgung von Kindern oder anderen Notfällen angestrebt werden sollte. Des Weiteren bestehen z. B. sehr unterschiedliche Einstellungen dazu, welches Mindestalter Ersthelfer haben sollten und ob die Einführungsschulungen vollständig online erfolgen können. In den verschiedenen Systemen werden diese Punkte derzeit unterschiedlich realisiert.

▶ Konsensus bestand zu der Hypothese, dass eine bundesweite Strategie zur Smartphone-basierten Ersthelfer-Alarmierung benötigt wird.

3.3.6 Kostenevaluation

Die zweite Projektsäule der Smartphone-basierten Ersthelfer-Alarmierung wurde ebenfalls aus ökonomischer Perspektive evaluiert. Die Daten aus dem Eigenbetrieb Rettungsdienst im Landkreis Vorpommern-Greifswald dienen als Grundlage der Kalkulation von Plankosten. Die Struktur dieser Kalkulation ähnelt derjenigen aus Abschn. 2.3.6. Es wird erneut zwischen einmaligen und jährlichen Kosten differenziert, die einzelnen Kostenpositionen unterscheiden sich jedoch stark voneinander. Zu den einmaligen Kosten zählen für die Land|Retter-App die Kosten für die Systemkomponenten, Schulungsmaterialien, Personaleinweisungen, eine Arbeitsplatzausstattung für die Hotline-Zentrale und für die alternativen, abhängigen Kfz-Kosten zu Schulungszwecken. Die jährlichen Kosten setzten sich aus Personalkosten, sonstigen Verbrauchsmaterialien, variablen Schulungskosten, Systemkomponenten (Lizenzgebühren) und alternativen, abhängigen laufenden Kfz-Kosten zusammen, siehe Abb. 3.12.

Für die Einführung und Implementierung der Land|Retter-App sind unterschiedliche *einmalige* Investitionen notwendig. Zunächst sind die Kosten für die App selbst sowie deren Integration und Einrichtung in die bestehende Netzwerkstruktur zu nennen. Weiterhin werden zu Schulungszwecken zwei Tablets benötigt. Die registrierten Land|Retter werden, wie in Abschn. 3.2. beschrieben, durch die Leitstellendisponenten bei dem Einsatzstichwort „Kreislaufstillstand" zusätzlich zu den Rettungsmitteln RTW und NEF disponiert. Für die technische Umsetzung ist die Integration dieses Tools in der Leitstellen-Software notwendig, wobei ebenfalls Kosten anfallen. Die Registrierung der Land|Retter erfolgt über die App oder online über eine dafür eingerichtete Homepage, für deren

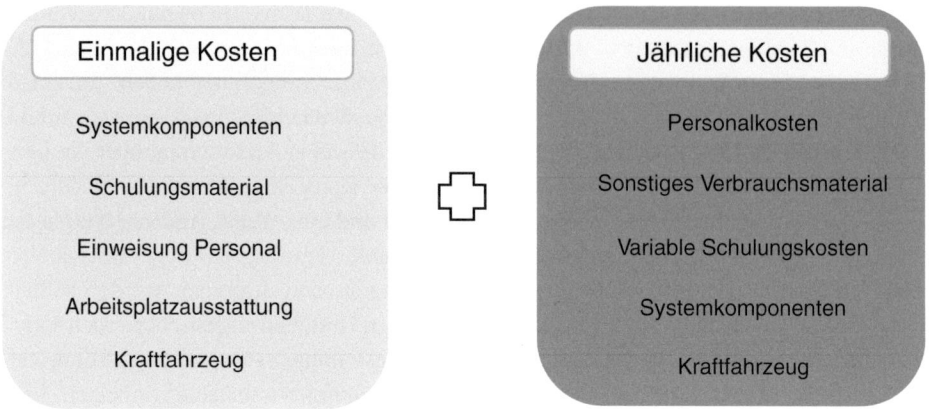

Abb. 3.12 Übersicht der einmaligen und jährlichen Kosten der Säule 2

Erstellung Kosten anfallen. Zusätzlich stehen den Land|Rettern über eine Telefon-Hotline Projektmitarbeiter für alle Fragen zur Verfügung und beraten beispielsweise bei technischen Schwierigkeiten. Überdies sind jene während der Hotline-Zeiten primäre Ansprechpartner bei der Koordination und Vorbereitung sowie Nachbereitung von Schulungen. Die Disponierung der Land|Retter durch die Leitstellenmitarbeiter bedarf einer Einarbeitung. In der Kostenkalkulation wurden daher Kosten in Höhe von zwei Arbeitszeitstunden je Leitstellenmitarbeiter berücksichtigt, die Arbeitszeitverluste aufgrund der Schulungsteilnahme widerspiegeln.

Die notwendige Schulung der potenziellen Land|Retter erfolgt an zwei Brayden-Pro-Simulationspuppen, mit denen die Qualität der Herzdruckmassage zum direkten Feedback vor Ort gemessen werden kann. Es werden vier Reanimationspuppen benötigt, um alle Schulungen in der erforderlichen Qualität und in dem verfügbaren Zeitumfang gewährleisten zu können. Zusätzlich findet ein Full-Scale-Simulator Anwendung, mit dem komplexe Situationen dargestellt werden können. Die Evaluation der Säule 2 hat ergeben, dass die Nutzung dieses Simulators jedoch nicht essenziell für die Schulung von Land|Rettern ist. Aus diesem Grund werden die Kosten dafür in der folgenden Plankostenanalyse nicht berücksichtigt.

Auch in dieser Säule wird für den Transport von Dozenten und Materialien für die Schulungen ein Kraftfahrzeug benötigt. Für die Menge der Schulungsmaterialien ist ein Kombiwagen ausreichend. Daher besteht neben den bereits in Abschn. 2.3.6 vorgestellten drei Alternativen (a) Kauf, (b) Miete sowie (c) Leasing auch die Möglichkeit der Nutzung eines Privat-Kfz (d). Für die Alternativen fallen fahrzeugspezifisch die gleichen Kostenpositionen wie in Abschn. 2.3.6 an. Bei der Nutzung des Privat-Kfz werden die Reisekosten nach Landesreisekostengesetz abgerechnet und die personelle Bindung zum Be- und Entladen des Kfz berücksichtigt. Zusätzlich werden auch die Kosten für die Option einer gemeinsamen Kfz-Nutzung für Säule 1 und Säule 2 bestimmt. Bei dieser Betrachtung wird aufgrund der kleinstmöglichen, aber notwendigen Ladefläche mit einem Kleintransporter kalkuliert.

3 Smartphone-basierte Ersthelfer-Alarmierung

Im Folgenden werden die einzelnen Kostenpositionen der *jährlichen* Kosten detailliert dargestellt. Zunächst fallen neben den einmaligen Kosten für die Systemkomponenten jährliche Kosten für die Lizenzen der App an, damit die Anwendung sowohl in der Leitstelle als auch auf den Smartphones der Ersthelfer genutzt werden kann.

Für die allgemeine Organisation und Koordination rund um die Land|Retter-App werden studentische Hilfskräfte mit einem Gesamtumfang von acht Stunden pro Woche eingestellt. Auch hier zeigen die Erfahrungen aus dem Projekt, dass die Unterstützung durch ärztliches Personal in Höhe von vier Stunden pro Woche notwendig ist. Die perspektivische jährliche Gehaltssteigerung liegt bei 3,2 %.

Neben der Arbeitsplatzausstattung für die Hotline-Zentrale fallen für die organisatorischen Tätigkeiten Büromaterialien an. Die Erfahrungswerte im Rahmen des Projektes bilden dabei die Grundlage für die pauschalen Beträge dieser Kostenposition.

Die Durchführung von jährlich 48 Schulungen erfolgt landkreisintern durch eine studentische Hilfskraft mit medizinischen Kenntnissen sowie ärztliches Personal. Für jede Schulung werden drei Arbeitszeitstunden einkalkuliert. Zusätzlich wird eine Fahrtkostenpauschale pro Schulung berücksichtigt (wie auch in Säule 1). Für Verbrauchs- und Informationsmaterialien werden Pauschalbeträge auf Basis der bisherigen Projektausgaben berücksichtigt.

Bevor die Plankosten dargestellt werden, soll der Blick an dieser Stelle auf die prozentuale Kostenverteilung gerichtet werden. Die einzelnen Kostenpositionen wurden in dieser Betrachtung zwar weiter nach einmaligen und jährlichen Kosten aufgeteilt, dann aber thematisch in anfallende Kosten für Systemkomponenten, Schulungen sowie Organisation und Hotline unterteilt. Abb. 3.13 zeigt die prozentuale Kostenverteilung im ersten Jahr. Die Hälfte der jährlichen Gesamtkosten fallen für die Anschaffung und jährlichen Betriebskosten der Systemkomponenten der Smartphone-basierten Ersthelfer-Alarmierung an, die anbieterabhängig sind. Bei der Auswahl eines anderen Dienstleistungsanbieters für

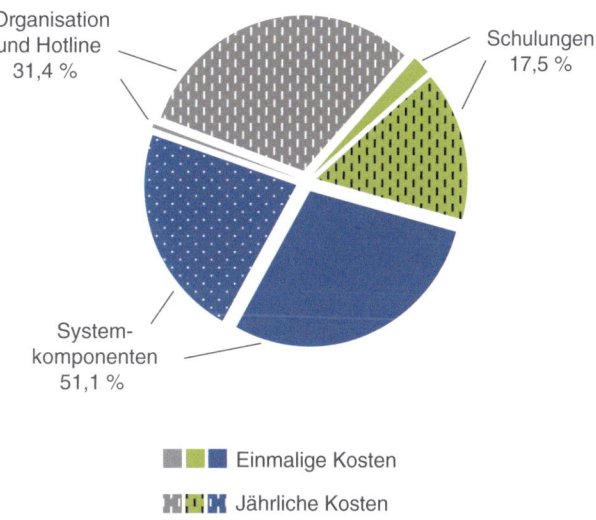

Abb. 3.13 Prozentuale Kostenverteilung der Säule 2

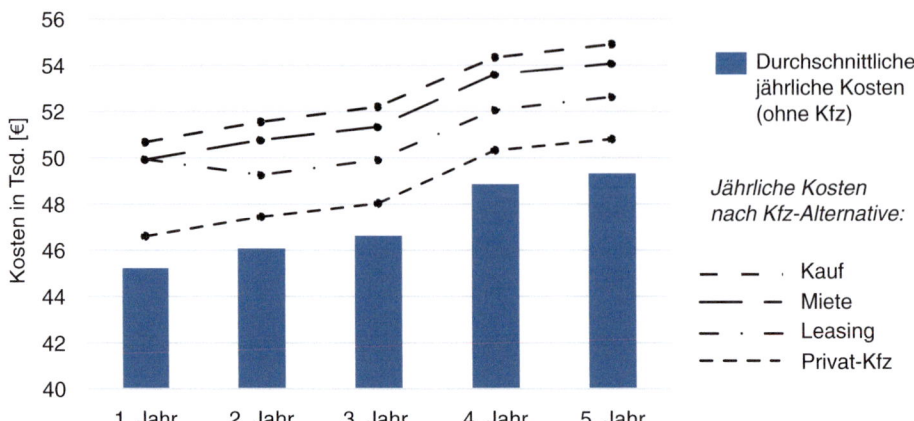

Abb. 3.14 Durchschnittliche jährliche Gesamtkosten nach Kfz-Alternativen

die Software oder bei der Überprüfung der regional verfügbaren Ressourcen (beispielsweise bei einer Anpassung der Anzahl an Schulungssimulatoren) sind andere Kostenhöhen durchaus denkbar. Die Ausgaben für Schulungen betragen nur 17,5 % der jährlichen Gesamtkosten. Allerdings zeigen sie, mit Blick auf die durchgeführten Schulungen im Rahmen des Projektes, ebenfalls Einsparpotenziale auf.

Zunächst sollen an dieser Stelle die durchschnittlichen Gesamtkosten aufgezeigt werden (Abb. 3.14). Die Balken zeigen die durchschnittlichen jährlichen Gesamtkosten aller Kostenpositionen (einmalige und jährliche Kosten) ausschließlich der anfallenden Investitions- und Betriebskosten eines Kfz zur Durchführung der Schulungen. Hier sei erwähnt, dass die einmaligen Kosten linear über die gesetzlich vorgeschriebenen Nutzungsdauern abgeschrieben wurden, weshalb sich, im Gegensatz zu den jährlichen Kosten, ein konstanter Wert in Höhe von 14.104 € ergibt. Im Anschluss an die Abschreibung ist ökonomisch gesehen von einer Wiederbeschaffung dieser Güter auszugehen, welche sodann erneut abgeschrieben werden.

Die vier Linien über diesen Balken zeigen die durchschnittlichen jährlichen Gesamtkosten auf, wobei die Differenz zu den Balken die zusätzlich entstehenden Kosten in Abhängigkeit von der Kfz-Alternative darstellen. Es wird deutlich, dass die Nutzung eines Privat-Kfz für die Durchführung der Land|Retter Schulungen mit 46.597 € im ersten Jahr bis 50.799 € im fünften Jahr am kostengünstigsten ist. Falls diese Alternative nicht angewendet werden kann, ist das Leasing eines Kfz die zweitbeste Alternative. Obwohl hier im ersten Jahr optional höhere Kosten für eine Anzahlung entstehen, liegen die Kosten über die Jahre dennoch unter denen der Alternativen Kauf und Miete. Das sich ergebende Bild ähnelt dem der Plankostenkalkulation für die erste Projektsäule in Abschn. 2.3.6. Bei einer simultanen Umsetzung von Laienreanimationsschulungen und einer Smartphone-basierten Ersthelfer-Alarmierung könnte der Kauf eines Kfz für die gemeinsame Nutzung in beiden Schulungstypen jedoch sinnvoll sein. Insbesondere ist hier zu bedenken, dass die Schu-

3 Smartphone-basierte Ersthelfer-Alarmierung

lungsmaterialien zum Großteil im Kfz selbst gelagert werden könnten, wodurch die Personalkosten für das Be- und Entladen entfallen. Zudem kann das Kfz zu Werbezwecken dienen. Eine Betrachtung der sich ergebenden Kosten soll jedoch nicht Bestand dieser Analyse sein.

An dieser Stelle sollen die bereits angesprochenen potenziellen Einsparpotentiale in Bezug auf die Schulungen näher untersucht werden. Dafür gehen wir zunächst von der günstigen Alternative der Nutzung eines Privat-Kfz aus. Im Rahmen des Projektes wurden jährlich durchschnittlich 35,6 Schulungen mit einer durchschnittlichen Teilnehmeranzahl von 4,4 Land|Rettern durchgeführt. Werden alle im Rahmen der Säule 2 entstehenden Kosten auf die Anzahl der 390 geschulten Teilnehmer verteilt, ergeben sich ca. 300 € pro Land|Retter. Dieser Wert ist vergleichsweise hoch und ist auch beispielsweise von der Teilnehmeranzahl abhängig. So gab es Schulungstermine, zu denen sich zwar neue Ehrenamtliche angemeldet hatten, dann aber doch nicht erschienen waren, sodass es Schulungen gab, zu denen keine Teilnehmer kamen. Diese Situation wirkt sich in hohem Maß auf die Kosten pro Schulung aus, denn die Dozenten waren zum Teil eigens für diese Termine von weither angereist. Somit besteht ein großes Optimierungspotenzial im Bereich der Schulungskosten. Im Folgenden wurde die Teilnehmeranzahl schrittweise erhöht und die sich jeweils ergebenen Kosten pro Teilnehmer in Abb. 3.15 dargestellt.

Bereits eine Erhöhung der Schulungsteilnehmer auf fünf Land|Retter führt fast zu einer Halbierung der Kosten pro geschulter Person. Potenziell sind die Schulungen aber für weitaus mehr Teilnehmer ausgelegt. Es ist davon auszugehen, dass die Schulung bei einer Gruppengröße von fünfzehn Teilnehmern noch adäquat durchführbar ist. Dabei könnten die Kosten pro Teilnehmer auf 88 € sinken, was zu einer Fallkostenersparnis in Höhe von bis zu 71 % im Vergleich zum derzeitigen Status quo führen würde.

Was in Zahlen einfach darzustellen ist, stößt in der Realität auf grundlegende Probleme, die es zu überwinden gilt. Wie bereits dargelegt wurde, spielt hier insbesondere die Moti-

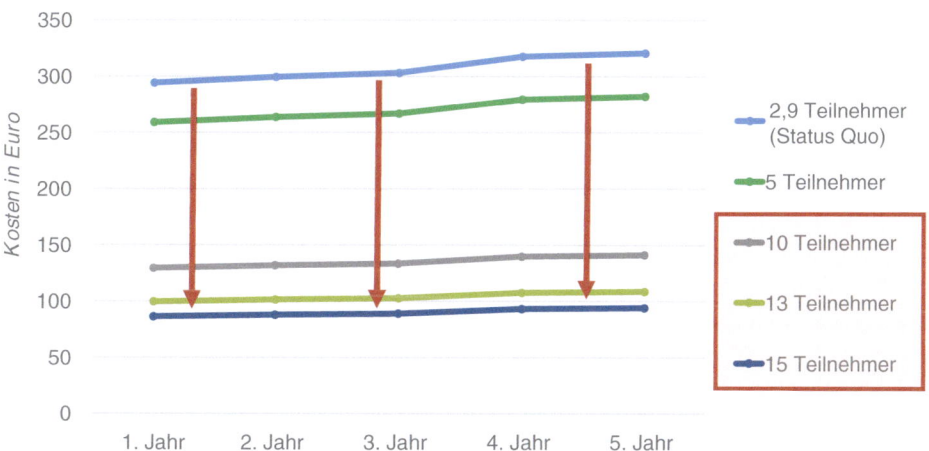

Abb. 3.15 Einsparpotenziale in Abhängigkeit von der Anzahl der Schulungsteilnehmer

vation der potenziellen Land|Retter eine große Rolle. Das System sieht die Teilnahme an einer Schulung als Voraussetzung zur Freischaltung eines Land|Retters vor, was aus medizinischer, aber auch aus juristischer Perspektive notwendig ist. Weiterhin stellt die Smartphone-basierte Ersthelfer-Alarmierung ein Ehrenamt dar, wodurch die Schulungen vorzugsweise wegen Berufstätigkeit am Abend stattfinden. Aufgrund der großen Landkreisfläche und -struktur ist die Anreise zu einem Schulungsort nicht immer zwangsläufig kurz. Das Projekt hat gezeigt, dass die Land|Retter-App in der präklinischen Notfallversorgung große Vorteile bringt, dennoch gilt es zukünftig einige Probleme zu überwinden bzw. Lösungen zu finden, um das System kosteneffizienter zu gestalten.

3.4 Ausblick

J. Günther und D. Kohnen

3.4.1 Nachhaltigkeit im Landkreis Vorpommern-Greifswald

Im Rahmen der Säule 2 zur Smartphone-basierten Ersthelfer-Alarmierung konnten über die gesamte Projektlaufzeit viele Ersthelfer rekrutiert werden, die rund um die Uhr bereitstehen, um Erste Hilfe in der Nachbarschaft zu leisten und Leben zu retten.

Um ein Fortbestehen dieser erfolgreichen Struktur zu gewährleisten, galt es daher nach Auslaufen des Projektes Land|Rettung eine Anschlussfinanzierung zu finden. Diese Problematik, gemeinsam mit der Fragestellung, wie die Säule 1 fortgeführt werden soll (siehe Abschn. 2.4.1), wurde in einem Konzeptpapier formuliert und an das Ministerium für Wirtschaft, Arbeit und Gesundheit Mecklenburg-Vorpommern sowie die Krankenkassen gesendet. Der Landkreis Vorpommern-Greifswald als Träger des Rettungsdienstes und die bisher beteiligten Projektpartner im Projekt Land|Rettung waren ebenfalls involviert.

Das Ministerium für Wirtschaft, Arbeit und Gesundheit M-V hat sich daraufhin in einem Schreiben zur Finanzierung der Fortführung der App zur Ersthelfer-Alarmierung positioniert. In diesem Schreiben weist das Ministerium auf § 2 des Rettungsdienstgesetzes M-V (RDG M-V) hin, in dem die präklinische notfallmedizinische Versorgung von Patienten zu einer Aufgabe des Rettungsdienstes zählt. Weiterhin beschreibt § 2 Abs. 2 RDG M-V, dass bei lebensbedrohlich Verletzten oder Erkrankten lebensrettende Maßnahmen oder Maßnahmen zur Abwendung schwerer gesundheitlicher Schäden durchzuführen sind. Nach Auffassung des Ministeriums tragen Ersthelfer zur präklinischen notfallmedizinischen Versorgung von Patienten bei, da sie vor dem ersteintreffenden Rettungsmittel des öffentlichen Rettungsdienstes lebensrettende Maßnahmen oder Maßnahmen zur Verhinderung schwerer gesundheitlicher Schäden erbringen. Für die Kosten des öffentlichen Rettungsdienstes werden laut § 12 RDG M-V Benutzungsentgelte zwischen den Trägern des Rettungsdienstes und den Landesverbänden der Sozialleistungsträger vereinbart. Wofür sie konkret zu verwenden sind, wird unter § 12 Abs. 1 RDG M-V in wesentlichen Punkten, jedoch nicht abschließend, aufgezählt. Demnach können die Träger des Rettungsdienstes die Kosten, die mit der Vorhaltung der Smartphone-basierten Ersthelfer-Alarmierung entstehen, bei der Verhandlung über die Benutzungsentgelte gegenüber den Kostenträgern geltend machen. Selbstverständlich gilt es, die in § 1 Abs. 1 und § 12 Abs. 1 RDG M-V beschriebenen Forderungen der Wirtschaftlichkeit und bedarfsgerechten Aufgabenerfüllung zu beachten.

Aus wissenschaftlicher Sicht erscheint es nicht nur sinnvoll, Strukturen zur Smartphone-basierten Ersthelfer-Alarmierung mit den Maßnahmen zur Stärkung der Wiederbelebungskompetenz der Bevölkerung zu verzahnen, sondern beides auch im ganzen Bundesland M-V zu etablieren. Darüber hinaus ist bei einer Etablierung im ganzen Land insbesondere in Bezug auf die Smartphone-basierte Ersthelfer-Alarmierung eine einheitliche Softwarelösung in Betracht zu ziehen.

3.4.2 Empfehlungen zur Übertragung in andere Regionen

Das vorangegangene Kapitel behandelt die Implementierung der Land|Retter-App im Landkreis Vorpommern-Greifswald als eine Smartphone-basierte, standortbezogene Alarmierung qualifizierter Ersthelfer zu Herzkreislaufstillständen. Das Erfolgspotenzial derartiger Systeme konnte insbesondere international in verschiedenen Studien eindrucksvoll aufgezeigt werden [9, 26, 30]. Aber auch in anderen Regionen in Deutschland existieren gut etablierte und fest in die präklinischen Strukturen eingebettete Systeme zur Smartphone-basierten Ersthelfer-Alarmierung, die als Ergänzung zum Regelrettungsdienst zur Überbrückung von Versorgungslücken alarmiert werden [13]. Das Thema steht folglich im Mittelpunkt der weltweiten Digitalisierung [26]. In diesem Kapitel wurden bereits die Aspekte erläutert, die vor der Einführung eines Systems zur Smartphone-basierten Ersthelfer-Alarmierung zu berücksichtigen sind, sowie organisatorische und technische Umsetzungshürden. Ziel ist nun, jene Faktoren zusammenfassend darzustellen, die bei der Einführung und Umsetzung eines solchen Systems erfolgsentscheidend sein können.

Als einer der wichtigsten Erfolgsfaktoren kann die Rekrutierungsstrategie betrachtet werden. Wie andere Apps auch, wird der Erfolg eines Ersthelfer-Systems vornehmlich durch seine Nutzer bestimmt. Diese Nutzer müssen nicht nur gefunden, sondern auch zum Download der App motiviert werden. Um zahlreiche qualifizierte Ersthelfer im gesamten Landkreis Vorpommern-Greifswald für die Land|Retter-App gewinnen zu können, wurden bei der Rekrutierung diverse Print- (z. B. Flyer, Poster), aber auch Online-Werbemaßnahmen (z. B. Internetauftritt, Newsletter, Social Media, TV/Radio) genutzt. Eine weitere Methode im Zuge der Rekrutierungsstrategie war das Einsetzen von Land|Rettern als Markenbotschafter (sog. „Ambassadors"), welche die Land|Retter-App in ihrem beruflichen und privaten Umfeld gezielt beworben und weiterempfohlen haben und somit ihren Bekanntheitsgrad im gesamten Landkreis maßgeblich steigern konnten.

Für den langfristigen Erfolg der App reicht die Gewinnung von Land|Rettern alleine jedoch nicht aus. Es bedarf vielmehr noch einer Bindungsstrategie, die die Land|Retter über den Download der App aus dem App-Store hinaus zu ihrer (dauerhaften) Nutzung bewegt. Wie wichtig die Nutzerbindung für den nachhaltigen Erfolg der App ist, zeigen verschiedene Auswertungen von App-Nutzungsdaten: Etwa 80 % aller App-Nutzer greifen schon nach den ersten drei Monaten nicht mehr auf eine App zu [31]. Zur Bindung von Land|Rettern wurde daher viel Wert auf den persönlichen Kontakt und die Betreuung gelegt. Es wurde speziell eine Hotline eingerichtet, die die Land|Retter für Rückfragen, bei persönlichen Anliegen oder Problemen sowie sonstigen Themen zur direkten Kontaktaufnahme nutzen konnten. Darüber hinaus wurde jeden Monat ein Probealarm durchgeführt, mit dem die Land|Retter an die App erinnert und die Funktionsweise der App überprüft werden sollten. Aber auch Veranstaltungen, wie z. B. der Land|Retter-Tag boten den Land|Rettern eine geeignete Plattform zum Austausch von Erfahrung, Informationen und Wissen. Durch gezielte Online- und Telefonumfragen konnten darüber hinaus Informationen zum Nutzungsverhalten der Land|Retter sowie erfahrungsbasierte Daten gewonnen werden. Diese Umfragen trugen nicht nur zur Optimierung der Land|Retter-App, sondern auch maßgeblich zur Steigerung der Nutzerzufriedenheit bei. Zusammenfassend kann festgehalten werden, dass die zuvor beschriebenen Erfolgsfaktoren bei der Nutzergewinnung und -bindung gut auf andere Regionen übertragen werden können.

Literatur

1. Perkins GD, Handley AJ, Koster RW et al (2015) European resuscitation council guidelines for resuscitation 2015: section 2. Adult basic life support and automated external defibrillation. Resuscitation 95:81–99. https://doi.org/10.1016/j.resuscitation.2015.07.015
2. Bürger A, Wnent J, Bohn A et al (2018) The effect of ambulance response time on survival following out-of-hospital cardiac arrest: an analysis from the German resuscitation registry. Dtsch Arztebl Int 115(33–34):541–548. https://doi.org/10.3238/arztebl.2018.0541
3. Hasselqvist-Ax I, Riva G, Herlitz J et al (2015) Early cardiopulmonary resuscitation in out-of-hospital cardiac arrest. N Engl J Med 372(24):2307–2315. https://doi.org/10.1056/NEJMoa1405796
4. Rajan S, Wissenberg M, Folke F et al (2016) Association of bystander cardiopulmonary resuscitation and survival according to ambulance response times after out-of-hospital cardiac arrest. Circulation 134(25):2095–2104. https://doi.org/10.1161/CIRCULATIONAHA.116.024400
5. Herlitz J, Svensson L, Holmberg S et al (2005) Efficacy of bystander CPR: intervention by lay people and by health care professionals. Resuscitation 66(3):291–295. https://doi.org/10.1016/j.resuscitation.2005.04.003
6. Phung V-H, Trueman I, Togher F et al (2017) Community first responders and responder schemes in the United Kingdom: systematic scoping review. Scand J Trauma Resusc Emerg Med 25(1):58. https://doi.org/10.1186/s13049-017-0403-z
7. Zijlstra JA, Stieglis R, Riedijk F et al (2014) Local lay rescuers with AEDs, alerted by text messages, contribute to early defibrillation in a Dutch out-of-hospital cardiac arrest dispatch system. Resuscitation 85(11):1444–1449. https://doi.org/10.1016/j.resuscitation.2014.07.020

8. Ringh M, Rosenqvist M, Hollenberg J et al (2015) Mobile-phone dispatch of laypersons for CPR in out-of-hospital cardiac arrest. N Engl J Med 372(24):2316–2325. https://doi.org/10.1056/NEJMoa1406038
9. Scquizzato T, Burkart R, Greif R et al (2020) Mobile phone systems to alert citizens as first responders and to locate automated external defibrillators: a European survey. Resuscitation. https://doi.org/10.1016/j.resuscitation.2020.03.009
10. Sarkisian L, Mickley H, Schakow H et al (2020) Global positioning system alerted volunteer first responders arrive before emergency medical services in more than four out of five emergency calls. Resuscitation. https://doi.org/10.1016/j.resuscitation.2019.12.010
11. Kovic I, Lulic I (2011) Mobile phone in the chain of survival. Resuscitation 82(6):776–779. https://doi.org/10.1016/j.resuscitation.2011.02.014
12. Berglund E, Claesson A, Nordberg P et al (2018) A smartphone application for dispatch of lay responders to out-of-hospital cardiac arrests. Resuscitation 126:160–165. https://doi.org/10.1016/j.resuscitation.2018.01.039
13. Stroop R, Kerner T, Strickmann B et al (2019) Mobile phone-based alerting of CPR-trained volunteers simultaneously with the ambulance can reduce the resuscitation-free interval and improve outcome after out-of-hospital cardiac arrest: a German, population-based cohort study. Resuscitation. https://doi.org/10.1016/j.resuscitation.2019.12.012
14. Hasselqvist-Ax I, Nordberg P, Herlitz J et al (2017) Dispatch of firefighters and police officers in out-of-hospital cardiac arrest: a nationwide prospective cohort trial using propensity score analysis. J Am Heart Assoc 6(10). https://doi.org/10.1161/JAHA.117.005873
15. Oving I, Masterson S, Tjelmeland IBM et al (2019) First-response treatment after out-of-hospital cardiac arrest: a survey of current practices across 29 countries in Europe. Scand J Trauma Resusc Emerg Med 27(1):112. https://doi.org/10.1186/s13049-019-0689-0
16. Lee SY, Shin SD, Lee YJ et al (2019) Text message alert system and resuscitation outcomes after out-of-hospital cardiac arrest: a before-and-after population-based study. Resuscitation 138:198–207. https://doi.org/10.1016/j.resuscitation.2019.01.045
17. Scquizzato T, Pallanch O, Belletti A et al (2020) Enhancing citizens response to out-of-hospital cardiac arrest: a systematic review of mobile-phone systems to alert citizens as first responders. Resuscitation 152:16–25. https://doi.org/10.1016/j.resuscitation.2020.05.006
18. Nordberg P, Jonsson M, Forsberg S et al (2015) The survival benefit of dual dispatch of EMS and fire-fighters in out-of-hospital cardiac arrest may differ depending on population density – a prospective cohort study. Resuscitation 90:143–149. https://doi.org/10.1016/j.resuscitation.2015.02.036
19. Smith CM, Wilson MH, Hartley-Sharpe C et al (2017) The use of trained volunteers in the response to out-of-hospital cardiac arrest – the GoodSAM experience. Resuscitation 121:123–126. https://doi.org/10.1016/j.resuscitation.2017.10.020
20. Smith CM, Griffiths F, Fothergill RT et al (2020) Identifying and overcoming barriers to automated external defibrillator use by GoodSAM volunteer first responders in out-of-hospital cardiac arrest using the Theoretical Domains Framework and Behaviour Change Wheel: a qualitative study. BMJ Open 10(3):e034908. https://doi.org/10.1136/bmjopen-2019-034908
21. Andelius L, Folke F, Karlsson L et al (2018) Recruiting lay-persons to out-of-hospital cardiac arrests through a smartphone application based response system. BMJ Open 8. https://doi.org/10.1136/bmjopen-2018-EMS.81
22. Slaa G (2020) Increasing cardiac arrest survival by improving the volunteer alerting algorithm. http://essay.utwente.nl/80432/, Zugegriffen am 29.04.2020.
23. Stieglis R, Zijlstra JA, Riedijk F et al (2020) AED and text message responders density in residential areas for rapid response in out-of-hospital cardiac arrest. Resuscitation. https://doi.org/10.1016/j.resuscitation.2020.01.031

24. Rørtveit S, Meland E (2010) First responder resuscitation teams in a rural Norwegian community: sustainability and self-reports of meaningfulness, stress and mastering. Scand J Trauma Resusc Emerg Med 18:25. https://doi.org/10.1186/1757-7241-18-25
25. Zijlstra JA, Beesems SG, de Haan RJ et al (2015) Psychological impact on dispatched local lay rescuers performing bystander cardiopulmonary resuscitation. Resuscitation 92:115–121. https://doi.org/10.1016/j.resuscitation.2015.04.028
26. Gross, B, Schanderl, F, Staedt, N et al (2019) App-basierte Systeme zur Ersthelferalarmierung. Notfall Rettungsmed 22, 483–491 https://doi.org/10.1007/s10049-018-0518-4
27. Nehme Z, Andrew E, Bernard S et al (2019) Trends in survival from out-of-hospital cardiac arrests defibrillated by paramedics, first responders and bystanders. Resuscitation 143:85–91. https://doi.org/10.1016/j.resuscitation.2019.08.018
28. Hansen CM, Kragholm K, Granger CB et al (2015) The role of bystanders, first responders, and emergency medical service providers in timely defibrillation and related outcomes after out-of-hospital cardiac arrest: Results from a statewide registry. Resuscitation 96:303–309. https://doi.org/10.1016/j.resuscitation.2015.09.002
29. Hasselqvist-Ax I, Nordberg P, Svensson L et al (2019) Experiences among firefighters and police officers of responding to out-of-hospital cardiac arrest in a dual dispatch programme in Sweden: an interview study. BMJ Open 9(11):e030895. https://doi.org/10.1136/bmjopen-2019-030895
30. Barry T, Doheny MC, Masterson S et al (2019) Community first responders for out-of-hospital cardiac arrest in adults and children. Cochrane Database Syst Rev (7):CD012764. https://doi.org/10.1002/14651858.CD012764.pub2
31. Apptentive Blog (2017). https://www.apptentive.com/blog/2017/06/22/how-many-mobile-apps-are-actually-used/. Zugegriffen am 14.03.2019. (Archived by WebCite® at http://www.webcitation.org/76rwHel2g)

4 Etablierung einer Telenotarzt-Anwendung

Julia Kuntosch, Peter Brinkrolf, Camilla Metelmann,
Bibiana Metelmann, Lutz Fischer, Frederik Hirsch, Rebekka Süss,
Steffen Fleßa, Tobias Kozlowski, Marie-Luise Rübsam,
Berthold Henkel, Jan Bartels, Alice Kielmann, Jan Heyne,
Saskia Busch, René Plum, Dorothea Kohnen, Jan Hübner,
Marcel Fleig, Joachim Hasebrook und Timm Laslo

J. Kuntosch (✉) · R. Süss · S. Fleßa
Allgemeine Betriebswirtschaftslehre und Gesundheitsmanagement, Universität Greifswald,
Greifswald, Deutschland
e-mail: Julia.Kuntosch@uni-greifswald.de; Rebekka.Suess@uni-greifswald.de;
Steffen.Flessa@uni-greifswald.de

P. Brinkrolf
Klinik für Anästhesiologie, Universitätsmedizin Greifswald, Greifswald, Deutschland

Eigenbetrieb Rettungsdienst, Landkreis Vorpommern-Greifswald, Greifswald, Deutschland
e-mail: Peter.Brinkrolf@uni-greifswald.de

C. Metelmann · B. Metelmann · T. Kozlowski · M.-L. Rübsam · B. Henkel · J. Bartels ·
A. Kielmann · J. Heyne · S. Busch · R. Plum
Klinik für Anästhesiologie, Universitätsmedizin Greifswald, Greifswald, Deutschland
e-mail: Camilla.Metelmann@uni-greifswald.de; Bibiana.Metelmann@uni-greifswald.de;
Tobias.Kozlowski@uni-greifswald.de; Marie-Luise.Ruebsam@uni-greifswald.de;
Bertholdjohannes.Henkel@uni-greifswald.de; Jan.Bartels@uni-greifswald.de

L. Fischer · T. Laslo
Eigenbetrieb Rettungsdienst, Landkreis Vorpommern-Greifswald, Greifswald, Deutschland
e-mail: Lutz.Fischer@kreis-vg.de; Timm.Laslo@kreis-vg.de

F. Hirsch
umlaut telehealthcare GmbH, Aachen, Deutschland
e-mail: Frederik.Hirsch@umlaut.com

D. Kohnen
Faculty of Psychology & Educational Sciences, KU Leuven, Leuven, Belgien
e-mail: Dorothea.Kohnen@kuleuven.be

J. Hübner
Werksarztzentrum Deutschland GmbH, Recklinghausen, Deutschland
e-mail: Jan.Huebner@curacon.de

M. Fleig
Curacon GmbH WPG, Münster, Deutschland

© Springer-Verlag GmbH Deutschland, ein Teil von Springer Nature 2020
K. Hahnenkamp et al. (Hrsg.), *Notfallversorgung auf dem Land*,
https://doi.org/10.1007/978-3-662-61930-8_4

J. Hasebrook
zeb.business school, Münster, Deutschland
e-mail: JHasebrook@zeb.de

Inhaltsverzeichnis

4.1 Hintergrund 116
4.2 Umsetzung: Einführung eines Telenotarztes im Landkreis Vorpommern-Greifswald 121
4.3 Evaluation 138
4.4 Ausblick 235
Literatur 239

4.1 Hintergrund

P. Brinkrolf, C. Metelmann und B. Metelmann

4.1.1 Telenotfallmedizin im Rettungsdienst

Die dritte Säule des Projektes Land|Rettung bestand in der Einführung einer Telenotarzt-Anwendung im Landkreis Vorpommern-Greifswald, siehe Abschn. 1.5.

Die Aufgabe des Rettungswesens ist es, zeitkritische Erkrankungen und Zustände frühzeitig zu erkennen, zu versorgen und ohne Zeitverzug der stationären Versorgung zuzuführen. Deshalb besteht das Rettungswesen in Deutschland aus einem dualen System aus ärztlichem und nichtärztlichem Rettungsdienstpersonal (Abb. 4.1). Während das nichtärztliche Rettungsdienstpersonal mit dem Rettungswagen (RTW) zu (nahezu) jedem Einsatz der Notfallrettung disponiert wird, alarmiert die regional für den Rettungsdienst zuständige Leitstelle den Notarzt mit einem Notarzteinsatzfahrzeug (NEF) oder einem Rettungshubschrauber nur zu (potenziell) lebensbedrohlichen Situationen.

Die Alarmierung eines Notarztes erfolgt bei Verdacht auf eine deutlich beeinträchtigte Vitalfunktion, bei starken Schmerzen oder bei festgelegten notfallbezogenen Indikationen. Die Entscheidung für eine Notarztalarmierung wird durch den jeweiligen Disponenten aufgrund der Informationen aus dem eingegangenen Notruf getroffen. In vielen Rettungsleitstellen werden für die Abfrage des Notrufs strukturierte oder standardisierte Abfrageschemata genutzt [1].

Die Disponierung des Notarztes basiert auf regionalen Protokollen, die sich am Indikationskatalog für den Notarzteinsatz der Bundesärztekammer orientieren [2]. Deutschlandweit wird zu etwa der Hälfte aller Einsätze der Notfallrettung neben einem RTW auch ein Notarzt geschickt, jedoch schwankt dieser Anteil regional stark [3, 4]. Wird ein RTW primär ohne NEF disponiert, kann das Personal des RTW nach der Ersteinschätzung des Patienten die Entscheidung treffen, einen Notarzt nachzualarmieren [1].

4 Etablierung einer Telenotarzt-Anwendung

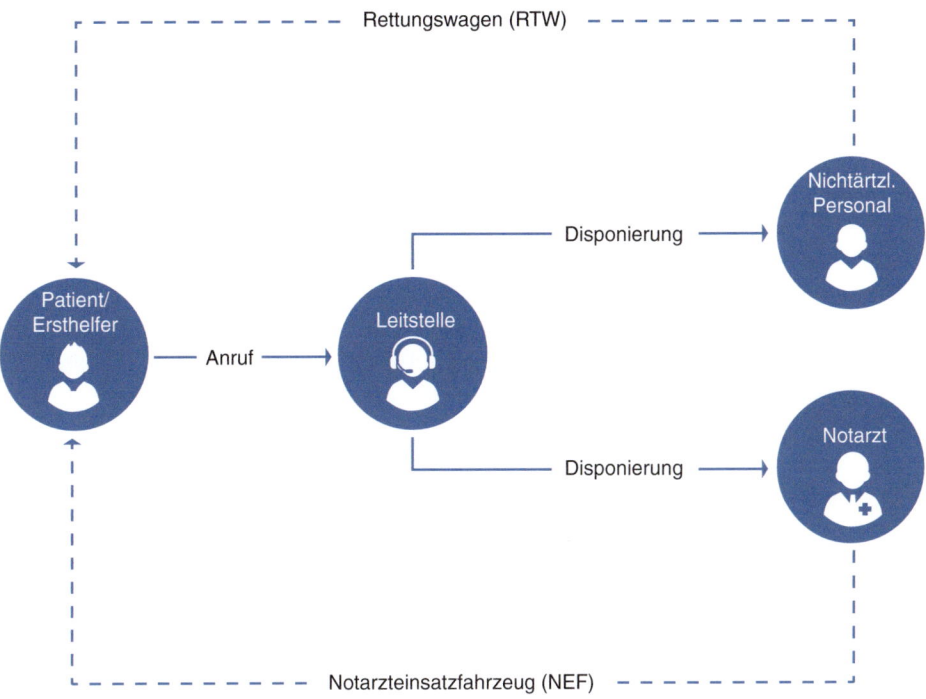

Abb. 4.1 Duales System der Notfallmedizin in Deutschland

▶ Im Sinne eines Rendezvous-Systems gelangen in Deutschland das nichtärztliche und ärztliche Personal üblicherweise in unterschiedlichen Fahrzeugen (RTW und NEF) getrennt zum Einsatzort und treffen sich erst dort.

Das in Deutschland praktizierte System aus ärztlichem und nichtärztlichem Personal in der präklinischen Notallmedizin und die getrennte Fahrt zum Einsatzort hat eine Reihe von Vorteilen, es ergeben sich jedoch auch mögliche Nachteile.

Im Vergleich zu nichtärztlichen Systemen der präklinischen Versorgung wird vielfach eine höhere Versorgungsqualität und somit ein besseres Outcome der Patienten durch die Verfügbarkeit von Notärzten postuliert. Konkrete und valide Vergleiche anzustellen, gestaltet sich jedoch oft schwierig, da sich verschiedene Länder immer hinsichtlich einer Vielzahl von potenziell beeinflussenden Parametern unterscheiden, von denen die präklinische Versorgung und der spätere Krankheitsverlauf abhängig sind [5]. Studien anhand einzelner Krankheitsentitäten, wie zum Beispiel Herzkreislaufstillstand, zeigen jedoch trotz dieser bestehenden Unsicherheit vielfältiger Einflussfaktoren, dass eine notärztliche Versorgung von Patienten in der Präklinik überlegen ist [6, 7]. Darüber hinaus ist in Deutschland die Ausübung der Heilkunde (definiert als Feststellung, Heilung oder Linderung von Krankheiten, Leiden oder Körperschäden bei Menschen) gesetzlich festgelegt und darf nur durch approbierte Ärzte oder psychologische Psychotherapeuten ausgeübt werden. Nach dem sogenannten „Heilpraktikergesetz" können heilkundliche Maßnahmen nur mit Einschränkungen durch Heilpraktiker ohne eine entsprechende Approbation ausgeübt werden. Nichtärztliches Rettungsdienstpersonal hat derzeit nur im Rahmen des rechtfertigenden Notstandes oder einer konkreten Delegation die Möglichkeit, entsprechend tätig zu werden, sodass die optimale Versorgung von Patienten ohne Notarzt derzeit gesetzlich eingeschränkt ist.

Insofern könnte – insbesondere angesichts der äußert eingeschränkten Möglichkeiten zur Beurteilung des Patientenzustandes durch den jeweiligen Leitstellendisponenten – ein gewisses Risiko des Rendezvous-Systems und der abgestuften Alarmierung darin bestehen, dass unbeabsichtigt im Einzelfall auch zu zeitkritischen, lebensbedrohlichen Zuständen aufgrund einer Fehlbeurteilung der telefonischen Schilderung oder einer rapiden Änderung des Patientenzustandes kein Notarzt entsendet wird. In diesen Fällen kann ein Notarzt durch das vor Ort befindliche Personal nachgefordert werden – es entsteht aber mitunter ein erheblicher, gegebenenfalls medizinisch kritischer, Verzug bis zum Beginn der ärztlichen Diagnostik und Therapie.

▶ Durch das Rendezvous-System ist es möglich, die im Vergleich zu den verfügbaren Rettungswagen deutlich geringere Anzahl von Notärzten strategisch zu platzieren, da die Notarzt-Standorte nicht zwingend an Standorte von Rettungswagen geknüpft sind.

Durch das dichtere Netz an Rettungswachen im Vergleich zu Notarztstandorten ergibt sich häufig die Situation, dass die RTW-Besatzung vor dem Notarzt eintrifft, sodass das nichtärztliche Rettungsdienstpersonal eigenverantwortlich mit der Versorgung des Patienten beginnt.

Es ließe sich im Sinne einer optimalen Versorgungsqualität die Forderung ableiten, die Anzahl an eingesetzten NEF der Anzahl an RTW anzupassen oder jeden RTW direkt mit einem Notarzt zu besetzen („Notarztwagen"), um jeden Patienten unmittelbar notärztlich versorgen zu können. Diese Idee erscheint jedoch weder ökonomisch sinnvoll (da in vielen Fällen der Notarzt nicht erforderlich ist) noch praktisch umsetzbar, da bereits bisher die durchgehende Besetzung der bestehenden Standorte mitunter schwierig ist. Erwartungsgemäß wird sich diese Situation zukünftig noch verschärfen (vgl. Abschn. 1.3).

▶ Ein möglicher Lösungsansatz des bestehenden Zielkonfliktes – optimale medizinische Versorgung einerseits, ökonomischer Einsatz begrenzter Ressourcen andererseits – könnte in der Einführung von Telemedizin im Rettungsdienst liegen.

Durch eine telemedizinische Anwendung kann das Personal vor Ort jederzeit und ohne Verzögerung Kontakt zu einem Notarzt – dem Telenotarzt (TNA) – aufnehmen (siehe Abb. 4.2).

Telemedizin ermöglicht es, durch die Nutzung von Informations- und Kommunikationsmitteln medizinisches Wissen über räumliche Distanzen hinweg zu übertragen. Hierdurch kann medizinische Expertise an den Ort gebracht werden, an dem sie gerade gebraucht wird.

4 Etablierung einer Telenotarzt-Anwendung

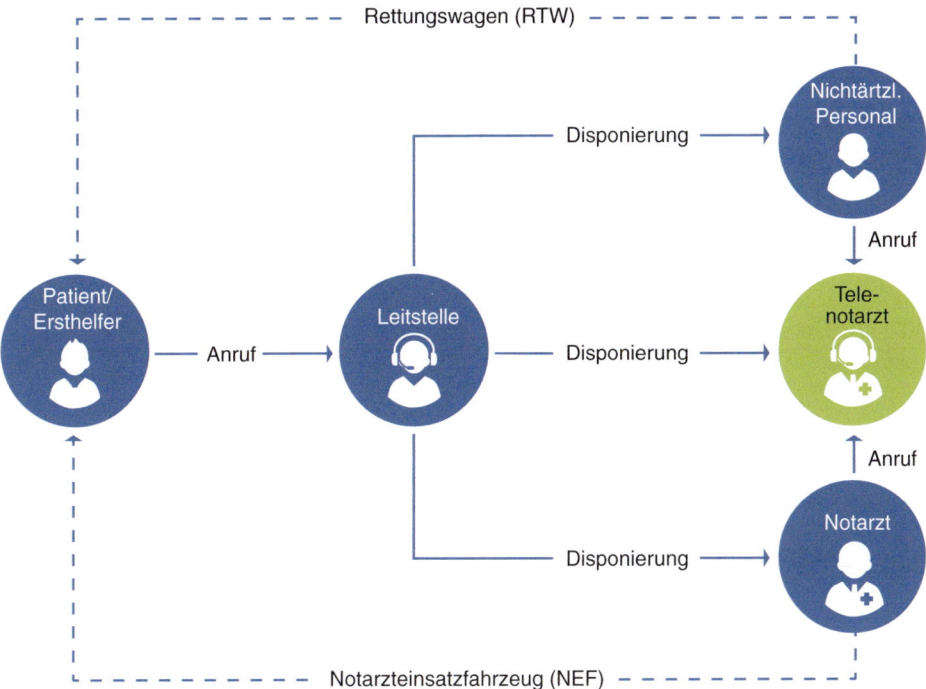

Abb. 4.2 Duales System der Notfallmedizin in Deutschland, ergänzt durch den Telenotarzt

▶ Telemedizin ist besonders attraktiv für zeitkritische Erkrankungen sowie für die Versorgung von Patienten, die räumlich weiter entfernt von der verfügbaren medizinischen Expertise sind.

Hinzu kommt, dass die begrenzte Ressource Notarzt möglicherweise effizienter genutzt werden kann. Hierfür sind im Wesentlichen drei Ursachen denkbar:

1. Im Rahmen einer telemedizinischen Konsultation entfallen für den Notarzt sämtliche Fahrzeiten.
2. Da der TNA nur kontaktiert wird, wenn er tatsächlich erforderlich ist, entstehen keine Bindungszeiten für Einsätze ohne ärztliche Behandlungsnotwendigkeit.
3. Da im Rahmen einer Konsultation Aufgaben an das Personal vor Ort schrittweise delegiert werden können und somit keine ununterbrochene Bindung des TNA notwendig ist, können mehrere Einsätze parallel betreut werden.

▶ Ziel des TNA ist es, die adäquate Therapie möglichst frühzeitig beginnen zu können und damit die Qualität der Patientenversorgung zu steigern. Des Weiteren bietet der TNA den nichtärztlichen Rettungsdienstmitarbeitern größere rechtliche Sicherheit.

4.1.2 Erfahrungen mit Telenotfallmedizin in bisherigen Projekten

Die Implementierung von Telenotfallmedizin wurde in den letzten Jahren im Rahmen von Forschungsprojekten weltweit evaluiert. Exemplarisch werden hier im Folgenden unterschiedliche Einsatzgebiete kurz vorgestellt.

In Brüssel wurde zur Versorgung von Schlaganfallpatienten in der „Feasibility of AmbulanCe-based Telemedicine"(FACT)-Study eine Verbindung vom Einsatzort zu einem Neurologen im Krankenhaus aufgebaut [8, 9]. Über eine Videoverbindung aus dem RTW und mithilfe eines standardisierten Frageprotokolls kann so der neurologische Status über die räumliche Distanz hinweg beurteilt werden. Dabei ist eine neurologische Beurteilung sogar während der Fahrt möglich.

In dem Forschungsprojekt Tucson ER-link Project lag der Schwerpunkt auf der Versorgung von Verkehrsunfall-Verletzten, sodass zusätzlich zu Kameras im RTW auch die Verkehrsüberwachungskameras der Autobahnen für die Einschätzung des Patienten und der Einsatzstelle genutzt wurden [10].

Patienten, die auf Offshore-Anlagen telemedizinisch vom Festland aus versorgt werden, haben häufig ein breites Spektrum an Erkrankungen unterschiedlicher Dringlichkeit. Neben lebensbedrohlichen Erkrankungen treten auch Erkrankungen aus dem hausärztlichen Spektrum auf. In dem Projekt OPTESS (Offshore Platform Telemedicine Services via Satellite) erfolgt eine telemedizinische Betreuung von Patienten auf Ölplattformen in der Nordsee durch Ärzte aus Mailand, Genua und Aberdeen [11]. Das SOS-Projekt der Charité Berlin erarbeitete ein telemedizinisches Konzept speziell für Offshore-Anlagen und überprüfte es in Feldversuchen [12].

Einsätze, die in das Spektrum der hausärztlichen Versorgung fallen, jedoch häufig vom Rettungsdienst betreut werden, werden in dem Projekt „116117 – neues Versorgungsmodell für den kassenärztlichen Bereitschaftsdienst mit telemedizinischer Unterstützung von Gesundheitsfachkräften" durch Notfallsanitäter mit telemedizinischer Unterstützung durch einen Arzt versorgt [13].

In Aachen wurde bereits 2007 ein System entwickelt, welches eine telemedizinische Verbindung von einem RTW zu einem Notarzt ermöglicht. Im Rahmen der Projekte Med-on-@ix (2007–2010) und TemRas (2010–2013) wurde das TNA-System stetig weiterentwickelt und an die Anforderungen des Alltags angepasst [14–16]. Seit April 2014 befindet sich der TNA in der Region Aachen nun im Regelbetrieb. Das in Aachen entwickelte technische System wurde im Rahmen des Projektes Land|Rettung im Oktober 2017 im Landkreis Vorpommern-Greifswald eingeführt.

Im Rettungsdienstbereich Straubing wurde im Dezember 2017 ein weiteres TNA-System in Deutschland initiiert, bei dem ein anderes technisches System evaluiert wurde [17].

4.1.3 Derzeitige wissenschaftliche Evidenz für Telemedizin im Rettungsdienst

In einer Metaanalyse von Rogers et al. aus dem Jahr 2017 konnte gezeigt werden, dass der Einsatz von Telemedizin im Rettungsdienst technisch und organisatorisch machbar ist und die Zeit bis zum Therapiebeginn verkürzt [18]. Zhang et al. konnten in einem Systematic Review eine Vielzahl von verschiedenen Kommunikationstechnologien finden, die sich durch eine hohe Anwenderzufriedenheit auszeichneten, sich aber stets auch technischen, organisatorischen oder anwendungsbezogenen Herausforderungen stellen mussten [19].

Das PreSSUB-Projekt in Belgien zeigte deutliche medizinische und wirtschaftliche Vorteile in der Versorgung von Schlaganfallpatienten bei gleichzeitig hoher Mitarbeiterzufriedenheit [8].

Im Rahmen der Forschungsprojekte in Aachen konnte dargestellt werden, dass ein TNA-System auch unter den Bedingungen des deutschen Rettungsdienstes technisch umsetzbar ist [20]. Durch die Einführung eines TNA konnte die ärztliche Bindungszeit reduziert werden, sodass dieser schneller wieder für andere Patienten zur Verfügung steht [14]. Zusätzlich wurden medizinische Aspekte evaluiert. So konnten die Kollegen zeigen, dass die Versorgungsqualität bei akutem Koronarsyndrom und hypertensiven Krisen durch den TNA dem ursprünglichen System gleichwertig oder überlegen ist [21, 22]. Die medizinische Versorgung der Einsätze, die durch einen TNA versorgt wurden, war zudem häufiger leitlinientreu [22]. Eine Analgesie ist telemedizinisch gut möglich und hat eine geringe Rate an Komplikationen [23–25]. Der zunehmende Stellenwert der Ultraschalluntersuchung in der Versorgung von Traumapatienten wird auch in der Weiterentwicklung telemedizinischer Systeme berücksichtigt. In Simulationsstudien konnte gezeigt werden, dass selbst Erstanwender in der Ultraschalluntersuchung telemedizinisch erfolgreich angeleitet werden können [26, 27]. In einer Befragung von Rettungsdienstmitarbeitern und Ärzten vor der Einführung einer Telesonografie zeigten sich diese motiviert, hatten aber auch eine große Skepsis bezüglich der Umsetzungsmöglichkeiten [28].

Das Projekt Land|Rettung hat die Einführung eines TNA-Systems in einer ländlichen Region aus unterschiedlichen Gesichtspunkten evaluiert. Wesentliche Ergebnisse dieser Evaluation werden im Abschn. 4.3 vorgestellt.

4.2 Umsetzung: Einführung eines Telenotarztes im Landkreis Vorpommern-Greifswald

C. Metelmann, P. Brinkrolf, F. Hirsch, R. Süss, und S. Fleßa

4.2.1 Zielstellung der Telenotarzt-Einführung

Die Versorgung von zeitkritischen Notfällen steht im Rettungsdienst im Mittelpunkt. So ist es bei Erkrankungen, wie beispielsweise Herzinfarkt, Schlaganfall und Trauma, essenziell, dass die Therapie so früh wie möglich begonnen wird [29]. Jedoch kann es, besonders in ländlichen Regionen, wie zuvor dargestellt, zu längeren Anfahrtszeiten für den Notarzt kommen. Befindet sich der RTW bereits beim Patienten, während der Notarzt noch auf der Anfahrt ist, kann das nichtärztliche Rettungsdienstpersonal nur eine begrenzte Anzahl von Maßnahmen eigenständig durchführen. Das ist regional unterschiedlich aufgrund spezifischer Delegation durch den Ärztlichen Leiter Rettungsdienst. So dürfen beispielsweise einige Medikamente nur durch einen Arzt verabreicht werden. In diesen Fällen könnte ein TNA die RTW-Besatzung in Diagnostik und Therapie unterstützen und somit die Zeit bis zum Eintreffen des Notarztes überbrücken. Damit kann dem Patienten frühzeitiger die benötigte Therapie zugeführt werden.

▶ Ein Telenotarzt kann eine erste ärztliche Diagnostik durchführen und sowohl die medikamentöse als auch nichtmedikamentöse Therapie an das nichtärztliche Rettungsdienstpersonal delegieren und überwachen.

In den letzten Jahrzehnten haben die Einsatzzahlen im Rettungsdienst stark zugenommen [30, 31]. Diese Mehrbelastung kann bei unterproportional erfolgter Anpassung von Ressourcen verstärkt dazu führen, dass Rettungsmittel in einem Einsatz gebunden sind und daher für andere Patienten, die zeitgleich auf eine unmittelbare Versorgung angewiesen sind, nicht mehr zur Verfügung stehen [32]. Somit ist es wesentlich, dass die Ressourcen effizient eingesetzt werden und insbesondere der im Vergleich zu RTW in geringerem Umfang vorhandene Notarzt für Patienten mit zeitkritischen, lebensbedrohlichen Erkrankungen verfügbar bleibt [33]. Dies gilt im Besonderen in Regionen, in denen aufgrund dünner Bevölkerungsdichte die Fahrstrecken für den Rettungsdienst ohnehin groß sind. Ist der nächstgelegene Notarzt nicht verfügbar, weil er bereits in einem anderen Einsatz gebunden ist, resultiert häufig eine medizinisch nicht akzeptable Verzögerung aufgrund der noch längeren Anfahrt eines entfernter stationierten verfügbaren NEF. Je geringer die Bevölkerungsdichte ist, desto geringer ausgelastet ist prinzipiell ein die jeweilige Einsatzfläche versorgendes Fahrzeug des Rettungsdienstes. Gleichwohl gilt es hier ganz besonders, eine möglichst hohe Verfügbarkeit sicherzustellen und medizinisch nicht erforderliche Bindung von Ressourcen zu verhindern, da eine im Einsatz gebundene Ressource nicht innerhalb der Hilfsfrist durch ein Rettungsmittel eines anderen Standortes ersetzt werden kann. Insofern kann in Flächenregionen das Ziel der Einführung eines TNA nicht sein, die *Anzahl* an NEF zu verringern. Die Anzahl der NEF wird in der Regel nicht bestimmt von der Auslastung durch Einsätze, sondern von der Möglichkeit zur Versorgung der jeweils zugeordneten Fläche innerhalb der vorgegebenen Hilfsfrist. Vielmehr sollte ein Ziel der Einführung eines TNA darin bestehen, die Verfügbarkeit der vorhandenen Notärzte zu erhöhen, indem nicht erforderliche Fahrzeugbindungen reduziert werden, um die Hilfsfristerreichungsgrade zu erfüllen. Besonders relevant ist die Zeitspanne, die NEF beim notärztlich begleiteten Transport des Patienten in die aufnehmende Klinik benötigen. Aufgrund der Reduktion und insbesondere der Spezialisierung von Kliniken, auch innerhalb von Fachrichtungen, steigt die durchschnittliche Transportentfernung für den Rettungsdienst. Bei notärztlicher Begleitung steigt somit auch die Dauer der Abwesenheit des Notarztes aus seiner jeweiligen Einsatzregion. Eine ähnliche Situation ergibt sich bei der Begleitung von Sekundärverlegungen zwischen zwei Kliniken, die ebenfalls zum Teil durch Notärzte begleitet werden.

▶ Neben dem frühzeitigen Beginn ärztlicher Diagnostik und Therapie stellt somit die Erhöhung der Verfügbarkeit von Notärzten in ihrer Einsatzregion das zweite Ziel der Telenotarzt-Einführung dar.

Dieses Ziel kann durch die Reduktion von nicht erforderlichen Einsätzen von Notärzten erreicht werden, indem solche durch den TNA übernommen werden.

▶ Ein drittes Ziel besteht in der Erhöhung der präklinischen Versorgungsqualität durch die Einführung des Telenotarztes.

Mehrere mögliche Einsatzbereiche des TNA können zur Erreichung dieses Ziels beitragen. Wie zuvor beschrieben, muss der Leitstellendisponent – auf der Basis reduzierter Informationen – im bisherigen System zwischen „Schwarz und Weiß" entscheiden: Entweder er alarmiert lediglich einen RTW oder einen RTW *und* einen Notarzt. Sofern der TNA ebenfalls durch den Disponenten alarmiert werden kann, steht sinnbildlich noch eine Graustufe zur Verfügung. So kann es Fälle geben, beispielsweise Patienten mit mittelstarken Schmerzen, bei denen bisher regelhaft nur ein RTW eingesetzt wurde. Nun jedoch kann ein TNA hinzugezogen werden und so eine optimale medikamentöse Therapie schon vor der Klinik begonnen werden. In anderen Fällen, bei denen nur ein RTW alarmiert wurde, kann eine Qualitätssteigerung erfolgen, indem das nichtärztliche Personal die Möglichkeit hat, bei Fragen oder Unsicherheiten sehr niederschwellig Unterstützung vom TNA zu erhalten. Es besteht die Erwartungshaltung respektive Hoffnung, dass diese niederschwellige Kontaktaufnahme bei kleinen Unsicherheiten häufiger genutzt wird als die Nachalarmierung eines NEF.

Aber auch im Bereich der notärztlichen Therapie bestehen Chancen der Qualitätsverbesserung durch telemedizinische Unterstützung. So können Notärzte sich durch Kontaktaufnahme zum TNA eine fundierte „zweite Meinung" eines ärztlichen Kollegen einholen. Diese Möglichkeit bestand bisher nicht im präklinischen Setting, anders als bei der Patientenversorgung in der Klinik. Auch könnte der TNA eine Rolle bei der Einarbeitung und anfänglichen Supervision im Einsatz von jungen, noch unerfahrenen Notärzten spielen, um durch Beratung und frühzeitige Erkennung möglicher Unsicherheiten die Patientensicherheit zu erhöhen.

▶ Zusammenfassend soll der Telenotarzt somit eine Ergänzung zum bisherigen System darstellen. Die telemedizinische Verbindung ermöglicht es dem Telenotarzt, die Einsatzkräfte vor Ort in der Diagnostik und Therapie, sowie bei organisatorischen Dingen zu unterstützen, um mit einer besseren Versorgung der Patienten früher zu beginnen und die Verfügbarkeit von physischen Notärzten zu erhöhen.

Hingegen stellt die Reduktion von Notarztstandorten in dünn besiedelten Regionen kein Ziel dar. Eine solche ist möglicherweise in Ballungsräumen mit mehreren Notärzten pro Versorgungsregion denkbar, lässt sich jedoch in Regionen, in denen die Anzahl von Notärzten durch die zu versorgende Fläche bedingt ist, nicht sinnvoll verfolgen. Schwerverletzte oder lebensbedrohlich erkrankte Patienten müssen innerhalb der medizinisch gebotenen Hilfsfrist notärztlich versorgt werden. Insbesondere, da aufgrund der räumlichen Distanz eine Unterstützung bei manuellen Fertigkeiten durch den TNA nur sehr eingeschränkt über eine mögliche Anleitung aus der Ferne denkbar ist.

▸ Der Telenotarzt soll eine qualitätsverbessernde Ergänzung, aber kein Ersatz für ein ausreichend dicht geknüpftes Netz an Notarztstandorten sein.

4.2.2 Planung von Einsatztypen, Standorten und Indikationen für den Telenotarzt

Standorte der ausgestatteten Rettungswachen und des Telenotarzt-Arbeitsplatzes
Im Landkreis Vorpommern-Greifswald sind regulär 28 RTW an 21 Standorten im Einsatz (siehe Abb. 1.2). Unter verschiedenen Gesichtspunkten (unter anderem einfachere Disposition der Rettungsmittel, flächendeckend gleiche Versorgungsqualität, problemlose Fahrzeug- und Personalrotation zwischen verschiedenen Standorten) ist eine vollständige Anbindung an den TNA für alle Fahrzeuge wünschenswert. Hierzu müssen die RTW mit der erforderlichen Technik ausgerüstet sowie das komplette Personal geschult werden.

Zur Evaluation der TNA-Anwendung wurden jedoch im Rahmen der Projektförderung vorerst nur sechs RTW ausgerüstet. Dies ist ein Kompromiss zwischen einer Begrenzung der erforderlichen Investitionen und Aufwendungen einerseits und dem Wunsch nach einer möglichst hohen Fallzahl andererseits. Zudem besteht so die Möglichkeit, vor der Einführung an weiteren Standorten die Projektergebnisse zu berücksichtigen und beispielsweise Details der Ausrüstung oder Inhalte der Schulungen an sie anzupassen.

Bei der Auswahl dieser sechs im Rahmen des Projektes auszurüstenden und an den TNA anzubindenden RTW spielten mehrere Faktoren eine Rolle:

- Möglichst viele der insgesamt fünf im Landkreis in der Besetzung von RTW tätigen Leistungserbringer sollten berücksichtigt werden.
- Um die unterschiedliche Struktur des Landkreises abzubilden, sollten sowohl sehr ländlich gelegene Rettungswachen als auch solche aus einem städtischen Ballungsraum eingebunden werden.
- Auf die Ausrüstung von mehreren Fahrzeugen an einer Rettungswache wurde verzichtet, um das System möglichst weit zu verbreiten.
- Ein Großteil der eingebundenen Standorte sollten aus reinen Rettungswachen ohne Notarztstützpunkt bestehen, um ausreichend Fälle, bei denen der Notarzt eine längere Anfahrt hat, in die Evaluation einschließen zu können.

4 Etablierung einer Telenotarzt-Anwendung

- Standorte mit sehr wenigen Einsätzen wurden nur nachrangig berücksichtigt, um mit den verfügbaren RTW eine adäquate Fallzahl zu erreichen.
- Um die Logistik für die Ausbildung und Evaluation, aber auch die Fahrzeiten bei Defekten der TNA-Technik im Rahmen zu halten, wurden Standorte in der Nähe von Greifswald gegenüber sehr entfernt gelegenen präferiert.
- Mit Blick auf die Durchführung von (möglicherweise TNA-begleitbaren) Verlegungstransporten wurden zwei Standorte in Greifswald als Ort des im Landkreis befindlichen Maximalversorgers Universitätsmedizin Greifswald ausgewählt.

Unter Abwägung der vorgenannten Aspekte und der Wünsche der Leistungserbringer wurden die RTW in Loitz, Mellenthin, Karlsburg, Wusterhusen sowie jeweils ein Fahrzeug der zwei in Greifswald tätigen Leistungserbringer ausgewählt (siehe Abb. 4.3).

Auch im Rückblick war diese Auswahl geeignet, um einen Großteil der genannten Ziele der Verteilung zu erreichen. Im Hinblick auf Verlegungstransporte erscheint jedoch rückblickend eine Ausrüstung der Fahrzeuge an den Standorten der kleineren, möglicherweise in die Universitätsmedizin zu verlegenden Krankenhäuser (Wolgast, Anklam, Pasewalk, Ueckermünde) zielführender. So hätte auch – unter Hinnahme weiterer Fahrtwege – der fünfte Leistungserbringer beteiligt und so die Bekanntheit und Akzeptanz des Systems vermutlich flächendeckend im gesamten Landkreis noch weiter erhöht werden können.

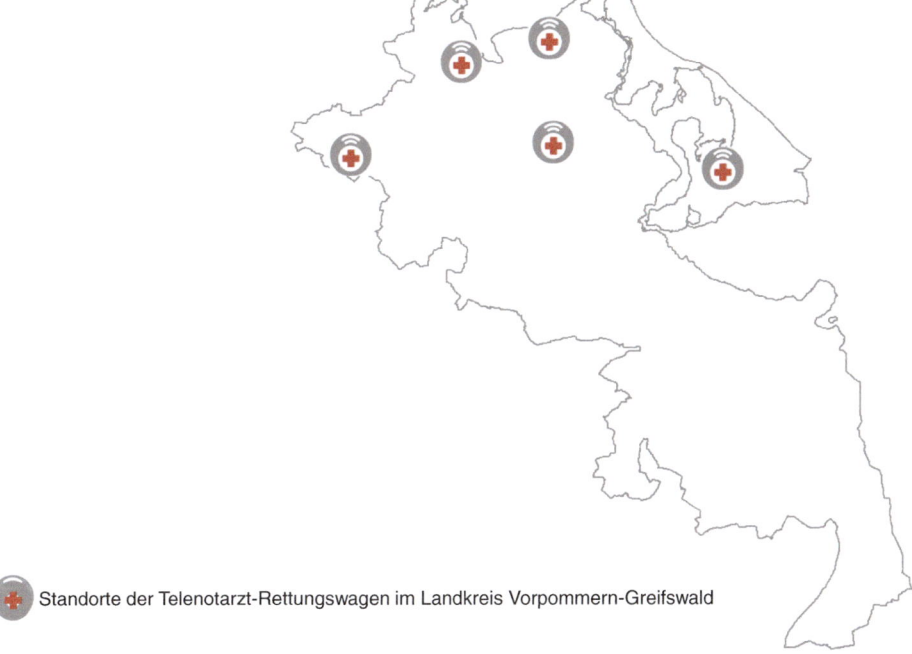

Standorte der Telenotarzt-Rettungswagen im Landkreis Vorpommern-Greifswald

Abb. 4.3 Standorte der telemedizinisch ausgestatteten Rettungswagen im Landkreis Vorpommern-Greifswald

Neben der Auswahl der RTW war auch über den Standort des TNA-Arbeitsplatzes zu entscheiden. Schon frühzeitig stand fest, diesen in Greifswald anzusiedeln, da hier die Verfügbarkeit von ausreichend qualifiziertem Personal für die durchgehende Besetzung am größten war. Zudem überzeugte die räumliche Nähe zum ansässigen Eigenbetrieb Rettungsdienst des Landkreises sowie zu den Evaluationspartnern Klinik für Anästhesiologie der Universitätsmedizin und zum Lehrstuhl für Allgemeine Betriebswirtschaftslehre und Gesundheitsmanagement der Universität Greifswald. Als optimale Lösung wurde eine räumliche Anbindung an die Integrierte Leitstelle empfunden, um den interkollegialen Austausch zwischen TNA und Disponenten zu fördern und eine niederschwellige gegenseitige Beratung zu ermöglichen. Die ohnehin schon beengten räumlichen Verhältnisse in der Integrierten Leitstelle Vorpommern-Greifswald konnten dem Platzbedarf für die Einrichtung des TNA-Arbeitsplatzes nicht entsprechen: Neben dem Arbeitsplatz selbst wird auch ein Ruheraum für den Aufenthalt zu Bereitschaftszeiten benötigt. Deshalb konnte diese Lösung vorerst nicht umgesetzt werden, wird aber für die Zukunft favorisiert. Zu bedenken ist hierbei auch, dass im Bereich der Regelversorgung zur Erhöhung der Ausfallsicherheit ein zweiter, redundanter Arbeitsplatz geschaffen werden soll, der ebenfalls entsprechenden Raum beansprucht.

Für die derzeitige Einrichtung der Räumlichkeiten wurde aus Gründen der Arbeitsplatzattraktivität ein Standort mit möglichem Kontakt zu Kollegen befürwortet, sodass schließlich der TNA im gleichen Gebäude wie die Dienstbesatzung der Greifswalder Notarztfahrzeuge auf dem Gelände der Universitätsmedizin untergebracht wurde.

Indikationen und Einsatztypen des Telenotarztes

Für den Einbezug des TNA wurden keine spezifischen Indikationen im Sinne von bestimmten Erkrankungen oder Verletzungen definiert. Vielmehr kann und soll der TNA immer dann unterstützend oder überbrückend zum Einsatz kommen, wenn eine ärztliche Diagnostik oder Therapie sinnvoll erscheint [34].

> Für den Einsatz des Telenotarztes werden fünf Szenarien unterschieden, die im Folgenden jeweils inklusive des Weges der Alarmierung näher beschrieben werden:
>
> 1. Überbrückender Einsatz des Telenotarztes durch die Integrierte Leitstelle
> 2. Primärer Einsatz mit Disposition des Telenotarztes durch die Integrierte Leitstelle
> 3. Nachforderung des Telenotarztes durch den Rettungsdienst
> 4. Sekundäreinsatz des Telenotarztes zur Begleitung von Verlegungstransporten
> 5. Übergabe durch den Notarzt vor Ort an den Telenotarzt zur Begleitung des Transportes

Szenario 1: Überbrückender Einsatz des Telenotarztes durch die Integrierte Leitstelle
Zu lebensbedrohlichen Erkrankungen und Verletzungen wird durch die Disponenten der Leitstelle regelhaft der nächstgelegene verfügbare RTW sowie das nächstgelegene verfügbare NEF alarmiert. Ist die Anfahrt für das NEF inakzeptabel lang, kann alternativ oder – bei zu erwartendem sehr weitem Transport des Patienten in eine geeignete Klinik – zusätzlich ein Rettungshubschrauber alarmiert werden.

Aufgrund der größeren Anzahl an RTW und der höheren Dichte an entsprechenden Wachstandorten trifft das nichtärztliche Personal des RTW häufig schon vor dem zeitgleich alarmierten Notarzt ein. Sofern der Notarzt später alarmiert wird als der RTW – beispielsweise, weil der Leitstelle nach Alarmierung des RTW durch einen erneuten Anruf von einer Zustandsverschlechterung des Patienten berichtet wird – ist der Unterschied zwischen dem Eintreffen des RTW und des Notarztes naturgemäß noch größer.

Wenn bereits bei der Alarmierung durch den Disponenten von einer wesentlichen Verzögerung bis zum Eintreffen des Notarztes im Vergleich zum RTW auszugehen ist, soll primär zur überbrückenden Diagnostik und Therapie der TNA mitalarmiert werden. Hierbei ist jedoch einschränkend zu bedenken, dass eine sinnvolle Arbeit des TNA in der Regel erst nach initialer Diagnostik und Anamneseerhebung durch das Personal vor Ort beginnen kann. Liegt also der angenommene Zeitunterschied im Eintreffen der Fahrzeuge nur bei wenigen Minuten, kann auf eine zusätzliche TNA-Alarmierung verzichtet werden, da in solchen Fällen die Kontaktierung des TNA ohnehin nicht vor Eintreffen des Notarztes erfolgen könnte.

Szenario 2: Primärer Einsatz mit Disposition des Telenotarztes durch die Integrierte Leitstelle
Ohne den Einsatz des TNA müssen die Disponenten der Leitstelle bei eingehenden Notrufen entscheiden, ob nur ein RTW oder ein RTW und zusätzlich ein Notarzt zum Einsatzort alarmiert wird. Dies geschieht im Rahmen einer strukturierten Abfrage und der anschließenden Auswahl eines Meldebildes, an welches im Einsatzleitsystem ein Rettungsmittelvorschlag geknüpft ist. Die Indikation für den Notarzt orientiert sich dabei an den entsprechenden Empfehlungen der Bundesärztekammer [2]. Gleichwohl gibt es eine Reihe von Erkrankungen oder Verletzungen, bei denen keine akute Lebensgefahr oder sofortige notärztliche Behandlungsbedürftigkeit vorliegt, die Versorgung des Patienten durch eine frühe ärztliche Diagnostik oder Therapie allerdings qualitativ verbessert werden kann. Als Beispiel sei hier die Therapie mittelstarker Schmerzen angeführt. Während der Indikationskatalog der Bundesärztekammer die Alarmierung eines Notarztes nur bei starken oder sehr starken Schmerzen empfiehlt, zeigt die Einsatzrealität, dass auch Patienten mit mittelstarken Schmerzen zum schonenden Transport oft einer adäquaten Schmerztherapie bedürfen und diese einfordern (vgl. Abschn. 4.3.4).

Für derartige Fälle steht mit der Disposition des TNA für die Disponenten neben der bisherigen „Schwarz-Weiß-Entscheidung", ob ein Notarzt zu disponieren ist oder nicht, eine „Graustufe" zur Verfügung.

Im Einsatzleitsystem der Integrierten Leitstelle Vorpommern-Greifswald waren im Projektzeitraum 78 rettungsdienstliche Meldebilder hinterlegt, zum Teil in den Abstufungen „leicht" (entspricht Alarmierung eines RTW) und „schwer" (Alarmierung von RTW und Notarzt). Zu jedem Meldebild gehören Synonyme, welche den Disponenten die Suche nach dem richtigen Meldebild erleichtern. Ein Synonym kann für mehrere Meldebilder genutzt werden. Dies hat den Effekt, dass den Disponenten bei Eingabe des Synonyms als Hinweis auf die Alternativen mehr als ein Meldebild vorgeschlagen wird. So soll ein genauerer Einsatzmittelvorschlag erfolgen. Zur Disposition des TNA wurde im Einsatzleitsystem ein Einsatzstichwort „TNA + RTW" eingerichtet. Die Kategorien der Meldebilder wurden um eine Abstufung „TNA" ergänzt. Die Abstufung „schwer" wurde umbenannt in „NA" als Abkürzung für „Notarzt" (Beispiel derartiger Meldebilder: „Bauch leicht", „Bauch TNA" und „Bauch NA").

Bei der Abstufung „leicht" ist weiterhin im Alarmierungsvorschlag nur ein RTW hinterlegt, während bei der Abstufung „TNA" ein Telenotarzt vorgeschlagen wird und bei der Abstufung „NA" ein Notarzt hinterlegt ist. Wird das Einsatzstichwort „TNA + RTW" durch den Disponenten vergeben, wird neben dem RTW auch der TNA über einen digitalen Funkmeldeempfänger alarmiert. In diesen Fällen ist der TNA durch die Besatzung des RTW vor Ort zu kontaktieren. Sofern keine Notwendigkeit zur telemedizinischen Konsultation besteht, kann dies dem TNA durch die Besatzung unmittelbar mitgeteilt werden, ohne dass eine umfangreiche Patientenvorstellung zu erfolgen hat.

Ob ein TNA oder ein Notarzt zum Einsatz kommt, ist vor allem anhand der vermuteten Beeinträchtigung der Vitalfunktionen des Patienten abzuwägen: Lässt die durchgeführte strukturierte Notrufabfrage fehlende oder deutlich beeinträchtigte Vitalfunktionen vermuten, ist ein Notarzt zu disponieren. Ein TNA wird primär disponiert, wenn keine unmittelbare vitale Bedrohung vorliegt, jedoch davon auszugehen ist, dass der Patient von einer präklinischen ärztlichen Diagnostik oder Therapie profitiert.

Szenario 3: Nachforderung des Telenotarztes durch den Rettungsdienst
Der TNA kann jederzeit durch im Einsatz befindliches nichtärztliches Rettungsdienstpersonal ebenso wie durch Notärzte in den Einsatz nachgefordert werden, auch wenn primär keine Disposition des TNA stattgefunden hat.

Die Nachforderung des TNA liegt vollständig im Ermessen des Personals vor Ort, ohne dass hierfür konkrete Vorgaben bestehen. Sie kann beispielsweise erfolgen, wenn eine Schmerztherapie zum schonenden Transport des Patienten erforderlich ist, wenn eine Hilfestellung bei der EKG-Beurteilung gewünscht ist, bei unklaren Notfällen, bei Unsicherheit hinsichtlich der korrekten Zielklinik oder bei organisatorischen Schwierigkeiten. Weitere Gründe, einen TNA aus dem Einsatz heraus zu kontaktieren, ist eine Transportverweigerung durch den Patienten sowie eine rechtliche Absicherung, wenn ein Patient in der Häuslichkeit belassen werden soll.

Der TNA ist durch das vor Ort befindliche Personal in jedem Fall nachzufordern, wenn ein Notarzt nachgefordert wird. Der TNA kann darüber hinaus jederzeit durch Notärzte in den Einsatz nachgefordert werden, um einen Rat oder eine Zweitmeinung einzuholen.

Szenario 4: Sekundäreinsatz des Telenotarztes zur Begleitung von Verlegungstransporten
Der TNA soll in die Disposition aller arztbegleiteten Verlegungen, die über die Integrierte Leitstelle angemeldet werden, einbezogen werden. Die Disponenten stellen ihm zur Entscheidungsfindung alle in der strukturierten Notrufabfrage erfassten Daten (Verlegungsfragebogen) telefonisch oder elektronisch zur Verfügung. Der TNA entscheidet nach einem Arzt-zu-Arzt-Gespräch mit dem behandelnden Arzt der verlegenden Klinik,

- ob ein Intensivtransport über die zentrale Koordinierungsstelle für intensivmedizinische Transporte (ZKS) vermittelt werden muss – unter Einbeziehung verfügbarer Intensivtransportwagen oder eines Intensivtransporthubschraubers – oder
- ob aufgrund des kritischen Zustands eines Patienten und einer hohen Dringlichkeit der Verlegung der Einsatz unter Begleitung des regionalen Notarztes oder eines Rettungshubschraubers durchgeführt wird, oder
- ob der TNA für die Begleitung des Sekundäreinsatzes sinnvoll eingesetzt werden kann, oder
- ob aufgrund des Patientenzustandes die Verlegung durch einen Arzt der abgebenden Klinik zu begleiten ist, oder
- ob möglicherweise gar keine ärztliche Begleitung der RTW-Verlegung erforderlich ist.

Das Ergebnis des Arzt-zu-Arzt-Gespräches wird dem zuständigen Disponenten durch den TNA unmittelbar im Anschluss an das Gespräch mitgeteilt und die entsprechenden Rettungsmittel zur Transportdurchführung anschließend alarmiert.

Szenario 5: Übergabe eines Patienten vom behandelnden Notarzt vor Ort an den Telenotarzt zur Begleitung des Transportes
Durch einen im Einsatz befindlichen Notarzt vor Ort kann der Einsatz nach Abschluss der Diagnostik und initialen Therapie durch den beim Patienten anwesenden Notarzt an den TNA übergeben werden, wenn alle der folgenden Voraussetzungen erfüllt sind:

- Der Transport des Patienten ist geplant.
- Der Patient befindet sich in einem hämodynamisch, respiratorisch und neurologisch stabilen Zustand.
- Der Patient ist weder beatmet noch katecholaminpflichtig.
- Während des Transportes wird wahrscheinlich keine ärztliche Therapie erforderlich sein.
- Durch die Übergabe an den TNA ergeben sich einsatztaktische Vorteile (Verbleiben des Notarztes in seinem Einsatzgebiet bei längeren Transportwegen).

Hinsichtlich der Übergabe/Übernahme des Einsatzes muss nach telemedizinischer Vorstellung des Patienten Einigkeit zwischen TNA und Notarzt herrschen, andernfalls ist, sofern indiziert, der Patient durch den Notarzt zu begleiten. Die Übergabe des Patienten von dem bodengebundenen Notarzt an den TNA ermöglicht, dass der bodengebundene Notarzt umgehend wieder verfügbar ist und in seinem Einsatzgebiet verbleiben kann. Dies ist insbesondere bei langen Transportwegen in das Zielkrankenhaus ein wesentlicher Vorteil, beispielsweise, wenn ein Patient von der Insel Usedom zum Maximalversorger nach Greifswald transportiert werden muss.

4.2.3 Zeitplanung

Erste Überlegungen, dass die telemedizinische Unterstützung im Rettungsdienst für den Landkreis Vorpommern-Greifswald eine sinnvolle Ergänzung zu den bestehenden Ressourcen ist, wurden bereits mehrere Jahre vor der Beantragung und dem Beginn des Projektes Land|Rettung angestellt. Etwa ab dem Jahre 2013 beschäftigten sich die Verantwortlichen mit dieser neuartigen Technologie und erste Gespräche mit den Kostenträgern wurden geführt.

Diese Vorüberlegungen wurden mit der Gründung des Innovationsfonds durch den Gemeinsamen Bundesausschuss gebündelt und in Form einer Antragstellung in der ersten Förderrunde im ersten Halbjahr 2016 konkretisiert. Zu diesem Zeitpunkt gab es grobe Planungen zu möglichen Standorten und Indikationen des TNA-Dienstes. Weitergehende Dinge wie beispielsweise Beschaffungen, Schulungsmaßnahmen oder Personalgewinnung wurden jedoch noch nicht begonnen oder vorbereitet.

Der Projektstart war für den 15.12.2016 beantragt, die Förderzusage ging am Abend des Vortages beim Konsortialführer ein, stand jedoch noch unter aufschiebenden Bedingungen, welche im Laufe der nächsten Monate abschließend bearbeitet werden konnten.

Nachdem kurzfristig administratives Personal gewonnen werden konnte, wurde die Ausschreibung des Systems in Form eines Verhandlungsverfahrens im Januar 2017 vorbereitet und Anfang Februar veröffentlicht. Die schlussendliche Auftragsvergabe zur Ausrüstung des TNA-Arbeitsplatzes, der Ausstattung der Fahrzeuge und der Schulung des Personals konnte im Juni 2017 nach der erforderlichen politischen Zustimmung erfolgen. Da bereits parallel mit der (insbesondere terminlichen) Planung der Fortbildungsveranstaltungen und der Gewinnung geeigneter ärztlicher Mitarbeiter begonnen wurde sowie frühzeitig entsprechende Fertigungszeiträume bei den Fahrzeugherstellern reserviert wurden, konnte nach der Auftragsvergabe sehr zeitnah mit der konkreten Umsetzung begonnen werden. Auf diesem Wege konnte bereits im September 2017 der TNA-Arbeitsplatz und ein erster ausgestatteter RTW zum Training und zur Identifikation möglicher Fehler im Rahmen eines Simulationsbetriebes mit fiktiven Patientenfällen eingesetzt werden. Nachdem die Personalschulungen an den ersten zwei Standorten und in der Leitstelle sowie die Ausbildung der ersten TNA beendet waren, wurden am 04.10.2017 die ersten zwei TNA-fähigen Fahrzeuge im Landkreis Vorpommern-Greifswald in Betrieb genommen.

Von Beginn an wurde der TNA-Arbeitsplatz rund um die Uhr besetzt. Es wurde davon ausgegangen, dass ein schrittweiser Start sinnvoll ist und dass die Akzeptanz und Gewöhnung an das neue System besser erreicht wird, wenn anfangs wenige Fahrzeuge eingesetzt werden, die aber zu jeder Zeit verfügbar sind.

Die weiteren vier RTW konnten in den Folgemonaten ausgebaut und das Personal weiterer Leistungserbringer geschult werden, sodass Anfang 2018 – gut ein Jahr nach Beginn der Ausschreibung und etwas mehr als ein halbes Jahr nach der Auftragsvergabe – alle sechs geplanten Fahrzeuge in den Einsatzdienst gestellt waren.

4.2.4 Technische Umsetzung und Aufbau des Systems

Das Projekt Land|Rettung wurde initiiert, um die Anwendung von neuartigen, noch nicht verbreiteten Technologie-Systemen, die die präklinische Notfallversorgung ergänzen, zu evaluieren. Es stand somit nicht die vollständige Entwicklung neuartiger Technologien im Fokus, sondern die Bewertung und Verbesserung des Nutzens bereits vorhandener, aber noch nicht regelhaft eingesetzter Lösungen. Insofern wurde festgelegt, bezüglich der TNA-Anwendung auf eine technische Umsetzung zurückzugreifen, mit der es bereits Erfahrungen gab, und diese im Rahmen des Projektes an die lokalen Anforderungen anzupassen und weiterzuentwickeln.

Nach umfangreicher Sondierung der Marktsituation wurde festgestellt, dass – in einem sich zweifelsfrei sehr dynamisch entwickelnden Marktumfeld – zum Zeitpunkt des Projektstarts und der anstehenden Auftragsvergabe zum technischen Betrieb des Systems eine nur sehr eingeschränkte Anzahl potenzieller Anbieter, welche in der Lage waren, die festgelegten Leistungsanforderungen zu erfüllen, verfügbar war. Im Rahmen des Verfahrens wurde die umlaut telehealthcare GmbH (ehemals P3 telehealthcare GmbH) mit der Einrichtung des TNA-Systems beauftragt. Dieses Unternehmen betreibt auch in der Region Aachen den zum Projektstart einzigen weiteren deutschen TNA-Standort.

Das in Greifswald installierte System besteht aus einer Ausrüstung der vorerst sechs angebundenen RTW mit Kommunikations- und Übertragungstechnik und der Einrichtung eines zentralen TNA-Arbeitsplatzes in Greifswald. Ergänzt wird dieses System durch eine serverseitige IT-Infrastruktur zur Kommunikation, Datensicherung und Datenauswertung zur Qualitätssicherung.

Die in den RTW verbaute Technik zur Echtzeit-Übertragung von Daten zum TNA-Arbeitsplatz ist in Abb. 4.4 dargestellt.

Neben der Konsultation über ein Headset, um ein beidhändiges Arbeiten der Rettungskräfte zu ermöglichen, werden Vitalparameter (z. B. Blutdruck, EKG, Sauerstoffgehalt im Blut) live an den TNA übertragen. Diese Vitalparameter werden sowohl numerisch als auch in Form von Verlaufskurven angezeigt. Zusätzlich können über ein Smartphone Fotos von beispielsweise Medikamentenlisten und Arztbriefen an den TNA geschickt werden. Auf diesem Weg lässt sich der Kommunikationsumfang zur Übergabe relevanter Informationen und das Risiko von Missverständnissen erheblich reduzieren. Die Übertragung erfolgt über eine zentrale Kommunikationseinheit (peeqBox) an den TNA-Arbeitsplatz. Befindet sich der Patient bereits im RTW, kann der TNA über eine an der RTW-Decke angebrachte Videokamera, welche durch den TNA nach Einwilligung des Patienten aktiviert und gesteuert werden kann, den Patienten auch visuell beurteilen (siehe Abb. 4.5).

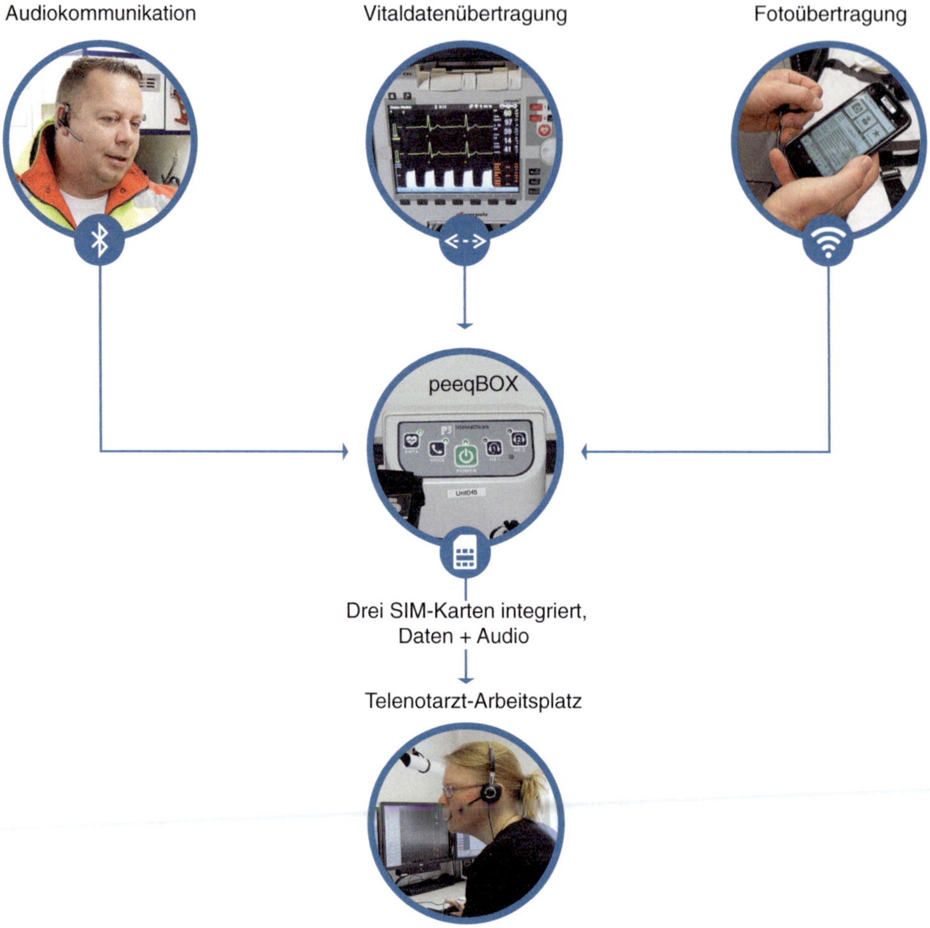

Abb. 4.4 Telenotarzt-Kommunikationseinheit

Abb. 4.5 Telenotarzt-Technologie der Rettungswagen

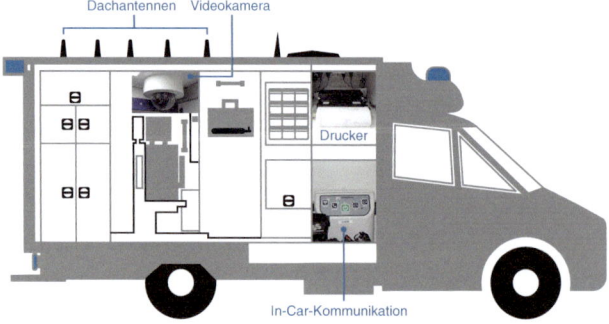

4 Etablierung einer Telenotarzt-Anwendung

Um die Verbindung zum TNA auch außerhalb des RTW aufbauen zu können, wird an den Patientenmonitor, der mobil in jedem Einsatz zum Patienten mitgeführt wird, eine Kommunikationseinheit (peeqBox) angebracht. Mithilfe dieser Einheit können über drei SIM-Karten Sprach-, Bild- und Vitaldaten, unabhängig von der im Fahrzeug verbauten Technologie, übertragen werden. Dies hat den Vorteil, dass der TNA bereits direkt vom Einsatzort, beispielsweise aus der Wohnung des Patienten heraus, kontaktiert werden kann und mit der Diagnostik und Therapie beginnen kann und ggf. eine ambulante Behandlung erwogen werden kann, ohne dass der Patient zuvor in den RTW gebracht werden muss. Da bei einigen Notfällen eine Stabilisierung des Patienten schon vor dem Transport in den RTW erforderlich ist, ist es essenziell, dass die telemedizinische Verbindung auch außerhalb des RTW gestartet werden kann.

Der TNA-Arbeitsplatz besteht aus mehreren Monitoren, sodass der TNA zeitgleich die Vitalparameter beobachten und die Befunde dokumentieren sowie auf SOP (Standard Operating Procedure) und auf Informationen zu den einzelnen Zielkrankenhäusern zugreifen kann (siehe Abb. 4.6).

Über das zentrale Telekommunikationstool können auch parallele Anrufe betreut werden. Die jeweils aktive Telefonverbindung ist dafür ausschlaggebend, von welchem Einsatz die entsprechenden Daten auf allen Monitoren angezeigt werden. Die Tatsache, dass auch bei Paralleleinsätzen zu keinem Zeitpunkt zeitgleich Daten verschiedener Patienten sichtbar sind, senkt das Risiko für Behandlungs- und Dokumentationsfehler.

Nach der Vorstellung des Patienten durch das Personal vor Ort und nach möglichen Rückfragen delegiert der TNA erforderliche Maßnahmen an das nichtärztliche Personal und berät es zum weiteren Vorgehen. Zeitgleich dokumentiert der TNA Anamnese, aktuelle Befunde und durchgeführte Maßnahmen. Bei Einsatzende druckt der TNA das erstellte Protokoll des Rettungsdiensteinsatzes auf einem Drucker im RTW aus. Dieses Protokoll kann dann der Klinik übergeben werden oder im Falle einer ambulanten Behandlung beim Patienten verbleiben.

Abb. 4.6 Telenotarzt-Arbeitsplatz

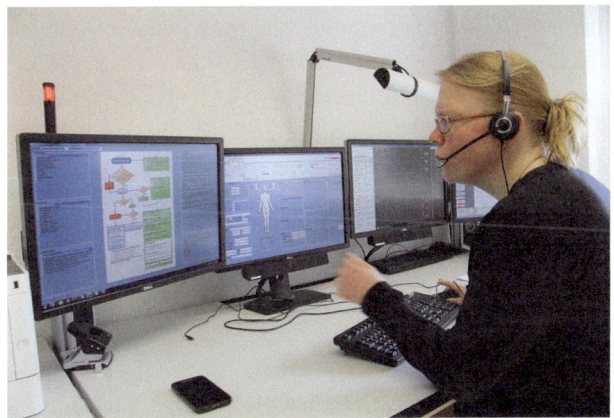

In der S1-Leitlinie „Telemedizin in der prähospitalen Notfallmedizin" wurden generelle Anforderungen und Qualitätsmerkmale in Bezug auf die technische Umsetzung, den Datenschutz und die Qualifikation des Personals festgelegt [35].

4.2.5 Ausbildung und Schulung der Mitarbeiter

Jeder (Rettungsdienst-)Mitarbeiter, der im telemedizinischen Dienst eingebunden ist, muss im Umgang mit dem technischen System und seinen medizinischen sowie organisatorischen Besonderheiten ausgebildet werden. Im Rahmen der Aus- und Fortbildung wurde ein geeignetes Curriculum für die Zielgruppen TNA, nichtärztliches Rettungsdienstpersonal und Leitstellendisponenten umgesetzt. Dieses basiert auf aktuellen Leitlinien und Forschungserkenntnissen zur telemedizinischen Notfallassistenz im Rettungsdienst [36]. Angepasst an die kommunalen Gegebenheiten in Vorpommern-Greifswald erfolgten die Ausbildungen in Form von Frontalunterricht, Demonstration und Simulation sowie durch „training on the job".

Um dem besonderen Qualitätsanspruch an den telemedizinisch unterstützten Notfalleinsatz gerecht werden zu können, werden nur besonders erfahrene Notfallmediziner mit bestimmten Qualifikationen als TNA ausgebildet und eingesetzt. Grundsätzlich gilt für die Qualifikation zum TNA mindestens die Zusatzbezeichnung „Notfallmedizin", der Facharztstandard, ein Einsatzspektrum von mindestens 500 Notarzteinsätzen sowie mindestens eine Zusatzweiterbildung in den Kursmodulen des ERC (European Resuscitation Council), PHTLS (Pre Hospital Trauma Life Support) oder ATLS (Advanced Trauma Life Support). Die Einarbeitung der TNA wird durch den Betreiber des TNA-Systems durchgeführt. Entsprechend eines elaborierten Qualifikationscurriculums werden alle TNA entlang eines strukturierten Leitfadens durch ärztliche Mitarbeiter des Betreibers (Telemedizin-Ausbilder und/oder Telemedizin-Supervisor) ausgebildet und eingearbeitet. Die Ausbildung der TNA in Greifswald umfasste fünf Arbeitstage à acht Stunden. Dabei erfolgte am ersten und zweiten Tag, neben einer theoretischen Einführung, die Einarbeitung am Schulungsplatz des Systembetreibers. Am dritten bis fünften Tag wurden weitere theoretische Inhalte vermittelt und erste Live-Einsätze am Arbeitsplatz unter Supervision eines erfahrenen TNA übernommen. Allen neu eingearbeiteten TNA wurde das digitale Handbuch „Schulungsunterlagen telemedizinischer Dienst" zur Verfügung gestellt. Zudem besteht für alle ausgebildeten TNA die Möglichkeit, Ausbildungsinhalte sowie Updates als E-Learning-Module einzusehen und zu üben.

▶ Der Telenotarzt ist ein erfahrener Arzt mit Zusatzqualifikationen, der über eine gesicherte telemedizinische Verbindung die Einsatzkräfte am Patienten unterstützen kann.

Ab zehn TNA empfiehlt der Betreiber für die Qualitätssicherung eine Ausbildung von mindestens zwei TNA zu Supervisoren. Die Ausbildung zum Supervisor umfasst insgesamt zehn Tage und thematisiert neben theoretischen Grundlagen das Üben unter Supervision am Live-Arbeitsplatz. Außerdem werden die Kenntnisse in den Bereichen Kommunikation, Fehlermanagement und Einsatztaktiken weiter vertieft. Zu den Aufgaben des Supervisors gehören neben der Qualitätssicherung auch Besuche der Rettungswachen und Feedbackgespräche mit TNA und Rettungsdienstmitarbeitern.

Erfahrene TNA, die bereits zum Supervisor ausgebildet wurden und eine Einsatzerfahrung von mehr als 200 telemedizinisch begleiteten Einsätzen vorweisen können, können zu zertifizierten TNA-Ausbildern weitergebildet werden. Diese Ausbildung baut auf den bereits besuchten Kursen zum TNA und Supervisor auf und umfasst fünf weitere Tage à acht Stunden. Inhaltlich werden dabei bereits bekannte Ausbildungsinhalte weiter vertieft sowie Inhalte im Bereich Organisation und Planung im TNA-Dienst neu erarbeitet.

Zum Ausbildungskonzept des gesamten Systems gehört ferner die zielgruppengerechte Schulung von Rettungsdienstmitarbeitern, die sowohl im Hinblick auf organisatorische und fachliche als auch auf technische Kompetenzen im telemedizinisch unterstützten Einsatz geschult werden. Die Einarbeitung der Rettungsdienstmitarbeiter in Vorpommern-Greifswald erfolgte in einer eintägigen Fortbildung. Dort wurden unter anderem die theoretisch gelernten Inhalte mithilfe von Demonstrationen und Simulationen anhand von Fallbeispielen in die Praxis umgesetzt und geübt.

Zum Ausbildungskonzept des telemedizinischen Dienstes gehört zudem die zielgruppengerechte Ausbildung von Multiplikatoren. Multiplikatoren dienen als Akteure im Rettungsdienst, die aufgrund ihrer Erfahrung und Qualifikation Tipps und Informationen rund um den telemedizinischen Dienst und insbesondere den Umgang mit der Technik weitergeben und kontinuierliches Feedback im telemedizinischen Dienst fördern. So kann auch nach der erfolgten Ausbildung eine ausgewählte Gruppe an Multiplikatoren für die technische Einweisung neuer Mitarbeiter und für Fortbildungen und Trainings zur Wissensauffrischung eingesetzt werden. Der Fokus der Multiplikatoren-Ausbildung liegt auf der sicheren Handhabung der Technik, um vor allem in der betrieblichen Anfangsphase den Kollegen die Nutzung der technischen Komponenten durch „on-the-job"-Unterstützung zu vereinfachen. In Vorpommern-Greifswald erfolgte die Schulung in zwei Phasen. Die erste Phase stellte die Teilnahme an der für Rettungsdienstmitarbeiter erforderlichen Erstschulung dar. In einer zweiten Phase erfolgte die Intensivschulung der Multiplikatoren. Dort wurde vor allem auf die technische Handhabung des Systems, das Fehlermanagement und organisatorische sowie einsatztaktische Besonderheiten eingegangen.

Die Leitstellendisponenten wurden in einer vierstündigen Basisschulung durch einen TNA mit dem System vertraut gemacht. Insbesondere die Schnittstellen zwischen Einsatzleitsystem und TNA-System wurden dabei thematisiert sowie einsatztaktische Besonderheiten im telemedizinischen Einsatz (Nachforderung von Kräften etc.) besprochen.

▶ Durch regelmäßige Trainings und Fortbildungen wird eine optimale Integration der telemedizinischen Unterstützung in die bestehenden Arbeitsprozesse des Rettungsdienstes sichergestellt.

4.2.6 Umsetzungshürden

Die Potenziale von Innovationen des Rettungswesens sind hoch. Ein eindrückliches Beispiel ist die Telemedizin im Rettungsdienst in ländlichen Regionen mit geringer Bevölkerungs- und Notarztdichte, die von der Nutzung neuartiger Kommunikations- und Informationstechnologien profitieren können. Die Telemedizin impliziert eine Auflösung der ansonsten notwendigen Einheit von Ort und Handlung, sodass entsprechende Defizite, wie beispielsweise lange Wege, ausgeglichen werden. Dennoch stehen der Einführung einer innovativen Technologie wie dem TNA-System – und insbesondere dem potenziellen Übergang in die Regelversorgung – verschiedene Umsetzungshürden entgegen. Die im Folgenden dargestellten Umsetzungshürden sollen nur einen kleinen Einblick in das Feld der unterschiedlichen Einflussfaktoren auf die Einführung einer telemedizinischen Innovation geben (Abb. 4.7).

Eine Grundvoraussetzung für die Anwendbarkeit des TNA-Systems stellt eine ausgeprägte *technische Infrastruktur mit Netzabdeckung* dar. Ohne die stetige Netzverbindung ist das System fehleranfällig oder ist im schlimmsten Fall nicht einsatzbereit. Besonders ländliche Regionen haben hier meist einen Nachteil gegenüber den städtischen Regionen, da Mobilfunknetze hier meist schlechter ausgebaut sind und die Erreichbarkeit folglich nicht durchgängig gegeben ist. Im Landkreis Vorpommern-Greifswald sind aktuell noch nicht alle Regionen mit einem funktionierenden Mobilfunknetz mit ausreichend hoher Bandbreite zur Datenübertragung versorgt. Dieses Problem wurde von der Politik erkannt und führte 2019 zum Netzwerkausbau. Planmäßig wird er Ende 2021 abgeschlossen sein. Erst nach dem erfolgreichen Netzausbau wird die für das TNA-System erforderliche flächendeckende stetige Netzversorgung gegeben sein [38].

Bislang ist jedoch das TNA-System an Einsatzorten mit schlechter telekommunikativer Erreichbarkeit nicht oder nur mit erheblichen Einbußen einsatzbereit [39]. Diese Faktoren können zur Unzufriedenheit und einer mangelnden *Akzeptanz bei den System-Nutzern* führen. Neben der Zufriedenheit und Akzeptanz der neuen ergänzenden Versorgungsart durch die Patienten ist sicherzustellen, dass ihre Versorgung durch die Netzunterbrechung nicht gefährdet wird, beispielsweise durch den Einsatz aufwendiger Reservekapazitäten. So muss auch der Ausfall des TNA-Arbeitsplatzes im Rahmen der Regelversorgung durch einen Reservearbeitsplatz (Redundanz-Arbeitsplatz) abgesichert sein [40], was wiederum hohe Vorhaltekosten verursachen kann (vgl. Abschn. 4.3.10).

Weitere, meist hohe Kosten für den Einsatz einer telemedizinischen Innovation wie dem TNA-System sowie die laufenden jährlichen Betriebskosten müssen darüber hinaus nach dem Projektende finanziell getragen werden. Der *Finanzierung* einer zu verstetigenden Innovation kommt somit eine wesentliche Bedeutung für die erfolgreiche Verstetigung im Anschluss an die Beendigung eines Projektes zu. Kostenträger fordern *evidenzbasierte Nachweise* über die Vorteilhaftigkeit, die sich aus der Innovationsimplementierung ergibt, bevor sie die Kosten bei einer Überführung in die Regelversorgung übernehmen, sofern keine Refinanzierung der Ausgaben zu erwarten ist. Die Praxis zeigt, dass diese

Nachweise nicht oder in mangelnden Evaluationsdesigns erbracht werden, was auf Seiten der potenziellen Kostenträger zu Zweifeln bezüglich der Umsetzbarkeit führt [41].

Eine weitere Hürde stellen die *Rahmenbedingungen des Gesamtsystems* dar. Telemedizinische Prozessinnovationen werden häufig zunächst trotz technischer Schwierigkeiten und rechtlichen Unklarheiten in Form von Modellprojekten in einzelnen Regionen getestet und abschließend evaluiert [42], wie beispielsweise das TNA-System in Aachen, Bayern oder in Vorpommern-Greifswald. Bei positiven Evaluationsergebnissen der entsprechenden Innovation ist ihre Ausweitung und Übertragung jedoch anschließend Aufgabe der Selbstverwaltung und der Politik [43]. Die Probleme, die sich hier ergeben, machen eine „Neuformulierung der politischen, wirtschaftlichen, sozialen, ethischen und rechtlichen Rahmenbedingungen erforderlich" [42].

Die Existenz und der Einfluss von „Promotoren" haben einen großen Einfluss auf die Übernahme des TNA-Systems in die Regelversorgung (vgl. Abb. 4.7). Als „Promotoren" werden dabei Personen bezeichnet, die die Entwicklung, Annahme und Umsetzung der Neuerung auf Grundlage ihres Fachwissens, ihrer Machtposition oder ihrer Prozesskenntnisse verfolgen und die Implementierungsbarrieren des Nicht-Wissens, des Nicht-Wollens oder des Nicht-Könnens überwinden helfen. Besonders bei einer komplexen Innovation wie dem TNA-System kommt begeisterten Einzelpersonen, den sogenannten „Champions", hohe Bedeutung zu, da sie mit Nachdruck und Enthusiasmus die neue Technologie umsetzen. Zeitgleich wirken sich zusätzlich die Rahmenbedingungen des normativen und prozessoralen Gesamtsystems auf eine positive Verstetigung aus. Eine erfolgreiche Implementierung des TNA-Systems erfordert folglich sowohl das Engagement von Individuen als auch eine kontinuierliche Anpassung von juristischen, administrativen und ökonomischen Rahmendaten. Dieser Prozess darf nicht dem Zufall überlassen, sondern muss professionell gemanagt werden.

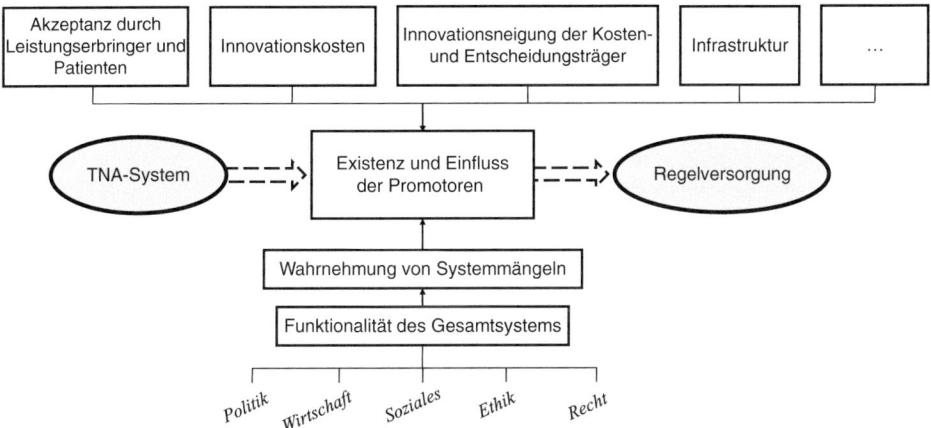

Abb. 4.7 Modell der Innovationsadoption Telenotarzt-System (in Anlehnung an [37])

4.3 Evaluation

P. Brinkrolf, T. Kozlowski, M. Rübsam, B. Henkel, J. Bartels, C. Metelmann,
B. Metelmann, R. Süss, J. Kuntosch, S. Fleßa, A. Kielmann, J. Heyne, S. Busch,
R. Plum, D. Kohnen, J. Hübner, M. Fleig, und J. Hasebrook

4.3.1 Fallbeispiele Telenotarzt-Einsätze

Der TNA im Landkreis Vorpommern-Greifswald wird in der überwiegenden Zahl seiner Einsätze zur Unterstützung des RTW hinzugerufen (oder bereits durch die Leitstelle alarmiert), ohne dass zusätzlich ein Notarzt vor Ort im jeweiligen Einsatz erforderlich ist (vgl. Abschn. 4.3.3). In diesen Einsätzen wird eine große Bandbreite von Erkrankungen und Verletzungen behandelt. Der Schweregrad liegt im Wesentlichen im Bereich eines NACA-Scores (National Advisory Committee for Aeronautics) von III. Es ist also im Verlauf eine stationäre Therapie erforderlich, ohne dass eine akute Lebensgefahr besteht.

Beispiele für derartige Einsätze sind die Unterstützung des Personals vor Ort zur optimalen Schmerztherapie verletzter oder erkrankter Patienten und die Unterstützung bei der Behandlung von Blutzucker- oder Blutdruckentgleisungen. Diese Einsätze laufen in der Regel sehr standardisiert anhand festgelegter Behandlungspfade und Standard-Arbeitsanweisungen ab. So kann oftmals die Therapie des Patienten früher beginnen, die Therapiequalität erhöht werden und die knappe Ressource „Notarzt" für lebensbedrohliche Einsätze verfügbar bleiben.

Unter den über 3000 TNA-Einsätzen finden sich aber auch außergewöhnliche Fälle, in denen der TNA bei schwerstverletzten oder lebensbedrohlich erkrankten Patienten überbrückend bis zum Eintreffen des (teils nachalarmierten) Notarztes eine umfangreiche Therapie delegiert hat, um das Leben der betroffenen Patienten in enger Zusammenarbeit mit dem nichtärztlichen Rettungsfachpersonal vor Ort zu retten.

Von diesen Einsätzen möchten wir im Folgenden zwei ausgewählte Beispiele vorstellen. Derartige Einsätze stellen im Rahmen der telenotfallmedizinischen Versorgung zweifelsfrei seltene Ereignisse dar, demonstrieren jedoch eindrücklich, welche weitreichenden Möglichkeiten prinzipiell bestehen und im Ausnahmefall erfolgreich zum Wohle des Patienten eingesetzt werden können.

Darüber hinaus wird der TNA auch regelmäßig durch das Rettungsdienstpersonal kontaktiert, wenn eine ärztliche Abklärung darüber gewünscht wird, ob möglicherweise auf den Transport eines Patienten in die Klinik verzichtet werden und eine ambulante Therapie angestrebt werden sollte. Durch ambulante Behandlung können erhebliche Ressourcen eingespart werden und es wird dem Patienten oft zielführender geholfen. Fallbeispiel 3 beschreibt eine solche Situation.

Fallbeispiel 1 – Unterstützung durch den Telenotarzt bei einer Reanimationssituation
An einem sonnigen Augustmorgen wird der an den TNA angebundene RTW Loitz von der Leitstelle alarmiert. Der Weg führt in das nahegelegene Gewerbegebiet. Die Einsatzmeldung lautet „Kreislaufstörung".

Die Besatzung des RTW trifft einen 35-jährigen, wachen Patienten halb liegend in seinem Auto vor. Auf dem Weg zu einem Bewerbungsgespräch sei ihm plötzlich unwohl geworden und er musste den Wagen abstellen. Seine Begleiterin habe bei Kaltschweißigkeit und plötzlicher Blässe den Rettungsdienst gerufen. Die Ersteinschätzung nach ABCDE-Schema zeigt neben einer Tachypnoe (Atemfrequenz 26/min) und einem Blutdruck von 163/78mmHg einen unruhigen, aber stabilen Patienten. Von seinem Bluthochdruck wisse er bereits und er rauche zu viel, gibt der junge Mann zu. „Sonst ist er kerngesund," ergänzt seine Begleiterin.

Plötzlich einsetzende Brustschmerzen des Patienten unterbrechen die Anamnese. Nach der Etablierung einer venösen Verweilkanüle wird der Patient zur weiteren Untersuchung in den RTW transportiert. Als gerade ein 12-Kanal-EKG geklebt wird, kommt es zu einem krampfartigen Kollaps. Sofort wird der TNA durch die Fahrzeugbesatzung kontaktiert. Mit der Aussage „roter Patient" wird zu Gesprächsbeginn die hohe Dringlichkeit der telenotärztlichen Unterstützung gekennzeichnet. In wenigen Worten wird dem TNA der bisherige Einsatzverlauf geschildert. Der Blick des TNA ist nicht auf den Patienten fixiert, sodass ihm beim Erscheinen des übertragenen Monitorbildes direkt das ungeordnete EKG auffällt. Die erste Vermutung, es könnte sich um Artefakte durch den geschilderten Krampfanfall handeln, bestätigt sich nicht. Der Krampfanfall sei soeben von allein sistiert und der Erkrankte liege nun still, berichtet die Fahrzeugbesatzung. Das EKG jedoch ändert sich nicht. „Der Patient hat ein Kammerflimmern! Beginnt zu reanimieren und aktiviert den Defibrillator!", weist der TNA das nichtärztliche Personal vor Ort an.

Schnell realisiert die RTW-Besatzung die Situation und beginnt direkt mit den erforderlichen Wiederbelebungsmaßnahmen. Mit nur einem Klick am Computer wird vom TNA ein Notarzt für diesen Einsatz angefordert und durch die Leitstelle disponiert. Die erwartete Zeit bis zum Eintreffen des Notarztes am Einsatzort beträgt etwas mehr als zehn Minuten.

Der TNA kann nicht manuell eingreifen, verfolgt jedoch das Geschehen über die inzwischen eingeschaltete Kamera und erteilt strukturierte Ansagen, um das Handeln der beiden Kollegen vor Ort zu koordinieren und Entscheidungshilfe zu geben. So wird aus Mangel an helfenden Händen entschieden, unter Fortführung der Thoraxkompressionen die Beutel-Masken-Ventilation kurzzeitig zu pausieren, um bereits nach der zweiten Defibrillation die Adrenalin- und Amiodarongabe vorzubereiten. Diese Medikamente werden dann unmittelbar nach der dritten Defibrillation intravenös verabreicht. Die beiden Rettungskräfte vor Ort wechseln sich regelmäßig bei der Thoraxkompression ab, um eine optimale Qualität zu gewährleisten.

Nach etwa 10-minütiger Reanimation kann noch vor Eintreffen des nachgeforderten Notarztes ein stabiler Spontankreislauf hergestellt werden. Der ärztliche Kollege erreicht nach weiteren zwei Minuten den Einsatzort. Zu diesem Zeitpunkt liegen bereits erste stabile Kreislaufparameter und ein ausgedrucktes 12-Kanal-EKG vor. Auf dem Ausdruck ist eine ST-Hebung in den Vorderwandableitungen sichtbar.

Da bei dem weiterhin bewusstlosen Patienten die Atmung noch über Maskenbeatmung unterstützt werden muss, wird nach adäquater Sedierung der Atemweg durch endotracheale Intubation gesichert und der Patient in das nächstgelegene Krankenhaus mit Herzkatheterlabor transportiert. Dort kann als Ursache des Kreislaufstillstandes ein Verschluss des RIVA diagnostiziert und durch Stentimplantation erfolgreich behandelt werden. Durch das schnelle und ruhige Agieren der RTW-Besatzung wurde, in Zusammenarbeit mit dem TNA, der Weg gebahnt, dass der junge Mann das Krankenhaus nach drei Wochen gehend verlassen konnte.

Wichtige Aspekte dieses Fallbeispiels:

- Der TNA erfasste die medizinische Situation als Erstes, da er ohne Ablenkung „von außen" auf die Situation blicken kann (Vermeidung eines Fixierungsfehlers).
- Durch die telemedizinische Übernahme der Koordination der Versorgung konnte sich das Personal vor Ort auf die qualitativ optimale Durchführung konzentrieren (Verbesserung der Versorgungsqualität).
- Dem nachgeforderten Notarzt konnte bei seinem Eintreffen ein therapierter Patient übergeben werden (Verkürzung der Prähospitalzeit).

Fallbeispiel 2 – Überbrückende Versorgung eines Patienten mit schwerem Trauma
An einem Dienstagvormittag im April geht ein Notruf in der Integrierten Leitstelle ein; die Sekretärin einer Werft meldet einen Arbeitsunfall. Sie habe den Unfall durch ein Fenster beobachtet, sei aber nie direkt vor Ort gewesen und könne somit keine näheren Angaben machen. Von Mitarbeitern sei ihr von draußen zugerufen worden, dass sie einen „Krankenwagen" holen solle. Durch die Disponenten wird aufgrund der unklaren Situation und des fraglichen Verletzungsmusters ein an das TNA-System angebundener RTW mit dem Meldebild „Blut/Unfall leicht" alarmiert. Über den Patienten ist lediglich bekannt, dass es ein 71-Jähriger ohne Vorerkrankungen oder Vormedikation sei.

Der RTW trifft um 11:23 Uhr an der Einsatzadresse ein. Die Zufuhrt zum Werftgelände ist jedoch durch parkende Autos und Schiffe erschwert, sodass sich das Rettungsteam vom Eingang des Werftgeländes zu Fuß zum Patienten begibt und gegen 11.27 Uhr bei ihm eintrifft. Der Patient wird auf dem Rücken auf einer Plane liegend mit durchnässter Kleidung vorgefunden. Der Patient schreit und stöhnt vor Schmerzen. Es sind mehrere Mitarbeiter der Werft vor Ort, teilweise ebenfalls mit durchnässter Kleidung.

Durch die RTW-Besatzung erfolgt eine Untersuchung des Patienten, die Erhebung von Vitalwerten sowie eine Anamnese. Der 71-jährige Mann war beim Zuwasserlassen eines ca. 8 Tonnen schweren Schiffs auf einem Schienenwagen einer Slipanlage mit der Hose am Schienenwagen hängen geblieben. Dadurch ist er zu Fall gekommen und ins Wasser gezogen worden. Das Schiff kippte beim Zuwasserlassen auf die rechte Seite und verdrehte und überrollte das rechte Bein des Patienten.

Der Patient wurde von Mitarbeitern der Werft mit einer Plane aus dem Wasser gerettet. Die Wassertemperatur betrug circa 9 °C, die Umgebungstemperatur lag bei circa 14 °C. Der Patient ist etwa 70 kg schwer und circa 1,70 m groß. In der schnellen Traumauntersuchung fällt auf, dass der Patient vollständig durchnässt ist. Er berichtet von starken Schmerzen im Bereich des Beckens und rechten Beines. Der rechte Unterschenkel scheint mehrfach offen frakturiert zu sein. Es sind deutliche Weichteildefekte und Knochendurchspießungen der Haut zu erkennen. Daraufhin wird ein großlumiger Gefäßzugang (17 G) in die linke Ellenbeuge gelegt und das im Rettungsdienst übliche Basismonitoring (Blutdruck, Herzfrequenz, Sauerstoffsättigung) angeschlossen.

Der Leitstelle wurde frühzeitig mitgeteilt, dass dringend ein Notarzt an der Einsatzstelle erforderlich ist. Allerdings waren in der Einsatzregion zu diesem Zeitpunkt keine freien Notärzte verfügbar, sodass mit einer längeren Eintreffzeit zu rechnen war. Der Rettungshubschrauber Christoph 47 befand sich zudem noch in der Übergabe eines Pateinten am Klinikum Karlsburg.

Daraufhin wird etwa zehn Minuten nach dem Eintreffen des RTW der TNA zur Unterstützung bei der Therapie des schwerstverletzten Patienten kontaktiert. Es besteht eine gute Telefonverbindung und die Vitaldaten sind sofort sichtbar.

Nach Angabe einer hohen Versorgungsdringlichkeit („Kategorie rot") erfolgt die strukturierte Patientenvorstellung anhand des in der Traumaversorgung gängigen cABC-DE-Schemas.

> **Übersicht**
>
> **c** (Critical Bleeding): Bei dem Patienten wird aufgrund einer unklaren Blutungssituation von einem vermuteten hohen Blutverlust ausgegangen. Aber durch die nasse Kleidung ist der Blutverlust im ersten Augenblick nicht sicher quantifizierbar. Zudem ist das Bein im Oberschenkelbereich stark geschwollen, sodass auch dort von einem relevanten Hämatom ausgegangen werden muss. Eine spritzende Blutung wird nicht gesehen, sodass mit der Untersuchung fortgefahren wird.
>
> **A** (Airway): Die Atemwege des Patienten sind initial frei. Davon kann aufgrund der lauten Schmerzäußerungen ausgegangen werden.
>
> **B** (Breathing): Die Atemfrequenz des Patienten ist erhöht. Dies kann verschiedene Ursachen haben (z. B. Einatmen von Wasser, von außen nicht sichtbare Lungenverletzungen, Sauerstoffmangel). Die gemessene Sauerstoffsättigung (SpO_2) ist zu jedem Zeitpunkt > 90 %, sodass die erhöhte Atemfrequenz auf die starken Schmerzen zurückgeführt wird.
>
> **C** (Circulation): Die Kreislaufsituation ist zum Zeitpunkt des Ersteindrucks stabil. Der Blutdruck beträgt 141/101 mmHg, die Herzfrequenz ist aufgrund von Stress/Schmerz/Kälte mit 104/min leicht erhöht.
>
> **D** (Disabilities): Der Patient ist wach, befolgt aber durch seine starken Schmerzen nur eingeschränkt Aufforderungen. Die Schmerzen werden auf der zehnstufigen Schmerzskala mit 10 angegeben (0 = kein Schmerz, 10 = stärkster vorstellbarer Schmerz).
>
> **E** (Exposure): Auffällig ist die kalte blasse Haut des Patienten.
>
> Die anschließende **SAMPLE-Anamnese** – eine kurze standardisierte Anamnese für Notfallpatienten – ist bei dem Patienten aufgrund der starken Schmerzen nur unvollständig zu erheben und ergibt wenig aufschlussreiche Informationen. Es kann jedoch eruiert werden, dass keine Allergien bestehen und nicht regelmäßig Medikamente eingenommen werden.

Als Nächstes wird der Patient durch Aufschneiden der Kleidung vollständig entkleidet, um das Verletzungsausmaß zu erkennen und um ein weiteres Auskühlen durch die kalte und nasse Kleidung zu vermeiden. Danach wird der Patient mit einer Rettungsdecke vor einem weiteren Wärmeverlust geschützt.

Laut Beschreibung durch die Notfallsanitäter imponiert am rechten Oberschenkel ein großflächiges Hämatom mit Ablederungen und offenliegendem Knochen auf Höhe des Kniegelenks mit Sickerblutung. Auf eine Bildübertragung per TNA-Handy wird bei fehlender klinischer Relevanz und bei zeitkritischer Symptomatik verzichtet. Zur Blutungskontrolle wird auf Anweisung durch den TNA ein Tourniquet angelegt und fest verschlossen. Es erfolgt die Anweisung an den Teamführer des RTW, die Schmerztherapie vorzubereiten und S-Ketamin und Midazolam aufzuziehen. Zeitgleich legt der zweite Mitarbeiter vor Ort, ebenfalls ausgebildeter Notfallsanitäter, einen zweiten Gefäßzugang in der linken Ellenbeuge. Im Anschluss werden zügig 500 ml E153 infundiert. Die Schmerztherapie erfolgt fraktioniert mit 1 mg Midazolam und 15 mg S-Ketamin, da bei unklarem Blutverlust ein starker Blutdruckabfall erwartet wird. Zeitgleich bekommt der Patient 6 l O_2/min via Maske. Zwischenzeitlich wird die Besatzung über den Standort des inzwischen verfügbaren Rettungshubschraubers und die ungefähre Eintreffzeit informiert. Dies kann der TNA live über GPS verfolgen.

Da der Patient auch über Schmerzen im Becken klagt und ein schweres Beckentrauma vermutet wird, wird eine Beckenschlinge angelegt. Vor Anlage erfolgt eine erneute Gabe von 10 mg S-Ketamin bei weiterhin starken Schmerzen. Im Anschluss wird die Vakuummatratze aus dem RTW geholt, was aufgrund der entfernten Parkposition einige Minuten in Anspruch nimmt. Zudem wird auf Anordnung durch den TNA 1 g Tranexamsäure intravenös verabreicht. Mittlerweile befindet sich der Rettungshubschrauber im Landeanflug. Die Vitalfunktionen bei Übergabe an den Rettungshubschrauber sind Blutdruck 115/92 mmHg, Herzfrequenz 104/min, Sauerstoffsättigung 98 % unter Sauerstoffgabe, GCS (Glasgow Coma Scale) 13–14 iatrogen, Schmerzen liegen bei NRS 7–8.

Die Betreuung durch den TNA endet um 12:11 Uhr mit der Übergabe des Patienten durch die vor Ort anwesenden Notfallsanitäter an die Besatzung des Rettungshubschraubers (Christoph 47).

Die Aufnahme in die Klinik erfolgt über den Schockraum Universitätsmedizin Greifswald. In der durchgeführten Computertomografie zeigt sich eine Trümmerfraktur des Unterschenkels mit ausgedehntem Weichteilschaden. Des Weiteren zeigt sich ein Abriss der im Unterschenkel auf Höhe des Kniegelenks verlaufenden Arterie (A. poplitea). Es erfolgt eine unmittelbare operative Versorgung.

Wichtige Aspekte dieses Fallbeispiels:

- Durch die überbrückende Versorgung eines schwerverletzten Patienten durch den TNA war ein frühzeitiger Beginn der Therapie möglich.
- Die Einschätzung der Verletzungsschwere und der Blutungsaktivität stellte für den TNA durch den fehlenden visuellen Eindruck eine Herausforderung dar.

4 Etablierung einer Telenotarzt-Anwendung   143

- Die kurze und präzise Kommunikation durch das eingespielte Team erleichterte die Bearbeitung des komplexen Einsatzes.

Fallbeispiel 3 - Ambulante Versorgung einer Patientin
Gegen 15:30 Uhr an einem Werktag meldet sich die Rettungsdienstbesatzung einer Wache außerhalb der Hansestadt Greifswald telefonisch beim TNA und bittet um Unterstützung bei der Behandlung einer 72 Jahre alten Patientin mit Schwindel. Der Rettungsdienst wurde durch eine besorgte Bekannte der Patientin alarmiert, die bei Eintreffen des Rettungsdienstes anwesend ist. Dem TNA werden telefonisch bzw. elektronisch die Vitalparameter der Patientin sowie eine kurze Anamnese übermittelt.

> **Übersicht**
>
> **A** (Airway): Atemwege frei
> **B** (Breathing): vesikuläres Atemgeräusch beidseits bei einer Sauerstoffsättigung von 96 % unter Raumluft
> **C** (Circulation): Hf 82 bpm, RR 165/89 mmHg, Rekapillarisierungszeit <2 s
> **D** (Disabilities): zu allen Qualitäten orientiert, kein neurologisches Defizit (FAST negativ), Blutzucker 6,2 mmol/l
> **E** (Exposure): Temperatur im Ohr 36,8 °C
> **SAMPLE-Anamnese**: Die Patientin gibt keine Allergien an und berichtet über die regelmäßige Einnahme von Ramipril und ASS bei bekannter arterieller Hypertonie. Sie habe zuletzt um 12 Uhr etwas gegessen, seitdem habe sie nur noch einen Kaffee getrunken. Der Schwindel als Grund für den Notruf wird als drehend beschrieben. Angina-pectoris-Beschwerden oder Dyspnoe werden ausdrücklich verneint.

Die Patientin bestätigt, dass die umfassenden, vorausgegangenen Schwindeluntersuchungen keinen Hinweis auf eine organische Ursache erbracht hätten. Aktuell gebe es keine kausale Therapieoption.

Das betreuende Rettungsdienstpersonal und der hinzugezogene TNA einigen sich mit der Hausärztin und der Patientin darauf, dass die Bekannte zunächst noch für eine Weile bei der Patientin verbleibt und die Hausärztin nach Ende der Sprechstunde die Patientin im Rahmen eines Hausbesuches untersucht. Alle Behandelnden sind sich darüber einig, dass die Patientin zum aktuellen Zeitpunkt nicht von einer erneuten Krankenhauseinweisung profitiert, sondern die symptomatische Behandlung der Schwindelanfälle bzw. des intermittierend auftretenden Erbrechens im Vordergrund stehen. Dieses Vorgehen entspricht dem ausdrücklichen Wunsch der Patientin („Ich möchte auf gar keinen Fall schon wieder ins Krankenhaus! Das letzte Mal habe ich eine Woche gebraucht, um mich wieder zu erholen!"). Die Besatzung des RTW bleibt noch circa 15 Minuten vor Ort, bis die Infusion vollständig appliziert ist. Es kommt zu keinem rezidivierenden Erbrechen und die Patientin gibt an, dass sie deutlich weniger Übelkeit verspüre. Sie wird darüber aufgeklärt, dass bei einer Befundverschlechterung jederzeit eine erneute Alarmierung des Rettungsdienstes möglich ist.

Durch die Konsultation des TNA konnte die Betreuung und ärztliche Weiterversorgung der Patientin im häuslichen Umfeld sichergestellt werden, sodass keine Krankenhauseinweisung nötig wurde.

Wichtige Aspekte dieses Fallbeispiels:

- Die Nachforderung und Bindung eines bodengebundenen Notarztes wurde vermieden (Ressourcenschonung).
- Die rasche (keine Wartezeit auf den Notarzt) Behandlung der Symptome sorgte für eine verbesserte Versorgungsqualität.
- Die Vermeidung einer Krankenhauseinweisung ohne Aussicht auf diagnostischen Zugewinn führte zur Reduktion von Kosten und trug zur Erhöhung der Patientenzufriedenheit bei.
- Durch die Einbindung der Hausärztin in die ambulante Akutversorgung verblieb die Therapiehoheit bei der Hausärztin. Das fördert die Akzeptanz des TNA-Systems bei niedergelassenen Ärzten.

4.3.2 Erwartungshaltung der beteiligten Berufsgruppen

4.3.2.1 Erwartungshaltung der beteiligten Mitarbeiter der Notfallversorgung gegenüber der Einführung des Telenotarzt-Systems im Landkreis Vorpommern-Greifswald

Für den dauerhaften Erfolg telemedizinischer Projekte sind eine hohe Mitarbeiterzufriedenheit sowie hohe subjektive Nützlichkeit essenziell [44–47]. Daher wurde bereits zu Beginn des Projektes beschlossen, vor der Einführung des TNA die Erwartungshaltung der Mitarbeiter zu erfassen und auszuwerten. So wurde eine Datengrundlage geschaffen, mit der die Erwartungshaltung der beteiligten Berufsgruppen kenntlich gemacht werden kann.

Für die Erfassung der Erwartungen der Berufsgruppen wurden folgende Fragen konzipiert:

- Welche Haltung haben die Beschäftigten gegenüber der TNA-Technologie?
- Erwarten die Beschäftigten Vorteile in der Patientenversorgung (unmittelbare Vorteile)?
- Erwarten die Beschäftigten eine Verringerung des Arbeits- und Dokumentationsaufwandes (mittelbare Vorteile)?

Im Landkreis Vorpommern-Greifswald wurden im Zeitraum von Mai bis August 2017 die Personen befragt, die nach der Einführung mit dem TNA zusammenarbeiten werden [48]. Diese Befragung fand papierbasiert und anonym statt. Es wurden die Mitarbeiter von sieben Rettungswachen, fünf Notarztstandorten, der zuständigen Integrierten Leitstelle und den internistischen, chirurgischen, neurologischen und zentralen Notaufnahmen der vier Kliniken im Einzugsgebiet befragt. Als Einschlusskriterium wurde eine Tätigkeit in einem der genannten notfallmedizinischen Bereiche im Zeitraum 01.05.2017 bis 31.08.2017 gewählt. Zu Beginn dieses Zeitraums waren die befragten Personen bereits über die Pläne zur Einführung des TNA informiert worden; Schulungen oder Kontakt zum TNA-System hatten aber noch nicht stattgefunden. Somit bestand die Möglichkeit, dass sich die Befragten bereits mit dem Thema beschäftigt hatten, ohne dass die Einstellung zum TNA durch Schulungen oder direkten Kontakt beeinflusst wurde. Dies diente zur Reduktion eines möglichen Bias.

Von 411 Personen, die die Einschlusskriterien erfüllten, beantworteten 212 Personen im Befragungszeitraum den Fragebogen und gaben ihn zurück. Die Rücklaufquote lag damit bei 51,6 %, schwankte aber stark zwischen den Organisationen mit einem Minimum von 12 % bei einer der befragten Notaufnahmen und einem Maximum von 100 % bei zwei Rettungswachen und der Leitstelle.

Die große Mehrheit der Befragten aller Berufsgruppen (95 %) stimmte der Aussage zu oder eher zu, dass sie sich in der Notfallmedizin kompetent fühlen. Trotz hoher selbstempfundener Kompetenz der Befragten bestand jedoch bei 34 % des nichtärztlichen Rettungsdienstpersonals (eher) häufig der Wunsch nach Unterstützung im Einsatz. Dabei wurde vor allem Unterstützung bei Diagnosefindung und Therapieentscheidung sowie organisatorischen Tätigkeiten gewünscht. Dies sind Bereiche, in denen telemedizinische Assistenz möglich scheint.

▶ Ein Großteil des nichtärztlichen Personals wünschte sich Unterstützung bei Diagnosefindung und Behandlung. Diese könnte durch einen Telenotarzt erfolgen.

Knapp zwei Drittel aller Befragten erwarteten durch die Einführung des TNA eine schnellere Diagnosefindung, knapp drei Viertel der Befragten gingen davon aus, dass der Therapiebeginn zeitlich vorverlegt werden kann, und mehr als die Hälfte der Befragten rechnete damit, dass Patienten schneller transportfähig sind, siehe Abb. 4.8.

Neben diesen überaus positiven Erwartungen bezüglich der Patientenversorgung wurden Vorteile in den Abläufen und Prozessen ihrer Tätigkeit nur von wenigen vermutet: Zwei Drittel der Befragten erwarteten eine Steigerung der Qualität der Patientenversorgung. Jedoch wurden mittelbare Vorteile wie eine Verminderung des Dokumentationsaufwandes und der Arbeitsbelastung nur von jeweils etwa 20 % vermutet, siehe Abb. 4.9.

▶ Von den Mitarbeitern der Leitstelle, im Rettungsdienst und in den Notaufnahmen wird durch die Einführung eines Telenotarztes mehrheitlich erwartet, dass es zu einer Verkürzung der Zeit bis zur Diagnosestellung und Therapiebeginn kommt, und dass sich die Qualität der Patientenversorgung verbessert.

Der Aussage, das Konzept des TNA sei sinnvoll, stimmten 28 % voll und 43 % eher zu, siehe Abb. 4.10.

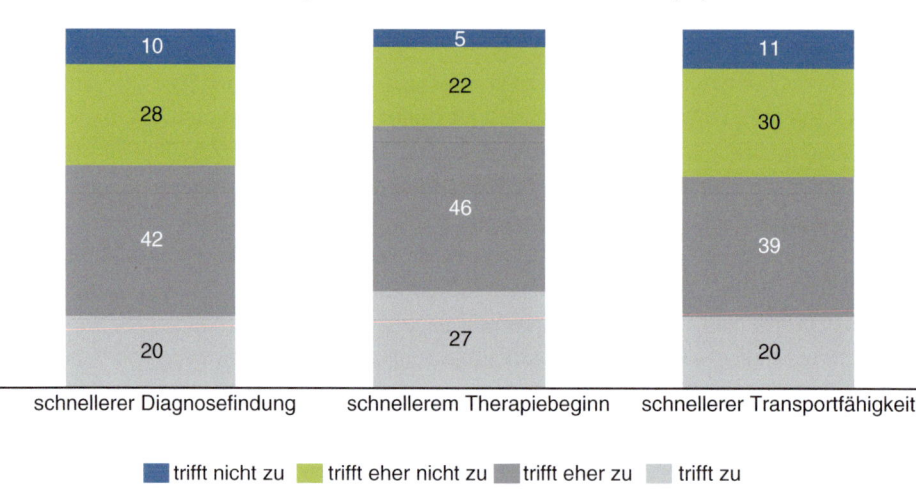

Abb. 4.8 Erwartungshaltung der Mitarbeiter bezüglich des Einflusses des Telenotarzt auf wichtige Einsatzzeiten

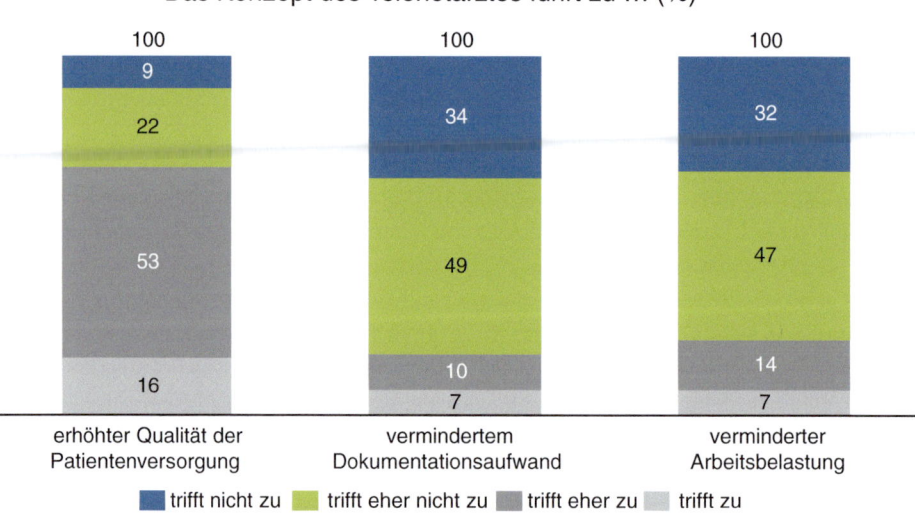

Abb. 4.9 Erwartungshaltung der Mitarbeiter bezüglich des Einflusses des Telenotarzt auf die Qualität der Patientenversorgung und auf Arbeitsprozesse

▶ Die Mehrheit der Befragten aller Berufsgruppen hielt das Telenotarzt-Konzept für (eher) sinnvoll.

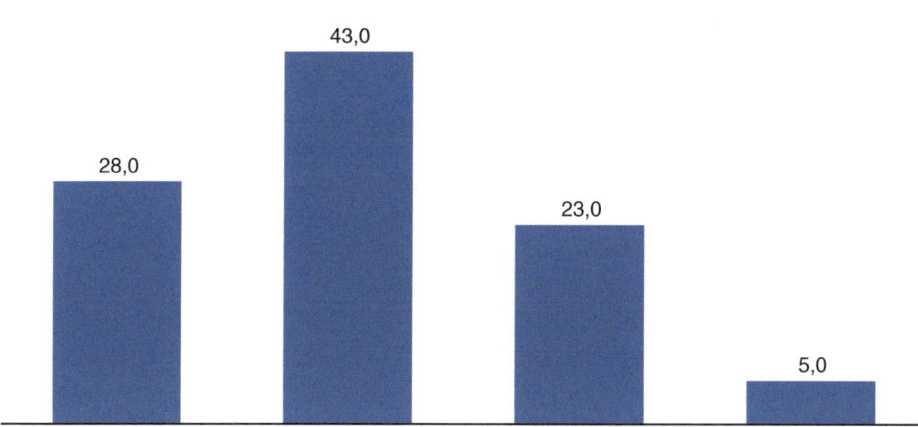

Abb. 4.10 Erwartungshaltung der Mitarbeiter zur Sinnhaftigkeit des Telenotarzt-Konzepts

Eine Störung der etablierten Strukturen in der Notfallmedizin wurde nicht befürchtet. Allerdings wurden auch mehrheitlich keine Vorteile in den Arbeitsabläufen erwartet. Da persönlicher Nutzen dazu führt, dass neue Technologien schneller angenommen werden, könnte dies eine mögliche Schwierigkeit in der Akzeptanz eines TNA-Systems darstellen. Da aber sowohl das TNA-Konzept für sinnvoll erachtet wurde als auch eine Verbesserung der Patientenversorgung erwartet wurde, ist eine erfolgreiche Etablierung wahrscheinlich.

4.3.2.2 Potenzialeinschätzungen zum Telenotarzt-System von Leitstellenmitarbeitern – eine Vergleichsstudie zwischen der Integrierten Leitstelle Vorpommern-Greifswald und bundesweiten Einsatzleitstellen

Das TNA-System als Innovation in der rettungsdienstlichen Notfallversorgung hat seit 2014 in mehreren Regionen Deutschlands durch die Einführung in die Regelversorgung oder durch Pilotprojekte Anwendung gefunden [14, 17, 49]. Bei der Einführung von Innovationen ist oftmals eine Vielzahl von verschiedenen Akteuren beteiligt, die maßgeblich als Promotoren fungieren können. Diese sind aufgrund ihrer institutionellen Machtstellung bzw. ihres Wissens für die Adoption von Innovationen verantwortlich und können den Erfolg oder auch Misserfolg einer Innovation maßgeblich beeinflussen [37].

Die Mitarbeiter von Einsatzleitstellen sind aufgrund ihrer Verantwortlichkeit für die Disposition der Rettungsmittel im Notfallgeschehen als bedeutende Promotoren bei der Verstetigung der telemedizinischen Innovation des TNA-Systems zu beurteilen. Ziel der Vergleichsstudie ist die Ermittlung möglicher Bewertungsunterschiede zwischen den Mitarbeitern der Integrierten Leitstelle Vorpommern-Greifswald und den bundesweiten Leitstellenmitarbeitern hinsichtlich der Potenziale dieser telemedizinischen Neuerung.

Methodik

Die Kontrollgruppe der Befragung besteht aus den Leitstellenmitarbeitern des gesamten Bundesgebietes ohne die Integrierte Leitstelle Vorpommern-Greifswald. Die Zielgruppe ist die Integrierte Leitstelle in Greifswald, welche für die Disposition der Rettungsmittel in dem Landkreis Vorpommern-Greifswald verantwortlich ist.

Die Daten gehen aus zwei unterschiedlichen Befragungen hervor, welche unabhängig voneinander in den Jahren 2017 bzw. 2019 mithilfe papierbasierter Fragebögen durchgeführt wurden. Die Datengrundlage des bundesweiten Meinungsbildes bildet eine von Mai bis Juni 2019 durchgeführte Befragungsstudie durch den Lehrstuhl für Allgemeine Betriebswirtschaftslehre und Gesundheitsmanagement der Universität Greifswald. Befragt wurden alle Leitstellen, welche im Bundesgebiet für die Disposition der Rettungsmittel bei medizinischen Notfällen verantwortlich sind. Nach Beendigung der bundesweiten Befragung und der Datenbereinigung konnten 124 verwertbare Datensätze zur Auswertung herangezogen werden. Von den Teilnehmern der bundesweiten Studie gaben zum Zeitpunkt der Befragung 12 Personen (9,68 %) an, bereits persönlich in einem TNA-System im eigenen Versorgungsgebiet gearbeitet zu haben [50].

Für die Zielgruppe wurde die Studie von Metelmann et al. [48] aus dem Jahr 2017 herangezogen, welche die Erwartungshaltung der Mitarbeiter der Notfallmedizin gegenüber der TNA-Anwendung vor der Einführung im Landkreis Vorpommern-Greifswald untersucht hat (vgl. Abschn. 4.3.2.1). Befragt wurden neben dem Rettungsdienstpersonal zudem die Mitarbeiter von Notaufnahmen im Landkreis Vorpommern-Greifswald und auch Mitarbeiter der Integrierten Leitstelle Vorpommern-Greifswald. Zur Durchführung dieser Vergleichsstudie wurden die Ergebnisse der Mitarbeiter der Integrierten Leitstelle Vorpommern-Greifswald extrahiert und nach dem gleichen Schema wie die Daten der bundesweiten Befragung analysiert.

Die Merkmale der Studienpopulation wurden deskriptiv unter Anwendung von Tabellen veranschaulicht. Hinsichtlich der Feststellung, ob signifikante Unterschiede in den Potenzialbewertungen zwischen den beiden betrachteten Gruppen bestehen, wurde der U-Test nach Mann-Whitney durchgeführt. Das Konfidenzniveau wurde auf 95 % festgelegt.

Ergebnisse

Es wurden nur Teilnehmer beider Studien einbezogen, welche in dem Fragebogen angaben, dass ihnen das TNA-System bereits vor der Befragung bekannt war. Bei den Ergebnissen der bundesweiten Befragung (BW) lag die gefilterte Studienpopulation nach diesem Kriterium bereits vor. Bei den ausgefüllten Fragebögen der Integrierten Leitstelle Vorpommern-Greifswald (ILS V-G) mussten vier Teilnehmer aufgrund des Nichterfüllens dieses Auswahlkriteriums ausgeschlossen werden. Zwei weitere Teilnehmer der Leitstelle Vorpommern-Greifswald haben die Frage nicht beantwortet und folglich wurden ihre Antwortbögen bei der Datenauswertung ebenso nicht berücksichtigt.

4 Etablierung einer Telenotarzt-Anwendung

Tab. 4.1 Dauer der Berufsausübung unabhängig von dem aktuellen Arbeitgeber

Dauer Berufsausübung	Absolute Häufigkeit	Relative Häufigkeit
unter 2 Jahre	10	7,14 %
2–5 Jahre	28	20,00 %
6–10 Jahre	26	18,57 %
11–20 Jahre	42	30,00 %
21–30 Jahre	26	18,57 %
über 30 Jahre	7	5,00 %
keine Angabe	1	0,71 %

Tab. 4.2 Dauer der Berufsausübung in der aktuellen Organisation

Dauer Organisationszugehörigkeit	Absolute Häufigkeit	Relative Häufigkeit
unter 2 Jahre	22	15,71 %
2–5 Jahre	18	12,86 %
6–10 Jahre	24	17,14 %
11–20 Jahre	40	28,57 %
21–30 Jahre	27	19,29 %
über 30 Jahre	7	5,00 %
keine Angabe	2	1,43 %

Studienpopulation
Die Studienpopulation setzt sich aus 140 Personen zusammen, von denen 124 Leitstellenmitarbeiter aus dem Bundesgebiet (männlich: 98,38 %) und 16 Mitarbeiter aus der Integrierten Leitstelle Vorpommern-Greifswald (männlich: 81,25 %) sind.

Die Mehrheit der befragten Personen (53,57 %) ist seit elf Jahren oder länger in dem aktuellen Beruf tätig (Tab. 4.1). 45,71 % gab an, den aktuellen Beruf weniger als elf Jahre auszuüben. Eine Person (0,71 %) hat zur Dauer der Berufsausübung keine Angabe gemacht.

Die Dauern der Organisationszugehörigkeiten der Befragten lassen sich aus Tab. 4.2 entnehmen. 45,71 % der Mitarbeiter waren zehn Jahre und weniger in der Organisation beschäftigt, in welcher sie zum Zeitpunkt der Befragung tätig waren. Die Mehrheit der Teilnehmer (52,86 %) gab an, elf Jahre oder länger in der aktuellen Organisation tätig zu sein. Zwei Leitstellenmitarbeiter (1,43 %) haben die Frage nicht beantwortet.

Von den 140 Befragten gaben 88 (62,86 %) an, aktuell eine leitende Position in ihrer Einsatzleitstelle innezuhaben. 49 Personen (35,00 %) besitzen zum Zeitpunkt der Befragung keine leitende Position und drei Teilnehmer (2,14 %) trafen zu dieser Frage keine Aussage.

Potenzialeinschätzungen
In der Tab. 4.3 sind die Potenzialeinschätzungen aufgeführt, wobei zwischen den Ergebnissen der bundesweiten Befragung exklusive der Integrierten Leitstelle Vorpommern-Greifswald (BW) und der Leitstelle Vorpommern-Greifswald (ILS V-G) unterschieden wird.

Tab. 4.3 Vergleichende Potenzialeinschätzungen

Nr.	Aussage		trifft (eher) zu	trifft (eher) nicht zu	p-Wert Mann-Whitney
1	Ich halte das Konzept des Telenotarztes für sinnvoll.	BW	90,98 %	9,02 %	0,029
		ILS V-G	81,25 %	18,75 %	
2	Ich denke, dass das Konzept des Telenotarztes zu einer relevanten Zeitersparnis führt.	BW	76,23 %	23,77 %	0,187
		ILS V-G	62,50 %	37,50 %	
3	Ich denke, dass das Konzept des Telenotarztes zu einer schnelleren Diagnosefindung führt.	BW	71,67 %	28,33 %	0,113
		ILS V-G	75,00 %	25,00 %	
4	Ich denke, dass das Konzept des Telenotarztes zu einem schnelleren Therapiebeginn führt.	BW	80,33 %	19,67 %	0,456
		ILS V-G	93,75 %	6,25 %	
5	Ich denke, dass das Konzept des Telenotarztes zu einer schnelleren Transportfähigkeit führt.	BW	57,38 %	42,62 %	0,184
		ILS V-G	75,00 %	25,00 %	
6	Ich denke, dass das Konzept des Telenotarztes die Qualität der Patientenversorgung verbessert.	BW	84,03 %	15,97 %	0,795
		ILS V-G	86,67 %	13,33 %	
7	Ich denke, dass das Konzept des Telenotarztes meinen Dokumentationsaufwand vermindert.	BW	10,83 %	89,17 %	0,148
		ILS V-G	6,25 %	93,75 %	
8	Ich denke, dass das Konzept des Telenotarztes meine Arbeitsbelastung vermindert.	BW	12,30 %	87,70 %	0,884
		ILS V-G	18,75 %	81,25 %	
9	Ich kann mir vorstellen, mit einem Telenotarzt-System zu arbeiten.	BW	89,26 %	10,74 %	0,012
		ILS V-G	75,00 %	25,00 %	
10	Ich denke, dass das Konzept des Telenotarztes zu einer Verzögerung am Unfallort führt.	BW	30,00 %	70,00 %	0,862
		ILS V-G	37,50 %	62,50 %	
11	Ich denke, dass das Konzept des Telenotarztes die etablierte Struktur stört.	BW	18,49 %	81,51 %	0,023
		ILS V-G	43,75 %	56,25 %	

Bei der Mehrheit der aufgeführten Aussagen ist kein signifikanter Unterschied in den Potenzialbewertungen zu verzeichnen. Erfolgspotenziale, welche durch die Anwendung eines TNA-Systems erreicht werden können, wurden von beiden Gruppen in einer relevanten Zeitersparnis, einer schnelleren Diagnosefindung, dem schnelleren Therapiebeginn, einer schnelleren Transportfähigkeit und letztendlich allgemein in der Verbesserung der Qualität in der Patientenversorgung vermutet. Wiederum erwarteten die Leitstellenmitarbeiter beider Gruppen nicht, dass die Anwendung des TNA-Systems zu einer Verminderung des Dokumentationsaufwandes und zu weniger Arbeitsbelastung führt. Eine mögliche Verzögerung der Arbeitsabläufe am Unfallort wurde von der Mehrheit der Teilnehmer in beiden Gruppen nicht vermutet.

Signifikante Unterschiede in den Bewertungen sind bei drei der elf Aussagen festzustellen. Der stärkste signifikante Unterschied mit p = 0,012 ergibt sich bei den Stellungnahmen zu der Aussage, ob sich die Teilnehmer vorstellen können, künftig in einem TNA-System zu arbeiten. Der Unterschied ergibt sich daraus, dass sich wesentlich weniger Mitarbeiter der Greifswalder Leitstelle (75 %) im Gegensatz zu den bundesweiten Teilnehmern (89,26 %) vorstellen konnten, in einem TNA-System tätig zu werden. Zum Zeitpunkt der Befragung der Integrierten Leitstelle in Greifswald 2017 stand die Einführung des TNA-Systems im Landkreis Vorpommern-Greifswald unmittelbar bevor. Eine Begründung für die vergleichsweise geringere Vorstellung der eigenen Partizipation bei der Anwendung der Innovation könnte in den Ergebnissen zu der Frage hinsichtlich der erwarteten Auswirkungen des TNA-Systems auf etablierte Strukturen (p = 0,023) liegen. Es wurde von den Teilnehmern der Integrierten Leitstelle in Greifswald häufiger angenommen, dass Störungen von etablierten Strukturen wahrscheinlich sind. Die Einführung eines TNA-Systems als ergänzendes Element in der prähospitalen Rettungskette führt aufgrund der restrukturierten Arbeitsabläufe zu Veränderungen, welche von den beteiligten Mitarbeiten eine gewisse Adaptionszeit verlangt. Bei beiden zuvor genannten Aussagen sind die Mitarbeiter der Rettungsleitstellen in Deutschland, mitunter auch aufgrund von eigenen praktischen Erfahrungen in dem TNA-System, positiver eingestellt. Die Sinnhaftigkeit der TNA-Anwendung wurde von beiden Vergleichsgruppen als (eher) zutreffend beurteilt, jedoch erwarteten die Teilnehmer der bundesweiten Befragung wiederum eine größere Sinnhaftigkeit als die Mitarbeiter der Integrierten Leitstelle in Greifswald (p = 0,029).

Abschließend kann festgestellt werden, dass die Potenzialbewertungen von allen Leitstellenmitarbeitern, unabhängig von deren Einsatzgebiet, mit der gleichen – zustimmenden oder ablehnenden – Tendenz erfolgt. Aus den Angaben der Leitstellenmitarbeiter der Integrierten Leitstelle Vorpommern-Greifswald lässt sich ableiten, dass die Mitarbeiter bereits vor der Einführung der Innovation aufgrund der möglichen Erfolgspotenziale ihr gegenüber positiv eingestellt waren. Auch wenn bislang keine eigenen praktischen Erfahrungen der Befragten mit dem TNA-System vorlagen, wurden mehr Vorteile als Nachteile gesehen. Dies kann wiederum als repräsentative Erkenntnis für diejenigen Leitstellen im Bundesgebiet interpretiert werden, in denen die Mitarbeiter ebenfalls bislang keine persönliche Anwendung der Innovation in ihrem Arbeitsablauf haben. Es kann bei ihnen jedoch anhand der aufgeführten Potenzialeinschätzungen eine positive Einstellung vermutet werden.

4.3.3 Quantitative Analyse des Telenotarzt-Systems

4.3.3.1 Ökonomische Perspektive

Um die Auswirkungen des TNA-Systems auf die Notfallversorgung darstellen zu können, wurde im Rahmen des Projektes ein Prä-Post-Interventionsvergleich durchgeführt. Dafür wurden die Einsatzdaten aus den Jahren 2015 bis 2020 dokumentiert und in die drei Zeitbereiche „Prä", „Übergang" und „Post" strukturiert. Die Prä-Phase bezieht sich auf den Zeitraum vor Einführung des TNA-Systems, also vom ersten Quartal 2015 bis zum dritten Quartal 2017. Es wird davon ausgegangen, dass das im vierten Quartal 2017 eingeführte TNA-System ein halbes Jahr lang anlaufen musste, bis sich ein den normalen Umständen entsprechender Zustand in der prähospitalen Notfallversorgung etabliert hat. Gerade zu Beginn eines solchen Systemstarts gibt es unter Umständen mehr Einsätze mit längeren Bindungsdauern sowie mehr Fehleinsätze. Um allen Mitarbeitern die Möglichkeit der Einarbeitung zu geben, kann der TNA über das nötige Maß hinaus in Einsätze involviert werden, um Prozesse und Strukturen zu verinnerlichen. Daher werden alle Einsätze, die während der Übergangsphase stattgefunden haben, im Folgenden nicht näher betrachtet. Die Post-Phase beginnt demnach ab einschließlich dem zweiten Quartal 2018 und erstreckt sich bis zum Ende der Datenerhebungsphase im Rahmen des Projektes Ende Februar 2020.

Alle Einsatzdaten der RTW und der NEF vom Januar 2015 bis Februar 2020 wurden ausführlich bereinigt und auf Plausibilitäten und Dopplungen geprüft. Es lagen insgesamt 170.720 Datensätze von RTW vor, von denen 149.751 Primäreinsätze und 20.969 Sekundäreinsätze waren. Aufgrund von Dopplung oder unzureichender Plausibilität wurden 4 % der Rohdaten bei den RTW und 4,8 % der Rohdaten bei den NEF durch die Bereinigung ausgeschlossen.

Bevor die Einsatzdaten im Detail ausgewertet werden, soll zunächst ein Überblick über die *Entwicklung der Einsatzzahlen* über den gesamten Prä-Post-Betrachtungszeitraum gegeben werden. Die Entwicklung der Einsatzdaten in der bodengebundenen Notfallrettung im Zeitverlauf ist in Abb. 4.11 dargestellt. Die Einsätze der ersten beiden Monate des Jahres 2020 wurden in der Abbildung nicht erfasst, da sie kein ganzes Quartal darstellen

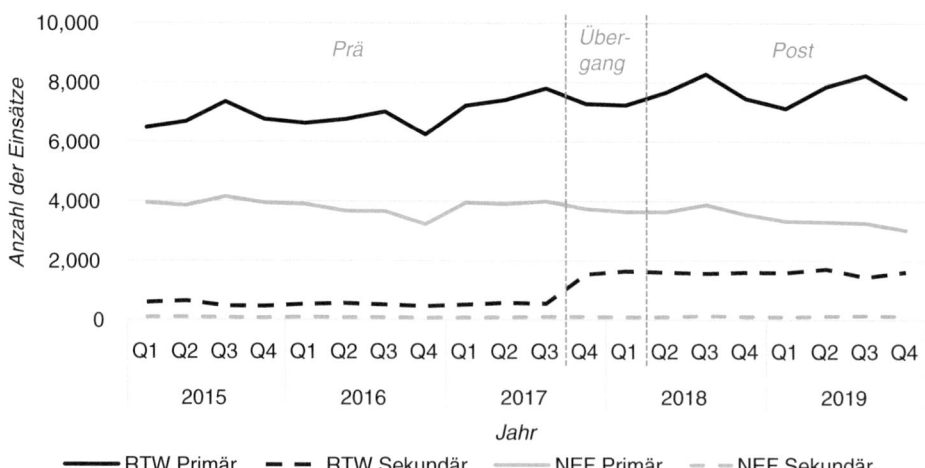

Abb. 4.11 Rettungswagen - und Notarzteinsatzfahrzeug -Einsatzdaten im Zeitverlauf

4 Etablierung einer Telenotarzt-Anwendung

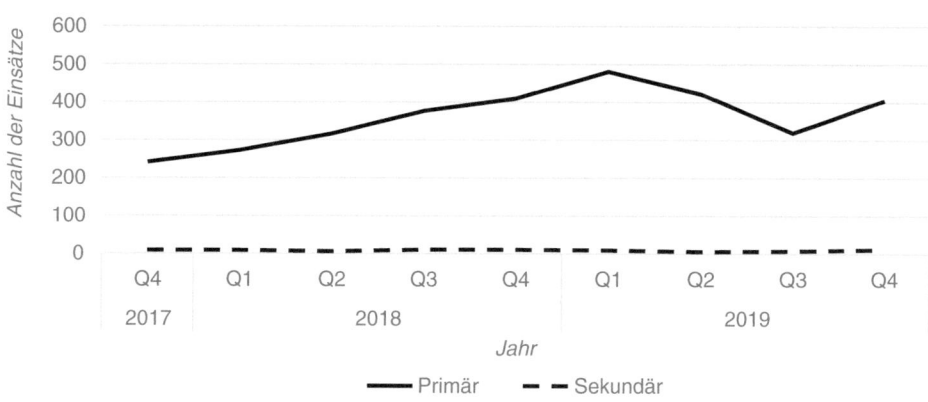

Abb. 4.12 Telenotarzt-Einsatzdaten im Zeitverlauf

und die Darstellung verzerren würden. In diesem Zeitraum wurden 4694 Primär- und 907 Sekundäreinsätze der RTW im Landkreis Vorpommern-Greifswald durchgeführt.

Bei den Primäreinsätzen wird trotz zum Teil saisonaler Schwankungen insgesamt ein Anstieg der primären Fallzahl der RTW ersichtlich. Die Anzahl der NEF-Einsätze zeigt hingegen von 2015 bis 2019 einen leichten Abwärtstrend. Die Höhe der NEF-Sekundäreinsätze scheint über einen längeren Zeitraum jeweils geringe Schwankungen aufzuweisen. Ein ähnliches Bild zeigt sich für die RTW-Einsätze, allerdings ist zum vierten Quartal 2017 ein deutlicher Anstieg zu verzeichnen. Ein Grund hierfür könnte unter anderem die Schließung von Fachabteilungen im Landkreis und ein somit im Allgemeinen höheres Verlegungsaufkommen sein.

Der Betrachtungszeitraum der TNA-Einsatzdaten erstreckt sich vom vierten Quartal 2017 bis einschließlich Februar 2020. In diesem Zeitraum liegen insgesamt 3585 TNA-Einsätze vor. Die TNA-Einsatzdaten wurden mit den Einsatzdaten der RTW im Betrachtungszeitraum verbunden[1].

Abb. 4.12 stellt die Entwicklung der TNA-Einsatzzahlen dar, welche mit einem RTW verknüpft werden konnten. Die Anzahl der Sekundäreinsätze schwankt bei acht Einsätzen pro Quartal. Die Primäreinsätze sind zunächst vom Start des Systems bis zum ersten Quartal 2019 monoton von 241 bis 481 angestiegen. Dieser zunächst sehr starke Aufwärtstrend kann auf eine über die eingeplante Übergangsphase hinaus stattgefundene Etablierungsphase hindeuten, da im Anschluss die Anzahl der Einsätze zunächst über zwei Quartale stark rückläufig ist, bevor sie im vierten Quartal 2019 wieder ansteigt. Es kann angenommen werden, dass sich für die Folgequartale ein Einsatzaufkommen von circa 400 Einsätzen pro Quartal einstellen wird.

---

[1] Hierbei konnten pro Jahr zwischen sieben und 33 TNA-Einsätze keinem RTW-Einsatz zugeordnet werden. Hierbei handelt es sich zumeist um technische Probleme wie Offline-Einsätze, bei denen weder die Einsatznummer aus der Abrechnungssoftware Unipro noch die Fahrzeugkennung ins System übertragen werden konnte. Faktisch sollte jedem Primär- und Sekundäreinsatz des TNA ein RTW-Einsatz zuzuordnen sein.

Nicht selten werden Einsätze von Einsatzmitteln der präklinischen Notfallversorgung als *Fehleinsätze* abgerechnet, beispielsweise wenn der Patient nicht transportiert wird, sondern der Fall ambulant bleibt. Da diese Einsätze dennoch Bindungszeiten des Personals und Ressourcenverbräuche darstellen, wird im Folgenden die Häufigkeit von Fehleinsätzen der Einsatzmittel RTW und NEF beschrieben. Die Quote der Fehleinsätze von Primäreinsätzen der RTW hat sich im Prä-Post-Vergleich nicht signifikant verändert und liegt bei knapp 23 %. Der Anteil der Fehleinsätze von Sekundäreinsätzen hat sich hingegen im Zeitverlauf verringert und ist von 2,4 % auf 1,5 % gesunken. In der Prä-Phase waren 10,4 % der Primäreinsätze der Notärzte letztlich Fehleinsätze. Dieser Anteil ist in der Post-Phase leicht gestiegen (11,3 %). Auch für die NEF sind die Fehleinsätze in Sekundäreinsätzen rückläufig. Der Anteil ist im Prä-Post-Vergleich von 8,3 % auf 6,9 % gesunken.

Dagegen wird im Projekt Land|Rettung der Begriff „Fehleinsatz für den Telenotarzt" anders definiert. Bei der Disponierung eines TNA durch die Leitstelle prüft die RTW-Besatzung beim Eintreffen am Patienten, ob eine Indikation für den TNA vorliegt. Sollte dies nicht der Fall sein, wird dies dem TNA kommuniziert und dieser Einsatz als „Fehleinsatz für den Telenotarzt" gewertet (siehe Abb. 4.18). Daher ist ein Vergleich der Fehleinsätze zwischen RTW/NEF und Fehleinsätzen für den TNA nicht sinnvoll. Der Anteil der Fehleinsätze des TNA liegt für Primäreinsätze bei ca. 17 % und für Sekundäreinsätze bei 9,7 %.

Weiterhin wurden die *Beteiligungsquoten* der NEF in Primär- und Sekundäreinsätzen berechnet.

In der Betrachtung der Sekundärverlegungen fällt auf, dass der Anteil der Notarztbegleiteten Verlegungen durch einen bodengebundenen Notarzt im Vergleich vom Prä- zum Post-Zeitraum von 15,2 % auf 7,5 % gefallen ist. Jedoch ist der Anteil der Sekundärverlegungen, die durch einen TNA begleitet werden, gering. Hierbei ist zu vermuten, dass diese Quote, unter der Voraussetzung medizinisch guter Versorgungsmöglichkeit durch den TNA, zur Entlastung der Notärzte zukünftig weiter ausgebaut werden kann.

Für die ökonomische Bewertung des Interventionsvergleiches ist zusätzlich jedoch ein kritischer Blick auf die *Bindungszeiten* des *bodengebundenen Rettungsdienstpersonals* im Prä-Post-Vergleich notwendig. Ausgangsbasis stellt die in der Datenbasis zur Verfügung stehende Einsatzdauer dar.

Die RTW des Landkreises waren im Prä-Intervall im Mittel 77,8 ± 43,7 min im Einsatz gebunden. Alle drei Kenngrößen der Einsatzzeit haben sich nach Einführung des TNA-Systems geringfügig erhöht. In der Post-Betrachtung wurde des Weiteren zwischen den RTW- Einsätzen mit bzw. ohne TNA-Beteiligung differenziert. Es wird ersichtlich, dass die RTW durchschnittlich 7,6 min länger im Einsatz gebunden waren, sofern der TNA beteiligt war. Am häufigsten sind Einsatzzeiten von 31 bis 60 min (26.073 Einsätze) sowie 61 bis 90 min (21.747 Einsätze) vertreten. Aber auch Einsatzzeiten von 91 bis 120 min nehmen einen Anteil von 16,4 % an der Gesamtanzahl der RTW-Einsätze ein. Die Ergebnisse sind in Tab. 4.4 dargestellt.

Die durchschnittliche Einsatzzeit der NEF liegt im Prä-Intervall bei rund 60 min und weist eine SD von 36 min auf. Eine Auswertung der Einsatzzeitbereiche zeigte darüber

Tab. 4.4 Prä-Post-Vergleich der Einsatzzeiten von RTW und NEF

Fahrzeugart	Prä (Q1 2015 bis Q3 2017)				Post (Q2 2018 bis Feb. 2020)			
	Anzahl Einsätze	Parameter Einsatzzeit [Min]			Anzahl Einsätze	Parameter Einsatzzeit [Min]		
		MW	SD	Median		MW	SD	Median
Primäreinsätze								
RTW	76.395	77,8	43,7	68,0	40.106	79,6	44,7	70,0
mit TNA	-	-	-	-	1920	86,0	39,2	78,0
ohne TNA	-	-	-	-	38.186	79,6	44,7	70,0
NEF	42.181	59,8	36,0	51,0	17.481	62,5	36,8	54,0
Sekundäreinsätze								
RTW	4161	118,4	67,2	106,0	4065	85,2	54,1	74,0
mit TNA	-	-	-	-	21	139,5	89,0	110,0
ohne TNA	-	-	-	-	4044	85,2	54,1	74,0
NEF	634	89,2	42,6	88,5	310	88,6	55,5	74,0

hinaus, dass mehr als die Hälfte (53,1 %) der erfassten 22.405 NEF-Einsätze im Prä-Zeitraum Einsatzdauern von 31 bis 60 min zugeordnet werden können. Danach folgen die Einsatzzeitbereiche 61 bis 90 min (22,2 %), 0 bis 30 min (11,7 %) und 91 bis 120 min (7,2 %). Sind in einem Einsatz sowohl NEF als auch RTW beteiligt, können die Einsatzzeiten der RTW jedoch die des NEF deutlich übersteigen. Dies ist beispielsweise der Fall, wenn der Notarzt erst vom eingetroffenen RTW nachalarmiert wurde oder der Notarzt den Transport des Patienten ins Krankenhaus nicht begleitet.

Werden bei dieser Analyse gezielt die Fehleinsätze separiert, ergeben sich im Prä-Zeitraum durchschnittliche Bindungszeiten von 46,1 ± 33,8 min für Fehleinsätze der NEF im Vergleich zu den Einsätzen mit durchschnittlich 61,2 ± 35,8 min Bindungsdauer für Primäreinsätze. Die Werte zeigen deutlich, dass ein NEF auch bei einem Einsatz, in dem er letztlich nicht zwingend benötigt wurde oder für den er abbestellt wurde, dennoch über circa drei Viertel der durchschnittlichen Einsatzzeit eines normalen Einsatzes gebunden ist. Hierbei können unter anderem weite Anfahrtswege aufgrund der ländlichen Gegebenheiten die Einsatzzeit beeinflussen. Im Vergleich zum Post-Zeitraum ergeben sich nur marginale Veränderungen bezüglich der Bindungsdauer.

In Bezug auf die Sekundäreinsätze lässt sich erkennen, dass die Anzahl der Sekundäreinsätze zwar stets geringer ausfällt als die der Primäreinsätze, die Einsatzzeiten allerdings in allen Parameterausprägungen über denen der Primäreinsätze liegen. So ist ein RTW im Prä-Durchschnitt 118,4 ± 67,2 min und im Post-Durchschnitt 85,2 ± 54,1 min in einen Einsatz gebunden. Auch hier wird ersichtlich, dass die RTW mit TNA-Begleitung länger in einen Einsatz gebunden sind (139,5 ± 89 min) als ohne TNA (85,2 ± 54,1 min). Im Prä-Zeitraum ist das NEF mit 89,2 min durchschnittlich 29,2 min kürzer in einem Einsatz gebunden als ein RTW. Dieses Verhältnis ist im Post-Zeitraum verändert, sodass die NEF mit 88,6 ± 55,5 min nun länger als die RTW mit durchschnittlich 85,2 ± 54,1 min gebunden sind.

Bezüglich der Unterscheidung zwischen Einsätzen und Fehleinsätzen ergibt sich hier ein ähnliches Bild wie für die Primäreinsätze. Die durchschnittliche Prä-Bindungsdauer (92,5 ± 39,6 min) verändert sich zum Post-Zeitraum nur marginal.

Werden vergleichend die Ergebnisse der Post-Phase herangezogen, ergeben sich für die Einsätze erneut nur marginale Veränderungen. Die Fehleinsätze nehmen nur circa 0,53-mal so viel Zeit in Anspruch wie ein Einsatz (49,3 ± 55,5 min). Im Post-Zeitraum verschärft sich dieses Verhältnis, sodass ein Notarzt in einen Einsatz fast 3-mal so lange gebunden ist wie in einen Fehleinsatz (33,2 ± 25,6 min).

Abschließend sollen noch die *Bindungsdauern des TNA* dargestellt werden. Die Datenauswertung zeigte, dass besonders viele Einsätze sehr kurz waren. Einsätze mit Einsatzzeiten (= Zeitspanne von Beginn der Funkverbindung zwischen TNA und RTW bis zum Schließen des Einsatzes durch den TNA) von unter 10 min sind verhältnismäßig häufig Fehleinsätze.

Die Häufigkeitsverteilung der Konsultationsdauer (= Zeitspanne von Beginn der Funkverbindung zwischen TNA und RTW bis zum Ende der letzten Funkverbindung beider Akteure) nach Zeitintervallen ist in Abb. 4.13 dargestellt. Insgesamt wird deutlich, dass die Häufigkeit der Einsätze mit zunehmender Konsultationsdauer abnimmt. Eine Ausnahme stellt das Intervall von 6 bis 10 min dar. Mit 26,0 % ist der TNA hier am häufigsten im Einsatz gebunden. Von diesen Einsätzen sind jedoch 12,8 % Fehleinsätze des TNA, d. h. Einsätze, in denen der TNA letztlich nicht erforderlich war. Die am zweithäufigsten vertretenen Konsultationsdauern liegen im Bereich von 0 bis 5 min (20,2 % aller TNA-Einsätze). Wie bereits die Abb. 4.13 deutlich zeigt, liegt der Anteil der Fehleinsätze in diesem Zeitbereich über dem Anteil der Einsätze. 56,2 % dieser Einsätze stellen Fehlein-

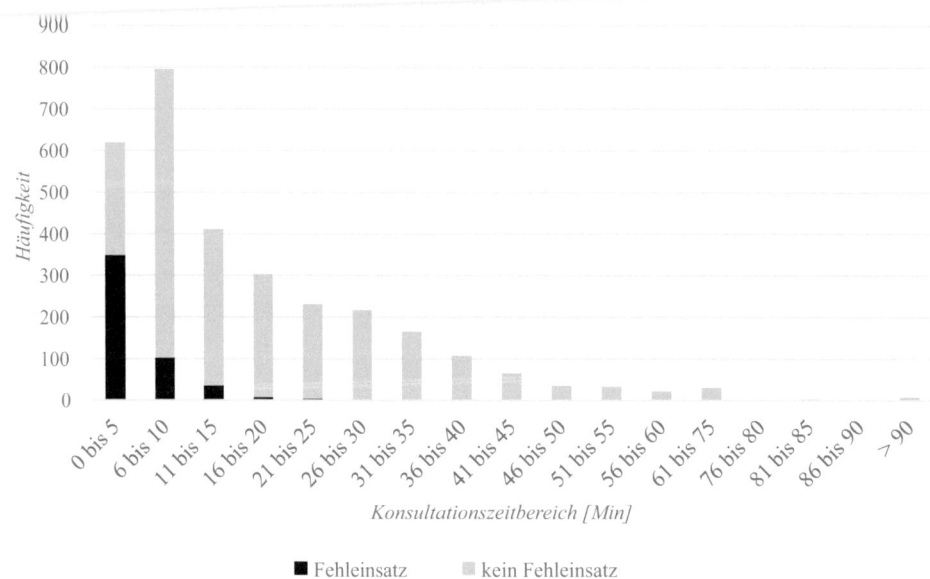

Abb. 4.13 Häufigkeitsverteilung Konsultationsdauer der Telenotärzte

4 Etablierung einer Telenotarzt-Anwendung

sätze des TNA dar. Insbesondere lässt sich in Bezug auf die Fehleinsätze bereits deutlich erkennen, dass deren Anzahl mit zunehmender Einsatzzeit abnimmt.

Werden die Einsatzdauern des TNA betrachtet, ergibt sich im Durchschnitt über alle Einsätze eine Bindungsdauer von 16,5 ± 15,1 min, wobei die Hälfte der Einsätze unter 11 min gebunden waren. Der längste Einsatz verlief über drei Stunden. Ein Blick auf die Differenzierung zwischen Fehleinsätzen und Einsätzen zeigt erneut das bereits bestätigte Bild. Der TNA ist in einem Fehleinsatz mit 4,4 ± 8,3 min deutlich kürzer gebunden als in einem Einsatz (18,9 ± 15,0 min). Auch der Median unterstützt diese Aussage im Vergleich beider Werte.

Neben der reinen Einsatzdauer steht auch ein zweiter zeitlicher Parameter zur Verfügung – die Gesprächsdauer (= kumulierte Gesprächszeiten zwischen RTW-Besatzung und TNA während eines Einsatzes). Der Effekt der kurzen Fehleinsätze, der bereits im Bereich der Konsultationsdauer zu sehen war, tritt hier noch deutlicher hervor (siehe Abb. 4.14). Die meisten kumulierten Gesprächszeiten (15,2 %) zwischen den beiden Akteuren dauerten 0 bis 1 Minute an. In diesem Intervall sind allerdings 3,3-mal so viele Fehleinsätze wie Einsätze vertreten. Die Anzahl der Fehleinsätze nahm auch hier mit zunehmender Gesprächsdauer stark ab. Die längste kumulierte Gesprächsdauer erstreckte sich über 30 min. Die meisten Einsätze (6,5 %) führten zu TNA-Gesprächszeiten von 8 bis 9 min. Ab Gesprächszeiten von über 40 min traten nur noch vereinzelt Fälle auf, was in Abb. 4.14 anteilsmäßig gegenüber den anderen Zeiten nicht mehr darstellbar ist. Die längste Gesprächsdauer von 60 min wurde in zwei Einsätzen erreicht.

Im Mittel führt ein TNA-Einsatz zu einer kumulierten Gesprächszeit von 8,5 ± 7,2 min und zu einem Median von 8 min. Dabei lassen sich erneut starke Unterschiede zwischen Einsätzen und Fehleinsätzen feststellen. Nimmt ein Fehleinsatz nur durchschnittlich 33 s Gesprächsdauer in Anspruch, so liegt die Zeit eines Einsatzes im Mittel bei 10 ± 6,9 min.

Zusammenfassend zeigte sich, dass der TNA in einem Einsatz nur zu einem Bruchteil der Bindungsdauer eines NEF beansprucht wird. Dies ist nicht verwunderlich, denn die

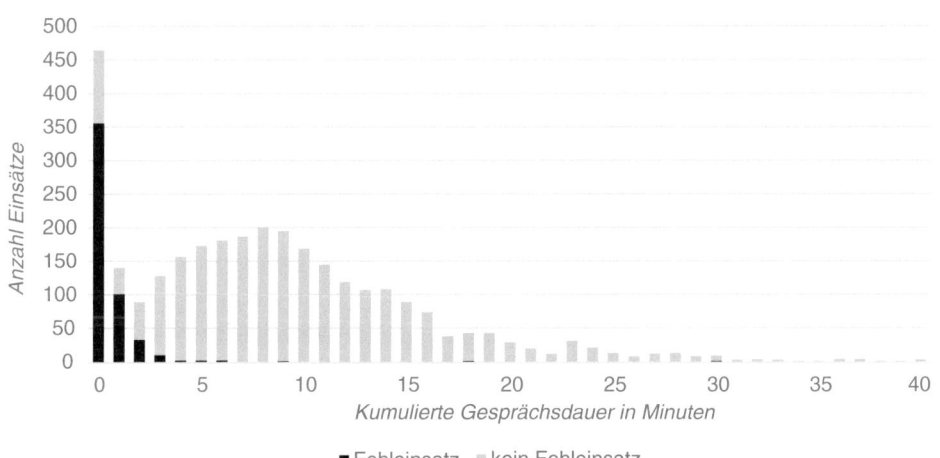

Abb. 4.14 Häufigkeitsverteilung der kumulierten Gesprächsdauer des Telenotarztes

besonders im ländlichen Raum charakteristischen langen Anfahrtswege entfallen für den TNA, da sie durch den RTW abgedeckt werden. Der ärztliche Dienst in der präklinischen Notfallversorgung kann hier gezielt eingesetzt und effizient sowie ressourcensparend genutzt werden.

Weiterhin konnte nach der Einführung des TNA-Systems gezeigt werden, dass die Beteiligungsquote des bodengebundenen Notarztes rückläufig ist. Es scheint, als könnte ein Teil der NEF Einsätze durch den TNA übernommen werden. Hierdurch könnte auch die längere Bindungsdauer des NEF erklärt werden, da das NEF nun vielleicht leichtere Fälle an den TNA abgeben kann und somit mehr in schwerwiegende Fälle eingebunden ist, in denen die physische Anwesenheit eines Notarztes am Einsatzort unabdingbar ist. Letztlich ist der Betrachtungszeitraum der Post-Phase jedoch verhältnismäßig kurz. Weitere und vielleicht stärkere Effekte könnten durch eine langfristige Betrachtung des Einsatzgeschehens, insbesondere als Teil der Regelversorgung, im Landkreis erzielt werden.

4.3.3.2 Medizinische Perspektive

Im Rahmen des Projektes Land|Rettung wurde das TNA-System im Landkreis Vorpommern-Greifswald am 04.10.2017 um 7:30 Uhr gestartet. Von Anfang an wurde der 24-Stunden-Betrieb aufgenommen. Eingeschlossen in die Analyse des Projektes wurden alle Patienten, die der Greifswalder TNA bis zum 29.02.2020 um 23:59 Uhr betreut hat.

Die telenotarztfähigen RTW wurden ab dem 04.10.2017 gestaffelt in Betrieb genommen: zunächst beginnend mit zwei RTW (Wusterhusen und DRK Greifswald) und ab dem 08.02.2018 dann mit allen insgesamt sechs geplanten telenotarztfähigen RTW im Landkreis Vorpommern-Greifswald. Die im Laufe des Projektes initiierte Erweiterung der telenotärztlichen Betreuung auf den Nachbarlandkreis Vorpommern-Rügen wurde im ersten Quartal 2020 realisiert, sodass der RTW Dierhagen am 11.02.2020 und der RTW Prerow am 14.02.2020 hinzugekommen sind.

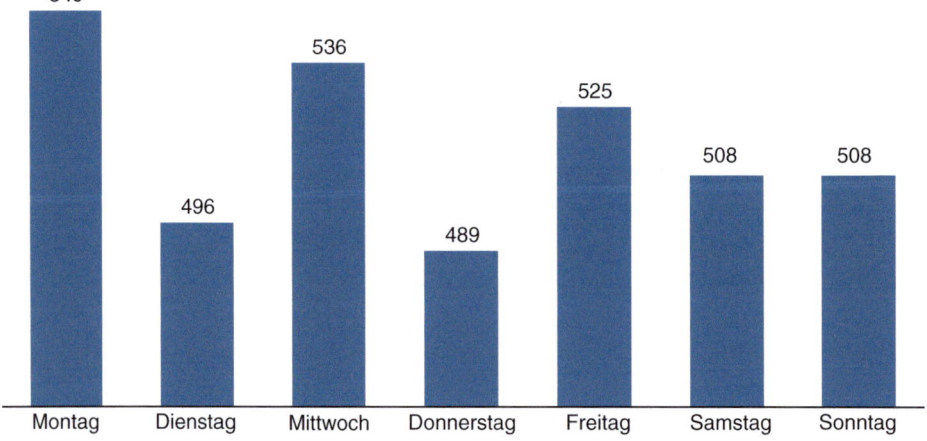

Abb. 4.15 Verteilung der Telenotarztkonsultation im Wochenverlauf

4 Etablierung einer Telenotarzt-Anwendung

▶ Im Evaluationszeitraum wurde insgesamt in 3611 Fällen der Greifswalder Telenotarzt konsultiert.

Das Einsatzaufkommen des TNA war im Wochenverlauf weitgehend stabil (siehe Abb. 4.15). Am Wochenende fiel das Einsatzaufkommen minimal ab.

Dahingegen kam es im Tagesverlauf zu Schwankungen mit einem Tief in den Nachtstunden (siehe Abb. 4.16).

Im Mittel wurde der TNA viermal pro Tag konsultiert. Von den insgesamt 879 evaluierten Tagen gab es 19 Tage (2,2 %), an denen keine Konsultation stattfand. Seit Juli 2018 gab es pro Quartal maximal einen Tag, an dem der TNA nicht konsultiert wurde. An 15 Tagen (1,7 %) wurde der TNA mindestens 10-mal innerhalb von 24 Stunden konsultiert. Abb. 4.17 zeigt die Anzahl der täglichen Konsultationen im Projektverlauf.

Von den 3611 Einsätzen entfielen 3523 Einsätze auf die Primärrettung und 81 auf die Sekundärverlegung. Die Primärrettung umfasst die initiale Versorgung von Patienten außerhalb eines Krankenhauses. Dahingegen ist der Sekundärtransport eine Verlegung eines Patienten in einem Rettungsmittel von einem Krankenhaus in ein anderes (Interhospitaltransport), siehe Abschn. 4.2.2. Weitere sieben Einsätze waren Beratungsgespräche. Bei einem Beratungsgespräch unterstützt der TNA telefonisch die Leitstelle in der Entscheidung, welche Einsatzmittel disponiert werden sollten, oder einen RTW bei speziellen Einsatzlagen, z. B. durch ein Telefonat mit der Giftnotrufzentrale. Dabei fand kein Patientenkontakt statt, sodass beispielsweise keine Vitalparameter angezeigt wurden. Die Beratung erfolgte daher basierend auf einem Telefongespräch.

Abb. 4.18 zeigt die Aufgliederung der 3523 Primäreinsätze.

Von den 3523 Einsätzen wurden 588 Fällen als Fehleinsätze für den TNA gewertet:

In Vorpommern-Greifswald ist zusätzlich zu einer Alarmierung des TNA „aus dem Einsatz heraus" auch eine primäre Alarmierung durch die Leitstelle möglich, siehe Ab-

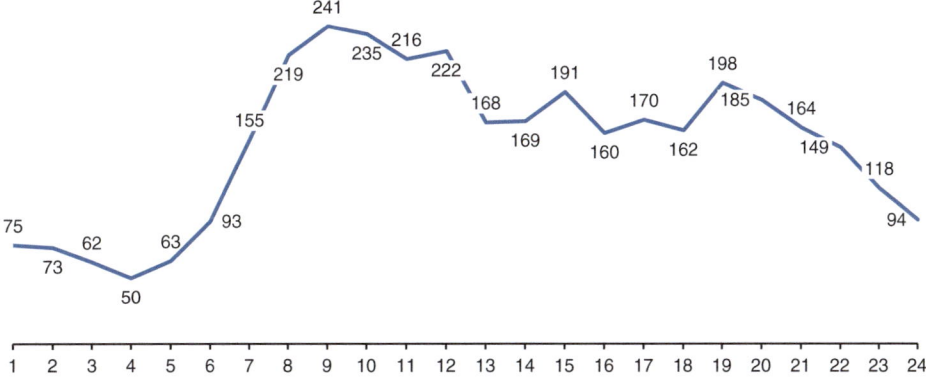

Abb. 4.16 Verteilung der Telenotarztkonsultation im Tagesverlauf

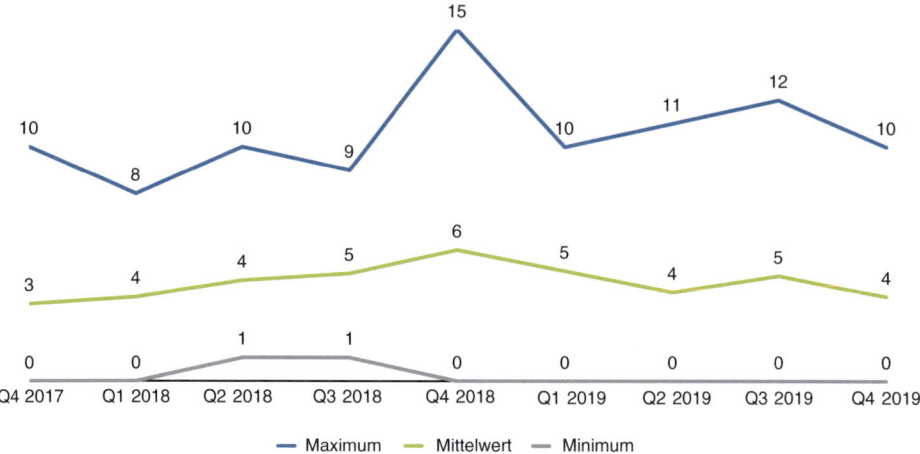

Abb. 4.17 Konsultationen des Telenotarztes pro Tag im Verlauf der Evaluationsphase

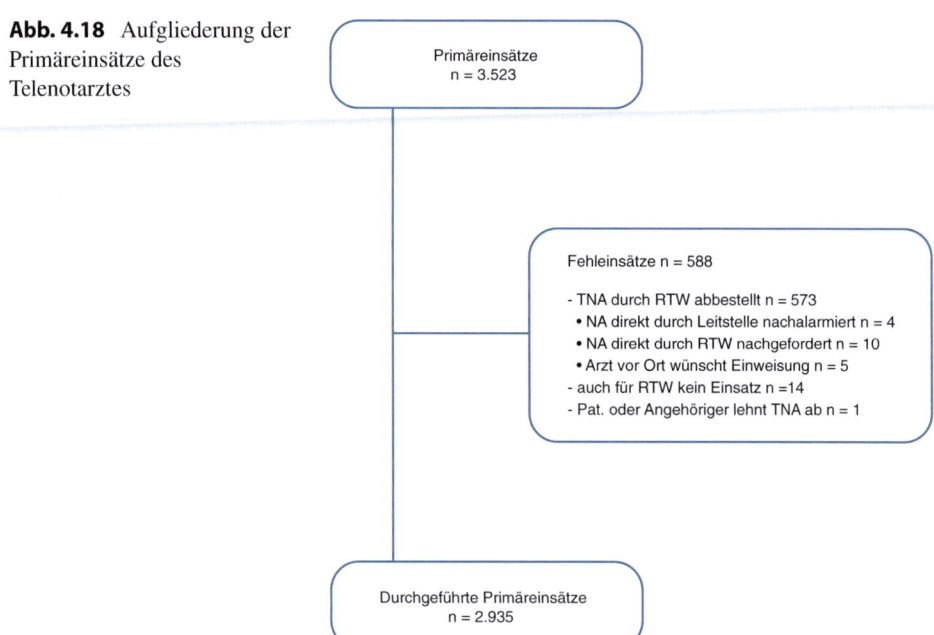

Abb. 4.18 Aufgliederung der Primäreinsätze des Telenotarztes

schn. 4.2.2. Auch bei der primären Disponierung führen die Rettungskräfte vor Ort zunächst eine Ersteinschätzung des Patienten durch und kontaktieren danach den TNA. Sollte die RTW-Besatzung nach der Ersteinschätzung feststellen, dass sie keine Unterstützung durch den TNA benötigt, kontaktiert sie ihn und „bestellt ihn ab". Dies traf auf 573 Einsätze zu. Von diesen Einsätzen gab in zehn Fällen das Rettungsdienstpersonal vor Ort an, einen Notarzt direkt nachalarmiert zu haben und auf eine überbrückende Betreuung durch den TNA zu verzichten. In vier weiteren Fällen war ein Notarzt direkt durch die Leitstelle nachalarmiert worden. Zusätzlich gab es fünf Fälle, in denen ein ärztlicher Kollege vor Ort eine dringliche Einweisung ins Krankenhaus wünschte, die RTW-Besatzung aber entschied, dass dies ohne telemedizinische Begleitung möglich ist. Dies waren Einsätze, bei denen sich der Patient in einer ärztlichen Praxis befand oder der Hausarzt bzw. der ärztliche Bereitschaftsdienst der Kassenärztlichen Vereinigung zum Hausbesuch beim Patienten war.

Von den 588 Fehleinsätzen für den TNA wurde in 14 Fällen der Einsatz auch für den RTW abgebrochen. Dies lag daran, dass entweder alle Rettungsmittel durch die Leitstelle abbestellt wurden oder kein Patient vor Ort war oder die Person, zu der alarmiert wurde, keine akute medizinische Erkrankung hatte oder eine Behandlung durch den Rettungsdienst ablehnte.

In einem weiteren Einsatz lehnten der Patient bzw. seine Angehörigen explizit eine telemedizinische Behandlung ab.

Damit wurden im Evaluationszeitraum insgesamt *2935 Patienten* durch einen TNA in einem Primäreinsatz betreut.

Medizinische Kenndaten der Einsätze
Im folgenden Abschnitt werden medizinische Kenndaten der 2935 telenotärztlich betreuten Einsätze der Primärrettung beschrieben.

Die jüngsten Patienten, die vom TNA betreut wurden, waren ein Jahr und die älteste Patientin 101 Jahre alt. Abb. 4.19 zeigt die Altersverteilung der durch den TNA versorgten Patienten.

Dabei ist auffällig, dass nur 65 pädiatrische Patienten (Personen unter 18 Jahre) versorgt wurden. Dies entspricht 2,3 % aller durchgeführten Primäreinsätze mit dokumentiertem Patientenalter. Europaweit sind im Notarztdienst etwa 5–8,5 % der Patienten pädiatrisch [31, 51]. Weiterhin fällt auf, dass die Einsatzhäufigkeit mit steigendem Patientenalter stark zunimmt mit einem Maximum in der Altersgruppe 81 bis 90 Jahre. 360 Patienten (12,8 %) waren mit einem Alter über 85 Jahren hochbetagt. Eine Studie aus Leipzig von 2013 hatte mit 16 % einen leicht höheren Anteil an hochbetagten Patienten [31].

Die Geschlechterverteilung war annähernd ausgeglichen mit 52,4 % weiblichen Patienten.

Um die Erkrankungs- und Verletzungsschwere von Patienten zu klassifizieren, wird während eines Rettungsdiensteinsatzes der NACA-Score erhoben und auf dem Rettungs-

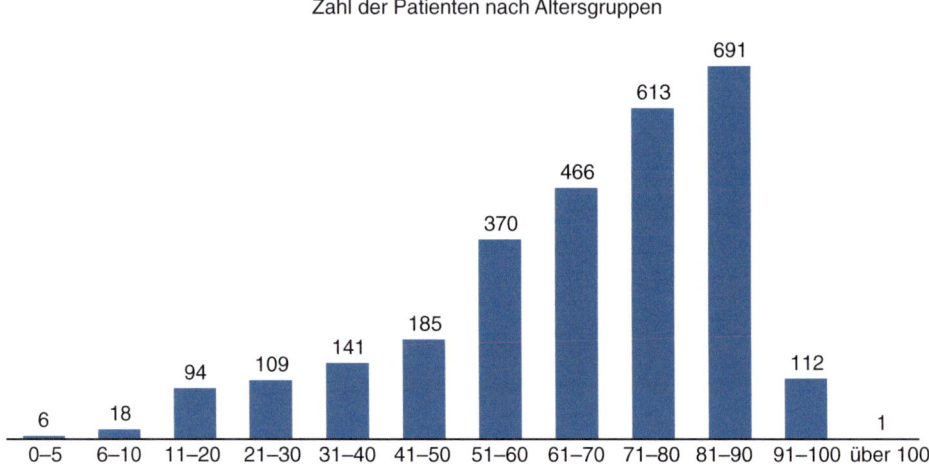

Abb. 4.19 Alter der durch den Telenotarzt betreuten Patienten in Jahren

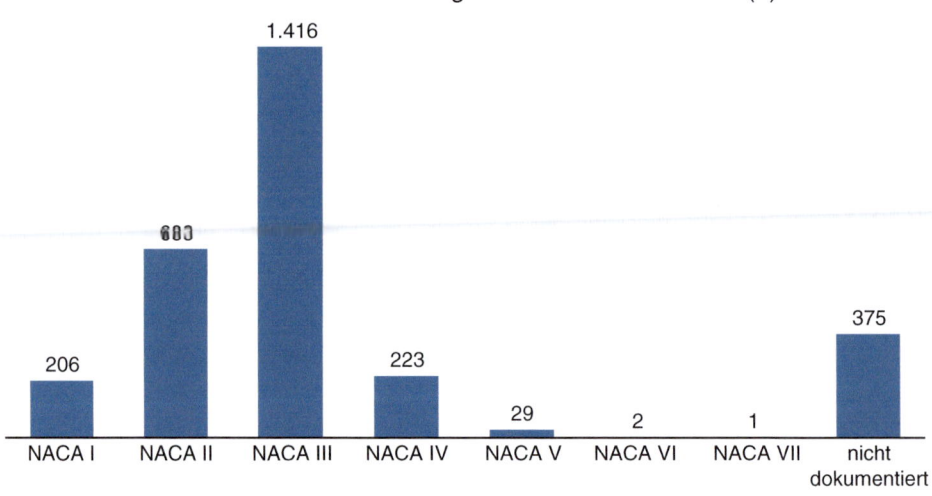

Abb. 4.20 NACA-Werte der durchgeführten Primäreinsätze des Telenotarztes

dienstprotokoll dokumentiert [52, 53]. Der Score wurde vom National Advisory Committee for Aeronautics entwickelt, modifiziert und teilt die Erkrankungs- und Verletzungsschwere auf einer 7-stufigen Skala ein: Dabei entspricht exemplarisch NACA I einem Patienten, bei dem keine Therapie erforderlich ist. NACA-III-bezeichnet Verletzungen, die nicht lebensbedrohlich sind, aber stationär behandelt werden müssen, NACA V bedeutet akute Lebensgefahr und NACA VII den Tod des Patienten. Abb. 4.20 zeigt die Verteilung der telenotärztlichen Einsätze aufgeteilt nach dem NACA-Wert.

4 Etablierung einer Telenotarzt-Anwendung

Der TNA behandelte im Studienzeitraum mit 55,3 % hauptsächlich Patienten der Gruppe NACA III und damit Patienten, die eine stationäre Behandlung benötigen, bei denen aber derzeit keine akute Lebensgefahr vorlag. Insgesamt hatten 90 % der Patienten einen dokumentierten NACA Score von III oder niedriger.

▶ Der Telenotarzt betreute im Großteil Patienten mit einer geringen bis mittelstarken Erkrankungsschwere und weniger häufig lebensbedrohlich erkrankte bzw. verletzte Patienten als ein NEF [31]. Damit ist der Telenotarzt eine gute Brücke zwischen RTW und NEF.

Allerdings betreute der TNA auch überbrückend schwer verletzte Patienten mit und erkannte bei zwei Patienten einen Herzkreislaufstillstand und koordinierte bis zum Eintreffen des Notarztes die Reanimationsbehandlung (siehe Abschn. 4.3.1.).

Das Einsatzspektrum des TNA ist sehr breit und umfasst eine Vielzahl von verschiedenen Diagnosen. Zur besseren Übersicht wurden einige Tracerdiagnosen exemplarisch ausgesucht, die im Erhebungszeitraum bei mehr als 100 Einsätzen dokumentiert wurden. Dabei traten in einigen Einsätzen gleich mehrere Tracerdiagnosen auf. Abb. 4.21 zeigt die Verteilung der Tracerdiagnosen.

Die drei häufigsten medizinischen Gründe, weshalb ein TNA alarmiert wurde, waren Schmerztherapie, Unterstützung bei der Traumaversorgung und Therapie von Patienten mit Brustschmerzen oder akutem Koronarsyndrom. Dieses Ergebnis ähnelt den häufigsten Meldebildern, die der TNA in Straubing im Jahr 2018 versorgte [17].

Durch die telemedizinische Betreuung war das nichtärztliche Rettungsdienstpersonal in der Lage, rechtssicher Medikamente zu verabreichen. Damit erhielten die Patienten zu

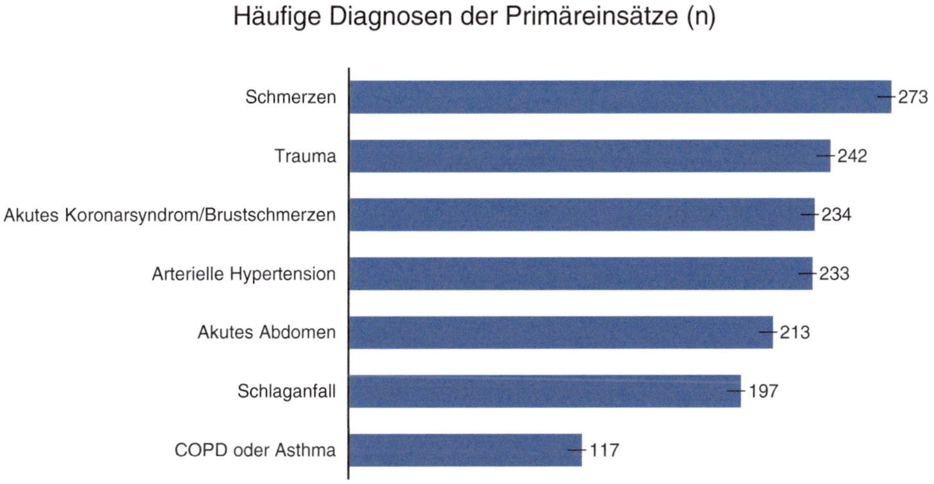

Häufige Diagnosen der Primäreinsätze (n)

- Schmerzen: 273
- Trauma: 242
- Akutes Koronarsyndrom/Brustschmerzen: 234
- Arterielle Hypertension: 233
- Akutes Abdomen: 213
- Schlaganfall: 197
- COPD oder Asthma: 117

Abb. 4.21 Häufige Diagnosen der Primäreinsätze des Telenotarztes

einem früheren Zeitpunkt Medikamente, ohne dass ein Notarzt dafür alarmiert werden musste.

In 1610 Einsätzen wurde mindestens ein Medikament verabreicht. Dies entspricht 54,9 % der Einsätze der telemedizinisch durchgeführten Primäreinsätze. Diese Werte liegen etwas unterhalb der Rate an Medikamentengabe eines Notarztes im städtischen Gebiet Leipzig [31]. In 84 der TNA-Einsätze (2,9 %) wurden fünf Medikamente durch den TNA delegiert. Besonders die Gabe von Opiaten ist derzeit für das nichtärztliche Rettungsdienstpersonal nur in wenigen Regionen Deutschlands zugelassen. Genauer evaluiert wird dieser Aspekt später in diesem Kapitel.

Nicht alle Patienten, die vom Rettungsdienst versorgt werden, müssen anschließend stationär behandelt werden. Bei einigen Patienten reicht eine Diagnostik und Behandlung vor Ort durch den Rettungsdienst aus und der Patient stellt sich in den nächsten Tagen zur Therapie-Optimierung ambulant bei seinem Hausarzt vor. Da die Entscheidung, ob ein Patient ambulant behandelt werden darf, durch einen Arzt zu treffen ist, werden die Patienten, die von einem RTW ohne Notarzt behandelt werden, häufig ins Krankenhaus gebracht. Der TNA ermöglicht es, einen Patienten ambulant zu behandeln und damit unnötige Transporte in die Notaufnahme zu vermeiden.

Im Erhebungszeitraum wurden 2058 Patienten (70,1 %) in ein Krankenhaus gebracht. Davon wurden 1676 Patienten (81,4 %) zu dem Maximalversorger Universitätsmedizin Greifswald transportiert. Die weiteren vier am häufigsten angefahrenen Krankenhäuser waren mit 5,9 % (n = 122) das Kreiskrankenhaus Demmin, mit 4,9 % [n = 100] das AMEOS Klinikum Anklam, mit 2,7 % [n = 56] das Klinikum Karlsburg und mit 2,5 % (n = 51) das Kreiskrankenhaus Wolgast. Weitere 178 Patienten wurden an den Notarzt vor Ort übergeben, der über die weitere Therapie und einen möglichen Transport entschied. Insgesamt 699 Patienten (23,8 % aller durchgeführten Primäreinsätze) konnten nach Betreuung durch den TNA ambulant versorgt werden.

▶ Damit stellt der Telenotarzt eine Entlastung für die Notaufnahmen in der Region dar.

Zusammenarbeit mit dem Notarzt
Es gibt mehrere Möglichkeiten, wie der TNA mit einem Notarzt zusammenarbeiten kann.

Bei 149 Einsätzen der 2935 telenotärztlich betreuten Einsätze der Primärrettung wurde ein Notarzt nachalarmiert. Dies entspricht 5,1 % der Einsätze. Eine Analyse der Aachener TNA-Daten aus der Anfangsphase zeigte, dass dort die Notarztnachalarmquote bei 8,7 % lag [16]. Im Vergleich lag die Rate an Nachalarmierungen des Notarztes in Leipzig im Jahr 2013 bei 11,7 % [31]. Somit muss bei einer Versorgung durch einen TNA deutlich seltener ein Notarzt nachalarmiert werden.

Bei zwei Einsätzen hat der RTW einen Notarzt nachalarmiert und den TNA zur Unterstützung bis zum Eintreffen des Notarztes kontaktiert. In weiteren zwei Fällen wurde der Notarzt nachalarmiert, weil der Patient reanimationspflichtig wurde und in einem Fall war der Patient bereits verstorben. Dem gegenüber stehen 25 Einsätze (0,9 %), in denen der

4 Etablierung einer Telenotarzt-Anwendung

TNA die Zeit überbrückte, bis der Notarzt vor Ort war. Bei diesen Einsätzen trieb der TNA die Diagnostik voran und initiierte zum Beispiel bei 32 % (n = 8) ein 12-Kanal-EKG und in 72 % (n = 18) der Fälle verordnete er bereits Medikamente. Insgesamt war die Rate an überbrückenden Einsätzen geringer als erwartet.

Des Weiteren gab es 16 Einsätze (0,5 %), bei denen der TNA kontaktiert wurde, weil zum Zeitpunkt des Anrufs kein bodengebundener Notarzt und kein Hubschrauber-Notarzt verfügbar war.

Während des Evaluationszeitraums wurde insgesamt 6-mal (0,2 %) der TNA durch einen Notarzt oder Hausarzt am Einsatzort kontaktiert. Hierbei wurde beispielsweise eine Beratung zur Auswahl des geeigneten Krankenhauses oder eine Unterstützung bei komplexen EKG-Veränderungen gewünscht.

In elf Einsätzen (0,4 %) wurde der TNA durch einen Notarzt vor Ort kontaktiert und der Patient zur Transportbegleitung ins Krankenhaus übergeben. Dies waren Einsätze, die sowohl primär von bodengebundenen als auch von luftgebundenen Notärzten versorgt wurden.

Einsätze durch nicht-TNA-RTW
Im Rahmen des Projektes Land|Rettung wurden primär nicht alle RTW im Landkreis mit TNA-Technik ausgestattet. Dennoch ist die Bekanntheit des TNA-Systems insgesamt unter dem Rettungsdienstpersonal groß. So gab es auf der einen Seite aufgrund eines größeren Personalpools Rettungsdienstmitarbeiter, die nur in einigen Diensten auf einem telenotarztfähigen RTW fuhren und in anderen Diensten nicht. Dieses Rettungsdienstpersonal war mit der Arbeitsweise und den Vorteilen des TNA sehr vertraut und wünschte sich auch manchmal bei Einsätzen, bei denen keine TNA-Technik zur Verfügung stand, eine Beratung durch einen TNA. Auf der anderen Seite gab es Rettungsdienstpersonal, das zwar noch nie mit der TNA-Technik in Kontakt gekommen war, sich aber im Einsatz Beratung durch einen Notarzt wünschte. So kam es im Projektverlauf insgesamt zu 156 Einsätzen (5,3 %), bei denen der TNA durch Rettungsdienstpersonal von nicht-TNA-fähigen RTW konsultiert wurde.

▶ Die Anzahl an Konsultationen durch nicht-TNA-fähige RTW war im Projektverlauf insgesamt steigend, was ein Hinweis auf ein starkes Interesse an dem Telenotarzt-System widerspiegelt.

Sekundäreinsätze
Im Evaluationszeitraum führte der TNA insgesamt 81 Sekundärverlegungen durch. Dabei wurden 46 Patienten (56,8 %) an den Maximalversorger der Region (Universitätsmedizin Greifswald) transportiert. 15 Patienten (18,5 %) wurden an das Klinikum Karlsburg als Herzzentrum verlegt. Zusätzlich wurden fünf Patienten zu Krankenhäusern außerhalb des Landkreises transportiert. Der längste telemedizinische Transport war mehr als 600 km weit an das Universitätsklinikum Essen.

Die tatsächliche Einsatzzahl liegt unter der erwarteten Zahl an Sekundärverlegungen. Dies liegt vermutlich an mehreren Faktoren. So hat der Standort der TNA-fähigen RTW wahrscheinlich einen entscheidenden Einfluss. Die RTW, die an den Krankenhäusern der Regelversorgung stationiert sind, welche häufig an den Maximalversorger verlegen, sind nicht mit der TNA-Technik ausgestattet. Daher müsste ein TNA-RTW aus einem anderen Einsatzgebiet diesen Sekundärtransport übernehmen und stünde nicht mehr für sein Einsatzgebiet zur Verfügung. Zusätzlich spielen aber wahrscheinlich auch die bisher geringe Bekanntheit des TNA-Systems bei den verlegenden Krankenhäusern sowie die zurückhaltende Disponierung durch die Leitstelle eine wichtige Rolle.

4.3.3.3 Technische Zuverlässigkeit

Ein entscheidender Faktor für ein erfolgreiches telemedizinisches System ist eine hohe technische Zuverlässigkeit. Besonders im Einsatz bei medizinischen Notfällen sind technische Instabilitäten unbedingt zu vermeiden. Ein telemedizinisches System in der prähospitalen Notfallmedizin steht dabei besonderen Herausforderungen gegenüber:

Technische Anforderungen an Telenotarzt-Systeme:

- Schnelle Verfügbarkeit
- Keine zeitliche Latenz
- Ubiquitäre Verfügbarkeit
- Stabilität des Systems
- Datenschutz
- Hohe Benutzerfreundlichkeit

Im Folgenden werden diese Aspekte bezüglich ihrer Bedeutung und ihrer technischen Zuverlässigkeit im Projekt Land|Rettung erläutert und mögliche Lösungsstrategien diskutiert.

Schnelle Verfügbarkeit im Einsatz
Da Notfälle zeitkritisch sind, muss eine Verbindung schnell aufgebaut werden können und ohne zeitliche Verzögerung funktionieren. Die im Projekt Land|Rettung benutzte Technik der Firma umlaut (ehemals P3) hat als zentrale Kommunikationseinheit die peeqBox (siehe Abschn. 4.2.). Der Verbindungsaufbau zwischen der peeqBox und den weiteren Systemelementen benötigt einige Minuten. Daher gibt es nicht nur die Möglichkeit, die peeqBox manuell zu starten, sondern auch automatisiert: In dem Moment, in dem der Patientenmonitor mit der integrierten peeqBox aus der Halterung im RTW genommen wird, um zum Einsatzort zu gehen, wird die peeqBox aktiviert.

Keine zeitliche Latenz
Die Notfallmedizin ist häufig geprägt durch eine hohe Dynamik. So kann sich der Patientenzustand rapide verschlechtern und der TNA muss in der Lage sein, dies zu erkennen, um darauf adäquat reagieren zu können. Aber auch der Therapieerfolg muss detektierbar sein. So kann eine Verzögerung in der Übertragung von Vitaldaten dazu führen, dass die Situation durch den TNA falsch eingeschätzt wird. Weiterhin ist es für eine effektive Kommunikation wichtig, dass es zwischen den beiden Gesprächspartner keine technisch bedingte Zeitverzögerung gibt [54, 55]. Sie würde die Übergabe, aber auch die sichere Anleitung, Delegation und Supervision erheblich einschränken oder unmöglich machen.

Während der Evaluationsphase war die Audioverbindung meist ausreichend stabil ohne Zeitverzögerungen. In den Fällen, in denen eine Verzögerung auftrat, wurde dies gelöst, indem die Audioverbindung übers Headset beendet wurde und die RTW-Besatzung über das Handy des RTW oder Festnetz des Patienten den TNA kontaktierte.

Ubiquitäre Verfügbarkeit
Da Patienten an jedem Ort einen Notfall erleiden können, muss der Rettungsdienst in der Lage sein, diese Patienten zu erreichen und, wenn nötig, eine initiale Therapie einzuleiten. Daher muss von überall aus eine Verbindung zum TNA aufgebaut werden können – auch an abgelegenen Orten, an denen die Netzabdeckung gering ist. In Regionen mit guter Netzabdeckung können Gebäude mit dicken Wänden oder Kellerräume eine Herausforderung in der Mobilfunkabdeckung darstellen. Während des Projektes Land|Rettung wurde festgestellt, dass auch Häuser mit Reetdach, welche in der Küstenregion Mecklenburg-Vorpommerns häufiger vorkommen, eine Funkverbindung erheblich stören oder gar unmöglich machen.

Im Projekt Land|Rettung wurde das TNA-System in einer der dünnbesiedelten Regionen Deutschlands implementiert. Wie in Abschn. 1.2 und 4.1 beschrieben, bietet die Einführung eines TNA besonders in Gegenden mit drohender Unterversorgung viele Potenziale. Jedoch ist insbesondere in ländlichen Räumen die Netzabdeckung deutlich eingeschränkter, da die Ausbaukosten der geringeren Nutzerzahl gegenüberstehen [56]. In ländlichen Regionen wurde die Verfügbarkeit und Bandbreite der telemedizinischen Verbindung trotz Nutzung aller technischer Möglichkeiten als gelegentlich nicht ausreichend beschrieben [17].

Daher wurde vor der Einführung im Rahmen einer Machbarkeitsuntersuchung die Netzabdeckung durch die Firma umlaut (ehemals P3) getestet. Diese Analyse war allerdings nur für exemplarische Standorte und öffentliche Straßen möglich. Eine gute Netzabdeckung auf der öffentlichen Straße bedeutet nicht, dass auch die Abdeckung in Gebäuden ausreichend ist. Eine zusätzliche Herausforderung entsteht dadurch, dass eine Telekonsultation nicht nur am Einsatzort, sondern auch während des Transportes in das Krankenhaus gewünscht wird. Besonders bei der telemedizinischen Begleitung von Sekundärtransporten ist es daher essenziell, dass die Verbindung stabil und ohne Zeitverzögerung bleibt – auch, wenn der RTW die Mobilfunkzelle wechselt. Eine häufige Unterbrechung der Verbindung oder Verzögerung der Datenübertragung kann nicht nur zu Frustrationen bei den Anwendern führen, sondern auch die Qualität der Patientenversorgung gefährden. Da sich

Notfälle zu jedem Zeitpunkt entwickeln können, ist es essenziell, dass eine telemedizinische Verbindung unabhängig von der Tageszeit oder derzeitigen Netzabdeckung möglich ist. Im Landkreis Vorpommern-Greifswald befindet sich die Insel Usedom, die in den Sommermonaten von vielen Urlaubern besucht wird. Daher erhöht sich saisonal die Zahl der weiteren Endgeräte in den Funkzellen stark. Trotz gesteigerter Auslastung des Netzes muss eine zuverlässige Datenübertragung gewährleistet werden.

Eine durchgehende Netzabdeckung ist eines der Ziele der Bundesnetzagentur [57]. Bis dies realisiert ist, muss auf praktische Lösungen für den Einzelfall zurückgegriffen werden. Auf Einschränkungen der Datenübertragung wird im Rettungsdienst erfinderisch reagiert. So wird beispielsweise die peeqBox von der Monitoreinheit entkoppelt und die Kommunikationseinheit auf den Balkon gestellt, um so eine Konsultation des TNA bei gleichzeitiger Überwachung der Vitalparameter auch durch das Rettungsdienstpersonal zu ermöglichen. Im Rahmen der Evaluation wurde eine Analyse der Netzabdeckung während der Einsätze durchgeführt. Dabei wurden Orte identifiziert und dokumentiert, bei denen eine Datenübertragung häufig stark eingeschränkt oder unmöglich war. Dem erfahrenen Rettungsdienstpersonal sind diese Punkte im Landkreis ebenfalls bewusst, sodass beispielsweise bei Sekundärverlegungen oder Fragen während des Transportes, wenn medizinisch vertretbar, eine erneute Kontaktierung des TNA noch einige Kilometer abgewartet wurde, um eine stabile Verbindung zu bekommen.

Von Projektbeginn an war jede peeqBox mit drei SIM-Karten unterschiedlicher Netzanbieter ausgestattet. Die peeqBox nutzt für die Übertragung der Daten automatisch das Netz mit der zu diesem Zeitpunkt höchsten Verfügbarkeit.

Stabilität des Systems

Eine häufige Schwierigkeit des TNA-Arbeitsplatzes war eine VPN-Diskonnektion („virtual private network"), die bei (kurzzeitigen) Verbindungsproblemen zum Server auftritt. Da diese Unterbrechung mit dem vorübergehenden Ausfall des kompletten TNA-Systems verbunden ist, wird sie dem TNA mit einem durchdringenden Alarmsignal angezeigt. In unterschiedlicher Häufigkeit kam es während der Evaluationsphase zu VPN-Alarmen, die teilweise zeitgleich mit einer Störung der TNA-Technologie in Aachen auftraten. Die Ausfallzeiten variierten stark zwischen wenigen Minuten und mehreren Stunden.

Sollten Defekte in der Hard- oder Software der im RTW benutzen TNA-Technologie auftreten, besteht die Möglichkeit, sie gegen ein Reservegerät auszutauschen.

Anfänglich wurde bei Defekten einer einzelnen Komponente nur diese ausgetauscht. Das führte jedoch zu Konnektivitätsproblemen. Daher wurde beschlossen, jeweils stets sowohl den Monitor mit der peeqBox als auch das Headset und das Handy auszutauschen. Die Gründe für einen nötigen Austausch mit dem Reservegerät können dabei vielfältig sein: Neben spezifischen Problemen der TNA-Technologie kann der Grund auch in einem zerbrochenen Handydisplay oder Schwierigkeiten mit dem Laden eines Updates liegen. Die Erfahrungen aus dem Projekt zeigen, dass es ratsam ist, mehrere Reservegeräte anzuschaffen, damit in Situationen, in denen mehrere RTW zeitlich überlappend (Teil-)Komponenten wechseln müssen, alle RTW weiterhin an das TNA-System angebunden sind.

4 Etablierung einer Telenotarzt-Anwendung

Datenschutz

In der Behandlung von Patienten kommt der Wahrung des Datenschutzes eine hohe Bedeutung zu [58]. Besonders in der Notfallmedizin befinden sich Patienten häufig in Ausnahmezuständen und legen berechtigten Wert darauf, dass Informationen hierüber oder gar Bilder oder Videos des Einsatzes nicht an dritte Personen weitergegeben werden. Sorgen bezüglich der Einhaltung des Datenschutzes sind eine der häufigsten Hinderungsfaktoren für eine erfolgreiche telemedizinische Anwendung [59, 60].

Im Projekt Land|Rettung wurden vor der Konsultation eines TNA stets der Patient oder dessen Vertreter um Zustimmung gebeten. Eine weitere Einverständniserklärung wurde vor dem Starten der Videoverbindung eingeholt. Beide Zustimmungen wurden vom TNA protokolliert.

Hohe Benutzerfreundlichkeit

Die TNA-Technologie hat zum Ziel, das Rettungsdienstpersonal im Einsatz zu unterstützen. Daher ist es wichtig, dass die Technik eine hohe Benutzerfreundlichkeit aufweist und die Bedienbarkeit einfach und schnell zu erlernen ist. Die Bedienung der Technik darf keinesfalls dazu führen, dass die Rettungskräfte vor Ort vom Patienten abgelenkt sind. Eine ausgiebige Suche nach Fehlern und Versuche, sie zu beheben, können zu einer Gefährdung des Patienten führen. In diesem Zusammenhang ist bei der Einführung eines TNA-Systems zu bedenken, dass sehr viele unterschiedliche Rettungsdienstmitarbeiter mit innovativer Technik arbeiten werden – ungeachtet ihrer persönlichen Technikaffinität und Erfahrung im Umgang mit Technologien.

Als mögliche Risikofaktoren für Anwendungsfehler wurden beispielsweise mangelhafte Schulungen, hohe Arbeitsbelastung und Multitasking identifiziert [61]. Während sich hohe Arbeitsbelastung und Multitasking nur bedingt in Notfallsituationen reduzieren lassen, ist eine strukturierte Schulung und Re-Schulung elementar adressierbar. Daher fanden im Projekt Land|Rettung neben einer obligaten initialen Schulung für alle Mitarbeiter auch noch Ausbildungen zum Multiplikator statt. Die Multiplikatoren trafen sich quartalsweise, um Neuerungen zu besprechen und mögliche Anwendungsfehler oder Probleme zu identifizieren. So wurde beispielsweise bei einem Multiplikatorentreffen berichtet, dass bei Einsätzen am Strand die Audioverbindung über das Headset durch die Windgeräusche erheblich beeinträchtigt ist. Daher wurde ein neues Headset-Modell zunächst im Einsatz getestet und dann eingeführt. Um den Umgang mit der TNA-Technologie zu üben und mögliche technische Probleme frühzeitig zu identifizieren, führt jeder TNA-RTW täglich gemeinsam mit dem TNA einen Check-up durch, bei dem die Verbindungsqualität und alle Elemente (inklusive Videokamera) überprüft werden. Sollten hierbei oder während des Einsatzes Schwierigkeiten auftreten, ist der TNA der primäre Ansprechpartner. Daher ist in der Ausbildung zum TNA der Umgang mit Anwendungsproblemen und technischen Defekten ein eigenständiger Bestandteil. So werden häufige Bedienerfehler, wie beispielsweise ein versehentliches Stummschalten des Headsets oder fehlerhaftes Einlegen des Druckerpapiers, besprochen, wenn es um das Anleiten der RTW-Mannschaft in der Fehlerbehebung geht.

Mit der Einführung der TNA-Technologie in Vorpommern-Greifswald war auch ein Hersteller-Wechsel der Patientenmonitor-Defibrillator-Einheit verbunden. Bei dem neuen Gerät ist beispielsweise eine präzisere Anlage der Blutdruckmanschette nötig, um ein Messergebnis zu erhalten. Dies führte initial zu Frustrationen, welche mit dem TNA-System verbunden wurden.

▶ Es empfiehlt sich, bei der Einführung einer telemedizinischen Anwendung den zeitgleichen Wechsel weiterer Geräte zu vermeiden, damit die Umstellung für die Anwender möglichst gering ist.

In einigen TNA-Diensten musste aus verschiedensten Gründen viel Zeit mit Fehlermanagement verbracht werden, was zu einer deutlichen Belastung der TNA führte. Solche Situationen können einen entscheidenden Einfluss auf die Mitarbeiterzufriedenheit haben. Eine genaue Darstellung der Benutzerfreundlichkeit aus Sicht der TNA erfolgt in Abschn. 4.3.9.

▶ Die technischen Schwierigkeiten während der Evaluationsphase lassen sich zusammenfassend einteilen in Anwender- und Anwendungsfehler, Verbindungsfehler, Instabilitäten aufgrund der Software, defekter Hardware sowie aufgrund mangelhafter Netzabdeckung.

4.3.3.4 Reduktion nichterforderlicher Notarzt-Einsätze

Die ärztliche Expertise ist in einem professionell betriebenen Rettungswesen mit gut ausgebildeten Notfallsanitätern nur bei einem Teil der Einsätze erforderlich. Noch geringer wird dieser Anteil, wenn man sich rein auf die manuellen Fähigkeiten des Notarztes beschränkt [62]. Um bei dem immer weiter steigenden Einsatzaufkommen die notärztliche Kompetenz gezielter einsetzen zu können, ist es erforderlich, unnötige Einsätze zu reduzieren. Eine wichtige Komponente ist das unterstützende TNA-System. Um valide Zahlen darüber liefern zu können, ob eine Reduktion der NEF-Alarmierungen erreicht werden kann, wird im Folgenden der Zeitraum von Oktober 2016 bis Dezember 2018 analysiert. Dadurch ist es möglich, die Daten aus drei verschiedenen Zeiträumen zu vergleichen: die Zeit vor der Einführung des TNA (Oktober 2016 bis einschließlich September 2017), die Anpassungsphase (Oktober 2017 bis einschließlich März 2018) und die anschließende Gewöhnungsphase (April 2018 bis einschließlich Dezember 2018).

Im gesamten Untersuchungszeitraum konnten 72.789 Primäreinsätze des Rettungsdienstes Vorpommern-Greifswald identifiziert werden, die für die statistische Auswertung zur Verfügung standen. In den zwölf Monaten vor der Einführung des TNA-Systems wurden 55,56 % der primären Rettungsdiensteinätze im Landkreis Vorpommern-Greifswald durch Disposition oder Nachforderung notärztlich begleitet. Dieser Anteil der Notarztbeteiligung an Primäreinsätzen ist vergleichbar mit den ländlichen Regionen Bayerns [4].

Bei den Fahrzeugen, die an das TNA-System angeschlossen wurden, reduzierte sich die Notarztquote signifikant von 50,10 % auf 39,47 % ($p < 0,01$), während bei Standorten ohne Anbindung an den TNA die Notarztquote nur gering sank (57,83 % vs. 55,13 %; p < 0,01). Von allen ausgewerteten Rettungsdiensteinsätzen der telenotarztfähigen Fahrzeuge (n = 10.298) wurden 13,92 % unter Konsultation des TNA durchgeführt. Im Vergleich der ersten sechs Monate nach der Einführung zu dem Zeitraum ab dem siebten Monat stieg der Anteil an TNA-Einsätzen von 10,14 % auf 15,09 % (p = 0,014). Somit ist ein Anstieg im Verlauf um fast 50 % festzustellen. Daraus lässt sich schlussfolgern, dass nach einer notwendigen Anpassungs- oder Gewöhnungsphase das Vertrauen in das neue System steigt und es zunehmend an Zuspruch gewinnt. Eine weitere Zunahme der TNA-Einsätze ist damit sehr wahrscheinlich und kann zur weiteren Entlastung der NEF beitragen. Zusätzlich ist zu beobachten, dass im zeitlichen Verlauf auch immer mehr Fahrzeuge ohne TNA-Ausbau die telefonische Unterstützung eines ärztlichen Kollegen in Anspruch genommen haben. In diesen Fällen war die Erhebung von Patientendaten und Vitalparametern etwas erschwert und verzögert, dennoch konnten bei einfachen Sachverhältnissen schnelle Hilfestellungen gegeben werden. Zeitgleich unterstreicht die zunehmende Kontaktierung durch nicht-TNA-RTW den wachsenden Stellenwert der neuen telemedizinischen Komponente und den Wunsch der Einsatzkräfte nach einem weiteren Ausbau und Erweiterung des Systems auf den gesamten Landkreis.

▶ Der Telenotarzt ist überall dort einsetzbar, wo die manuellen Fähigkeiten eines Notarztes nicht zwingend vonnöten sind.

Es sei an dieser Stelle betont, dass ein gut ausgebildeter Notarzt mit seinen Fähigkeiten nicht zu ersetzen ist. Die Implementation des TNA-Systems im Landkreis Vorpommern-Greifswald führt jedoch zu einer deutlichen Reduktion der Notarztquote. Somit bietet sich die Chance, die Verfügbarkeit der „Ressource Notarzt" deutlich zu erhöhen. Damit können ärztliche Rettungskräfte gezielter bei entsprechenden Krankheitsbildern eingesetzt werden, welche ihre Kompetenz wirklich benötigen.
Schlussfolgerung:
Die Implementierung des TNA im Landkreis Vorpommern-Greifswald führte über eine deutliche Reduktion der Notarztquote zu einer höheren Verfügbarkeit der „Ressource Notarzt". Der Anstieg von TNA-Einsätzen im Zeitverlauf deutet auf eine notwendige Gewöhnung der Rettungsdienstmitarbeiter an das System hin und unterstreicht einen wachsenden Stellenwert.

4.3.3.5 Disponierung des Telenotarztes (retrospektive Analyse)
Geht ein medizinischer Notruf in der Integrierten Leitstelle ein, so stellt sich die Frage, welches Rettungsmittel am besten geeignet ist. Diese Entscheidung muss mit sehr wenigen Informationen getroffen werden, ohne die hilfsbedürftige Person zu kennen [1]. Gerade wenn eine neue Komponente, wie ein telemedizinisches Unterstützungssystem, zur Verfügung steht, müssen Handlungsempfehlungen und Mechanismen erst Fuß fassen, um Wirkung zeigen zu können. Daher ist es sinnvoll, mögliche Einflussfaktoren auf die Disposition und Nutzung des TNA ausfindig zu machen, um daraus Verbesserungen ableiten

zu können. Zu diesem Zweck wurden die Einsatzdaten der Primäreinsätze im Landkreis zwischen Oktober 2016 und Dezember 2018 aus der Leitstellensoftware COBRA (Version 4.17), aus den Rettungsdienstprotokollen sowie aus der digitalen Dokumentation des TNA pseudonymisiert in Excel übertragen und analysiert.

Die identifizierten Faktoren, die einen Einfluss auf die Disponierung eines TNA haben, lassen sich in zwei Gruppen einteilen: 1) patientenbezogene und 2) patientenunabhängige Faktoren.

Zur ersten Gruppe zählen Patientenalter, Geschlecht und Meldebild. Vom Patienten unabhängig sind die Rahmenbedingungen, wie beispielsweise die Uhrzeit des Notfalls, die diensthabenden Besatzungen der Rettungswache, TNA-Zentrale und Leitstelle. Auch diese Parameter wurden retrospektiv ausgewertet und sollen kurz dargestellt und diskutiert werden.

1) Patientenbezogene Faktoren
Bezüglich des Geschlechts der Patienten, die von einem TNA versorgt wurden, lässt sich kein Unterschied feststellen. So waren im Beobachtungszeitraum 49,9 % der Patienten männlich und 50,1 % weiblich. Dies ist vergleichbar mit dem üblichen notärztlichen Patientenkollektiv [31]. Damit ist kein klinisch signifikanter Unterschied feststellbar.

Betrachtet man das Alter, so ist der Großteil der Patienten über 60 Jahre alt und zeigt auch im Vergleich zu den anderen Rettungsmitteln eine ähnliche Häufigkeitsverteilung in den verschiedenen Altersgruppen. Ein wesentlicher Unterschied zeigt sich jedoch bei Kindern bis zum 15. Lebensjahr. So liegt der Anteil an TNA-Einsätzen dieser Altersgruppe mit 1,8 % signifikant niedriger als bei Notarzteinsätzen (5,1 %, $p < 0,01$) und solchen ohne ärztliche Begleitung (5,7 %, $p < 0,01$). Somit sind pädiatrische Meldebilder im telemedizinschen Bereich eher Einzelfälle.

Eine Konsultation des TNA erfolgt hauptsächlich bei nichtkardialen, allgemein internistischen Krankheitsbildern, zur Unterstützung bei einfachen Traumata sowie für eine nichttraumatische Schmerztherapie. Diese Einsatzgebiete bilden mit ca. 60 % den Hauptanteil der Einsatzszenarien. Neurologische Erkrankungen, z. B. Apoplex oder Krampfanfall, liegen sowohl beim TNA als auch beim bodengebundenen Notarzt bei rund 12 % der Einsätze vor.

Sehr selten betreut der TNA psychiatrische Einsätze. Gerade hier steht die direkte Kommunikation mit dem Patienten im Vordergrund und lässt sich nur schwer über ein Headset vermitteln, sodass die Telemedizin in diesen Fällen nur schwer behilflich sein kann.

2) Patientenunabhängige Faktoren
Tag und Uhrzeit haben keinen relevanten Einfluss auf die Alarmierung des TNA. Im Tagesverlauf gibt es durchaus erhebliche Schwankungen. Sie sind, im Gesamtkontext betrachtet, zu erwarten und unterscheiden sich nicht von denjenigen anderer Rettungsmittel. Allgemein gibt es die wenigsten Alarmierungen zwischen drei und fünf Uhr nachts. Im Anschluss steigen die Einsatzzahlen von NEF, TNA und RTW gleichgerichtet an, bis ein Peak zwischen neun und zehn Uhr erreicht wird und im weiteren Tagesverlauf wieder abflachen. Am frühen Abend ist nochmals ein kleiner Anstieg zu verzeichnen. Dieser Ver-

lauf ist wahrscheinlich mit den Öffnungszeiten der Hausarztpraxen assoziiert. Ein ähnlicher Tagesverlauf ist wiederum bei allen Rettungsmitteln zu beobachten.

Dahingegen scheint die Alarmierung eines TNA deutlich durch das diensthabende Personal beeinflusst zu werden. Im Landkreis Vorpommern-Greifswald kann der TNA vom Leitstellendisponenten alarmiert werden (siehe Abschn. 4.2.1.). Der Leitstellendisponent, der den Anruf entgegennimmt, führt eine strukturierte Notrufabfrage durch und alarmiert entsprechend der geschilderten Situation die verschiedenen Rettungsmittel [1]. Die Entscheidung basiert dabei unter anderem auf den Kriterien des Notarztindikationskatalogs der Bundesärztekammer und wird durch die Leitstellensoftware unterstützt [2]. Über den gesamten Beobachtungszeitraum gibt es jedoch innerhalb der Disponentengruppe erhebliche Unterschiede, wie häufig ein TNA alarmiert wird. Der Anteil an TNA-Alarmierungen unterscheidet sich teilweise um den Faktor drei zwischen den Disponenten. Dabei ist zu bedenken, dass auch auf Ebene des individuellen Disponenten deutliche monatliche Schwankungen im Anteil an TNA-Disponierungen auftreten.

Wurde der Telenotarzt zu einem Einsatz alarmiert, entscheidet der RTW, wann er den Telenotarzt kontaktiert.

Teilweise verhindern Funklöcher den Kontakt zum TNA. Und in manchen Einsätzen entscheidet die RTW-Besatzung, dass der Zustand des Patienten keine telenotärztliche Konsultation erfordert. In diesen Fällen meldet sich die RTW-Besatzung beim TNA ab und führt eigenständig die Betreuung des Patienten durch.

Im Vergleich der einzelnen Wachen fällt auf, dass die telenotärztliche Konsultation unterschiedlich häufig in Anspruch genommen wird. Dies scheint nicht von der geografischen Lage der Wache oder Nähe zu einem NEF-Standort beeinflusst zu werden.

Zwei der sechs Rettungswachen zeigen eine überdurchschnittlich hohe Nutzung des TNA, eine davon befindet sich im Stadtgebiet, die andere liegt auf dem Land. Dagegen zeigt eine Rettungswache als Einzige im zeitlichen Verlauf von Initiierungs- zur Routinephase eine Stagnation der Häufigkeit telemedizinischer Unterstützung. So verzichtet diese RTW-Besatzung auch bei primärer Disponierung des TNA durch die Leitstelle signifikant häufiger auf eine telenotärztliche Konsultation. Bei den anderen fünf Wachen ließ sich jeweils eine statistisch signifikante Steigerung der Einsatzzahlen mit TNA nachweisen.

Es scheint zudem relevant zu sein, welcher TNA an diesem Tag Dienst hat. Vergleicht man die Einsatzzahlen eines TNA mit denen der anderen TNA, so werden einige deutlich häufiger kontaktiert als andere (siehe Abb. 4.22). Dies kann jedoch dadurch beeinflusst sein, dass einige TNA erst nach sechs Projektmonaten oder später TNA-Dienste übernommen haben und somit in der Initiierungsphase mit der geringeren Einsatzfrequenz nicht als TNA zur Verfügung standen.

Zusammenfassend lässt sich feststellen, dass es auf allen Ebenen einen personellen Einfluss auf die Disposition und Nutzung des telemedizinischen Notfallsystems gibt. Dies könnte beeinflusst werden durch eine offene Kommunikation und Informationsvermittlung an alle Beteiligten vor der Implementierung einer TNA-Anwendung sowie durch Gespräche über Wünsche und Anregungen während der Etablierung. Dadurch können personelle Einflüsse, die durch innere Zustimmung oder Ablehnung eines neuen Systems begründet sind, beeinflusst werden.

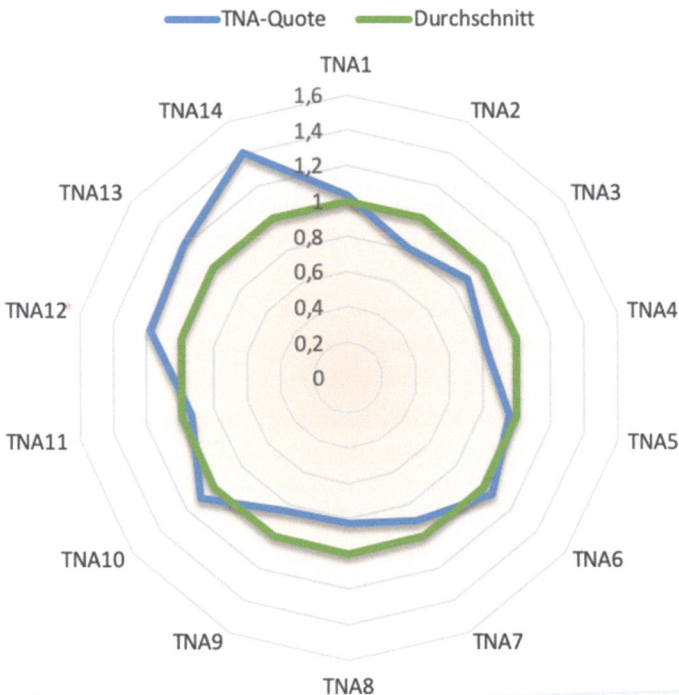

Abb. 4.22 Einsätze eines Telenotarztes im Verhältnis zu dem Durchschnitt der Einsätze pro Telenotarzt

▶ Möchte man ein Telenotarzt-System implementieren, so bilden offene Kommunikation und Informationsvermittlung sowie ausreichende gemeinsame Schulungen auf allen Ebenen die Basis des Erfolgs.

4.3.4 Versorgungsqualität

4.3.4.1 Dokumentationsqualität und Behandlungsqualität

Bei einem rettungsdienstlichen Einsatz wird im Rahmen der Untersuchung und Behandlung eine Vielzahl von Parametern erhoben. Diese müssen dokumentiert werden, damit die nachfolgenden Behandler (z. B. in der Notaufnahme oder der Hausarzt bei ambulanten Einsätzen) genaue Informationen bekommen, welches Ereignis vorlag und wie es therapiert wurde [63, 64]. Die Dokumentation rettungsdienstlicher Einsätze erfolgt in Deutschland standardisiert auf Protokollen, welche von der DIVI (Deutsche Interdisziplinäre Vereinigung für Intensiv- und Notfallmedizin) seit 1991 speziell hierfür entwickelt und

4 Etablierung einer Telenotarzt-Anwendung

fortlaufend adaptiert wurden [63, 65, 66]. Die standardisierte Dokumentation lässt ein schnelles Erfassen der wesentlichen Befunde zu und ist Grundlage für das Qualitätsmanagement und den wissenschaftlichen Vergleich von Daten aus unterschiedlichen Rettungsdienstbereichen [63, 67, 68]. Die DIVI-Einsatzprotokolle erfassen unter anderem den Erstbefund bei Eintreffen des Rettungsteams und den Übergabebefund [69].

Auch der TNA dokumentiert die erhobenen Befunde und die durchgeführten Maßnahmen. Diese Dokumentation findet am Computer statt, sodass das Protokoll auch direkt im RTW ausgedruckt werden kann. Somit steht das TNA-Protokoll den weiterbehandelnden Ärzten zur Verfügung. Das TNA-Dokumentationsprotokoll, welches von der Firma umlaut (ehemals P3) entwickelt wurde, lehnt sich an das DIVI-Protokoll an.

Die initiale Einschätzung und Überwachung des Patientenzustandes beinhaltet ein hämodynamisches Basismonitoring. Es umfasst die Vitalparameter Blutdruck, Herzfrequenz und pulsoxymetrische Sauerstoffsättigung im Blut (SpO_2). Diese Parameter können unkompliziert und für den Patienten ohne Belastung erfasst werden [70]. Das hämodynamische Basismonitoring kann als Grundlage für Therapieentscheidungen dienen.

▶ Die Erfassung und Dokumentation des hämodynamischen Basismonitorings sollte zu Beginn und am Ende des Einsatzes integraler Bestandteil aller rettungsdienstlichen Einsätze sein.

Die Dokumentation der Rettungsdiensteinsätze findet im Landkreis Vorpommern-Greifswald bisher papierbasiert statt, während der TNA das Protokoll im TNA-System am Computer verfasst. Da die Dokumentationsqualität bei primär EDV-gestützter Dokumentation den papierbasierten Systemen als überlegen beschrieben wurde [64], ist eine verbesserte Dokumentationsqualität bei TNA-Protokollen zu erwarten. Zusätzlich könnte die Tatsache, dass der TNA nicht vor Ort ist und somit keine manuellen Tätigkeiten über-

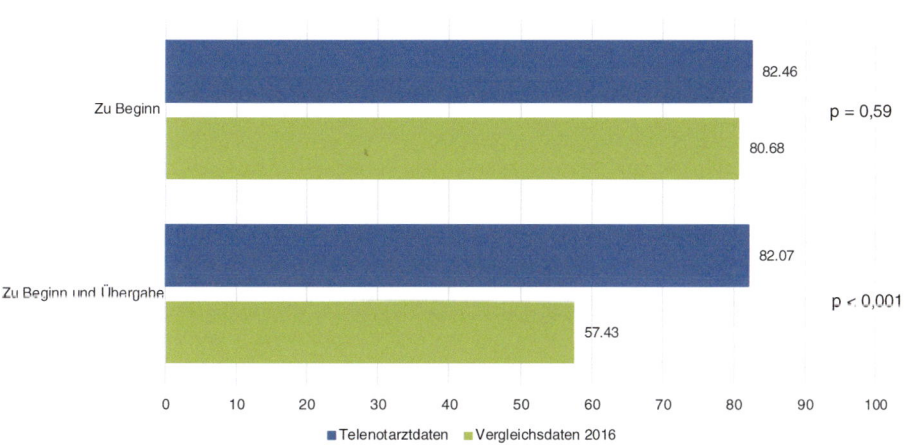

Abb. 4.23 Vergleich Dokumentationsqualität Telenotarzt mit retrospektiven Daten

nimmt, dazu führen, dass er den Fokus stärker auf die Dokumentation legen könnte. Des Weiteren scheint eine übersichtliche Dokumentation auch für den TNA wichtig zu sein, damit er den Überblick bewahren kann, auch wenn er den Patienten nicht direkt sieht.

Die Evaluation im Projekt Land|Rettung beinhaltete eine Analyse der Dokumentationsqualität des TNA im Vergleich zum Regelrettungsdienst dieser Wachen vor der Einführung des TNA.

Im Evaluationszeitraum (04.10.2017 bis 29.2.2020) wurden 2850 TNA-Einsätze der Primärrettung mit einem NACA I-V von den sechs TNA-Rettungswachen durchgeführt. Als Vergleich wurden aus dem Zeitraum 01.01.2016 bis 31.12.2016 insgesamt 2511 papierbasierte Rettungsdienstprotokolle der Primärrettung (RTW und NEF) mit einem NACA I-V von den sechs TNA-Rettungswachen herangezogen. Es wurde erhoben, ob ein komplettes hämodynamisches Basismonitoring (Herzfrequenz, Blutdruck, SpO_2) dokumentiert wurde. Wie in Abb. 4.23 sichtbar, wurden bei 2350 (82,46 %) Einsätzen das hämodynamische Basismonitoring bei Einsatzbeginn vollständig vom TNA dokumentiert, während dies bei der Vergleichsgruppe bei 80,68 % (n = 2026) der Fall war. Wird betrachtet, ob das hämodynamische Basismonitoring sowohl zu Beginn als auch zum Übergabezeitpunkt vollständig dokumentiert wurde, besteht ein signifikanter Unterschied zwischen TNA und RTW: in 82,07 % (n = 2339) wurden die Werte zu beiden Zeitpunkten vom TNA dokumentiert und bei der Vergleichsgruppe nur bei 57,43 % (n = 1442).

Die TNA-Protokolle haben damit eine höhere Dokumentationsqualität des hämodynamischen Basismonitorings als die Regelrettungsprotokolle.

▶ Die Einführung eines telenotärztlichen Systems kann dazu beitragen, die Dokumentationsqualität zu erhöhen.

Behandlungsqualität am Beispiel der Schmerztherapie
Wie in der Notfallmedizin üblich, betreut auch der TNA ein breites Spektrum an unterschiedlichen Erkrankungen. Sehr häufig ist die Behandlung von akuten Schmerzen erforderlich. Akute Schmerzen gelten als eines der häufigsten Symptome in der prähospitalen Notfallmedizin [71].

Die Behandlung von Schmerzen ist nicht nur aus ethischen Aspekten zur Erhöhung des Wohlbefindens des Patienten indiziert, sondern eine suffiziente Schmerztherapie ist auch mit einer verminderten Morbidität assoziiert [71, 72]. Daher sollte eine adäquate Analgesie zentrales Element der rettungsdienstlichen Behandlung sein [71, 73, 74].

Die subjektive Schmerzstärke des Patienten kann auf der 10-stufigen „numeric rating scale" (NRS) erfasst werden. Werte ≥ 7 bedeuten stärkste Schmerzen [75]. Die Indikation zur Schmerztherapie sollte ab Werten von ≥ 4 auf der NRS gestellt werden. Als eine effektive Schmerzreduktion wird gewertet, wenn der Schmerzwert nach der Therapie < 4 liegt oder zumindest eine Schmerzreduktion um 3 Punkte erreicht werden konnte [75]. Rating-Skalen wie die NRS machen eine Quantifizierung der Schmerzen möglich und erlauben sowohl eine Betrachtung der Effektivität getroffener Maßnahmen innerhalb des Einsatzes als auch eine retrospektive Betrachtung zur Qualitätssicherung [75].

4 Etablierung einer Telenotarzt-Anwendung

Für eine effektive Schmerzlinderung sind bei hohen Schmerzwerten neben einer psychologischen Betreuung auch häufig Analgetika nötig. Aus medikolegalen Gründen darf das nichtärztliche Rettungsdienstpersonal jedoch nur unter besonderen Voraussetzungen Analgetika (insbesondere Opioide) eigenständig verabreichen. Die Einführung eines TNA-Systems ermöglicht, dass auch bei Einsätzen ohne Notarzt eine medikamentöse Schmerztherapie durchgeführt werden kann. Dabei kann über eine telemedizinische Supervision eine sichere Gabe von Analgetika initiiert und evaluiert werden [24, 25]. Die Arbeitsgruppe in Aachen konnte zeigen, dass die Qualität der Analgesie durch einen TNA einer Analgesie durch einen Notarzt nicht unterlegen ist [25]. Es wurde festgestellt, dass die telemedizinische Delegation sicher ist und nicht mit einer erhöhten Nebenwirkungsrate assoziiert ist [23].

Um die Auswirkung der TNA-Einführung auf die Analgesiequalität zu untersuchen, wurde im Projekt Land|Rettung eine Analyse der durch den TNA durchgeführten Analgesie im Vergleich zum Regelrettungsdienst dieser Wachen vor der Einführung des TNA durchgeführt.

Im Evaluationszeitraum (04.10.2017 bis 29.2.2020) wurden 2935 Patienten in der Primärrettung durch einen TNA betreut, von denen 362 (12,3 %) einen initialen NRS-Wert ≥ 7 angaben. In der retrospektiven Vergleichsgruppe wurden 2511 Primäreinsätze der RTW und NEF aus dem Jahr 2016 analysiert, bei denen 193 (7,7 %) Patienten über Schmerzen ≥ 7 klagten.

▶ Der Telenotarzt behandelt häufig Patienten mit starken Schmerzen.

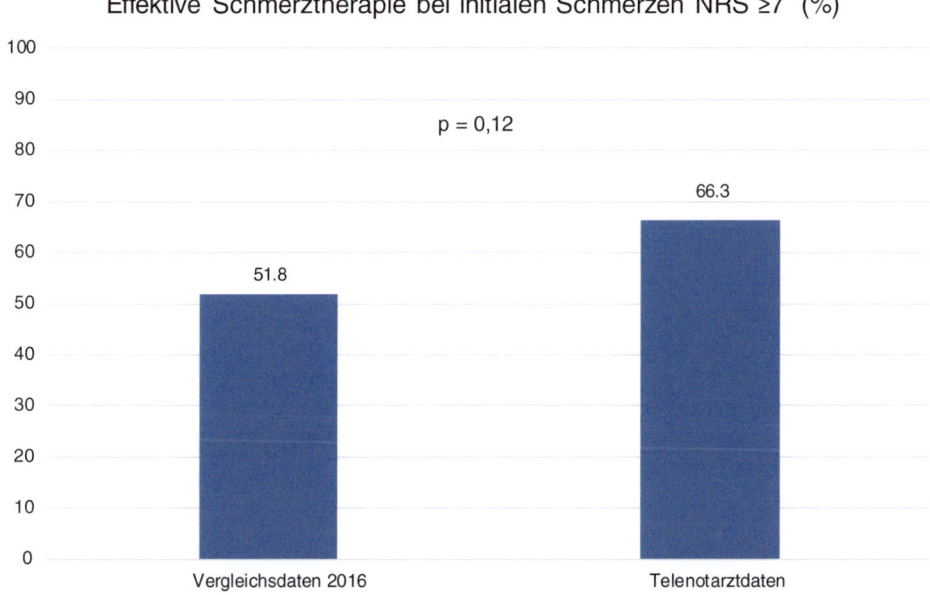

Abb. 4.24 Vergleich Analgesiequalität Telenotarzt mit retrospektiven Daten

Eine effektive Schmerzlinderung (NRS-Werte < 4 oder Reduktion um mindestens 3 Punkte) wurde vom TNA bei 66,3 % durchgeführt, während dies in der Vergleichsgruppe bei 51,8 % erreicht werden konnte, siehe Abb. 4.24.

Betrachtet man die Einsätze genauer, fällt auf, dass nicht in jedem Einsatz Analgetika verabreicht wurden. So wurde bei Patienten, die vom TNA betreut wurden, mit 84 % signifikant häufiger Analgetika gegeben als in der Vergleichsgruppe mit nur 54,3 %. Wenn Analgetika verabreicht wurden, war jedoch der prozentuale Anteil der effektiven Schmerzlinderung bei der Vergleichsgruppe mit 85,4 % höher als in der TNA-Gruppe mit 73,7 %, was allerdings nicht signifikant war.

▶ Eine indizierte medikamentöse Analgesie wurde durch einen Telenotarzt prozentual deutlich häufiger durchgeführt, ist jedoch der Analgetika-Therapie durch das Rettungsdienstpersonal vor Ort gegebenenfalls unterlegen.

4.3.4.2 Diagnosequalität im Rettungsdienst

Die Aufgabe des Rettungsdienstes besteht in der Versorgung von Notfallpatienten. Für eine optimale Therapie der Patienten ist die vorherige Festlegung einer Verdachtsdiagnose erforderlich.

▶ Die Verdachtsdiagnose beeinflusst einerseits die Therapie vor Ort und andererseits die Auswahl des geeigneten Krankenhauses.

Bei einer Reihe von Diagnosen ist das Outcome der Patienten maßgeblich von der schnellstmöglichen Durchführung einer präklinischen Primärversorgung und einer leitliniengerechten innerklinischen Weiterbehandlung abhängig. Zu diesen Diagnosen zählen beispielsweise ein Apoplex, ein akuter Myokardinfarkt und eine Lungenarterienembolie. Während Apoplex und akuter Myokardinfarkt häufig vorkommende präklinische Diagnosen sind, ist eine Lungenarterienembolie selten.

Bei allen drei Diagnosen wird der Verdacht meist aufgrund einer typischen Symptomatik gestellt. Da eine ähnliche Symptomatik aber auch bei einer Vielzahl von Differenzialdiagnosen auftreten kann, muss eine gründliche Anamnese, Untersuchung und Diagnostik erfolgen.

▶ Die diagnostischen Möglichkeiten in der Notfallmedizin sind begrenzt.

Daher ist eine endgültige Diagnosestellung bei allen drei oben genannten Notfällen häufig erst im Krankenhaus möglich. So ist bei einem Apoplex eine kraniale CT-Untersuchung erforderlich, um zwischen einer ischämischen und einer hämorrhagischen Genese zu unterscheiden. Abhängig von dieser Unterscheidung sind unterschiedliche Therapien nötig. Auch bei einem akuten Myokardinfarkt sind die diagnostischen Möglichkeiten präklinisch begrenzt. Während in einem 12-Kanal-EKG ein ST-Hebungsinfarkt auch durch den Rettungsdienst festgestellt werden kann, schließt ein unauffälliges 12-Kanal-EKG einen Myokardinfarkt nicht sicher aus. Hierfür ist eine Troponin-Untersuchung erforderlich. In

4 Etablierung einer Telenotarzt-Anwendung

den allermeisten Rettungsdienstbereichen in Deutschland ist jedoch eine Bestimmung der Troponin-Werte nicht möglich. Bei einer Lungenarterienembolie sind ebenfalls häufig die Laborwerte (besonders D-Dimere) wegweisend, sowie eine Sonografie zur Bestimmung der Rechtsherzbelastung. Der prähospitale Einsatz eines Ultraschallgerätes durch entsprechend geschulte Anwender ist allerdings bisher noch eine Ausnahme.

Eine sichere präklinische Abgrenzung zwischen den Differenzialdiagnosen ist daher eine Herausforderung. Jedoch muss abhängig von der Verdachtsdiagnose das richtige Zielkrankenhaus gewählt werden. Im deutschen Gesundheitssystem unterscheiden sich die Krankenhäuser teilweise gravierend bezüglich ihrer Ausstattungs- und Therapiemöglichkeiten. Beispielsweise hält nicht jedes Krankenhaus die Möglichkeit einer 24-Stunden-CT-Diagnostik bereit. Diese Untersuchung wird aber benötigt, um einen Apoplex zu bestätigen oder auszuschließen. Zusätzlich wählt der Rettungsdienst für eine optimale Versorgung von Patienten mit Apoplex ein Krankenhaus mit zertifizierter Stroke Unit und Neurochirurgie sowie interventioneller Radiologie. Patienten mit Verdacht auf akuten Myokardinfarkt sollten in ein Krankenhaus mit Herzkatheterlabor und Intensivstation transportiert werden. Da auch Patienten mit ausgeprägten Lungenarterienembolien häufig intensivmedizinische Maßnahmen benötigen, sollte dies bei der Wahl des Krankenhauses bedacht werden.

▶ Die Wahl des richtigen Zielkrankenhauses kann entscheidenden Einfluss auf den Therapiebeginn haben.

Im Rahmen des Projektes Land|Rettung wurde in einer retrospektiven Analyse untersucht, in wie vielen Fällen die Diagnose von Apoplex, akutem Myokardinfarkt und Lungenarterienembolie durch den Rettungsdienst korrekt gestellt wurde. Dafür wurden die von den vier ländlichen TNA-Wachen getroffenen Verdachtsdiagnosen mit den Diagnosen verglichen, die in der Universitätsmedizin Greifswald kodiert wurden. Die Universitätsmedizin Greifswald ist das Krankenhaus der Maximalversorgung im Landkreis Vorpommern-Greifswald. In diesem Krankenhaus können unter anderem die drei Diagnosen Apoplex, akuter Myokardinfarkt und Lungenarterienembolie versorgt werden. Einbezogen in die Analyse wurden alle Einsätze der Wachen Wusterhusen, Loitz, Mellenthin und Karlsburg aus dem Jahr 2018 mit dem Transportziel der Universitätsmedizin Greifswald, sofern sie prä- oder innerklinisch eine der drei Diagnosen Apoplex, akuter Myokardinfarkt oder Lungenarterienembolie aufwiesen. Dabei wurden pseudonymisiert mithilfe der Abrechnungssoftware Unipro die Diagnosen auf den handschriftlichen Einsatzprotokollen mit den ICD-10-verschlüsselten Diagnosen der Universitätsmedizin verglichen.

Entsprechend wurden die Einsätze in drei Gruppen aufgeteilt: richtig positiv, falsch positiv und falsch negativ.

▶ Bei den richtig positiven Einsätzen wurde die Diagnose vom Rettungsdienst korrekt erkannt. Bei den falsch positiven Einsätzen hatte der Rettungsdienst eine der Tracerdiagnosen gestellt, die jedoch im Krankenhaus nicht bestätigt

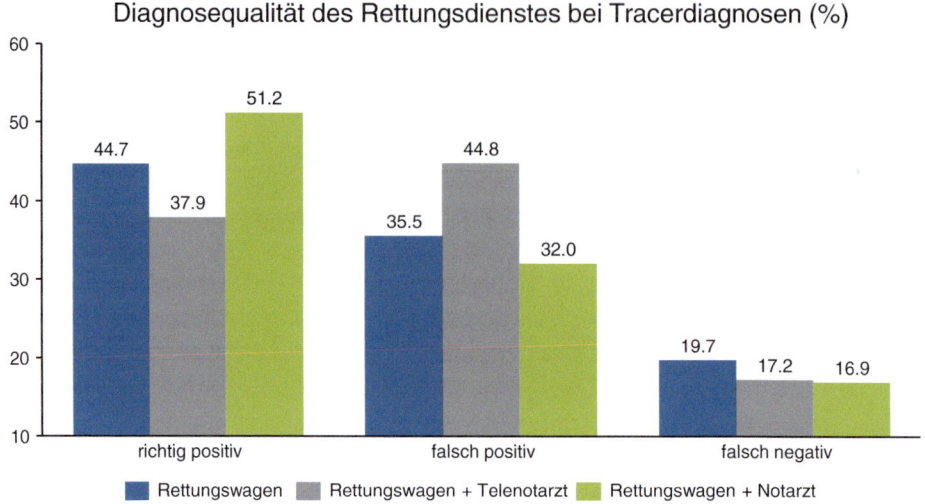

Abb. 4.25 Diagnosequalität, aufgeteilt auf die verschiedenen Rettungsmittel

wurde. Dem gegenüber stehen die falsch negativen Einsätze, bei denen die Diagnose vom Rettungsdienst übersehen wurde.

Im Jahr 2018 wurden durch die vier Rettungswachen insgesamt 252 Patienten mit einer der oben genannten Verdachtsdiagnosen in die Universitätsmedizin Greifswald transportiert. Von diesen 252 Patienten wurden 48 Patienten durch einen TNA begleitet transportiert und 204 durch einen RTW alleine oder gemeinsam mit einem bodengebundenen Notarzt behandelt. Im Rettungsdienst nicht diagnostiziert und erst im Krankenhaus festgestellt wurde eine der Tracerdiagnosen bei zehn TNA-Patienten und 44 Patienten, die durch einen RTW alleine oder durch einen RTW und einen Notarzt behandelt wurden.

Abb. 4.25 stellt den prozentualen Anteil der richtig positiven, falsch positiven und falsch negativen Diagnosen an allen Einsätzen dar, bei denen die Diagnose vermutet oder erst in der Notaufnahme diagnostiziert wurde. Der Anteil übersehener Diagnosen ist insgesamt bei allen drei Rettungsmitteln gering. Es fällt jedoch auf, dass der prozentuale Anteil zwischen den einzelnen Rettungsmitteln unterschiedlich verteilt ist.

Bemerkenswert ist, dass ein Notarzt vor Ort die Tracerdiagnose prozentual häufiger richtig stellt als das RTW-Team allein oder ein TNA. Auch ist die Rate an übersehenen Diagnosen (falsch negativ) bei den Patienten, die durch einen Notarzt betreut werden, am geringsten, wobei die Unterschiede insgesamt gering sind. Der prozentuale Anteil übersehener Diagnosen ist beim TNA geringer als beim RTW-Team. Zudem fällt beim TNA der hohe Anteil an falsch positiven Diagnosen auf. Dies bedeutet, dass der TNA häufiger als das RTW-Team oder der Notarzt eine der Tracerdiagnosen als Verdachtsdiagnose festlegt, um sie im Krankenhaus abklären zu lassen.

▶ Ein relativ hoher Anteil an falsch positiven Diagnosen ist Ausdruck für das Bewusstsein der Telenotärzte, dass ihre diagnostischen Möglichkeiten eingeschränkt sind.

Einschränkend muss bei dieser Analyse bedacht werden, dass die Auswahl der Tracerdiagnosen und die geringe Fallzahl bei den TNA-Patienten die Aussagekraft dieser Ergebnisse minimieren.

Neben ihrer Tätigkeit als TNA sind alle TNA auch regelmäßig als Notärzte aktiv. Daher wurden einige Einsätze in der Gruppe „RTW + Notarzt" auch durch Ärzte betreut, die sonst als TNA arbeiten. Dies deutet darauf hin, dass die Tatsache, dass sich der Notarzt nicht vor Ort befindet, sondern sich bei der Anamneseerhebung und Untersuchung auf die erhobenen Befunde des Teams vor Ort verlassen muss, zu einer Einschränkung der Diagnosequalität führen kann. Zusätzlich ist davon auszugehen, dass die Notärzte sich an die Tätigkeit als TNA gewöhnen müssen und nach einer Lernkurve im Verlauf eine höhere Diagnosequalität haben.

Die Notfälle Apoplex, akuter Myokardinfarkt und Lungenarterienembolie sind Rettungsdiensteinsätze, bei denen klassischerweise ein Notarzt alarmiert wird. Dies sollte bei der Betrachtung der Daten berücksichtigt werden.

Die drei Tracer-Notfälle zeigen die besondere Herausforderung, präklinisch unter begrenzten Mitteln die richtige Diagnose zu treffen. Eine der Hauptaufgaben des TNA ist die Unterstützung in der Diagnostik (siehe Abschn. 4.1). Durch die Einführung der TNA-Technik stehen der RTW-Besatzung keine zusätzlichen diagnostischen Mittel zur Verfügung. Jedoch kann der TNA auf große rettungsdienstliche Erfahrung und auf SOP zurückgreifen, die helfen können, Differenzialdiagnosen einzugrenzen. Eine Ausweitung der diagnostischen Möglichkeiten, zum Beispiel durch die Einführung eines telemedizinischen Stethoskops, mit dem der TNA den Patienten aus der Ferne auskultieren kann, scheinen daher eine wertvolle Ergänzung zu sein. Das Vorgehen der TNA, im Zweifelsfall die Verdachtsdiagnose Apoplex, akuter Myokardinfarkt und eine Lungenarterienembolie häufiger zu wählen, erscheint sinnvoll.

4.3.5 Patienten-Outcome-Analyse

4.3.5.1 Patienten-Outcome unter Anwendung der Regelversorgung und der ergänzenden Versorgung mit dem Telenotarzt-System

Kardio- und zerebrovaskuläre Erkrankungen wie das akute Koronarsyndrom und der Schlaganfall, weisen mit einer hohen Inzidenz und Prävalenz eine wesentliche Determinante der Gesundheitswirtschaft auf und sind sowohl bei Männern als auch bei Frauen in Deutschland die häufigsten Todesursachen. Mit ihnen gehen nicht nur kostenintensive Krankenhausaufenthalte und lange Rehabilitationsmaßnahmen einher, sondern sie verändern das Leben der Patienten meist nachhaltig [76]. Einschränkungen in der körperlichen

Leistungsfähigkeit aufgrund fehlender Gesundheit sind zudem oftmals mit einer Minderung der Lebensqualität und verringerten Möglichkeit der Berufsausübung verbunden [77].

Bei den genannten Krankheitsereignissen ist eine schnelle medizinische Hilfe unabdingbar, um mögliche negative gesundheitliche Folgen zu reduzieren oder im besten Fall frühestmöglich abzuwenden [78]. Durch die Implementierung des TNA-Systems in die notfallmedizinische Rettungskette ist eine zusätzliche Versorgungsoption gegeben, die nach der Stellung einer zeitkritischen Diagnose die Verfügbarkeit eines ärztlichen Kontaktes ermöglicht [79].

In dieser Vergleichsstudie soll der Fragestellung nachgegangen werden, ob und in welchen Outcome-Komponenten sich Unterschiede bei ausgewählten Diagnosegruppen bei der zusätzlichen Anwendung eines TNA-Systems in der rettungsdienstlichen Versorgung feststellen lassen. Hierbei wird untersucht, ob sich zwischen dem Jahr 2017, als das TNA-System noch nicht implementiert war und dem Jahr 2018, als die ergänzende Versorgung durch das TNA-System möglich war, signifikante Unterschiede bei ausgewählten ökonomischen Outcome-Komponenten und der Lebensqualität der betroffenen Patienten ergeben.

Methodik

Forschungsregion

Seit dem vierten Quartal des Jahres 2017 wurden in dem Norden des Landkreises Vorpommern-Greifswald sukzessive sechs RTW (vgl. Abschn. 4.3.3.2) mit der innovativen Technik, welche die Anwendung eines TNA-Systems ermöglicht, ausgestattet. Bei den strukturellen Besonderheiten der hiesigen Region kann durch die Anwendung eines solchen Systems die notärztliche Versorgung effizient gestaltet werden [80]. Die am Standort Vorpommern-Greifswald bestehenden Probleme [80] des dünn besiedelten Raumes, der schlechten Verkehrsanbindungen und dem saisonal stark schwankenden Personenaufkommen aufgrund des Tourismus wurden im Hinblick auf die notfallmedizinische Versorgung unter dem Nutzen der telemedizinischen Innovation gezielt untersucht. So wurde sich für diese Studie auf ausgewählte Rettungswachen mit RTW mit TNA-Anbindung in nicht urbanen Regionen (bzw. ohne die telenotarztfähigen RTW in der Universitäts- und Hansestadt Greifswald) konzentriert.

Zielgruppe

Die Zielgruppe dieser Studie waren Patienten, welche durch den bodengebundenen Rettungsdienst im Norden des Landkreises Vorpommern-Greifswald notfallmedizinisch versorgt wurden. Der Fokus lag auf den Patientengruppen mit rettungsdienstlichem Verdacht auf eine kardio- oder zerebrovaskuläre Erkrankung mit folgenden ICD-10-Kodierungen ICD-10: I20-I25, I46 und ICD-10: I60-I65, G45, die in eine Akutklinik verbracht wurden. Die Recherche nach der definierten Zielgruppe erfolgte über eine manuelle Sichtung und Analyse der Notarzteinsatzprotokolle. Von der Befragung wurden rettungsdienstlich versorgte Personen ausgeschlossen, welche zwar eine der gewählten Verdachtsdiagnose aufwiesen, jedoch keine ausreichenden Deutschkenntnisse aufwiesen oder die keinen dauerhaften Wohnsitz in Deutschland hatten.

Erhebungsinstrument

Die für die Studie erforderlichen Daten wurden aus den Ergebnissen der „Patientenbefragung zur Verbesserung der Versorgungsqualität im Rettungsdienst des Landkreises Vorpommern-Greifswald" gewonnen, welche in den Jahren 2018 und 2019 in Kooperation mit dem Eigenbetrieb Rettungsdienst Landkreis Vorpommern-Greifswald durchgeführt wurde.

Zur Ermittlung der Versorgungsqualität wurde ein Fragebogen als Erhebungsinstrument neu konzipiert. Er eruiert im ersten Fragenkomplex zeitliche Parameter wie die Dauer der Aufenthalte in Akut- und Rehabilitationskliniken und medizinische Parameter wie den Pflegegrad der Patienten nach den Aufenthalten in Gesundheitseinrichtungen. Der zweite Fragenkomplex ist speziell auf die aktuelle Situation der Patienten ausgerichtet und beinhaltet subjektiv zu beurteilende Fragen, wie beispielsweise das Empfinden der eigenen Lebensqualität seit dem Krankheitsereignis.

Die Befragung zur Versorgungsqualität wurde federführend von dem Eigenbetrieb Rettungsdienst Landkreis Vorpommern-Greifswald durchgeführt. Die Fragebögen wurden sechs Monate nach dem initialen Krankheitsereignis postalisch an die Patienten versandt. Die Teilnahme war für die Patienten freiwillig. Von einer Erinnerung zur Teilnahme an der Befragung zu einem späteren Zeitpunkt wurde abgesehen. Die Ergebnisse der Patienten-

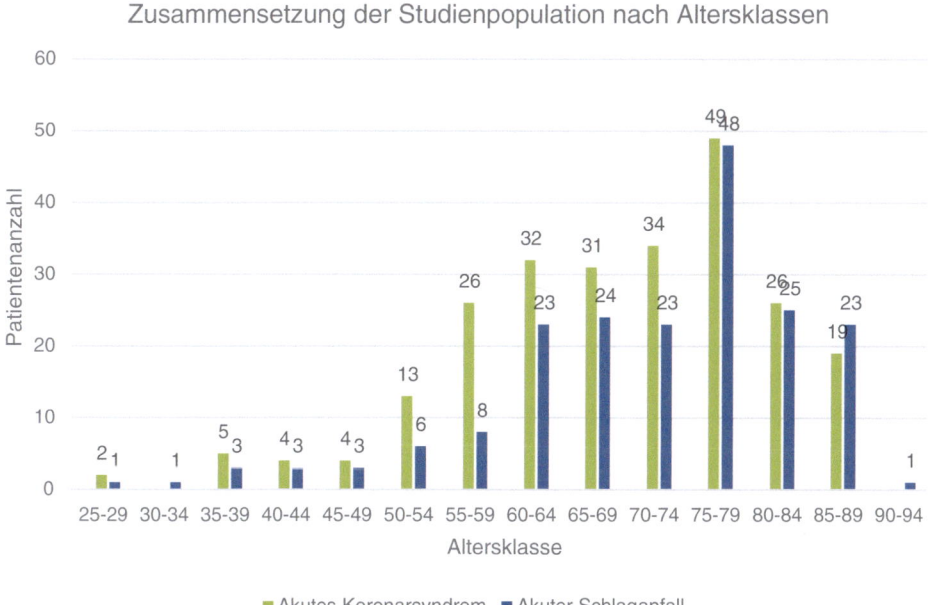

Abb. 4.26 Zusammensetzung der Studienpopulation nach Altersklassen

Abb. 4.27 Altersverteilungen innerhalb der Diagnosen akutes Koronarsyndrom und akuter Schlaganfall

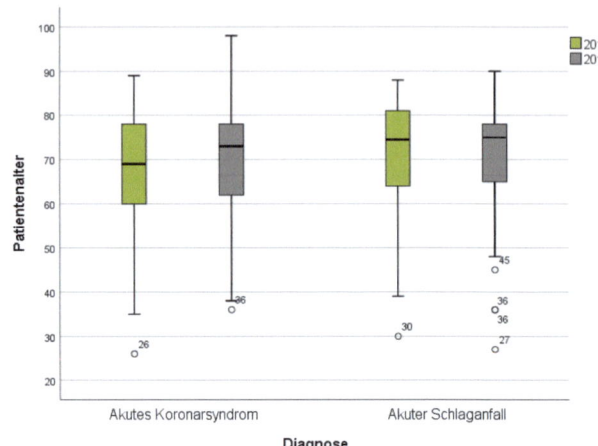

Tab. 4.5 Arithmetische Mittel der Studienpopulation nach Diagnose, Berichtsjahr und Geschlecht

Verdachtsdiagnose	Geschlecht (2017/2018)	Arithmetisches Mittel (in Jahren)	
		2017	2018
Akutes Koronarsyndrom	männlich (89/79)	66,42	69,15
	weiblich (36/41)	70,62	72,67
Akuter Schlaganfall	männlich (49/59)	69,45	68,98
	weiblich (39/45)	74,41	74,31

befragung wurden in anonymisierten Datensätzen digital an die ökonomischen Evaluatoren des Projektes Land|Rettung übermittelt und von ihnen kontextbezogen ausgewertet.

Ergebnisse

Studienpopulation

Nach der Beendigung der Befragung und der Datenbereinigung konnten aus den Jahren 2017 und 2018 insgesamt 437 Datensätze zur Auswertung herangezogen werden. Von diesen Datensätzen entstammen 213 dem Jahr 2017 und 224 dem Jahr 2018. Im Jahr 2017 beantworteten 125 Personen mit der Verdachtsdiagnose akutes Koronarsyndrom und 88 mit der Verdachtsdiagnose akuter Schlaganfall den Fragebogen. Im Jahr 2018 waren es 120 bzw. 104 Personen.

Die Zusammensetzung der Studienpopulation nach Verdachtsdiagnose und Alter, welches in Gruppen von 5-Jahresschritten gegliedert ist, ist der Abb. 4.26 zu entnehmen.

Es ist ersichtlich, dass der Peak für beide Verdachtsdiagnosen in der Altersgruppe der 75–79-Jährigen zu finden ist. In den Altersklassen 50–54, 55–59, 60–64, 65–69 und 70–74 sind die Patientenzahlen des akuten Koronarsyndroms denen des akuten Schlaganfalles deutlich überlegen.

In Abb. 4.27 sind die Altersparameter der Studienpopulation veranschaulicht. Das mediane Alter der Patienten mit akutem Koronarsyndrom liegt 2017 bei 69 Jahren und das der Schlaganfallpatienten bei 74,5 Jahren. Im Jahr 2018 hat sich der Median bei beiden Diagnosegruppen erhöht. Bei der Population mit akutem Koronarsyndrom liegt er nun bei 73 Jahren und der Altersmedian der Schlaganfallpatienten liegt bei 75 Jahren.

Eine genauere Verteilung der Diagnosen auf Alter und Geschlecht lassen sich Tab. 4.5 entnehmen. Deutlich zu erkennen ist, dass die Patienten mit Verdacht auf ein akutes Koronarsyndrom zu dem Zeitpunkt des initialen Ereignisses im arithmetischen Mittel überwiegend ein geringeres Alter aufweisen als die Patienten mit Verdacht auf einen akuten Schlaganfall.

Ökonomisch relevantes Outcome

Zur Beurteilung möglicher wirtschaftlicher Auswirkungen der eingeführten telemedizinischen Anwendungen im Landkreis Vorpommern-Greifswald sollen zur Ermittlung signifikanter Unterschiede die Vergleichsjahre 2017 und 2018 gegenübergestellt werden. Die Vergleichsjahre werden für diese Betrachtung in ihre einzelnen Quartale unterteilt und den jeweils ökonomisch relevanten Variablen gegenübergestellt, um einen möglichen Zusam-

Tab. 4.6 Feststellung von Pflegegraden aufgrund der Verdachtsdiagnosen

	1. Quart. 2017	2. Quart. 2017	3. Quart. 2017	4. Quart. 2017	Gesamt 2017	1. Quart. 2018	2. Quart. 2018	3. Quart. 2018	4. Quart. 2018	Gesamt 2018
nein	30	34	46	56	166	33	38	50	52	173
ja	8	13	13	12	46	14	8	12	13	47
Gesamt	38	47	59	68	212	47	46	62	65	220

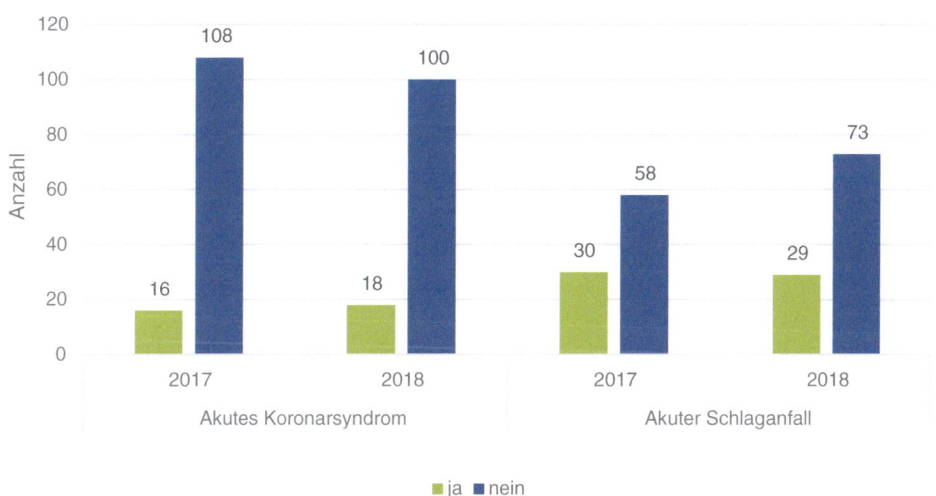

Abb. 4.28 Feststellung von Pflegegraden nach Jahr und Diagnose

menhang zu ermitteln. Als ökonomisch relevante Variablen werden an dieser Stelle folgende Aspekte untersucht: „Pflegegradfeststellungen oder die Veränderung des bestehenden Pflegegrades" aufgrund des Krankheitsereignisses, der „zukünftige Lebensmittelpunkt" der Patienten und der „Status seit der Erkrankung" im Sinne der weiteren Arbeitsfähigkeit. Zur Ergebnisermittlung werden Chi-Quadrat-Tests und Korrelationsanalysen durchgeführt. Das Konvidenzniveau wurde auf 95 % festgelegt.

Pflegegrad

Bei der Betrachtung der Pflegegradfeststellungen im Zusammenhang mit dem akuten Koronarsyndrom oder einem akuten Schlaganfall im Erhebungszeitraum lassen sich zwischen den Vergleichsjahren keine signifikanten Unterschiede (r_{SP} = −0,033 mit p = 0,488) feststellen. Tab. 4.6 zeigt eine Gesamtübersicht über die Häufigkeiten einer Pflegegradfeststellung aufgrund der betrachteten Verdachtsdiagnosen.

Abb. 4.28 gibt einen Überblick über die detaillierte Auswertung nach Erhebungsjahr und der Verdachtsdiagnose. Bei dem akuten Koronarsyndrom sind im Verlauf der beiden Vergleichsjahre relativ mehr Feststellungen eines Pflegegrades zu verzeichnen (2017: 12,90 %, 2018: 15,25 %). Zudem kann hervorgehoben werden, dass die (Neu-)Feststellungen eines Pflegegrades im Vergleich von 2017 zu 2018 leicht angestiegen sind, ohne dass sich dies als signifikant bestätigen lässt (r_{SP} = 0,034 mit p = 0,601).

Gegensätzlich dazu zeigen sich die Ergebnisse beim akuten Schlaganfall. Hier ist ein prozentualer Rückgang in den Pflegegradfeststellungen zu beobachten. Wurde in dem Jahr 2017 noch bei 34,09 % der Schlaganfallpatienten ein Pflegegrad verzeichnet, war dies im Folgejahr lediglich noch bei 28,43 % zu beobachten, wobei auch hier die Veränderungen nicht signifikant waren (r_{SP} = −0,061 mit p = 0,403). Diese dennoch positive Veränderung kann multifaktoriell begründet sein, wobei unter anderem Einflussgrößen wie das jeweilige Patientenalter (vgl. Abb. 4.27), der aktuelle Gesundheitszustand, aber auch die Aus-

Tab. 4.7 Zukünftiger Lebensmittelpunkt nach dem Krankheitsereignis

	1. Quart. 2017	2. Quart. 2017	3. Quart. 2017	4. Quart. 2017	Gesamt 2017	1. Quart. 2018	2. Quart. 2018	3. Quart. 2018	4. Quart. 2018	Gesamt 2018
eigene Häuslichkeit ohne ambulante Pflege	27	38	41	59	165	38	37	52	51	178
eigene Häuslichkeit mit ambulanter Pflege	6	6	12	4	28	8	5	7	5	25
Pflegeeinrichtung	3	2	0	1	6	1	1	1	3	6
Sonstiges	0	0	5	2	7	0	2	3	4	9
Gesamt	36	46	58	66	206	47	45	63	63	218

wirkungen der im Landkreis eingeführten projektbedingten telemedizinischen Maßnahmen relevant sein könnten.

Eine erstmalige Feststellung oder Erhöhung eines Pflegegrades erfordert den Bedarf von pflegerischen Leistungen. Diese können, je nach Pflegegrad, die Inanspruchnahme der Sozialversicherungen unterschiedlich stark fordern. Unterschiedlich hohe Geldleistungen (bspw. in Form von Pflegegeld oder Entlastungsbeiträgen) oder Sachleistungen werden hier, je nach ambulanter oder stationärer Versorgungsart, relevant [80].

Zukünftiger Lebensmittelpunkt
Von ökonomischer Relevanz ist zudem der zukünftige Lebensmittelpunkt der Patienten nach dem initialen Krankheitsereignis. In Abhängigkeit von dem jeweiligen Aufenthaltsort wären unterschiedliche Kosten für die Sozialversicherer, aber auch für den Einzelnen, zu betrachten. In der Tab. 4.7 sind die zukünftigen Aufenthaltsorte der Befragungsteilnehmer aufgeführt, wobei an dieser Stelle nicht zwischen den Verdachtsdiagnosen akutes Koronarsyndrom und akuter Schlaganfall unterschieden wird. Es ist zwischen den Quartalen bezüglich der zukünftigen Lebensmittelpunkte kein signifikanter Unterschied festzustellen ($r_{SP} = -0{,}033$ mit $p = 0{,}177$).

Bei der diagnosespezifischen Auswertung des zukünftigen Aufenthaltsortes in der Gesamtbetrachtung der Jahre 2017 und 2018 ergeben sich weder für das akute Koronarsyndrom ($r_{SP} = 0{,}035$ mit $p = 0{,}593$) noch für den akuten Schlaganfall ($r_{SP} = -0{,}085$ mit $p = 0{,}249$) signifikante Unterschiede in den Ausführungen der Patienten.

Status seit der Erkrankung
Um zu ermitteln, wie sich die Arbeitsfähigkeit der Patienten nach den jeweiligen Krankheitsereignissen entwickelt hat, wurden die Teilnehmer diesbezüglich befragt. Bei der Ermittlung möglicher Signifikanzen wurde sich bei der Berechnung auf diejenigen Teilnehmer beschränkt, welche angaben, vor dem akuten Krankheitsereignis noch einer beruflichen Tätigkeit nachgegangen zu sein. Personen, welche bereits nicht mehr berufstätig waren (n = 244), sonstige Angaben trafen, welche sich keiner Kategorie zuordnen ließen (n = 17),

Tab. 4.8 Status seit der Erkrankung

	1. Quart. 2017	2. Quart. 2017	3. Quart. 2017	4. Quart. 2017	Gesamt 2017	1. Quart. 2018	2. Quart. 2018	3. Quart. 2018	4. Quart. 2018	Gesamt 2018
arbeitsfähig	6	5	11	15	37	6	6	9	11	32
berufsunfähig	2	2	0	0	4	1	1	3	0	5
arbeitsunfähig	0	2	4	1	7	3	0	6	0	9
in Frührente	2	5	5	5	17	2	3	3	7	15
Gesamt	10	14	20	21	65	12	10	21	18	61

oder gar keine Angaben machten (n = 50), wurden von der Auswertung ausgeschlossen. Folglich verblieben 126 heranziehbare Datensätze (28,83 %).

Wie in Tab. 4.8 ersichtlich, lassen sich zwischen den Patientenangaben der einzelnen Quartale der Vergleichsjahre keine signifikanten Unterschiede feststellen (r_{SP} = −0,005 mit p = 0,959). Für das Jahr 2017 gaben 56,92 % der Befragten, die vor dem Krankheitsereignis berufstätig waren, an, dass sie weiterhin arbeitsfähig in ihrem ursprünglichen Beruf sind. Im Jahr 2018 gaben dies 52,46 % der Befragten an. Die Ausübung des ursprünglichen Berufes war 6,15 % der Patienten aus dem Jahr 2017 und 8,20 % der Patienten aus 2018 nicht mehr möglich, weshalb sie eine andere berufliche Tätigkeit aufnehmen mussten. Gänzlich arbeitsunfähig wurden 2017 sieben von 65 Personen (10,77 %) und 2018 neun von 61 (14,75 %) Personen. Bei den verbleibenden Befragten ist in beiden Jahren ein Übergang von der Berufsausübung in die Frührente (2017: 26,15 %, 2018: 24,59 %) aufgrund der Erkrankung zu beobachten, was wiederum eine vorzeitige Inanspruchnahme von Rentenleistungen und ein Ausbleiben von Sozialabgaben aus der beruflichen Tätigkeit impliziert.

Im Vergleich der ganzjährigen Gegenüberstellung der Ergebnisse aus den Jahren 2017 und 2018 sind weiterhin keine signifikanten Unterschiede in den Angaben der Befragungsteilnehmer zu verzeichnen (r_{SP} = 0,025 mit p = 0,778).

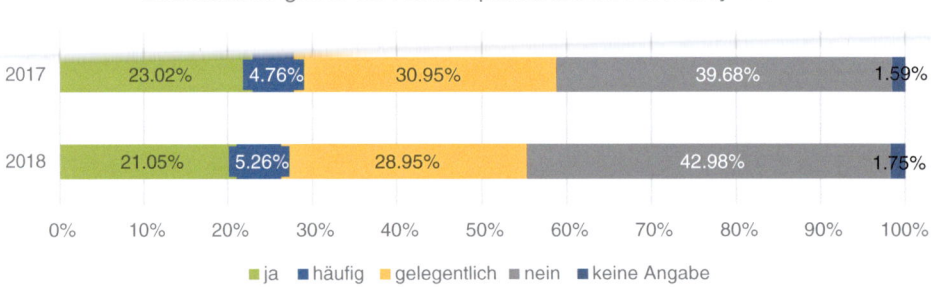

Abb. 4.29 Einschränkung in der Lebensqualität der Patienten mit akutem Koronarsyndrom

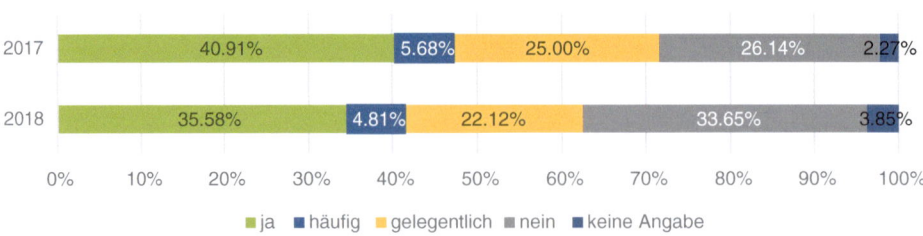

Abb. 4.30 Einschränkung in der Lebensqualität der Patienten mit akutem Schlaganfall

Lebensqualität

Die Patienten der unterschiedlichen Diagnosegruppen wurden hinsichtlich ihrer Empfindungen befragt, wie sie ihre Lebensqualität sechs Monate nach dem Krankheitsereignis – im Gegensatz zu dem Empfinden vor dem Krankheitsereignis – bewerten. In der Abb. 4.29 und der Abb. 4.30 werden folgend die diagnosespezifischen Ergebnisse der beiden Erhebungsjahre 2017 und 2018 gegenübergestellt.

Die Patienten mit der Verdachtsdiagnose „akutes Koronarsyndrom" aus dem Jahr 2017 (n = 125) geben zu 58,73 % an, dass sie seit der Erkrankung Einschränkungen in ihrer Lebensqualität feststellen, die häufig oder gelegentlich auftreten. 39,68 % verneinen das Vorliegen jeglicher Einschränkungen. Keine Angaben wurden von 1,59 % der Patienten getroffen.

Im Erhebungsjahr 2018 (n = 114) gaben 55,26 % der Patienten an, Einschränkungen zu haben, welche erst seit dem Auftreten des akuten Koronarsyndroms bestehen. 42,98 % der Patienten aus dem Jahr 2018 äußerten, dass sie an keinen Einschränkungen in der Lebensqualität aufgrund der Erkrankung leiden; 1,75 % haben die Frage nicht beantwortet. Zwischen den Erhebungsjahren sind bei den Einschätzungen der Patienten marginale Verschiebungen Richtung eines „Nicht-Vorliegens" von Einschränkungen in der eigenen Lebensqualität festzustellen.

Zunächst muss erneut betont werden, dass bei dieser Untersuchung lediglich mit den Verdachtsdiagnosen des Rettungsdienstes gearbeitet wurde und die innerklinische Diagnostik zur Bestätigung oder Revision der Verdachtsdiagnose noch ausstand. Dennoch könnten die als positiv zu wertenden Veränderungen eventuell auch auf die notfallmedizinischen Neuausrichtungen im Landkreis Vorpommern-Greifswald zurückzuführen sein. Die Ergänzung der Regelversorgung mit dem TNA-System bringt zwei Komponenten mit sich, welche einen Einfluss auf die positiven Veränderungen der Patientenäußerungen haben können. Zum einen ist im Landkreis mit dem TNA ein weiterer Notarzt im 24-Stundendienst verfügbar, welcher aufgrund der Ortsunabhängigkeit bei Bedarf mehrere Fälle gleichzeitig telemedizinisch betreuen kann [14]. Zum anderen ergibt sich aus der alternativen oder ergänzenden Alarmierung des TNA im Bedarfsfall die Möglichkeit, die rare Ressource des physischen Notarztes zu schonen und diesen für lebensbedrohliche Fälle vorzuhalten [40]. Das Freiwerden der Kapazitäten ermöglicht es, den vor Ort tätigen Notarzt gezielt für eine bedarfsgerechte Versorgung einzusetzen. Die ergänzende Hilfestellung durch einen TNA bei der EKG-Interpretationen [40] kann zu einem schnelleren Beginn der ärztlichen Ersttherapie in der rettungsdienstlichen Notfallversorgung führen. Dies kann sich positiv auf den weiteren Behandlungsverlauf bei dem zeitkritischen Notfall eines akuten Koronarsyndroms und folgend auf das Patienten-Outcome in Form der Lebensqualität auswirken.

Bei der Verdachtsdiagnose des akuten Schlaganfalles können ebenfalls Veränderungen in den Einschätzungen hinsichtlich der Einschränkungen in der Lebensqualität festgestellt werden, siehe Abb. 4.30.

Schlaganfallpatienten aus dem Jahr 2017 (n = 88) geben mit 71,59 % an, dass sie Einschränkungen hinsichtlich ihrer Lebensqualität seit dem Insult empfinden. Hingegen geben 26,14 % an, dass ihnen die Verdachtsdiagnose akuter Schlaganfall keine Nachteile hinsichtlich der Lebensqualität beschert hat. 2,27 % der Teilnehmer haben sich nicht zu der Frage geäußert (vgl. Abb. 4.30).

In dem Ergebungsjahr 2018 (n = 104) sahen sich noch 62,51 % der befragten Schlaganfallpatienten in der Lebensqualität eingeschränkt. 33,65 % verneinten jegliche Einschränkungen. 3,85 % der Teilnehmer trafen keine Angaben.

Es ist zu erkennen, dass zwischen den Jahren mit und ohne telenotärztliche Anbindung in der rettungsdienstlichen Versorgung deutliche Unterschiede in den Einschätzungen der Patienten auftreten. Zur Erklärung dieser Verschiebungen kann analog zum akuten Koronarsyndrom mit der ergänzenden notfallmedizinischen Versorgung mithilfe des TNA-Systems argumentiert werden. Der TNA kann gemäß des Indikationskataloges auch für Verdachtsfälle eines akuten Schlaganfalles ohne Bewusstlosigkeit alarmiert werden [40].

Bezieht man zusätzlich die Altersparameter der Diagnosegruppe akuter Schlaganfall in den Jahren 2017 und 2018 vergleichend (vgl. Tab. 4.5 und Abb. 4.26) mit ein, kann auf die unterschiedlichen Patientenalter bezüglich der divergierenden Angaben zur Einschränkung in der Lebensqualität abgestellt werden. Im Jahr 2018 lagen die arithmetischen Mittelwerte beider Geschlechtergruppen unter den Werten aus dem Erhebungsjahr 2017, wobei der Median beider Geschlechtergruppen sich hingegen erhöht hat. Je geringer das Alter der Patienten zum Zeitpunkt des Schlaganfalles ist, desto günstiger wird zumindest die kognitive Erholung von dem Vorfall prognostiziert [81]. Zudem muss erneut darauf hingewiesen werden, dass in dieser Studie ausschließlich mit den gestellten Verdachtsdiagnosen des Rettungsdienstes und nicht mit denen nach der klinischen Diagnostik gearbeitet wurde. Weiterhin sind die generierten Fallzahlen dieser Studie relativ klein, wodurch keine repräsentativen Aussagen getroffen werden können.

4.3.5.2 Verweildauer und Kostendarstellung in der Regelversorgung und unter Anwendung telemedizinischer Innovationen

Einleitung
Kardio- und zerebrovaskuläre Erkrankungen wie das akute Koronarsyndrom und der Schlaganfall stellen in Deutschland mit 40 % die häufigste Todesursache dar [82]. Aufgrund des technischen Fortschrittes konnte die Mortalität durch eine verbesserte Versorgung in der Patientenbehandlung reduziert werden, jedoch ist die gesamtgesellschaftliche Belastung, insbesondere im Hinblick auf das Gesundheitssystem, weiterhin hoch. Nach der Krankheitskostenrechnung des Statistischen Bundesamtes hatten die Kosten 2018 für die ökonomischen Konsequenzen der kardio- und zerebrovaskuläre Erkrankungen in Deutschland mit 338,2 Mrd. € einen Anteil von 13,7 % an den gesamten Krankheitskosten des Bezugsjahres [83].

Der Grundgedanke bei der Einführung und Anwendung von telemedizinischen Innovationen als eine Ausprägung des medizinisch-technischen Fortschrittes ist über zeitliche und räumliche Grenzen hinweg die Verbesserung der Qualität in der Patientenversorgung [84]. Indikatoren für eine verbesserte Qualität können z. B. eine schnellere Diagnosefindung oder ein für den Patienten kürzerer Krankenhausaufenthalt sein, wobei beide Indikatoren eine ökonomische Relevanz aufweisen.

Ziel dieser Studie ist die Ermittlung, ob die zusätzliche Anwendung der telemedizinischen Projektmaßnahmen von Land|Rettung zu veränderten Verweildauern der Patienten in Akutkliniken führt und anknüpfend Unterschiede in den finanziellen Belastungen für die Kostenträger zu erkennen sind.

Methodik

Forschungsregion und Erhebungsinstrument
Das Erhebungsinstrument ist der Fragebogen „Patientenbefragung zur Verbesserung der Versorgungsqualität im Rettungsdienst des Landkreises Vorpommern-Greifswald", welcher im Rahmen des Qualitätsmanagements an ausgewählte Notfallpatienten aus den Jahren 2017 und 2018 versandt wurde (ausführlich dazu vorangehendes Kapitel unter 4.3.5.1).

Zielgruppe
Die gewählte Zielgruppe zur Ermittlung der Versorgungsqualität im Rettungsdienst waren die rettungsdienstlich versorgten Notfallpatienten, welche mit den Verdachtsdiagnosen akutes Koronarsyndrom und akuter Schlaganfall durch den bodengebundenen Rettungsdienst notfallmedizinisch versorgt und in die Akutkrankenhäuser der Universitätsmedizin Greifswald oder in das Klinikum Karlsburg zur weiteren klinischen Diagnostik und Versorgung gebracht wurden. Im Fokus der Untersuchung sind Patienten mit zerebrovaskulären Erkrankungen (ICD-10: I60-65, ergänzend die transitorische ischämische Attacke G45, weil auch sie einen medizinischen Notfall darstellt, welcher mit gleicher Sorgfalt wie ein Schlaganfall akutmedizinisch abzuklären ist [85]) und weiterhin Patienten mit ischämischen Krankheitsbildern, wobei hier das Spektrum weit gefasst wird (ICD-10: I20-25, I46 [86]).

Zur Ermittlung der konkreten Verweildauern der jeweiligen Patienten und der angefallenen Kosten in der Krankenbehandlung wurden Daten aus den Zielkrankenhäusern angefragt. Die institutions- und organisationsspezifischen Einwilligungen der Patienten für

Tab. 4.9 Verteilung der Diagnosen nach Einsatzjahr und Geschlecht der Patienten

Jahr	Diagnose	Geschlecht		Gesamt
		Männlich (%)	Weiblich (%)	
2017	Akutes Koronarsyndrom	34 (82,93)	7 (17,07)	41
	Akuter Schlaganfall	27 (55,10)	22 (44,90)	49
	Gesamt	61 (67,78)	29 (32,22)	90
2018	Akutes Koronarsyndrom	22 (68,75)	10 (31,25)	32
	Akuter Schlaganfall	35 (62,50)	21 (37,50)	56
	Gesamt	57 (64,77)	31 (35,23)	88

diese zur Studie erforderlichen Daten wurden auf einem gesonderten Dokument bei der Patientenbefragung des Eigenbetriebes Rettungsdienst eingeholt.

Ergebnisse

Studienpopulation

Im Rahmen der Patientenbefragung konnten insgesamt Krankenhausdaten von 220 Patienten generiert werden. Aus dem Berichtsjahr 2017 liegen 106 Datensätze (akutes Koronarsyndrom: 51; Schlaganfall: 55) vor und aus dem Jahr 2018 sind 114 Datensätze (akutes Koronarsyndrom: 45; Schlaganfall: 69) zu verzeichnen. In den beiden Berichtsjahren wurden insgesamt 42 Verdachtsdiagnosen (19,09 %) nach der Diagnostik in den Akutkrankenhäusern nicht bestätigt. Im Jahr 2017 waren 16 Verdachtsdiagnosen falsch positiv. Die falsch positiven Verdachtsdiagnosen verteilen sich mit zehn Fällen auf die Verdachtsdiagnose akutes Koronarsyndrom und mit sechs Fällen auf die Verdachtsdiagnose Schlaganfall. Im Jahr 2018 waren 26 Verdachtsdiagnosen des Rettungsdienstes nicht zutreffend (akutes Koronarsyndrom: 13; akuter Schlaganfall: 13). Diese 42 falsch positiven Fälle wurden bei der Auswertung nicht berücksichtigt und folglich konnte auf Controlling-Daten von 178 Patienten zurückgegriffen werden.

In der Tab. 4.9 sind die Verteilungen der Patienten nach dem Einsatzjahr des Rettungsdienstes, der gestellten Diagnose und dem Geschlecht aufgeführt.

Innerhalb beider Diagnosegruppen ist zu erkennen, dass der Anteil der erkrankten Männer höher als der Anteil der Frauen ist. Dieses Ergebnis entspricht für die ischämischen Herzkrankheiten der aktuellen Forschung, wonach die Betroffenen vornehmlich dem männlichen Geschlecht (68,10 %) angehören [87]. Bezüglich der untersuchten Diagnose des akuten Schlaganfalles ist festzustellen, dass die hier erlangten Ergebnisse der Geschlechterverteilung von den Daten des Statistischen Bundesamtes abweichen (52,4 % männliche Patienten) [87]. In dem untersuchten Kollektiv ist jedoch eine deutliche Domi-

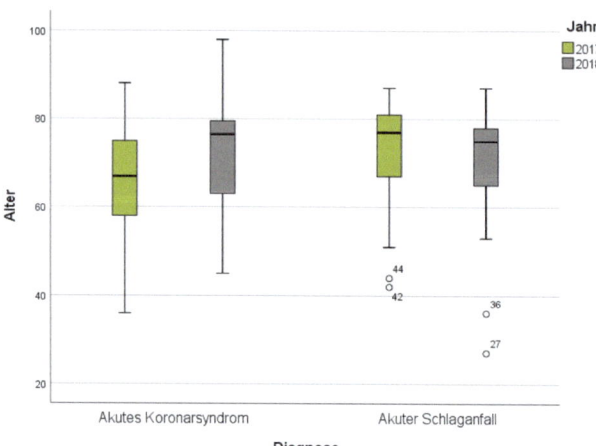

Abb. 4.31 Altersverteilungen innerhalb der Diagnosen akutes Koronarsyndrom und akuter Schlaganfall

4 Etablierung einer Telenotarzt-Anwendung

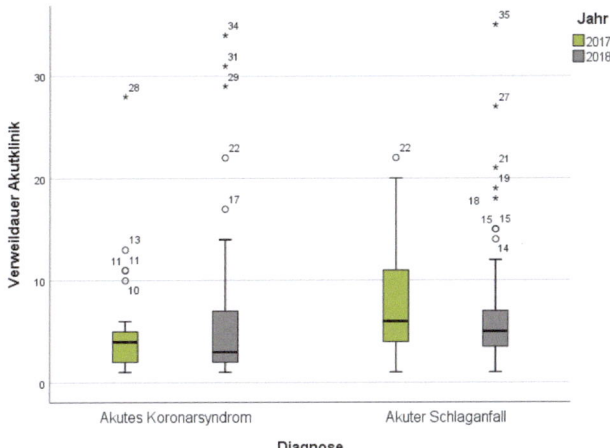

Abb. 4.32 Diagnosespezifische Verweildauern in den Akutkliniken in Tagen

Tab. 4.10 Diagnosespezifische Lageparameter der Verweildauern in den Jahren 2017 und 2018

	Akutes Koronarsyndrom			Akuter Schlaganfall		
	2017	2018	Δ (%)	2017	2018	Δ (%)
n	41	32	−21,95	48	56	+16,67
Minimum	1	1	0,00	1	1	0,00
Maximum	28	34	+21,43	22	35	+59,09
Modus	2	3	+50,00	3	5	+66,67
Mittelwert	4,63	7,22	+55,77	7,58	7,21	−4,87
Median	4,00	3,00	−25,00	6,00	5,00	−16,67
SD	4,72	9,23	+95,82	4,54	6,43	+41,67

nanz der männlichen Patienten, vor allem in dem Jahr 2018, zu erkennen. Eine Limitation der Aussagen über die Geschlechterverteilungen ist dahingehend vorzunehmen, dass die herangezogene Stichprobe mit insgesamt n = 178 als klein und folglich als nicht repräsentativ erachtet werden kann.

Wie sich das Alter der Patienten aus 2017 und 2018 diagnosespezifisch darstellt, ist der Abb. 4.31 zu entnehmen. Das mediane Alter der Patienten mit akutem Koronarsyndrom stieg von 67 Jahren auf 76,5 Jahren im Folgejahr an. Beim akuten Schlaganfall fiel das mediane Alter in den Betrachtungsjahren von 77 auf 75 Jahre. Dies entspricht dem aktuellen Stand der Forschung, dass sich 52 % aller Schlaganfälle in einem Alter ab 75 Jahre ereignen [88]. Bei der Diagnose des akuten Schlaganfalls sind Ausreißer in ein jüngeres Alter zu verzeichnen. Dies ist analog zu den Daten zu Beobachtungen von Erstinsulten bei jüngeren Patienten [89].

Verweildauern in den Akutkliniken

Neben den tatsächlichen Diagnosen ist es mithilfe der Controlling-Daten aus den genannten Akutkliniken möglich, die diagnosespezifischen Verweildauern in den beiden Erhebungsjahren darzustellen (vgl. Abb. 4.32).

Wie die oben aufgeführte Abb. 4.32 zeigt, ist die Verweildauer der Patienten in einer Akutklinik abhängig von der jeweils gestellten Diagnose. Bei der Betrachtung der Mediane wird deutlich, dass die Betroffenen mit einem akuten Koronarsyndrom einen kürzeren Krankenhausaufenthalt aufweisen als die Patienten, bei denen ein akuter Schlaganfall diagnostiziert wurde. Weiterhin ist hervorzuheben, dass sich bei beiden Diagnosen die mediane Aufenthaltsdauer von dem Jahr 2017 zu dem Jahr 2018 reduziert hat. Bei beiden Diagnosegruppen sind in dem Jahr 2018 vermehrt Ausreißer und Extremwerte in den Verweildauern zu erkennen. Die relativen Veränderungen ausgewählter Lageparameter der diagnosespezifischen Verweildauern sind der nachfolgenden Tab. 4.10 zu entnehmen.

Bei den sich in den Jahren verändernden Fallzahlen sind die Lageparameter des Maximums und der Standardabweichung innerhalb beider Diagnosen angestiegen. Wiederum ist bei beiden Erkrankungen eine Reduzierung des medianen Aufenthaltes zu beobachten (akutes Koronarsyndrom: −25,00 % und akuter Schlaganfall: −16,67 %). Bei den jeweiligen Mittelwerten ergeben sich für beide Diagnosen zwischen den Jahren unterschiedliche Tendenzen. Bei dem akuten Koronarsyndrom ist ein Anstieg um 55,77 % von 4,63 auf 7,22 Tage zu verzeichnen. Diese Beobachtungen schwanken um die durchschnittliche Verweildauer, welche sich für die stationäre Behandlung von ischämischen Herzkrankheiten ermitteln ließ. Nach Daten des Statistischen Bundesamtes aus dem Jahr 2019 [87] ergeben sich für dieses Krankheitsbild durchschnittliche Verweildauern in stationären Einrichtungen von 5,6 Tagen. Bei dem akuten Schlaganfall hingegen ist eine Reduktion der durchschnittlichen Verweildauer um 4,87 % von 7,58 auf 7,21 Tage zu beobachten. Diese Werte spiegeln nicht die des Statistischen Bundesamtes wider, welches für zerebrovaskuläre Erkrankungen eine Verweildauer von im Schnitt 11,9 Tagen angibt [87].

Die Altersfeststellungen aus dem ersten Jahr und dem Folgejahr der vorliegenden Studie liegen mit mindestens 4,5 Tagen (bzw. 38,15 % Verweiltage weniger) Differenz deutlich darunter. Das Zurückführen der unterdurchschnittlichen Verweildauern der eingeschlossenen Patientengruppe auf einen expliziten Tatbestand kann nicht vorgenommen werden. So ist es möglich, dass sich die betreffenden Patienten, trotz ihres hohen Alters bei Krankheitseintritt, in einem ausreichend guten gesundheitlichen Zustand befanden, welcher eine schnelle Regeneration betroffener Gehirnareale möglich machte. Weiterhin kann nicht ausgeschlossen werden, dass das zusätzliche Einsetzen telemedizinischer Innovationen sowohl in der prähospitalen als auch in der akutmedizinischen Versorgung zu einem zeitlichen Vorteil geführt hat, aus welchem sich die reduzierte Verweildauer ergibt.

Kosten- und Erlösstrukturen in den Akutkliniken

Um Aussagen über die für die Kliniken angefallenen Kosten aufgrund der betrachteten Diagnosen treffen zu können, wurden die entsprechenden Daten aus den beiden Zielkliniken angefragt und darauffolgend an den Eigenbetrieb Rettungsdienst übermittelt. Aus dem

4 Etablierung einer Telenotarzt-Anwendung

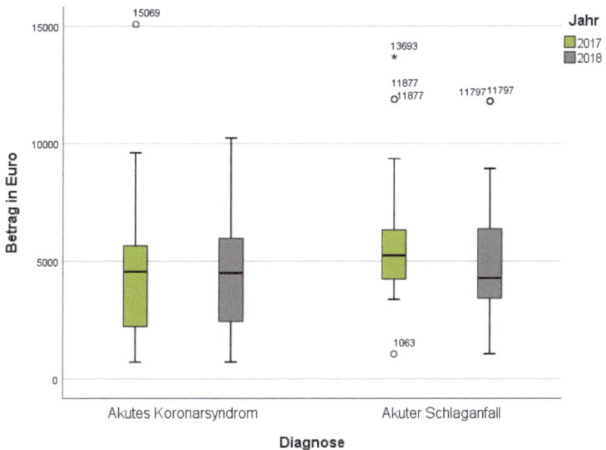

Abb. 4.33 Diagnosespezifische Kosten (akutes Koronarsyndrom) und Erlöse (akuter Schlaganfall) in den Akutkliniken

Tab. 4.11 Diagnosespezifische Lageparameter der Kosten bzw. Erlöse in den Erhebungsjahren 2017 und 2018

	Akutes Koronarsyndrom			Akuter Schlaganfall		
	2017	2018	Δ (%)	2017	2018	Δ(%)
n	41	32	−21,95	49	56	+14,29
Minimum	706,40	711,08	+0,66	1063,31	1071,81	+0,80
Maximum	34.908,03	67.470,06	+93,28	13.692,66	35.322,20	+157,96
Mittelwert	5463,69	8049,09	+47,31	5538,14	5641,41	+1,86
Median	4556,42	4502,95	−1,17	5246,34	4283,84	−18,35
SD	5808,50	13.152,55	+126,44	2310,10	5234,93	+126,61

Controlling der Universitätsmedizin Greifswald (Daten für Patienten mit einem akuten Schlaganfall) konnten die Erlöse der abgerechneten Leistungen erhalten werden. Aus dem Klinikum Karlsburg (Daten für Patienten mit einem akuten Koronarsyndrom) wurden die abgerechneten DRG übermittelt, anhand derer es erforderlich war, die entstandenen Kosten anhand zusätzlicher Daten (wie bspw. Verweildauer und Verlegung) und unter Verwendung des jeweiligen Landesbasisfallwertes, eigenständig zu berechnen.

In dem Jahr 2017 erhielt die Universitätsmedizin Greifswald von den Kostenträgern für die Behandlung der Umfrageteilnehmer mit der Diagnose Schlaganfall einen geringeren Erlösbetrag als in dem Jahr 2018. Im Umkehrschluss bedeutet dies, dass der Universitätsmedizin Greifswald aufgrund der größeren Studienpopulation in dem Jahr 2018 gegenüber dem Erhebungsjahr 2017 höhere Kosten in der Patientenversorgung des Schlaganfalles entstanden sind, welche abzurechnen waren. Dem Klinikum Karlsburg sind bei der Behandlung der in die Auswertung eingeschlossenen Patienten mit akutem Koronarsyndrom 2018 im Vergleich zu 2017 höhere Kosten entstanden. Hier ist ein Anstieg der Kosten bei wiederum sinkender Studienpopulation zu verzeichnen. Nachfolgend werden die in den Jahren 2017 und 2018 entstandenen Kosten bzw. erhaltenen Erlöse der Diagnosen vergleichend dargestellt (vgl. Abb. 4.33).

Die Mediane der Beträge des akuten Koronarsyndroms und des akuten Schlaganfalles weichen innerhalb der Betrachtungsjahre voneinander ab. Bei dem akuten Koronarsyndrom ist eine lediglich marginale Veränderung von $-1{,}17\,\%$ und bei dem akuten Schlaganfall eine Veränderung von $-18{,}35\,\%$ in den Kosten bzw. Erlösen zu verzeichnen. Zu einem detaillierten Einblick in die Kosten- und Erlösstrukturen dient die Tab. 4.11.

Entsprechende Studien weisen für die untersuchten Diagnosegruppen ähnliche Ergebnisse auf. Für die akutmedizinische, stationäre Versorgung eines akuten Myokardinfarktes werden Kosten in Höhe von ca. 6900 € [90] bis 10.505 € [91] angegeben. Zu beachten ist, dass sich diese Angaben lediglich auf eine Teildiagnose des akuten Koronarsyndroms beziehen, wobei die eigenen Werte mehrere Teildiagnosen des akuten Koronarsyndroms einschließen. Vergleichende Studien zur Kostenbetrachtung der stationären Behandlung von Schlaganfallpatienten geben Kosten in Höhe von 6731 € [92] bis 9954,75 € [93] wieder. Bei dieser Gegenüberstellung sind eindeutige Abweichungen von den eigenen Ergebnissen zu verzeichnen. Sie liegen unterhalb der in der Literatur aufgezeigten Werte.

Diese Kostenangaben der herangezogenen Vergleichsstudien resultieren aus einer Zeit, in der sich die Vergütung von Krankenhausleistungen in einer Konvergenzphase (2005–2009) [94] zwischen den krankenhausindividuellen Pflegesätzen und dem Vergütungssystem der DRG-Fallpauschalen befand. Die unterschiedlichen zeitlichen Grundlagen der Vergütung können als eine Erklärung der bestehenden Unterschiede zu den eigenen Ergebnissen herangezogen werden.

Kardio- und zerebrovaskuläre Erkrankungen sind eine für das deutsche Gesundheitssystem steigende Belastung, welche aufgrund des demografischen Wandels und der damit einhergehenden Alterung der Bevölkerung anhalten wird [95]. Insbesondere die Akutbehandlung von Schlaganfallpatienten stellt für die Kostenträger eine erhebliche finanzielle Belastung dar, weshalb eine wirksame Schlaganfallprävention und weiterhin ein effizientes stationäres Prozess- und Therapiemanagement erforderlich sind [93].

In Mecklenburg-Vorpommern wird bis zu dem Jahr 2030 der Anteil der über 65-Jährigen von aktuell ca. 26 % auf vermutlich 36 % ansteigen. Des Weiteren wird sich der Anteil der Hochbetagten mit einem Alter ab 85 Jahren von 8 % auf vermutlich 10 % moderat erhöhen [96]. Insbesondere diese genannten Personengruppen haben ein hohes Risiko für kardio- und zerebrovaskuläre Notfälle.

Für die rettungsdienstliche Notfallrettung können telemedizinische Anwendungen einen wichtigen Beitrag zu einer verbesserten Patientenversorgung und -sicherheit eröffnen. Mit telemedizinischen Innovationen wie dem TNA-System können zeitkritische Krankheitsbilder wie das akute Koronarsyndrom oder der akute Schlaganfall in erforderlichen Notfallsituationen schneller medizinisch erkannt und umgehend mithilfe eines TNA versorgt werden.

4.3.6 Patientenzufriedenheit

4.3.6.1 Wieso ist die Patientenzufriedenheit für ein Telenotarzt-System von entscheidender Bedeutung?

In der Medizin spielt die Patientenzufriedenheit in allen Bereichen der Versorgung eine wichtige Rolle. Besonders der Erfolg von telemedizinischen Systemen hängt von der Zufriedenheit der Nutzer ab. Sowohl die Zufriedenheit der Anwender (siehe Abschn. 4.3.9) als auch die Zufriedenheit der Patienten werden als entscheidende Bedingungen und Qualitätsindikatoren für den Erfolg solcher Innovationen angesehen [44, 97, 98]. In Notfallsituationen wird die Patientenzufriedenheit maßgeblich durch das Vertrauen zum Rettungspersonal beeinflusst. Dieses Vertrauen kann nur dann aufgebaut werden, wenn der Patient in der Interaktion mit dem Rettungspersonal ein Gefühl von Sicherheit empfindet. Er muss sich auf allen Ebenen ernst genommen und umsorgt sowie auf fachlicher Ebene verstanden und in professionellen Händen fühlen. Weiterhin muss der Patient den Kompetenzen und Maßnahmen des behandelnden Personals vertrauen.

Die Interaktion zwischen Patient, Rettungspersonal und TNA kann in drei Ebenen aufgeteilt werden:

1. *Medizinische Versorgung:*
   Das Personal muss fachlich kompetent sein. Es muss theoretisches Hintergrundwissen besitzen, geübt in der Erhebung der Anamnese sein, die notwendige Diagnostik durchführen können und die daraus abgeleiteten und notwendigen medizinischen Maßnahmen beherrschen.
2. *Kommunikation:*
   Das Personal muss patientenorientiert und situativ angepasst in der Versorgung kommunizieren. Gerade in kritischen Situationen muss sowohl verbal als auch nonverbal beruhigend auf den Patienten eingegangen werden. Die nötige einsatztaktische Kommunikation untereinander darf in keinem Fall dazu führen, dass die Betreuung des Patienten vernachlässigt wird.
3. *Organisation:*
   Das Personal muss mit den vorgehaltenen Materialien, Geräten und Fahrzeugen vertraut sowie in die lokalen Arbeitsabläufe eingearbeitet sein. Der Umgang mit technischen Hilfsmitteln muss geübt sein und darf Arbeitsabläufe keinesfalls verzögern, sondern soll diese vielmehr gewinnbringend unterstützen.

Auf Basis dieser Ebenen kann die Zufriedenheit der Patienten im Einsatzgeschehen evaluiert werden.

▶ Hohe Patientenzufriedenheit führt zu hoher Akzeptanz neuer Systeme.

Um eine adäquate und patientenorientierte telemedizinische Notfallversorgung gewährleisten zu können, ist eine hohe Akzeptanz des TNA-Systems notwendig. Im Rahmen des

Qualitätsmanagements in Rettungsdienstbereichen mit TNA-Systemen muss somit die Patientenzufriedenheit mit der klassischen Notfallversorgung durch nichtärztliches Rettungsdienstpersonal mit und ohne Notarzt vor Ort sowie die Patientenzufriedenheit bei Versorgung durch einen TNA evaluiert werden. In einem zweiten Schritt müssen die ermittelten Ergebnisse der Patienten, welche mit Unterstützung des TNA betreut wurden (TNA-Gruppe), verglichen werden mit den Ergebnissen der Patienten, die nicht mit dem TNA versorgt wurden (Nicht-TNA-Gruppe).

Aus diesen Überlegungen leiten sich zwei Schlussfolgerungen für die Akzeptanz des TNA-Systems in der Notfallrettung ab:

1. Die Patientenzufriedenheit sollte mit der Behandlung und Versorgung mithilfe des TNA-Systems im Notfalleinsatz hoch sein.
2. Die Patientenzufriedenheit bei der TNA-Behandlung sollte der etablierten Behandlung durch nichtärztliches Rettungsdienstpersonal mit und ohne Notarzt vor Ort nicht unterlegen sein.

Im Rahmen des Qualitätsmanagements des Rettungsdienstes wurden diese Faktoren anhand einer Nichtunterlegenheitsstudie überprüft. Eine Nichtunterlegenheitsstudie analysiert, ob eine neue medizinische Maßnahme mindestens gleichwertig zu den etablierten Verfahren ist.

4.3.6.2 Postalische Befragung zur Patientenzufriedenheit

Wie wurde die Befragung durchgeführt?
Die Umfrage wurde jedem Patienten in papierbasierter, postalischer Form zugesendet [99]. Zur Erstellung des Fragebogens wurde die Umfragesoftware EvaSys (Electric Paper Evaluationssysteme GmbH, Lüneburg; Version 7.1) genutzt, welche eine Digitalisierung der postalischen Antworten per Scan ermöglicht. Der Fragebogen enthielt Aussagen zu den oben vorgestellten drei Bereichen medizinische Versorgung, Kommunikation und Organisation. Die Fragen zu diesen Bereichen sollten von den befragten Patienten auf einer fünfstufigen Likert-Skala mit dem Grad der Zustimmung von „trifft voll zu" bis „trifft nicht zu" eingeordnet werden.

Wann wurde die Befragung durchgeführt?
Der Befragungszeitraum umfasste die Zeit von Januar 2019 bis September 2019. Alle Patienten erhielten den Fragebogen in der direkt auf den Rettungseinsatz folgenden Woche. Wenn eine Antwort ausblieb, erhielten die Patienten ein Erinnerungsschreiben in der jeweils dritten Wochen nach dem Einsatz.

Wer wurde befragt?
Befragt wurden alle Patienten, die durch den TNA Greifswald im Befragungszeitraum behandelt wurden. Als Referenzgruppe wurden Patienten befragt, die von ausgewählten Rettungs-

wachen ohne TNA versorgt wurden. Aufgrund der deutlich höheren Fallzahl in der Referenzgruppe erhielt nur jeder zweite Patient der Referenzgruppe einen Fragebogen. Die ausgewählten Rettungswachen zeichneten sich durch einen gemeinsamen Personalpool für die Besetzung von TNA-RTW und Nicht-TNA-RTW aus. Das nichtärztliche Rettungsdienstpersonal betreute somit sowohl Patienten (1) eigenständig oder (2) zusammen mit einem Notarzt vor Ort als auch (3) zusammen mit einem TNA. Dadurch lässt sich ein Bias bezüglich der Beeinflussung der Patientenzufriedenheit durch unterschiedliches Personal minimieren.

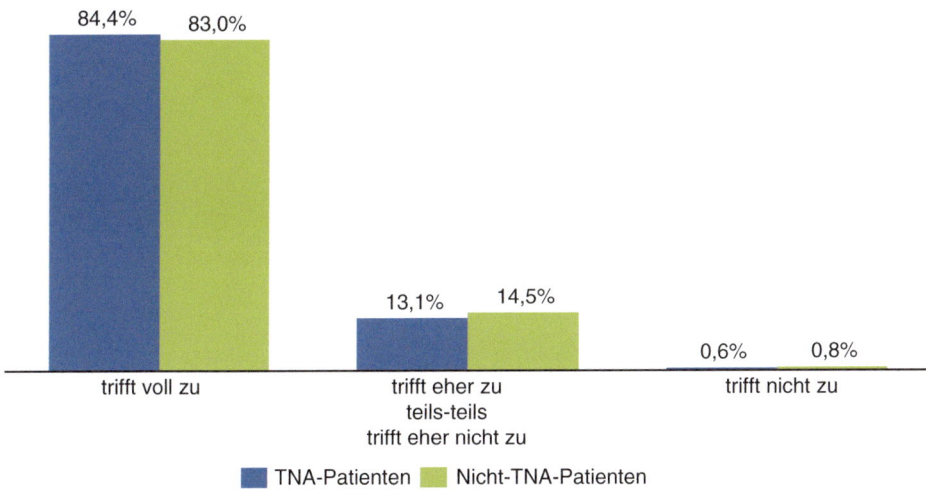

Abb. 4.34 Zufriedenheit der Patienten bezüglich der medizinischen Komponente der Betreuung

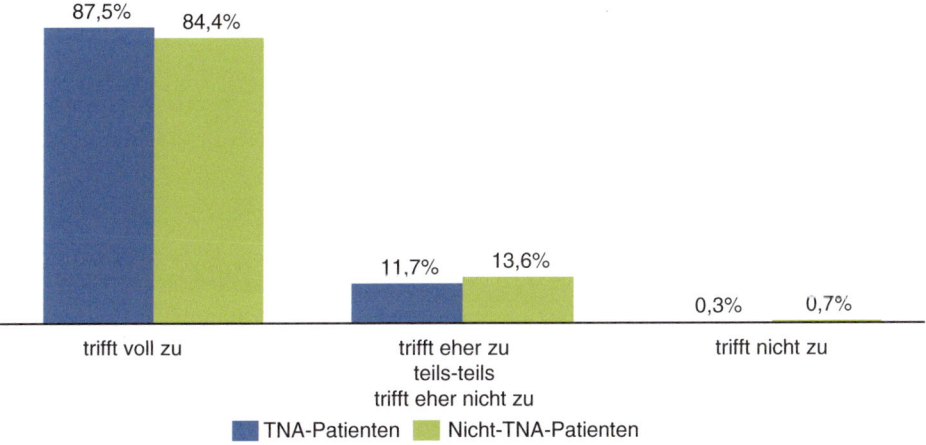

Abb. 4.35 Zufriedenheit der Patienten bezüglich der menschlichen Komponente der Betreuung

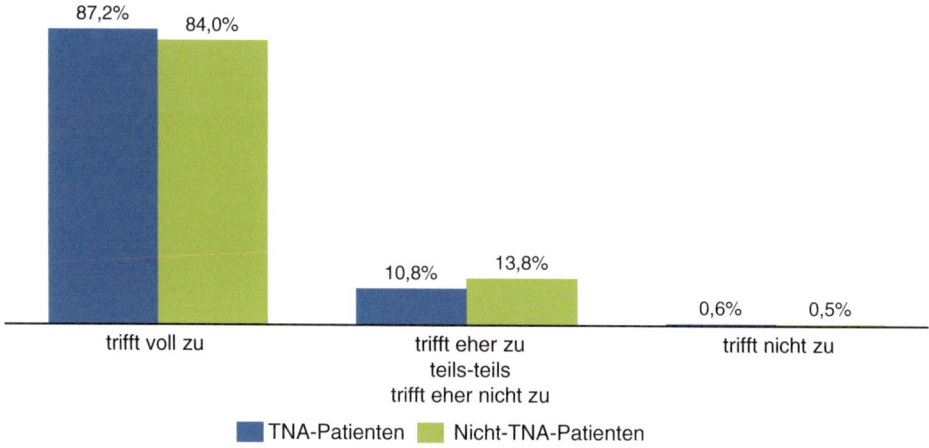

Abb. 4.36 Zufriedenheit der Patienten bezüglich der gesamten Betreuung und Versorgung im Einsatz

Welche Einschluss- und Ausschlusskriterien wurden vorausgesetzt?
Eingeschlossen wurden primäre Einsätze der Notfallrettung im Landkreis Vorpommern-Greifswald der ausgewählten Rettungswachen. Primär aus der Befragung ausgeschlossen wurden Sekundär- und Krankentransporte. Ebenso ausgeschlossen wurden psychiatrische Notfälle, pädiatrische Notfälle (Patienten unter 18 Jahren) und Einsätze der NACA-Kategorie VI (reanimationspflichtiger Patient) und VII (Tod des Patienten). Zudem wurden alle Patienten, die sich nicht mehr an das Einsatzgeschehen erinnern konnten und alle, die nicht fließend Deutsch sprachen, ausgeschlossen.

4.3.6.3 Ergebnisse

Insgesamt wurden 3814 Patienten befragt. Die Rücklaufquote betrug insgesamt 50,5 %. Dabei antworteten 53,0 % der TNA-Gruppe und 49,9 % der Nicht-TNA-Gruppe. Von den 384 TNA-Patienten, die geantwortet hatten, erfüllten 360 (93,8 %) alle Einschlusskriterien. Bei den Nicht-TNA-Patienten traf dies auf 1342 von 1542 (87,1 %) zu. Die Patienten beider Gruppen waren zu etwa 85 % mit ihrer Versorgung sowohl auf medizinischer als auch auf menschlicher Ebene zufrieden, siehe Abb. 4.34 und 4.35. Demgegenüber waren deutlich weniger als 1 % der TNA- und Nicht-TNA Patienten mit ihrer medizinischen Versorgung und menschlichen Betreuung im Rettungseinsatz unzufrieden. Ein statistisch signifikanter Unterschied in der Patientenzufriedenheit konnte für keine der Aussagen festgestellt werden.

Mit der Aussage „Zusammenfassend war ich mit der Betreuung und Versorgung im Rettungseinsatz zufrieden" wurde die Zufriedenheit mit dem gesamten Rettungseinsatz erfasst. Hierbei stimmten 87,2 % der TNA-Patienten und 84,0 % der Nicht-TNA-Patienten der Aussage voll zu. Nur etwa 0,5 % beider Gruppen konnten dieser Aussage nicht zustimmen (vgl. Abb. 4.36).

4.3.6.4 Fazit

Insgesamt konnte eine hohe Zufriedenheit der Patienten mit der primären Notfallrettung im Landkreis Vorpommern-Greifswald ermittelt werden. Sowohl auf medizinischer Ebene als auch auf menschlicher Ebene und zudem in der Bewertung des gesamten Rettungseinsatzes fühlten sich etwa 85 % aller Patienten gut versorgt und betreut. Der Anteil der Patienten, welcher diesen Aussagen nicht zustimmt, liegt deutlich unter 1 %.

Weiterhin wurde kein statistisch signifikanter Unterschied zwischen der Zufriedenheit von Patienten nach Behandlung durch nichtärztliches Rettungsdienstpersonal mit und ohne Notarzt vor Ort im Vergleich zu der Behandlung durch einen TNA nachgewiesen.

▶ Das Telenotarztsystem ist der klassischen Notfallversorgung hinsichtlich der Patientenzufriedenheit nicht unterlegen.

4.3.7 Mitarbeiterzufriedenheit

4.3.7.1 Bedeutung der Arbeitszufriedenheit im kurativen Dienst

In Zeiten des weltweiten Fachkräftemangels stellen die besorgniserregenden Fluktuationsraten das Gesundheitswesen vor enorme Herausforderungen [100, 101]. Wissenschaftlern zufolge gilt die Arbeitszufriedenheit als wahrscheinlich stärkster Prädiktor für die Austrittsbereitschaft, also die Wahrscheinlichkeit, dass eine Person ihren Arbeitsplatz zu einem bestimmten Zeitpunkt verlässt [102]. Tatsächlich geht eine geringere Arbeitszufriedenheit mit einer erhöhten Kündigungsbereitschaft [103], einer geringeren Beteiligungsbereitschaft [104–106] sowie erhöhten Fehlzeiten unter der Belegschaft einher [107]. Darüber hinaus gilt die Austrittsabsicht als wichtigster Prädiktor für das Verhalten von Personen in Bezug auf den tatsächlichen Berufsausstieg [108]. Die Absicht, den Arbeitsplatz oder die Beschäftigung zu verlassen, wird oft von verschiedenen Faktoren wie Arbeitsstress, Burn-out, Arbeitszufriedenheit, Einkommen, Weiterentwicklungsmöglichkeiten oder auch Unterstützung durch die Vorgesetzten und Kollegen beeinflusst, wobei die Arbeitszufriedenheit eine der wichtigsten Variablen ist [109].

Unter den medizinischen Fachgebieten haben insbesondere Mitarbeiter im Bereich der Notfallversorgung schwere und belastende Bedingungen, weil sie für die Patientensicherheit in kritischen Situationen verantwortlich sind [110]. Sie sind in der Folge einer besonders hohen Gesundheitsbelastung ausgesetzt und tragen dabei nicht nur ein erhöhtes Risiko für somatische Erkrankungen, wie z. B. Krankheiten des Herz-Kreislauf-Systems, sondern vor allem auch für psychische Erkrankungen, wie z. B. Burn-out oder Depression. Es hat sich gezeigt, dass Burn-out-Raten in diesem medizinischen Fachbereich ausgesprochen hoch sind [111].

Die technologische Weiterentwicklung bestehender und der Einsatz neuartiger Systeme muss daher auch vor dem Hintergrund evaluiert werden, dass die medizinische Leistungserbringung weiterhin eine von Menschen erbrachte Dienstleistung ist und ihre Nutzung und demnach ihr Erfolg maßgeblich von der Akzeptanz der Mitarbeiter abhängt. Im Falle dauerhaft negativer Auswirkungen auf die Zufriedenheit von Mitarbeitern kann eine solche Veränderung möglicherweise zu einer erhöhten Abwanderung personeller Ressourcen führen und somit zusätzliche Herausforderungen mit sich bringen. Ein Vergleich zwischen dem bisherigen und dem neuen System lässt sich hinsichtlich dieser Ausprägung anhand der *Austrittsbereitschaft* messen. Steigt diese *Bereitschaft* über alle Mitarbeiter einer bestimmten Gruppe hinweg im Zeitverlauf signifikant an, kann dies – unter Berücksichtigung von Veränderungen weiterer Faktoren des Arbeitsumfeldes – einen Hinweis darauf geben, dass die Ausgestaltung des neuen Systems bzw. dessen Auswirkungen zu einer Verminderung der Mitarbeiterzufriedenheit sowie relevanter Bindungsfaktoren führt.

4.3.7.2 Theoretischer Hintergrund

Aufgrund der hohen Bedeutung von Mitarbeiterzufriedenheit für das Projekt Land|Rettung bedarf es zunächst einer Betrachtung wissenschaftlicher Modelle, mit deren Hilfe Mitarbeiterzufriedenheit untersucht und interpretiert werden kann. Trotz der meist empirischen Betrachtung existieren heute verschiedene Theorien zur Mitarbeiterzufriedenheit, die sich im Regelfall entweder mit der Frage, wie und wodurch Mitarbeiter motiviert werden können, oder aber mit der Frage, welche Faktoren bei Mitarbeitern zu erhöhter Belastung führen, befassen. Seit den 1950er-Jahren haben sich diese Theorien weiterentwickelt. Bisher hat sich jedoch keine dominierende oder allgemeingültige Theorie durchgesetzt.

Als eine der frühesten Theorien ordnet die *Zwei-Faktoren-Theorie* nach Herzberg [112] verschiedene Einflussgrößen auf die Zufriedenheit von Mitarbeitern den Gruppen der Hygienefaktoren sowie der Motivatoren zu. Zu den Hygienefaktoren zählen beispielsweise Entlohnung, Sicherheit und soziale Aspekte in Form von zwischenmenschlichen Beziehungen. Dadurch entsteht keine Zufriedenheit, sondern eine mögliche Unzufriedenheit wird verhindert. Zu den Motivatoren zählen Erfolg, Anerkennung, Arbeitsinhalte, aber auch Verantwortung und Aufstieg, welche entscheidend für die Entstehung von Arbeitszufriedenheit sind. Aufgrund ihrer strikten Trennung von Hygiene- und Motivationsfaktoren gilt die Theorie heute als überholt, ebenso ihre stark vereinfachte Sicht auf die Entstehung von Arbeitszufriedenheit wurde immer wieder kritisiert. Trotz dieser Kritikpunkte zählt sie nach wie vor zu den bedeutendsten Untersuchungen und Erkenntnissen zur Entstehung von Arbeitsmotivation bzw. Arbeitszufriedenheit.

Das *Job-Characteristics-Modell* nach Hackman & Oldham [113] befasst sich ebenfalls mit der Frage, wie und wodurch Motivation von Mitarbeitern erzeugt und deren Zufriedenheit erhöht werden kann. Gemäß dem Modell werden sowohl die Mitarbeiterzufriedenheit als auch die intrinsische Motivation von Mitarbeitern durch einige Kerncharakteristika der Arbeit geprägt. Hierzu zählen neben der Vielfalt erforderlicher Fähigkeiten auch die Bedeutung der geleisteten Arbeit für das berufliche und soziale Umfeld des Mitarbeiters sowie dessen Identifikation mit dem gesamten Arbeitsprozess. Die Zufriedenheit und Motivation von Mitarbeitern werden zudem durch deren Autonomie bei der Ausführung von Aufgaben und durch Rückmeldungen über die Ergebnisse ihrer Arbeit beeinflusst. Diese Einflussnahme erfolgt im Wesentlichen über drei psychologische Zustände des Mitarbeiters, welche sich aus der wahrgenommenen Bedeutsamkeit der Arbeit, der empfundenen Verantwortung für die eigene Arbeit und dem Wissen über die eigene Leistung zusammensetzen. Motivation entsteht somit durch die Berücksichtigung der aufgeführten Kerncharakteristika in der Aufgabengestaltung und führt durch deren Wahrnehmbarkeit schließlich zu einer höheren Mitarbeiterzufriedenheit.

Neben den Theorien und Modellen, die sich mit der Motivation von Mitarbeitern befassen, existieren solche, die sich vorwiegend mit den Ursachen sowie mit den beeinflussenden Faktoren von Stress und Belastung durch Arbeit auseinandersetzen und somit verstärkt auf das Zusammenspiel von Mensch und Arbeit eingehen. Das *Job-Demand-Control-Modell* nach Karasek [114] kommt zu der Erkenntnis, dass die Belastung von Mitarbeitern erhöht wird, wenn die Arbeitsanforderungen als hoch und zugleich die Autonomie am Arbeitsplatz als niedrig wahrgenommen werden. Eine der zentralen Erkenntnisse ist, dass die Belastung trotz hoher Arbeitsanforderungen als niedrig empfunden werden kann, wenn die Autonomie am Arbeitsplatz ebenfalls entsprechend hoch ist. Sämtliche Faktoren, die für mehr Kontrollierbarkeit, Entscheidungsmöglichkeiten und Gestaltungsfreiheit durch den einzelnen Mitarbeiter im Rahmen seiner Tätigkeit führen, sind demnach von hoher Relevanz und können bei ausreichender Verfügbarkeit in Kombination mit hohen Arbeitsanforderungen zu einer positiven Entwicklung und somit auch zu einer höheren Zufriedenheit des Mitarbeiters führen.

Ein Kritikpunkt an den zuvor genannten Theorien bezieht sich auf eine zu einseitige Betrachtung von Motivation von Mitarbeitern sowie auf eine zu einseitige Untersuchung der Arbeitsbelastung. Das *Job Demands-Resource-Modell* [115] greift diesen Kritikpunkt auf, indem es bei der Entstehung des persönlichen Wohlbefindens nicht nur negative, sondern auch positive Faktoren berücksichtigt. „Job demands" (dt.: Arbeitsanforderungen) beschreiben Faktoren, die aufgrund ihrer psychischen, körperlichen oder sozialen Auswirkungen zu körperlicher und geistiger Belastung eines Mitarbeiters führen. „Job resources" (dt.: Arbeitsressourcen) beschreiben hingegen solche Faktoren, die einen Anreiz für Mitarbeiter darstellen, neue Inhalte und Fähigkeiten zu erlernen oder weiterzuentwickeln, und so zur Erreichung von Arbeitszielen beitragen. Die Entstehung von Arbeitsbelastung bzw. Arbeitsengagement wird durch zwei separate Prozesse erklärt: 1) ein sog. *health impairment process* (dt. Gesundheitsbeeinträchtigungs-Prozess) ausgelöst durch exzessive Arbeitsanforderungen führt zu körperlicher und psychischer Erschöpfung (z.B. Burn-out); 2) ein sog. *motivational process* (dt. Motivationsprozess) ausgelöst durch reichlich vorhandene Arbeitsressourcen führt zu Arbeitsengagement. Dem Model zufolge wirkt eine Reduzierung der Arbeitsanforderungen (z.B. Arbeitsaufwand, Zeitdruck, emotionale Belastung) der Ensehung von Burn-out entgegen, trägt jedoch nicht unmittelbar zur Entstehung von Arbeitsengagement bei. Hingegen kann eine Erhöhung von Arbeitsressourcen (z.B. Autonomie, soziale Unterstützung, Möglichkeiten zur Weiterentwicklung) nicht nur zur Entstehung von Arbeitsengagement beitragen, sondern auch der Entwicklung von Burn-out entgegenwirken.

Für die Evaluation der Mitarbeiterzufriedenheit und *Austritts- oder Wechselabsichten* im Zeitverlauf des Projektes Land|Rettung und der damit verbundenen Einführung des TNA-Systems wurden bei der Gestaltung der Fragebögen sowohl die aufgeführten Besonderheiten der Notfallversorgung als auch die vorhandenen Erkenntnisse der Wissenschaft zur Relevanz von Motivation, Belastung und Autonomie der Arbeit für die Arbeitszufriedenheit und Bleibewahrscheinlichkeit entsprechend berücksichtigt.

4.3.7.3 Methodik

Im Rahmen der Erhebung zur Erfassung der Arbeitszufriedenheit und Bleibewahrscheinlichkeit wurden alle an der Rettungskette beteiligten Mitarbeiter befragt. Besonders im Fokus standen dabei die beschäftigten Mitarbeiter der sechs mit TNA-Technik ausgestatteten RTW, das Krankenpflegefachpersonal der Notaufnahmen, welche „Telenotarzt-Patienten" übernehmen, die Disponenten der Leitstelle, sowie das ärztliche Rettungsdienstpersonal (d. h. Notärzte und TNA). Um einen Vorher-Nachher-Vergleich zu ermöglichen, erfolgte die Befragung vor und nach Einführung des TNA-Systems wiederholt. Im Rahmen der ersten Erhebungsphase (t_0) wurden in einem mehrmonatigen Zeitraum 411 Fragebögen ausgeteilt, von denen 212 ausgefüllte und auswertbare Fragebögen zurückgegeben wurden. Die Rücklaufquote lag damit bei 51,6 %. Die wiederholte Messung (t_1) erfolgte zwei Jahre später. Es nahmen insgesamt 344 Mitarbeiter an der Befragung teil, von denen 115 auswertbare Fragebögen zurückgegeben wurden. Die Rücklaufquote lag folglich bei 33,4 %.

4.3.7.4 Instrumente

Net Promoter Score

Für die Evaluation der Mitarbeiterzufriedenheit im Zeitverlauf des Projektes Land|Rettung und der damit verbundenen Einführung des TNA-Systems wurden die aufgeführten Besonderheiten der Gesundheitsbranche – insbesondere der Notfallversorgung – sowie die bereits vorhandenen Erkenntnisse der Wissenschaft zum Thema Mitarbeiterzufriedenheit bei der Gestaltung der Fragebögen berücksichtigt. Zur Bewertung der Arbeitszufriedenheit wurde die Methode des Net Promoter Score (NPS) [116] herangezogen. Diese häufig genutzte Kennzahl stammt aus dem Bereich der Messung von Kundenzufriedenheit sowie der Bereitschaft zur Weiterempfehlung eines Unternehmens durch dessen Kunden. Üblicherweise wird hierfür den Kunden die Frage nach der Wahrscheinlichkeit einer Weiterempfehlung gestellt, die von ihnen anhand einer festgelegten Skala von 1 (sehr unwahrscheinlich bzw. negative Ausprägung) bis 10 (sehr wahrscheinlich bzw. positive Ausprägung) zu beantworten war. Im Anschluss an die Befragung erfolgt eine Einteilung der Kunden in drei Gruppen, die sich an entsprechenden Bereichen der Bewertungsskala orientiert: Distraktoren (1–6), Indifferente (7–8) und Promotoren (9–10). Anschließend wird der prozentuale Anteil der Distraktoren von dem der Promotoren abgezogen, was nach einer multiplikativen Umwandlung zu einem Wertebereich von −100 bis +100 für den NPS führt [117]. In der hier beschriebenen Befragung sollte die Bleibewahrscheinlichkeit der Mitarbeiter erfasst werden. Auf einer Skala von 1 (sehr unwahrscheinlich) bis 10 (äußerst wahrscheinlich) sollten die Teilnehmer der Befragung bewerten, für wie wahr-

Tab. 4.12 Fragenübersicht Arbeitszufriedenheit und „turnover intention" (dt. Bleibewahrscheinlichkeit)

Nr.	Positive Ausprägung	Negative Ausprägung
1.	Für meine Arbeit bekomme ich ausreichend Wertschätzung und Unterstützung von meinen Kollegen.	Meine Arbeit wird von meinen Kollegen wenig wertgeschätzt und unnötig kritisiert.
2.	Für meine Arbeit bekomme ich ausreichend Wertschätzung und Unterstützung von meinen Vorgesetzten.	Meine Arbeit wird von meinen Vorgesetzten wenig wertgeschätzt und unnötig kritisiert.
3.	Meine Vorgesetzten kennen meine persönlichen Ziele und berücksichtigen diese, soweit möglich.	Meine persönlichen Ziele werden durch meine Vorgesetzten weder wahrgenommen noch berücksichtigt.
4.	Auf Zusagen, die mein Arbeitgeber und meine Vorgesetzten gemacht haben, kann man sich stets verlassen.	Zusagen kann man nicht trauen, weil sie nicht eingehalten werden.
5.	Wann und wo ich arbeiten muss, kann ich vorausschauend planen.	Arbeitsorte und -zeiten sich für mich nicht planbar.
6.	Über Planungen und Entscheidungen, die meine Arbeit betreffen, werde ich rechtzeitig und ausreichend informiert.	Über für mich wichtige Planungen und Entscheidungen werde ich nicht rechtzeitig und ausreichend informiert.
7.	Entscheidungen, die meine Arbeit betreffen sowie der Entscheidungsprozess, sind für mich gut nachvollziehbar.	Entscheidungen und Entscheidungsprozesse, die mich betreffen, kann ich nicht nachvollziehen.
8.	Im vorgegebenen Rahmen kann ich selbst bestimmen, wie ich meine Arbeit mache.	Ich habe keinen Entscheidungsspielraum und fühle mich in meiner Arbeit durch Vorgaben gegängelt.
9.	Die Arbeit bietet viele Herausforderungen, ich fühle mich dabei aber nie überfordert.	Durch die Anforderungen meiner Arbeit fühle ich mich überfordert.
10.	Im Rahmen meiner Beschäftigung in der Notfallversorgung mache ich eine sinnvolle Arbeit, die der Gesellschaft nützt.	Ich verrichte sinnlose Arbeiten, die niemandem nützen.
11.	Nur bei meinem aktuellen Arbeitgeber finde ich die Arbeitsbedingungen, die mir wichtig sind und die ich haben möchte.	Ich könnte genauso gut bei einem anderen Arbeitgeber in der Notfallversorgung arbeiten.
12.	Für meine Arbeit im Rahmen der Notfallversorgung werde ich gerecht und angemessen bezahlt.	Für die Arbeit, die ich im Rahmen der Notfallversorgung leiste, werde ich nicht ausreichend bezahlt.
13.	Meine derzeitige Position in der Notfallversorgung bietet mir optimale Möglichkeiten, mich zu entwickeln und in meinem Beruf Karriere zu machen.	Meine derzeitige Position in der Notfallversorgung sehe ich als Sackgasse, in der ich mich beruflich nicht entwickeln kann.
14.	Nach meiner Erfahrung ist die Arbeitsbelastung bei meinem Arbeitgeber in der Notfallversorgung nicht zu hoch und das wird auch so bleiben.	Nach meiner Erfahrung ist die Arbeitsbelastung unerträglich und es wird in Zukunft nicht besser.
15.	Für wie wahrscheinlich halten Sie es, dass Sie in fünf Jahren noch bei Ihrem aktuellen Arbeitgeber (Notfallversorgung) tätig sein werden?	

scheinlich sie es hielten, dass sie in fünf Jahren noch bei ihrem aktuellen Arbeitgeber (Notfallversorgung) tätig sein werden.

Fragen zur allgemeinen Arbeitszufriedenheit
Bei den Fragen zur allgemeinen Arbeitszufriedenheit handelt es sich um sogenannte semantische Differentiale, welche auch als Polaritätsprofil bezeichnet werden. Diese Art der Datenerhebung bzw. dieses Skalierungsverfahren stammt aus dem Fachbereich der Psychologie und wird insbesondere in der Einstellungsforschung verwendet [118]. Der Fragebogen wurde im Rahmen des Projektes „FacharztPlus" entwickelt und in Universitätskliniken eingesetzt [119]. Für jede der 14 Fragen wurde eine bipolare Skala entwickelt, auf welcher die Teilnehmer sich von 1 bis 10 einordnen und entscheiden mussten, welche der Aussagen ihr persönliches Empfinden am ehesten widerspiegelte. Die Fragen bezogen sich vor allem auf Faktoren, die direkten Einfluss auf die Arbeitszufriedenheit und Austrittsbereitschaft nehmen. Hierzu zählen z. B. Wertschätzung durch die Kollegen oder Vorgesetzten, Vergütung, Arbeitsbelastung, Autonomiegefühl und Weiterentwicklungsmöglichkeiten. Eine Beispielfrage lautete: „Für meine Arbeit bekomme ich ausreichend Wertschätzung und Unterstützung von meinen Kollegen" (*linke Aussage = 1*) bzw. „Meine Arbeit wird von meinen Kollegen wenig wertgeschätzt und unnötig kritisiert" (*rechte Aussage = 10*). Eine vollständige Übersicht der Fragen ist in Tab. 4.12 dargestellt.

4.3.7.5 Allgemeine Daten
Zu den allgemeinen Daten gehörten das Geschlecht der Teilnehmer, die Art der Organisation, in welcher die Teilnehmer im Rahmen der Notfallversorgung überwiegend arbeiteten, sowie die aktuelle Position. Hier hatten die Teilnehmer auch die Option, das Feld

Tab. 4.13 Teilnehmer nach Organisation

	t_0		t_1	
	n	in %	n	in %
Gesamt	194	100	115	100
Leitstelle	23	11,9	17	14,8
Rettungsdienst	123	63,4	71	61,7
Notaufnahme	38	19,6	19	16.5
Verwaltung	2	1,0	1	0,9
Sonstige	6	3,1	2	1,7
Keine Angabe	2	1,0	5	4,3

Tab. 4.14 Teilnehmer nach Geschlecht

	t_0		t_1	
	n	in %	n	in %
Gesamt	194	100	115	100
Männlich	129	66,5	72	62,6
Weiblich	55	28,4	26	22,6
Keine Angabe	10	5,2	17	14,7

Tab. 4.15 Teilnehmer nach Position

	t_0		t_1	
	n	in %	n	in %
Gesamt	194	100	115	100
(Not-)Arzt/Ärztin	57	29,4	24	20,9
Pflegefachpersonal	23	11,9	17	14,8
Rettungssanitäter	21	10,8	5	4,3
Rettungsassistent	47	24,2	28	24,3
Notfallsanitäter	14	7,2	21	18,3
Disponent	21	10,8	15	13,0
Management, Verwaltung	2	1,0	0	0,0
Sonstige	6	3,1	4	3,5
Keine Angabe	3	1,5	1	0,9

„keine Angabe" zu nutzen. Fragebögen, bei denen anstelle des Feldes „keine Angabe" gar kein Kreuz gesetzt wurde, wurden nicht mit in die Auswertungen einbezogen.

Teilnehmerstruktur
Wie aus den Tab. 4.13, 4.14 und 4.15 hervorgeht, konnte nur ein kleiner Datensatz von Mitarbeitern aus „Verwaltung" sowie „Sonstige" (Tab. 4.13) erhoben werden, was dazu führte, dass diese Daten für die folgenden Auswertungen nicht berücksichtigt werden konnten, da zwei bzw. sechs Personen keine repräsentative Gruppe darstellen, um adäquate Vergleiche auf Mittelwertbasis ziehen zu können. Gleiches galt für Teilnehmer in „Verwaltung, Management" und „Sonstige" in Tab. 4.15. Des Weiteren zeigen sich deutliche Unterschiede in der Anzahl der Teilnehmer zu Prä- und Post-Erhebung. Die Anteile einzelner Berufsgruppen innerhalb der beiden Zeitpunkte sind jedoch sehr ähnlich und lassen somit einen adäquaten Vergleich zu.

4.3.7.6 Statistische Analyse
Für die Auswertungen wurden multivariate Varianzanalysen mit dem Statistikprogramm SPSS durchgeführt. Dabei wurden die Fragen zur Arbeitszufriedenheit jeweils als abhängige Variablen und die allgemeinen Daten der Teilnehmer sowie die Erhebungszeitpunkte als unabhängige Variablen in die Analyse eingeschlossen.

4.3.7.7 Ergebnisse
Tab. 4.16 zeigt eine Übersicht der Kerninhalte der bipolaren Skalen aller Aussagen sowie einen Vorher-Nachher-Vergleich der Mittelwerte (und Standardabweichungen) der Fragen zu der allgemeinen Arbeitszufriedenheit. Diese Werte wurden über alle Teilnehmergruppen, d. h. Geschlecht, Organisationszugehörigkeit und Beruf, hinweg berechnet. Je niedriger der Wert ist, desto eher ordnen sich die Teilnehmer einer positiven Aussage zu. Bei der Frage der empfundenen Sinnhaftigkeit der Beschäftigung zeigt sich bei den Teilnehmern

Tab. 4.16 Mittelwerte und Standardabweichungen der Einschätzungen der Teilnehmer im Hinblick auf die Fragen zur allgemeinen Arbeitszufriedenheit zu den Zeitpunkten t_0 und t_1 unabhängig von ihren demografischen Angaben

	t_0	t_1
Für meine Arbeit ausreichend (1) /zu wenig Wertschätzung von Kollegen (10)	3,08 *(1,96)*	3,59 *(2,14)*
Für meine Arbeit ausreichend (1) /zu wenig Wertschätzung von Vorgesetzten (10)	3,96 *(2,44)*	4,48 *(2,56)*
Vorgesetzte kennen meine Ziele (1) /nicht und berücksichtigen diese /nicht (10)	4,10 *(2,57)*	4,79 *(2,72)*
Auf Zusagen von Arbeitgeber u. Vorgesetzten kann man sich stets (1) /nicht verlassen (10)	4,31 *(2,54)*	4,79 *(2,66)*
Wann und wo ich arbeite, kann ich (1) /nicht vorausschauend planen (10)	3,70 *(2,54)*	4,18 *(2,69)*
Über Pläne u. Entscheidungen werde ich ausreichend (1) /nicht informiert (10)	3,95 *(2,40)*	4,62 *(2,69)*
Entscheidung über meine Arbeit sind für mich (1) /nicht nachvollziehbar (10)	4,20 *(2,21)*	4,65 *(2,32)*
Im Rahmen meiner Arbeit kann ich selbst (1) / nicht entscheiden, was ich tue (10)	3,53 *(2,15)*	3,56 *(2,14)*
Die Arbeit bietet Anforderungen/Herausforderung und überfordert mich (10) /nicht (1)	3,06 *(1,80)*	3,31 *(2,29)*
Ich mache eine sinnvolle (1) /sinnlose Arbeit, die der Gesellschaft /nicht nutzt (10)	2,19 *(1,54)*	2,62 *(2,17)*
Diese Arbeitsbedingungen finde ich nur bei meinem Arbeitsgeber (1) /auch woanders (10)	5,19 *(2,85)*	5,09 *(3,01)*
Ich werde (1) /nicht gerecht und angemessen bezahlt (10)	5,60 *(2,91)*	5,73 *(2,91)*
Arbeit bietet mir optimale (1) /keine Möglichkeiten mich zu entwickeln (10)	4,73 *(2,51)*	4,33 *(2,49)*
Arbeitsbelastung ist /nicht zu hoch und wird sich nicht ändern (1) /weiter steigen (10)	4,81 *(2,34)*	4,71 *(2,57)*

Tab. 4.17 Geschlechterunterschiede im Hinblick auf die wahrgenommene Wertschätzung

		Gesamt	t_0	t_1
Für meine Arbeit ausreichend/zu wenig Wertschätzung von Kollegen.		3,25	3,11	3,48
Geschlecht	Männlich	3,08*	2,93	3,32
	Weiblich	3,64*	3,51	3,92

markiert signifikante Ergebnisse

im Durchschnitt ein positives Bild: sowohl vor der Einführung der Projektmaßnahmen als auch danach.

Im Hinblick auf die empfundene Wertschätzung von Kollegen zeigten die Auswertungen, dass sich Männer (3,08) und Frauen (3,64) im Durchschnitt signifikant unterscheiden

Tab. 4.18 Geschlechterunterschiede im Hinblick auf die wahrgenommene Verlässlichkeit der Zusagen

		Gesamt	t_0	t_1
Auf Zusagen von Arbeitgeber u. Vorgesetzten kann man sich stets/nicht verlassen.		4,46	4,24	4,87
Geschlecht	Männlich	4,17*	3,89	4,64
	Weiblich	5,21*	5,06	5,48

*markiert signifikante Ergebnisse

Tab. 4.19 Organisationsunterschiede im Hinblick auf die wahrgenommene Herausforderung/Überforderung

		Gesamt	t_0	t_1
Die Arbeit bietet Anforderungen/Herausforderung und überfordert mich /nicht.		3,10	3,12	3,08
Organisation	Leitstelle	3,58	3,38	4,30
	Rettungsdienst	2,90	3,04	2,97
	Notaufnahme	3,46	2,67*	4,66*

*markiert signifikante Ergebnisse

Tab. 4.20 Geschlechterunterschiede im Hinblick auf die wahrgenommenen Arbeitsbedingungen

		Gesamt	t_0	t_1
Diese Arbeitsbedingungen finde ich nur bei meinem Arbeitsgeber/auch woanders.		5,13	5,13	5,13
Geschlecht	Männlich	4,91*	4,88	4,97
	Weiblich	5,67*	5,71	5,56

*markiert signifikante Ergebnisse

(F[1,257] = 4,55, p < 0,05), und dass diese Differenzen unabhängig vom Erhebungszeitpunkt bestehen (Tab. 4.17).

Bei den Aussagen „Auf Zusagen von Arbeitgeber u. Vorgesetzten kann man sich stets" bzw. „… nicht verlassen" ordneten sich die weiblichen Teilnehmer mit einem Wert von 5,21 tendenziell unentschlossen, die männlichen Teilnehmer mit 4,17 eher dem positiven Ausprägungsbereich ein (Tab. 4.18). Auch hier waren diese Unterschiede signifikant (F[1,252] = 11,56, p < 0,05).

Bei der Frage „Die Arbeit bietet viele Herausforderungen, ich fühle mich dabei aber nie überfordert" (*positive Aussage*) bzw. „Durch die Anforderungen meiner Arbeit fühle ich mich überfordert" (*negative Aussage*) ordneten sich die Teilnehmer je nach Organisation vor und nach Einführung des Projektes signifikant verschieden ein (F[1,256] = 6,87, p < 0,05) (Tab. 4.19). Detailliertere Auswertungen ergaben, dass Mitarbeiter der Notaufnahme zu t_1 (4,66) tendenziell weniger der positiv formulierten Aussage zustimmten als noch zu t_0 (2,67). Unterschiede in der Bewertung vor und nach Einführung der Veränderungen im Projekt Land|Rettung gab es vor allem bei den männlichen Notärzten und Ret-

Tab. 4.21 Positionsunterschiede im Hinblick auf die wahrgenommene gerechte und angemessene Bezahlung

		Gesamt	t_0	t_1
Ich werde/nicht gerecht und angemessen bezahlt.		5,64	5,53	5,74
Position	(Not-) Arzt	4,04	4,20	3,59
	Pflegefachpersonal	5,61	5,95	5,08
	Rettungssanitäter	5,86	6,00	5,00
	Rettungsassistent	7,28	7,09	7,60
	Notfallsanitäter	6,06	6,33	5,89
	Disponent	4.11	3.95	4.33

Tab. 4.22 Organisations- und Geschlechterunterschiede im Hinblick auf die wahrgenommene Arbeitsbelastung

		Gesamt	t_0	t_1
Arbeitsbelastung ist/nicht zu hoch und wird sich nicht ändern/weiter steigen.		4,68	4,71	4,61
Organisation	Leitstelle	4,23	4,42	3,82
	Rettungsdienst	4,67	4,19	4,50
	Notaufnahme	6,44	6,72	5,89
Geschlecht	Männlich	4,40	4,41	4,38
	Weiblich	5,39	5,46	5,25

tungsassistenten (F[3,256] = 2,64; p < 0,05). Bei ihnen lagen die durchschnittlichen Einschätzungen vor der Projekteinführung (t_0) noch bei 3,0 bzw. 2,7. Zwei Jahre nach Einführung der verschiedenen Säulen (t_1) zeigten sich Werte von 5,23 bei den männlichen Notärzten und 4,8 bei den männlichen Rettungsassistenten.

Bei den Aussagen, ob die Teilnehmer diese Arbeitsbedingungen ausschließlich bei ihrem derzeitigen Arbeitgeber bzw. auch woanders finden könnten, ordneten sich Männer und Frauen unterschiedlich ein (Tab. 4.20). Während die männlichen Teilnehmer mit einem Mittelwert von 4,91 als tendenziell indifferent eingeordnet werden können, zeigt sich unter den weiblichen Befragten mit einem Wert von 5,67 eine Tendenz in Richtung negativer Aussage. Die Analyse ergab, dass die Unterschiede auch hier nur signifikant abhängig vom Geschlecht und unabhängig vom Erhebungszeitpunkt sind (F[1,251] = 3,94, p < 0,05).

Im Hinblick auf die empfundene gerechte und angemessene bzw. nicht gerechte und angemessene Bezahlung zeigten sich signifikante Unterschiede zwischen den Berufsgruppen. Wie aus der Tab. 4.21 hervorgeht, wurde die Aussage „Ich werde gerecht und angemessen bezahlt" vor allem unter Rettungsassistenten und Notfallsanitätern abgelehnt. Im Rahmen des paarweisen Vergleichs ergaben die Auswertungen, dass sich vor allem die Rettungsassistenten (7,28) im Durchschnitt signifikant von den (Not-)Ärzten (4,04), dem Pflegefachpersonal (5,61) sowie von den Disponenten (4,11) unterschieden

Abb. 4.37 NPS-Werte auf Organisationsebene

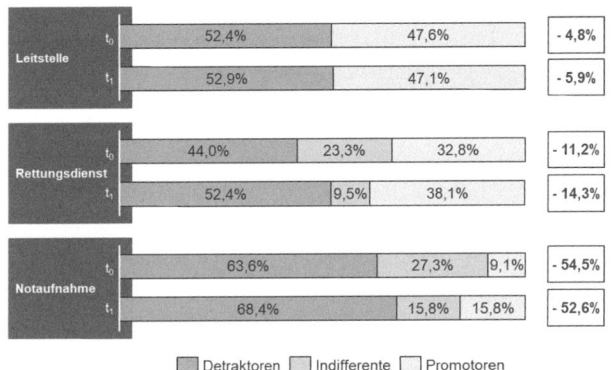

(F[5,257] = 4,51, p < 0,05). Die Analyse ergab, dass die Unterschiede signifikant abhängig von den Berufsgruppen und unabhängig vom Erhebungszeitpunkt sind.

Zum Abschluss wurden die Teilnehmer zu ihrer Arbeitsbelastung befragt. Hier lauteten die Skalen wie folgt: „Nach meiner Erfahrung ist die Arbeitsbelastung bei meinem Arbeitgeber in der Notfallversorgung nicht zu hoch und das wird auch so bleiben" (positive Aussage) bzw. „Nach meiner Erfahrung ist die Arbeitsbelastung unerträglich und es wird in Zukunft nicht besser" (negative Ausprägung). Die Auswertungen zeigten, dass auch unabhängig vom Erhebungszeitpunkt signifikante Unterschiede zwischen den Organisationen bestehen (F[2,254] = 4,80, p < 0,05) (Tab. 4.22). Insbesondere die Notaufnahme zeigt mit einem Wert von 6,44 eine deutliche Tendenz zur negativen Ausprägung und unterscheidet sich somit wesentlich vom Rettungsdienst (4,67) und der Leitstelle (4,23). Auch die männlichen (4,40) und weiblichen (5,39) Teilnehmer zeigten signifikante Unterschiede in ihren Einschätzungen, welche sich jedoch nicht eindeutig einem Ausprägungsbereich zuordnen lassen.

Im Hinblick auf die Bleibewahrscheinlichkeit wurden auf Leitstellen-, Rettungsdienst- und Notaufnahmeebene Unterschiede zwischen den beiden Erhebungszeitpunkten betrachtet. Insgesamt zeigen sich hier sehr unterschiedliche NPS-Werte zwischen den Organisationen, die zwischen t_0 und t_1 jedoch weitestgehend stabil bleiben (Abb. 4.37). Dies bestätigen auch die Auswertungen: Unabhängig vom Erhebungszeitpunkt sind die Unterschiede zwischen den Organisationen signifikant. Insbesondere in der Notaufnahme zeigt sich eine geringere Bleibewahrscheinlichkeit als im Rettungsdienst oder in der Leitstelle sowohl vor als auch nach Einführung der Projektmaßnahmen. Auffällig ist darüber hinaus, dass der relative Anteil an Befürwortern sowie an Kritikern unter den Mitarbeitern der Notaufnahme und des Rettungsdienstes zwischen den beiden Erhebungszeitpunkten ansteigt.

4.3.7.8 Diskussion

Ziel der Befragung war es, die Auswirkungen der Maßnahmen des Projektes Land|Rettung auf Arbeitszufriedenheit und die Bleibewahrscheinlichkeit der an der Rettungskette beteiligten Mitarbeiter zu erfassen. Unterschieden wurde dabei nach Berufsgruppe, Organisation sowie Geschlecht. Wichtig ist zu erwähnen, dass nahezu alle Fragestellungen tendenziell positiv beantwortet wurden – Bewertungen im Bereich 3 bis 5, was auf einer Skala von 1 (=positiv) bis 10 (=negativ) einer grundsätzlich positiven Beurteilung entspricht. Zugleich weisen die häufigen Angaben aus dem mittleren Bereich der Skala auch auf eine weit verbreitete Unentschlossenheit oder Indifferenz der Befragten hin.

Die Erhebungsdaten aus der ersten Befragungsrunde und somit vor Einführung des TNA-Systems deuteten bereits auf einige Aspekte hin, die in Anbetracht der strukturellen Beschaffenheit sowie der aktuell bestehenden Diskurse im Bereich der Notfallversorgung nicht überraschen. Insbesondere die Autonomie, ein ausgewogenes Maß von Arbeitsbelastung und die individuelle Befähigung zur Durchführung der übertragenen Aufgaben sowie eine sinnstiftende Tätigkeit gelten als relevanteste Einflussfaktoren für die Mitarbeiterzufriedenheit. Sowohl zu Beginn der Projektlaufzeit im Oktober 2017 als auch nach der Einführung des TNA-Systems wurde die Autonomie gleichbleibend und das Maß an Herausforderung überwiegend positiv bewertet und als nicht überfordernd eingestuft. Somit besteht zumindest kein Anhaltspunkt dafür, dass die befragten Berufsgruppen durch die Einführung der Projektmaßnahmen eine geringere Arbeitszufriedenheit aufgrund geringerer Eigenständigkeit oder vermehrter Über- bzw. Unterforderungen verspürten. Besonders positiv wurde der Aspekt der Sinnhaftigkeit der eigenen Arbeit bewertet, welcher auch nach der Umsetzung des neuen Systems den besten Wert aufweist. Die Wahrnehmung des gesellschaftlichen Beitrags der eigenen Tätigkeit wird durch die eingeführten Projektmaßnahmen allerdings nicht signifikant beeinflusst.

Das subjektive Empfinden einer gerechten und angemessenen Bezahlung wurde insgesamt am schlechtesten bewertet und wies dabei zudem signifikante Unterschiede hinsichtlich der Positionszugehörigkeit auf. Neben dem Pflegefachpersonal gaben hier insbesondere die Rettungskräfte tendenziell negative Werte an. Als Hauptnutzer der neuen Technologie steht einer dadurch verursachten positiven Beeinflussung der Arbeitszufriedenheit somit ein entscheidender Hygienefaktor entgegen, der in gewissem Maße für Unzufriedenheit sorgt – unabhängig von möglichen Motivatoren, wie beispielsweise einer positiven Beeinflussung der täglichen Arbeit durch neuartige Systeme. Einer deutlichen Verbesserung der Mitarbeiterzufriedenheit durch die betrachteten Neuerungen innerhalb der Projektumsetzung steht somit ein struktureller Aspekt entgegen, der jedoch innerhalb dieses Rahmens nicht unmittelbar beeinflusst werden kann. Mit zunehmender Delegation therapeutischer Maßnahmen auf das nichtärztliche Rettungsfachpersonal gehen neben einer Bereicherung der Tätigkeit teilweise auch größere Herausforderungen und eine höhere Verantwortung einher. Daher sollte dieser Aspekt in jedem Fall kritisch hinterfragt und nach Möglichkeit verbessert werden, um etwaige positive Auswirkungen verschiedener Motivatoren auf die Mitarbeiterzufriedenheit künftig realisieren zu können.

Im Hinblick auf die verschiedenen Aussagen zeigten sich darüber hinaus signifikante Unterschiede zwischen den Geschlechtern. Hier zeigten die Ergebnisse, dass vor allem die weiblichen Teilnehmer eine durchschnittlich höhere Arbeitsbelastung wahrnahmen als die männlichen Teilnehmer. Aber auch auf Organisationsebene ergaben die Auswertungen, dass Mitarbeiter, die überwiegend in der Notaufnahme tätig sind, die Arbeitsbelastung signifikant höher bewerteten als solche, die überwiegend im Rettungsdienst oder in der Leitstelle tätig waren. Noch deutlicher werden diese Unterschiede, wenn man die Bleibewahrscheinlichkeit der verschiedenen Berufsgruppen in den beteiligten Organisationen untersucht. Aus Marktstudien ist bekannt, dass nur Wahrscheinlichkeiten von 9 oder 10 eine aktive Befürwortung bedeuten (Promotoren) und alle Werte unter 7 eher Skepsis ausdrücken (Distraktoren) [120]. Zieht man nun den Anteil der Distraktoren vom Anteil der Promotoren ab, erhält man die „Nettorate an Promotoren", eben den NPS. Produkt- und Dienstleistungsanbieter wünschen sich positive NPS-Werte um die 20 % oder mehr. Die Voruntersuchungen in dem vom BMBF geförderten Projekt „Facharzt-Plus" zeigten Analysen, dass nur Pflegefachkräfte eine positive, wenn auch geringere Bleibewahrscheinlichkeit haben (NPS +20 Prozent), in der Ärzteschaft ist die Bleibewahrscheinlichkeit dagegen sehr gering (NPS −71 %). In der vorliegenden Befragung zeigten sich insbesondere niedrige NPS-Werte in der Notaufnahme, die sich signifikant zu denjenigen in der Leitstelle sowie im Rettungsdienst unterschieden. Insgesamt ist hierbei jedoch zu bedenken, dass viele der Befragten, vor allem das ärztliche Personal, in der Notfallversorgung nur befristete Stellen innehatten und aufgrund dessen skeptisch waren, ob sie mehrere Jahre in der derzeitigen Situation bleiben können. Informationen zu einer befristeten Tätigkeit wurden jedoch nur im Rahmen der zweiten Befragungsrunde erhoben und konnten in den zuvor beschriebenen Auswertungen nicht einbezogen werden.

Die Befragungsergebnisse zur Mitarbeiterzufriedenheit geben einige wertvolle Hinweise darauf, dass ein derartiges System grundsätzlich dazu geeignet sein kann, aktuelle Schwierigkeiten in der Notfallversorgung zu entschärfen und bestehende Bedürfnisse der Mitarbeiterinnen und Mitarbeiter in diesem Bereich zu adressieren. Zudem müssen die vorliegenden Ergebnisse vor dem Hintergrund betrachtet werden, dass sowohl die Einführung des TNA-Systems als auch die weiteren Projektbestandteile aufgrund der seit einigen Jahren rasant fortschreitenden Entwicklungen im Bereich der Notfallversorgung sowie des Rettungswesens nur zu einem Teil die aktuellen Veränderungen in diesen Bereichen abbilden. Weitreichendere Prozesse wie die Etablierung neuer Berufsbilder durch die Einführung des Notfallsanitäters im Rettungsdienst oder die Etablierung der Notfallpflege im Bereich der Notaufnahmen haben einen mindestens genauso großen Einfluss auf die Bleibewahrscheinlichkeit der Mitarbeiter in diesen Bereichen. Insgesamt bieten innovative Versorgungskonzepte nicht nur Ansatzpunkte für die Verbesserung der medizinischen Versorgungsqualität und der Patientenzufriedenheit, sondern auch für die Steigerung der Zufriedenheit von Mitarbeitern. Sie können beispielsweise durch den Einsatz moderner Technologien körperlich entlastet werden oder ihre täglichen Aufgaben dank innovativer Systeme einfacher, ganzheitlicher und vielleicht sogar qualitativ noch hochwertiger verrichten.

Tab. 4.23 Struktur der Kostenkalkulation nach Kostenpositionen; modifiziert nach Prasser et al. (121)

lf. Nr.	Kostenposition	Definition
	EINMALIGE KOSTEN	
	Investitionen	
1	Ausstattung pro RTW	Kosten für das telemedizinische Equipment des RTW
2	Anpassung Software	C3-Modul
3	Netzwerkinfrastruktur	Anschaffung Hosting
	Sachkosten	
4	TNA-Arbeitsplatz	Einrichtung des TNA-Arbeitsplatzes
5	RTW-Umbau	Einbau des telemedizinischen Equipments in einen RTW
6	Qualitätsmanagementsystem	Etablierung und Nutzung
7	Netzwerkeinrichtung	Integration Einsatzleitsystem, Flottenserver und Schnittstellen
8	Schulungsmaterial	
9	Schulungskosten	Alle Berufsgruppen
	JÄHRLICHE KOSTEN	
	Personalkosten	
10	Ärztlicher Dienst	TNA und Supervisor
11	Verwaltung	Koordination und Verantwortung im Verwaltungsbereich
	Betriebskosten	
12	TNA-RTW	Technischer Betrieb des TNA-RTW inkl. Support und Wartung, Verbrauchsmaterialien
13	TNA-Arbeitsplatz	Technischer Betrieb des TNA-Arbeitsplatzes sowie Miete der Räumlichkeit
14	Netzwerkinfrastruktur	Technischer Betrieb der Netzwerkinfrastruktur/Cloud
15	Support, Wartung und Assurance	Betreiberpauschale
16	Qualitätsmanagement	Betreiberpauschale

Die zu beobachtende Stabilität der Mitarbeiterzufriedenheit im Zeitverlauf kann hinsichtlich der Übertragbarkeit der Projektmaßnahmen somit als Indikator dafür gesehen werden, dass in einem ersten Schritt zumindest keine Verschlechterung der Zufriedenheit zu erwarten ist, und – im Falle einer positiven Gesamtentwicklung der sonstigen Einflussfaktoren – auch eine verstärkte positive Entwicklung durch den Einsatz neuer Systeme eintreten kann. Besonders gut bewertete Aspekte konnten auch im Rahmen der Einführung des TNA-Systems auf einem entsprechend positiven Niveau gehalten werden, was für eine gute Integrierbarkeit des Konzeptes in bestehende und funktionierende Strukturen der Notfallversorgung spricht. Die Einführung einer neuen Technologie darf jedoch nicht als Heilmittel für bestehende Defizite in strukturellen und organisatorischen sowie kulturellen Bereichen gesehen werden. In künftigen Untersuchungen sollte daher eine Evaluationsform gewählt werden, die sich möglichst konkret auf die Zufriedenheit mit der Technologie oder dem neuen System selbst bezieht, um den Einfluss sonstiger Faktoren weitestgehend zu reduzieren.

4.3.8 Kostenevaluation

4.3.8.1 Struktur der Kostenkalkulation

Die einzelnen Kostenpositionen lassen sich zwei großen Kostenbereichen zuweisen: einmalige und jährliche Kosten. Einmalige Kosten umfassen hier einmalig anfallende *Investitionskosten* eines TNA-fähigen RTW sowie *einmalige Sachkosten*. Weiterhin gibt es jährliche Kosten, die per se eine Mehrperiodizität aufweisen. Diese Kosten lassen sich unterscheiden in Personal- und Betriebskosten. Tab. 4.23 gibt einen Überblick über die im Projekt Land|Rettung angefallenen Kostenpositionen des TNA-Systems. Ausgangsbasis für die entstandenen Kostenpositionen bilden dabei Informationen durch die gesetzlich vorgeschriebene Finanzbuchhaltung bzw. die Kosten- und Leistungsrechnung des Eigenbetriebes Rettungsdienst.

Jedoch soll zunächst das Verständnis für die einzelnen Kostenpositionen geschaffen werden, indem sie in die zentralen TNA-System-Bestandteile TNA-RTW, TNA-Arbeitsplatz, Personal sowie allgemeine Systemkomponenten eingeordnet und beschrieben werden.

Telenotarzt-Rettungswagen
Sechs der 28 RTW des Landkreises wurden im Rahmen des Projektes mit telemedizinischer Technik ausgerüstet. Für den komplexen Um- und Ausbau dieser Fahrzeuge fallen sowohl Investitionskosten (1) als auch Sachkosten in Form des Umbaus (5) an. Die stetige Einsatzbereitschaft als TNA-RTW führt zudem jährlich zu Kosten in Form einer Betreiberpauschale (12).

Telenotarzt-Arbeitsplatz
Für den Einsatz des TNA wird ein Arbeitsplatz benötigt, dessen Ausstattung mit Hardware (Bildschirme, Computer), einem Tresor für die Opiate sowie Mobiliar zu Investitionskosten führt (4). Die separate Räumlichkeit und ihre Ausstattung führen neben Investitionskosten zu jährlichen Mietkosten (13). Weiterhin entstehen auch hier jährlich Kosten für die dauerhafte Nutzung und Betriebsbereitschaft des TNA-Arbeitsplatzes (13).

Personal
Die Schulung von Fachpersonal stellt eine grundlegende Komponente dar. Die im Projekt durchgeführten Erstausbildungen erfolgten durch den Leistungsanbieter des TNA-Systems, wobei verschiedene berufsgruppenabhängige Schulungskonzepte Anwendung fanden, siehe Abschn. 4.2.5 (9). Für TNA und Supervisionskräfte gab es jeweils mehrtägige Schulungen in Aachen, da dort das System vom Leistungsanbieter bereits erfolgreich etabliert werden konnte. Multiplikatoren sind dabei Rettungskräfte, welche die zukünftige

Einweisung neuer Rettungsdienstmitarbeiter in die TNA-Technik vornehmen sollen. Eine Supervisionskraft (speziell geschulter TNA) übernimmt die regelmäßige Supervision der TNA im Rahmen der Qualitätssicherung. Bislang wurde im Landkreis ein TNA zum Supervisor geschult. Die anfallenden Schulungskosten decken die Schulungen sowie die Übernachtungen und Fahrten ab. Hinzu kommen kalkulatorische Kosten, die aufgrund der Arbeitszeitverluste des zu schulenden Personals während der Schulungen entstehen.

Leitstellendisponenten und Wachenmitarbeiter werden vor Ort von einem Mitarbeiter des Leistungsanbieters in Form von Tagesschulungen in die neue Technik und ihre Funktionsweise eingeführt. Zusätzlich wurde eine Informationsveranstaltung für alle Notärzte durchgeführt. Im Hinblick auf Personalfluktuationen wirken Multiplikatoreneffekte, sodass keine weiteren Kosten angesetzt werden müssen.

Vom Dienstleistungsanbieter werden weiterhin Arbeitsmaterialien bereitgestellt (9). Für die fortwährende und perspektivisch auch interne Weiterbildung der TNA im Landkreis Vorpommern-Greifswald wurde zusätzlich in die Schulungssoftware des Leistungsanbieters investiert (2) [121].

Das ärztliche Personal (10) für den TNA-Dienst und die Supervision wird durch die Universitätsmedizin Greifswald gestellt. Die Qualifikationen der in Teilzeit tätigen Ärzte als TNA erstrecken sich von Assistenzärzten im letzten Weiterbildungsjahr über Fachärzte bis hin zu Oberärzten. Diese Heterogenität führt dazu, dass die bereits im Projektjahr 2018 abgerechneten Kosten für die Personalgestellung der TNA die Basis der zukünftig anfallenden Kosten (unter Berücksichtigung einer jährlichen 3%igen Lohnsteigerung) bilden. Der Supervisor übernimmt die Koordination und Betreuung des ärztlichen TNA-Dienstes. Die Koordination und Verantwortung des Verwaltungsbereichs obliegt einem Projektreferenten (11).

Allgemeine Systemkomponenten

Für die Funktionsweise des Systems sind verschiedene Teilsysteme notwendig, die hier als allgemeine Systemkomponenten benannt werden. Dazu gehört die Netzwerkinfrastruktur inklusive Hosting. Es entstehen Investitionskosten (3). Die Integration des Hostings in das Einsatzleitsystem, die Verknüpfung mit dem Flottenserver sowie die Einrichtungskosten des Dispositionstools der Leitstelle für den TNA stellen einmalige Sachkosten der Etablierung der Netzwerkinfrastruktur dar (7). Weiterhin muss ein Qualitätsmanagementsystem eingeführt werden, wobei ebenfalls Sachkosten anfallen (6). Für eine dauerhafte Betriebsbereitschaft aller Systemkomponenten sowie Support, Wartung und Sicherheit ist jährlich eine Betreiberpauschale an den Dienstleistungsanbieter fällig (14, 15, 16).

4.3.8.2 Kostenfunktion

Die im Folgenden dargestellte Methodik und Entwicklung einer Kostenfunktion basiert auf dem Artikel „Der Telenotarzt als Innovation des Rettungsdienstes im ländlichen Raum – Kosten der Implementierung" von Prasser et al. [121]. Auf die Kostenpositionen der Tab. 4.23 wird an den entsprechenden Stellen erneut verwiesen, um eine bessere Zuordnung zu den dargestellten Kostenpositionen zu ermöglichen.

4 Etablierung einer Telenotarzt-Anwendung

4.3.8.3 Methodik

Als Datengrundlage dienen die im Rahmen der Einführung des TNA-Systems im Landkreis Vorpommern-Greifswald angefallenen Kosten. Sie basieren auf den Daten sämtlicher Kosten des ersten Jahres ab Oktober 2017 und werden im Folgenden in den vier Kostenblöcken Sachinvestitionen, immaterielle Investitionen, jährliche Betriebs- sowie Personalkosten zusammengefasst. Sachbezogene und immaterielle Investitionen werden anteilig auf Basis linearer Abschreibungen berücksichtigt.

Die Berechnungen gehen von einer linearen Kostenfunktion mit Fixkostensockel aus. Die Gesamtkosten K(x) ergeben sich als Summe der Fixkosten und dem Produkt aus den Kosten pro RTW (Summe aus fixen und variablen Kosten pro RTW) und der Zahl der ausgestatteten RTW, d. h.

$$K(x) = F + \left(\frac{I}{d} + v\right) \cdot x = \frac{C_I}{d} + C_{II} + C_{III} + \sum_{i=1}^{5} \gamma_i \cdot s_i + \left(\frac{I}{d} + v\right) \cdot x$$

mit
- K Gesamtkosten des TNA-Systems pro Jahr [€]
- x Zahl der RTW mit TNA-Ausrüstung
- F Fixkosten des TNA-Systems pro Jahr [€]
- I Investitionskosten eines TNA-fähigen RTW [€]
- v Variable TNA-Betriebskosten pro RTW [€]
- C_I Einmalige Sachkosten zur Einrichtung des TNA-Arbeitsplatzes [€]
- d Abschreibungsdauer [Jahre]
- C_{II} Jährliche Personalkosten des TNA-Arbeitsplatzes [€]
- C_{III} Jährliche Betriebskosten des TNA-Arbeitsplatzes [€]
- γ_i Variable Schulungskosten pro Schulung i [€]
- s_i Zahl der Schulungen i pro Jahr
- $i = 1$ TNA
- $i = 2$ Rettungswache
- $i = 3$ Leitstelle
- $i = 4$ Multiplikator
- $i = 5$ Supervisionskraft

Zu den *jährlichen Betriebs- und anteiligen Investitionskosten* des TNA-Arbeitsplatzes (F) zählen sämtliche anfallende Kosten, die für die Einsatzbereitschaft des TNA-Systems notwendig sind. Dazu gehören einmalige Sachkosten C_I, jährliche Personalkosten C_{II}, jährliche Betriebskosten C_{III} sowie variable Schulungskosten in Abhängigkeit von der Zahl der Schulungen $\left(\sum_{i=1}^{5} \gamma_i \cdot s_i\right)$.

Zu den *einmaligen Sachkosten* C_I zählen die Anschaffung der Schulungsmaterialien für die Ausbildung der TNA (2), die Netzwerkinfrastruktur (3,7), die Einrichtung des TNA-Arbeitsplatzes (4) und des Qualitätsmanagementsystems (6). Diese Investitionskosten werden über einen Zeitraum von vier Jahren linear abgeschrieben.

Die *jährlichen Personalkosten* für die TNA, die Supervisionskraft (10) und den Koordinator des Verwaltungsbereiches sind unter C_{II} zusammengefasst (11). Für den 24/7-Betrieb des TNA-Arbeitsplatzes an 365 Tagen sind 5,5 Vollzeitäquivalente (VZÄ) auf Basis der bisherigen Projekterfahrungen angesetzt. Die Kosten der Supervisionskraft

Tab. 4.24 Jährliche Kostenpositionen des Telenotarzt (TNA)-Systems im Landkreis Vorpommern-Greifswald; modifiziert nach Prasser et al. 2020 (121)

Kostenpositionen	Jährliche Kosten je Einheit (2018)	Anzahl Einheiten	Jährliche Gesamtkosten (2018)
RTW-gebundene Kosten $\left(\dfrac{I}{d}+v\right)$			
Jährliche Abschreibungen der Investitionskosten	11.650 €	6	69.900 €
Jährliche Betriebskosten	9192 €	6	55.152 €
Jährliche Gesamtkosten je RTW	20.842 €	6	125.052 €
Weitere Sachkosten (C_I)			
Jährliche Abschreibung Schulungshardware	6924 €	1	6924 €
Jährliche Abschreibung Netzwerkinfrastruktur	20.797 €	1	20.797 €
Jährliche Abschreibung TNA-Arbeitsplatz	12.208 €	1	12.208 €
Jährliche Abschreibung Qualitätsmanagementsystem	4880 €	1	4880 €
Personalkosten (C_{II})			
24-h-Betrieb des TNA-Arbeitsplatzes (1,0 Vollzeitäquivalente, VZÄ)	92.390 €	5,5	508.144 €
Supervisionskraft (1,0 VZÄ)	122.952 €	0,5	61.476 €
Koordination des Verwaltungsbereichs (1,0 VZÄ)	50.066 €	1	50.066 €
Betriebskosten (C_{III})			
Qualitätsmanagementsystem	27.560 €	1	27.560 €
Support, Wartung, Sicherheit	3116 €	1	3116 €
Miete TNA-Arbeitsplatz	7200 €	1	7200 €
Technischer Betrieb (ausgenommen TNA-RTW)	347.096 €	1	347.096 €
Jährliche Gesamtkosten ($C_I+C_{II}+C_{III}$)	1.049.466 €		1.049.466 €
Anteilige Schulungskosten (γ_i)			
je TNA	2409 €	5,5	13.249 €
je Wache	661 €	6	3967 €
je Leitstelle	661 €	1	661 €
je Multiplikator	110 €	12	1322 €
je Supervisionskraft	6706 €	1	6706 €
Jährliche Schulungskosten			25.905 €

basieren auf dem Tarifvertrag TV-UMN Entgeltgruppe Ä3 für 0,5 VZÄ. Für die Koordination des Verwaltungsbereiches ergeben sich die Personalkosten gemäß TVöD für 1,0 VZÄ.

Die *jährlichen Betriebskosten* C_{III} ergeben sich aus den Kosten für das Qualitätsmanagement (16), Sicherheit und Support (15), sowie der Miete für den TNA-Arbeitsplatz (13). Zusätzlich fällt jährlich eine Betreiberpauschale für den technischen Betrieb je TNA-Arbeitsplatz (13), die Serverinfrastruktur (14) und für Support, Wartung und Sicherheit in konstanter Höhe an (15).

Die *variablen Schulungskosten* stellen immaterielle Investitionen (8, 9) der Mitarbeiterausbildung dar und sind von der Anzahl der geschulten Personen abhängig. Die Kosten werden anteilig über vier Jahre berücksichtigt. Kalkulatorisch werden die angefallenen Kosten je TNA ($i = 1$), je Rettungswache ($i = 2$), je Leitstelle ($i = 3$), je Multiplikator ($i = 4$) sowie je Supervisionskraft ($i = 5$) ermittelt.

Die Kosten je RTW setzen sich aus der Summe der fixen Kosten in Form von Investitionskosten I zusammen (1), welche abhängig von der gewählten Abschreibungsdauer und den variablen Kosten v (5, 12) ist. In Abhängigkeit von der Anzahl der ausgestatteten TNA-RTW ergeben sich die RTW-Kosten insgesamt.

4.3.8.4 Ergebnisse

Tab. 4.24 zeigt die Jahreskosten des TNA im Landkreis Vorpommern-Greifswald mit den nachfolgend dargestellten Komponenten. Es wird ersichtlich, wie viele Einheiten im Landkreis Vorpommern-Greifswald in der Kalkulation der Gesamtjahreskosten berücksichtigt werden mussten. Im Folgenden werden die vier Kostenblöcke schrittweise dargestellt und letztlich zu einer gemeinsamen Kostenfunktion zusammengeführt.

Die jährlichen Investitionskosten pro TNA-RTW belaufen sich bei einer Abschreibungsdauer von vier Jahren auf 11.650 €. Unter Berücksichtigung der jährlichen Betriebskosten je Telenotarzt-fähigem RTW in Höhe von 9192 €, ergeben sich jährlich 20.842 € pro TNA-RTW:

$$\left(\frac{I}{d} + v\right) \cdot x = 20.842 € \cdot x$$

Die Kosten der weiteren jährlichen Sachinvestitionen betragen für die Anschaffung von Schulungsmaterialien 6924 €, für die Netzwerkinfrastruktur 20.797 €, für die Einrichtung je TNA-Arbeitsplatz 12.208 € und für das Qualitätsmanagementsystem 4880 €. Hieraus ergibt sich folgende Kostensumme:

$$C_I = 44.809 €$$

Um den 24/7-Betrieb des TNA-Arbeitsplatzes gewährleisten zu können, fallen jährlich Personalkosten für das TNA-Personal in Höhe von 508.144 € an. Die Personalkosten der Supervisionskraft bzw. des Verwaltungspersonals belaufen sich jährlich auf 61.476 € bzw. 50.066 €. Es ergeben sich für ein Jahr in Summe folgende Personalkosten:

$$C_{II} = 619.685 €$$

Im Bereich der jährlichen Betriebskosten fallen für das Qualitätsmanagement 27.560 €, für Support, Wartung und Sicherheit 3116 € und für die Miete des TNA-Arbeitsplatzes 7200 € an. Der technische Betrieb, ausgenommen für die TNA-RTW, kostet insgesamt 347.069 €. Es wird von einem durchgängig besetzten TNA-Arbeitsplatz ausgegangen. Für die jährlichen Betriebskosten gilt daher:

$$C_{III} = 384.972 €$$

Bei einer Abschreibung der Schulungskosten über vier Jahre ergeben sich Kosten pro geschultem TNA in Höhe von 2409 €. Pro Wache und pro Leitstelle belaufen sich die Kosten jährlich auf jeweils 661 €. Für die Schulung eines Multiplikators entstehen jährliche Kosten in Höhe von 110 €, für die einer Supervisionskraft 6706 €.

Damit ergibt sich die Kostenfunktion:

$$K(x) = 1.049.466 + \sum_{i=1}^{5} \gamma_i \cdot s_i + 20.842 \cdot x$$

4.3.8.5 Diskussion

Ein Großteil der Kosten für die Integration des TNA-Systems im Landkreis Vorpommern-Greifswald fällt jährlich in Form von Fixkosten in Höhe von 1.049.466 € an. Der Ausbau neuer Notarztstandorte führt im Vergleich zu obigen Ergebnissen laut Fleßa et al. zu 613.500 € Fixkosten pro neugewonnenem Standort [122]. Unter der Prämisse einer gleichgestellten Versorgungsmöglichkeit zur derzeitigen TNA Abdeckung würden vermutlich mehr als zwei neue Notarztstandorte benötigt werden, um die durch den TNA begleiteten Notfalleinsätze von einem konventionellen Notarzt betreuen zu lassen.

Die Kosten für den Ausbau weiterer Standorte stiegen nahezu proportional mit ihrer Anzahl an. Dagegen stiegen die Kosten bei einer Ausweitung des TNA-Systems „lediglich" in Abhängigkeit der ausgerüsteten RTW an, da bislang ungenutzte Kapazitäten der TNA-Betreuung vorliegen. Relevante Kosteneinsparungen aufgrund von Mengeneffekten sind zudem bei einer Ausweitung des Systems nicht auszuschließen, da sich insbesondere bei der Betrachtung der Kosten pro TNA-fähigem RTW die Fixkostendegression zeigt (vgl. Abschn. 4.3.10).

Für die Ausweitung des Systems im Rahmen der Aufnahme der telenotärztlichen Versorgung in die Regelversorgung dürfen jedoch nicht nur die bislang dargestellten Kosten berücksichtigt werden. Die regionalen Voraussetzungen und Besonderheiten können zu Abweichungen in der Implementierung führen, die sich auf die Höhe der Kosten auswirken würden.

Zunächst sei noch einmal darauf hingewiesen, dass sich die hier dargestellten Kosten zur Implementierung eines TNA-Systems vollständig aus den angefallenen Kostenpositionen für das TNA-System in dem Projekt Land|Rettung ergeben. Durch den äußerst innovativen Charakter des TNA-Systems gab es zu Beginn des Projektes nur einen Softwareanbieter. Heute interessieren sich immer mehr Regionen in Deutschland für das Konzept TNA, weshalb anzunehmen ist, dass weitere Anbieter langfristig in den Markt eintreten werden und sich somit die Kosten der Implementierung im Zeitverlauf verändern.

Eine adäquat ausgebaute Netzwerkinfrastruktur, welche die Telekommunikation gewährleistet, ist für die erfolgreiche Umsetzung der Innovation zwingend erforderlich. Die Effizienz des TNA-Systems ist davon abhängig. Besonders der ländliche Raum ist von der Problematik einer ungenügenden Netzwerkinfrastruktur stärker betroffen als städtische Regionen.

Weiterhin sind bis zur Aufnahme in die Regelversorgung weitere Anpassungen erforderlich. Neben der Erhöhung des TNA-Einzugsgebietes führen auch Schwankungen der Bevölkerungsstruktur zu Veränderungen der Einsatzzahlen, woraus sich andere Versorgungsbedarfe ergeben können. Die Bereitstellung weiterer TNA-Arbeitsplätze ist nicht auszuschließen.

Ein Redundanz-TNA-Arbeitsplatz muss im Falle eines Ausfalls des TNA-Arbeitsplatzes zur Verfügung stehen. Dieser ist grundsätzlich ausgestattet wie der TNA-Arbeitsplatz, sodass er auch zu Schulungszwecken genutzt werden kann, muss aber nur dann einsatzbereit sein, wenn es zu einem Ausfall des primären TNA-Arbeitsplatzes kommt.

Zur Besetzung des TNA-Arbeitsplatzes im 24-Stunden-Betrieb wurden in der vorliegenden Analyse auf Basis der Projektdaten 5,5 VZÄ angesetzt. Damit die notfallmedizinische Expertise der TNA auf hohem Niveau gehalten wird, soll jeder TNA auch weiterhin als bodengebundener und/oder Hubschrauber-Notarzt tätig sein. Folglich sind zwar die jährlichen Personalkosten auf circa 5,5 VZÄ pro Jahr anzusetzen, die Schulungskosten fallen jedoch insgesamt höher aus, wenn mehr als 5,5 Ärzte zum TNA ausgebildet werden.

Die Schulungskosten wurden über einen kalkulatorischen Stundensatz mithilfe der Schulungs-Gesamtpauschale des Dienstleisters ermittelt. Sie enthalten keine Opportunitätskosten für die Zeit, in der die Schulung stattgefunden hat, da diese Schulungen im Rahmen der jährlichen Pflicht-Fortbildungsstunden abgeleistet wurden. Hier kann es ebenfalls zu Abweichungen in der Kostenhöhe kommen, auch in Abhängigkeit von der Anzahl der zu schulenden Rettungsdienstmitarbeiter.

Weiterhin können in anders strukturierten Regionen abweichende Einzelkosten entstehen: Vorpommern-Greifswald ist der drittgrößte Landkreis Deutschlands [123]. Die geografische Lage sowie die überwiegend ländliche Beschaffenheit und die damit einhergehenden weiten Wege stellen Einflussfaktoren auf die Kostenhöhe dar. Durch seine Größe und die hierdurch benötigte Anzahl an personellen und materiellen Ressourcen (wie z. B. Ärzte, RTW) kann der Landkreis langfristig von Mengeneffekten profitieren, wenn beispielsweise die Ausstattungskosten je RTW mit steigender Anzahl sinken.

Neben der Betrachtung der Implementierungskosten des TNA-Systems in die prähospitale Notfallversorgung sind zudem die Akzeptanz des Personals als Anwender der Innovation wichtig, aber auch die der Patienten, welche durch den TNA medizinisch betreut werden. Die Fragestellungen zur Technologieakzeptanz unter den beiden Personengruppen wurden im Rahmen des Projektes Land|Rettung evaluiert (vgl. Abschn. 4.3.2 und 4.3.6).

4.3.8.6 Fazit

Die Ergebnisse der Analyse zeigen, dass die Kosten für die Einführung und Implementierung eines TNA-Systems hoch sind. Allerdings ist diese Innovation gegenüber anderen Alternativen kostengünstiger und effizienter, wie beispielsweise der Ausbau neuer Notarztstandorte, besonders bei einer möglicherweise geringeren ortsspezifischen Einsatzquote. Bei einer flächendeckenden Implementierung sind zudem positive Kosteneffekte zu vermuten.

4.3.9 Wahrgenommene Bedienbarkeit der Software und Doppelbelastung der Telenotärzte

4.3.9.1 Hintergrund

Zahlreiche Informations- und Kommunikationstechnologien (IKT) haben in den vergangenen Jahren Einzug in die Organisationen des Gesundheitswesen gehalten, um Ärzte, Krankenpfleger und anderes medizinisches Fachpersonal in ihrer täglichen Arbeit mit Patienten zu unterstützen [124]. Diese Systeme decken ein breites Spektrum von Anwendungen ab: von weit verbreiteten elektronischen Gesundheitsakten (eGA) und computergestützten Systemen zur Erfassung der Arzneimittelverordnung (aus dem engl. Computerized Physician Order Entry, CPOE) bis hin zu modernen Spracherkennungstechnologien und mobilen Anwendungen. Zu derartigen Systemen zählt ebenso das im Landkreis Vorpommern-Greifswald neu eingeführte TNA-Computersystem (TCS).

▶ Die Implementierung des TNA-Computersystems bringt drastische Veränderungen in den Arbeitsalltag des Rettungsteams mit sich.

Diese Veränderungen beeinflussen nicht nur die Art und Weise, wie die Kollegen untereinander oder mit Patienten kommunizieren, sondern auch die Arbeitsumgebung der Notärzte als solche. War der „klassische" Notarzt bisher direkt am Notfallort tätig, so arbeitet und kommuniziert der TNA mithilfe der verschiedenen Anwendungen (z. B. Anzeige von Live-Vitaldaten, digitalisierte Verfahrensanweisungen) des TCS. Die zahlreichen, medizinischen Vorteile des Systems konnten bereits in diversen Studien nachgewiesen werden [14, 22, 25]. Aus einem (arbeits-)psychologischen Blickwinkel stellt sich jedoch die Frage nach der wahrgenommenen Bedienbarkeit des TCS aus Sicht der TNA.

In Normungszusammenhängen wird hierbei auch von der Gebrauchstauglichkeit (engl. „usability") eines Systems gesprochen. Nach der DIN EN ISO 9241-11 bezeichnet sie das Ausmaß, in dem ein System oder ein Produkt durch bestimmte Benutzer in einem bestimmten Anwendungskontext genutzt werden kann, um bestimmte Ziele effektiv, effizient und zufriedenstellend zu erreichen. Wendet man diese Definition auf TCS an, so stellen sich folgende Fragen: Unterstützt das TCS die operative Arbeit der TNA? Sind die TNA in der Lage, ihre Arbeit mit dem TCS effizient und zufriedenstellend durchzuführen? Bisherige Untersuchungen im Bereich der Gesundheitsinformatik haben sich vornehmlich auf die Implementierung und Anpassung telemedizinischer Systeme konzentriert und weniger auf die wahrgenommene Bedienbarkeit aus Sicht der Endnutzer. Dabei sprechen die Studienergebnisse sowie die besorgniserregenden Aussagen über Fehlschläge in der Technologieentwicklung und -anpassung klar für sich (für einen Überblick siehe [125, 126]). Die Ergebnisse legen nahe, dass die derzeit verwendeten Gesundheitsinformationssysteme eine große Anzahl von Bedienungsfehlern aufweisen, die ihren effizienten und erfolgreichen Einsatz erheblich behindern.

Des Weiteren stellt sich die Frage, welchen Einfluss das TCS auf die Arbeitsbelastung der TNA nimmt. Verschiedene Studien konnten zeigen, dass Unterbrechungen und sogenanntes Multitasking die Arbeitsleistung des einzelnen Mitarbeiters reduzieren und die kognitive Arbeitsbelastung nachweislich erhöhen [127–129]. Diese Verhaltensarten sind häufig in hochbelasteten und dynamischen Arbeitsumgebungen und insbesondere unter Mitarbeitern des Gesundheitswesens zu finden, ihre Auswirkungen wurden bisher jedoch nur selten untersucht [130]. Diese Ergebnisse haben ebenfalls Implikationen für die vorliegende Untersuchungen: Kann ein Notarzt nur zu einem Notfall disponiert werden, so ermöglicht das TCS die zeitgleiche Disponierung eines einzelnen TNA zu mehreren Notfällen.

Ziel der hier beschriebenen Untersuchung war es, die wahrgenommene Bedienbarkeit und Zufriedenheit mit dem TCS aus Sicht der TNA zu erfassen. Des Weiteren sollte untersucht werden, wie stark die Arbeitsbelastung während der Paralleleinsätze wahrgenommen wird.

4.3.9.2 Methode

Die Untersuchung erfolgte zwischen April und Juni 2019. Zu diesem Zeitpunkt waren alle Teilnehmer mindestens ein halbes Jahr als TNA tätig und brachten somit eine gewisse Erfahrung sowohl mit dem System als auch als TNA mit. Die im Landkreis Vorpommern-Greifswald tätigen TNA erhielten per E-Mail einen Link zum entsprechenden Online-Fragebogen. Von den insgesamt 16 kontaktierten TNA nahmen zehn an der Umfrage teil; die Rücklaufquote lag somit bei 62,5 %.

4.3.9.3 Instrumente

Usability

Zur Erfassung der wahrgenommenen Usability des TCS wurde der IsoMetric-Fragebogen verwendet, welcher zur Evaluation von Software auf Basis der ISO 9241 Teil 10 (heute 110) entwickelt wurde. Insgesamt beantworteten die Teilnehmer 22 Fragen, die sich drei Kategorien zuordnen lassen:

1. *Aufgabenangemessenheit* (fünf Fragen): Ziele sollen auf einfachem und direktem Weg erreicht werden können, ohne dass der Benutzer zusätzlich, z. B. durch komplizierte Bedienung, belastet wird, damit er seine Aufgabe effektiv und effizient erledigen kann. Eine Beispielfrage lautete: „Das TNA-Computer-System bietet mir alle gewünschten Funktionen, um die anfallenden Aufgaben effizient zu bewältigen."

Tab. 4.25 Durchschnittliche Bewertungen der Selbstbeschreibungsfähigkeit, Fehlerrobustheit und Aufgabenangemessenheit

Anzahl an Einsätzen		n	Mittelwert	Standardabweichung
Aufgabenangemessenheit	50–150	66	2,73	0,35
	> 150	4	3,45	0,38
	Gesamt	10	3,02	0,50
Fehlerrobustheit	50–150	6	2,22	0,65
	> 150	4	2,35	0,48
	Gesamt	10	2,27	0,56
Selbstbeschreibungsfähigkeit	50–150	6	3,29	0,39
	> 150	4	3,56	0,63
	Gesamt	10	3,40	0,49

2. *Selbstbeschreibungsfähigkeit* (acht Fragen): Es soll ohne zusätzliche Beschriftungen, Erklärungen, Legenden für den Benutzer erkennbar sein, worum es sich bei einer Anzeige, einem Interaktionselement oder einer Eingabeaufforderung handelt. Eine Beispielfrage lautete: „Die Führung durch das TNA-Computer-System ist für mich klar und einfach."
3. *Fehlertoleranz* (neun Fragen): Der Benutzer soll trotz unvollständiger oder fehlerhafter Eingabe mit minimalem Korrekturaufwand sein Ziel erreichen. Eine Beispielfrage lautete: „Die Fehlermeldungen sind für mich hilfreich und gut verständlich."

Die Fragen wurden auf einer Likert-Skala von 1 (stimme nicht zu) bis 4 (stimme zu) beantwortet. Die Durchschnittswerte lagen für Aufgabenangemessenheit bei 3,02 (sd = .50), für Selbstbeschreibungsfähigkeit bei 3,40 (sd = .49) und für Fehlerrobustheit bei 2,27 (sd = .56) (siehe Tab. 4.25). Die Reliabilitätswerte der einzelnen Skalen lagen mit α ≥ .80 im zufriedenstellenden Bereich.

Zufriedenheit

Die Zufriedenheit mit dem System bzw. mit der Tätigkeit als TNA wurde mit den entsprechenden zwei Frage erhoben: „Wenn du alle Aspekte berücksichtigst und ein Fazit ziehst – wie zufrieden bist du alles in allem mit dem TNA-Computer-System?" bzw. „Wenn du alle Aspekte berücksichtigst (Technik, System, Dienst) und ein Fazit ziehst, wie zufrieden bist du mit deiner Tätigkeit als TNA?" Diese Fragen wurden auf einer Skala von 1 (überhaupt nicht zufrieden) bis 10 (voll zufrieden) beantwortet.

Arbeitsbelastung

Die subjektiv empfundene Arbeitsbelastung im Rahmen von Paralleleinsätzen wurde mithilfe des NASA Task-Load-Index (NASA-TLX) erhoben. Der Fragebogen besteht aus sechs Fragen, die jeweils eine Dimension von Arbeitsbelastung erheben: 1) geistige Anforderungen, 2) körperliche Anforderungen, 3) zeitliche Anforderungen, 4) Ausführungen der Arbeit, 5) Anstrengung und 6) Frustration. Die Frage für Frustration lautete: „Wie unsicher, entmutigt, irritiert, gestresst und verärgert (versus sicher, bestätigt, zufrieden,

4 Etablierung einer Telenotarzt-Anwendung

entspannt und zufrieden mit sich selbst) fühltest du dich während des Paralleleinsatzes?" Die Bewertung der Dimensionen erfolgte auf einer Skala von 0 (niedrig/gut) bis 10 (hoch/schlecht).

Unterschieden wurden die TNA anhand der Anzahl ihrer Gesamteinsätze. Hier standen drei Antwortkategorien zur Auswahl: 1 = weniger als 50, 2 = 50–150 und 3 = mehr als 150 TNA-Einsätze. Fragen zur Arbeitsbelastung wurden darüber hinaus nur von den Teilnehmern beantwortet, die bereits einen Paralleleinsatz als TNA betreut haben.

4.3.9.4 Ergebnisse

Im Hinblick auf die Einsatzzahlen zeigte sich insgesamt eine Gleichverteilung unter den TNA. Während keiner der TNA weniger als 50 Einsätze aufwies, hatten 60 % der TNA zwischen 50 und 150 Einsätze betreut. Bei 40 % der TNA lag die Gesamtzahl bei mehr als 150 Einsätzen.

▶ Der überwiegende Teil der TNA zeigte sich als insgesamt zufrieden, sowohl mit dem TCS als auch mit der Tätigkeit als TNA.

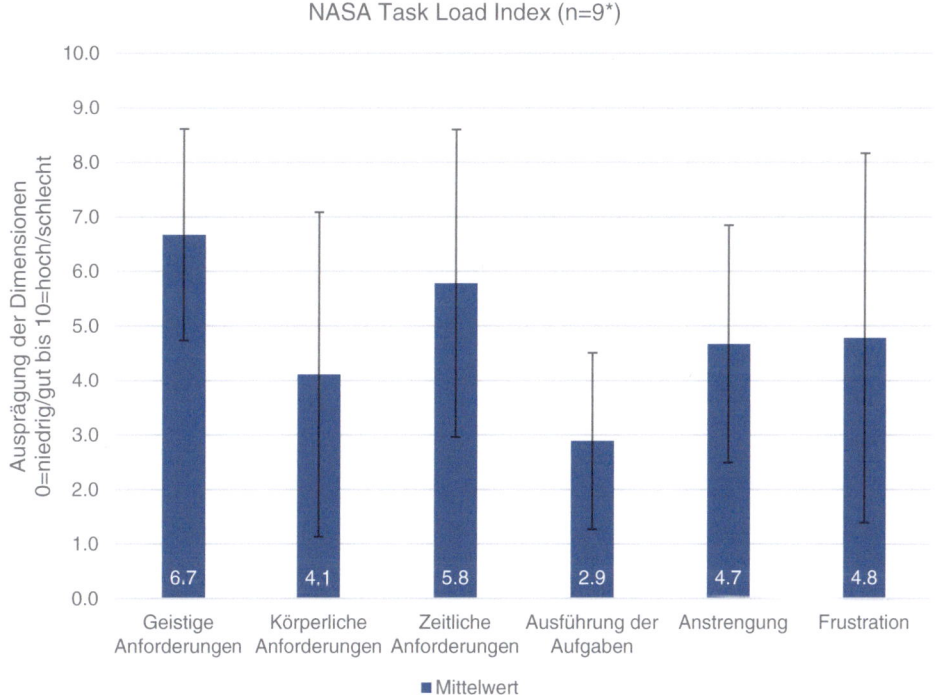

Abb. 4.38 NASA Task Load Index (NASA-TLX)

Im Durchschnitt bewerteten die TNA ihre Zufriedenheit (Skala: 1–10) mit dem TCS mit 6,6 ($sd = 1,59$). Die durchschnittliche Zufriedenheit mit der Tätigkeit als TNA lag bei 7 ($sd = 2,16$).

Im Hinblick auf die wahrgenommene Usability zeigten sich signifikante Unterschiede in der Bewertung der Aufgabenangemessenheit ($F[1,8] = 9,452$, $p < 0.05$).

▶ Telenotärzte, die bereits viele Einsätze betreut hatten, bewerteten die Aufgabenangemessenheit des Computersystems im Durchschnitt höher als solche mit weniger Einsätzen.

Hingegen zeigten sich keine signifikanten Unterschiede zwischen den Gruppen hinsichtlich der Bewertung von Selbstbeschreibungsfähigkeit und Fehlerrobustheit.

In puncto Zufriedenheit zeigten die beiden Gruppen im Durchschnitt ähnliche Bewertungen sowohl in Bezug auf das TNA-Computer-System als auch auf die Tätigkeit. In diesem Zusammenhang konnten in der Analyse keine signifikanten Unterschiede zwischen den Gruppen festgestellt werden. Darüber hinaus zeigten sich auch keine signifikanten Unterschiede im Hinblick auf die durchschnittliche Bewertung der einzelnen Usability-Dimensionen und der Zufriedenheit mit dem System oder der Tätigkeit als TNA.

Die Ergebnisse zur durchschnittlich empfundenen Arbeitsbelastung im Rahmen eines Paralleleinsatzes können aus der Abb. 4.38 entnommen werden. Insgesamt neun von zehn TNA hatten bereits einen Paralleleinsatz betreut.

▶ Die geistigen und zeitlichen Anforderungen bewerteten die Telenotärzte im Rahmen von Paralleleinsätzen durchschnittlich am höchsten.

Die durchschnittlichen Bewertungen der Dimensionen Frustration ($m = 4.8$, $sd = 3,38$), Anstrengung ($m = 4.7$, $sd = 2,18$) sowie körperliche Anforderungen ($m = 4.1$, $sd = 2,98$) bewegten sich im mittleren Bereich. Mit einer durchschnittlichen Bewertung von 2,9 ($sd = 1,62$) beurteilten die TNA die Erreichung ihrer selbstgesetzten Ziele als insgesamt gut.

4.3.10 Hochskalierung des Systems

Im Landkreis Vorpommern-Greifswald wurden im Rahmen des Projektes ca. 21 % der regulär sich in Einsatzbereitschaft befindlichen RTW des Landkreises umgerüstet. Mithilfe dieser sechs TNA-fähigen RTW konnten bereits knapp 3000 Einsätze im Norden des Landkreises durch den TNA über die Projektlaufzeit unterstützt werden. Die dabei entstandenen Kosten wurden in Abschn. 4.3.8 ausführlich dargestellt und aufgeschlüsselt. Der Übergang in die Regelversorgung nach Projektende konnte gesichert werden. Hierbei können die bisherigen Kostenkalkulationen jedoch nicht weitergeführt werden, denn die

4 Etablierung einer Telenotarzt-Anwendung

Tab. 4.26 Kostenpositionen

lf. Nr.	Kostenposition	Definition
	EINMALIGE KOSTEN	
	Investitionen	
1a	Ausstattung pro TNA-RTW und	Kosten für das telemedizinische Equipment des
1b	Ausstattung TNA-Ersatz-RTW	RTW
17	Unterbrechungsfreie Stromversorgung	Gewährleistung des 24/7 TNA-Regelbetriebs
4a	Redundanz-TNA-Arbeitsplatz	Mobiliar und Hardware Redundanz-TNA-Arbeitsplatzes
	Sachkosten	
5a	TNA-RTW	Einbau des telemedizinischen Equipments eines RTW
4b	Redundanz-TNA-Arbeitsplatz	Einrichtung des TNA-Ersatz-Arbeitsplatz
18	TNA-Schulung	Konzeptionierung und Vorbereitung der Landkreisinternen TNA-Schulung
	JÄHRLICHE KOSTEN	
	Personalkosten	
10a	Ärztlicher Dienst	TNA und Supervisor
11a	Verwaltung	Koordination und Verantwortung im Verwaltungsbereich
	Betriebskosten	
12a	TNA-RTW	Technischer Betrieb des telemedizinischen Equipments der TNA-RTW inkl. Support und Wartung
19	PeeqBox	Leasingkosten
13a	TNA-Arbeitsplatz	Technischer Betrieb des TNA-Arbeitsplatzes
14a	Serverinfrastruktur	Technischer Betrieb der Netzwerkinfrastruktur/ Cloud (für 20 – 50 Rettungsmittel)
16a	Qualitätsmanagement	Betreiberpauschale
15a	Service-Techniker des Drittanbieters	Bei Störungen/Defekten des Systems
20	Schulungskosten	Interne und externe Schulungen und Fortbildungen des gesamten Personals

Versorgung im Rahmen der Regelversorgung setzt neue Anforderungen an das TNA-System.

Im Folgenden wird zunächst allgemein beschrieben, welche Veränderungen der bisherigen Kostenpositionen aus dem Projekt zu berücksichtigen sind und welche neue Kostenpositionen bei einer Skalierung des Systems auf den gesamten Landkreis Vorpommern-Greifswald auftreten können. Die Kosten wurden kalkulatorisch ermittelt. Die Struktur dieser Kostenkalkulation basiert auf Abschn. 4.3.8. Die mit einem zusätzlichen „a" gekennzeichneten laufenden Nummern in Tab. 4.26 stellen Kostenpositionen aus Abschn. 4.3.8 dar, die einer Ergänzung bei der Skalierung bedürfen. Kostenpositionen ab der laufenden Nummer 17 sind im Rahmen der Ausweitung bzw. Regelversorgung zusätzlich zum Status quo der Projektmaßnahmen zu berücksichtigen.

4.3.10.1 Strukturelle Veränderungen bei einer Hochskalierung des Systems

Telenotarzt-Rettungswagen
Neben der Ausstattung aller 28 RTW im Landkreis mit dem Equipment zur telenotärztlichen Kommunikation (1a) müssen zusätzlich Ersatzfahrzeuge (1b) vorgehalten werden, falls ein RTW einen Betriebsausfall hat. Sechs der 28 RTW sind bereits im Rahmen des Projektes Land|Rettung ausgerüstet worden. Derzeit hält der Rettungsdienst zehn Ersatzfahrzeuge für den Landkreis vor. Es wird angenommen, dass bei der telenotärztlichen Versorgung als Teil der Regelversorgung die zehn Ersatzfahrzeuge ebenfalls mit telemedizinischem Equipment ausgerüstet werden. Für den Umbau der somit zusätzlichen 32 RTW des Landkreises fallen sowohl Investitionskosten (1a und 1b) als auch Sachkosten in Form von Kosten des Umbaus (5a) an.

Die peeqBox stellt die zentrale Kommunikationseinheit dar, indem sie die Kommunikation zwischen dem medizinischen Personal vor Ort und dem TNA ermöglicht, siehe Abb. 4.4. Bei einer Ausweitung sollten zusätzlich zwei peeqBoxen zu Reservezwecken geleast werden (19), um bei einem Ausfall die Regelversorgung gewährleisten zu können. Weiterhin sichert zukünftig eine unterbrechungsfreie Stromversorgung (17) die Regelversorgung ab. Jährlich fallen durch den Betrieb der Regelversorger-RTW Betriebskosten (12a) an. Im Falle des Einsatzes eines Ersatz-RTW wird die peeqBox weitergereicht.

Telenotarzt-Arbeitsplatz
Ein zweiter, sogenannter Redundanz-Arbeitsplatz für den TNA (4a, 4b), sichert den durchgängigen (24/7) Regelbetrieb des TNA ab. Hierfür fallen, wie beim TNA-Arbeitsplatz, Investitions- und Sachkosten an. Für die dauerhafte Nutzung und Betriebsbereitschaft beider Arbeitsplätze fallen jährlich Betriebskosten an (13a).

Personal
Bezüglich der Verwaltungstätigkeit wird weiterhin ein Projektreferent mit 1 VZ eingeplant (11a). Für die Kalkulationen der Personalkosten des ärztlichen Personals für den TNA-Dienst und die Supervision wird weiterhin mit der Gestellung durch die Universitätsmedizin Greifswald mit jährlich 5,5 Vollzeitstellen für die Gewährleistung des durchgängigen (24/7) TNA-Dienstes kalkuliert (10a). Der Supervisor übernimmt die Koordination und Betreuung des ärztlichen TNA-Dienstes. Für diese Stelle wird jährlich eine Vollzeitstelle eingeplant (10a). An dieser Stelle soll noch einmal explizit darauf hingewiesen werden, dass der Stellenumfang der Berufsgruppen auf Annahmen basieren, die sich an den Projekterfahrungen orientierten. Bei einer Abweichung des Einsatzaufkommens oder weiterer

struktureller Gegebenheiten ist eine Abweichung der VK-Stellen notwendig und somit auch eine Anpassung der Kostenhöhe zu berücksichtigen.

Eine wesentliche Veränderung bezüglich der bisherigen Kostenkalkulation für den Status quo im Projekt liegt im Bereich zukünftiger Schulungen. Erstschulungen des Personals werden nicht mehr ausschließlich durch den Drittanbieter durchgeführt. Die Wirkung von ausgebildeten Multiplikatoren und der Supervisor stellen die Basis der perspektivischen Schulungen im gesamten Landkreis dar.

Einige Schulungen werden durch einen Supervisor durchgeführt. Daher fallen neben den dargestellten Personalkosten (10a) für die Personalgestellung der Universitätsmedizin Greifswald zusätzlich jährliche Kosten für die Arbeitszeit des Supervisors im Rahmen der Schulungen an. Diese Kosten wurden den spezifischen Schulungskosten der jeweiligen Berufsgruppen zugeordnet (20). Im Folgenden werden die neuen Schulungskonzepte nach Berufsgruppen im Detail vorgestellt.

Telenotärzte
Für die erstmalige Konzeptionierung und Vorbereitung einer TNA-Schulung entstehen einmalige Sachkosten in Form der Personalgestellung durch die Universitätsmedizin Greifswald für die Dauer eines durchschnittlichen Arbeitsmonats des Supervisors (18). Jährlich werden (unter Berücksichtigung von Personalfluktuationen) zwei TNA-Schulungen durchgeführt, wobei pro Schulung zwei TNA ausgebildet werden. Die Dauer erstreckt sich über fünf Tage mit jeweils acht Arbeitstagstunden. Zusätzlich sind für die praktische Übung mit der telemedizinischen Technik im RTW zwei Notfallsanitäter für je zwei Tage eingebunden. Die Schulung der TNA erfolgt durch den Supervisor. Die Schulungskosten setzten sich insgesamt aus den Opportunitätskosten durch Arbeitszeitverluste der Notfallsanitäter, der Personalgestellung durch die Universitätsmedizin Greifswald (Supervisor und TNA), sowie den Kosten für Schulungsmaterialien zusammen (20).

Leitstellendisponenten
Die Schulung der Leitstellendisponenten erfolgte bereits im Rahmen des Projektes. Im Hinblick auf Personalfluktuationen wirken Multiplikatoreneffekte, sodass keine weiteren Kosten angesetzt werden müssen.

Mitarbeiter der Rettungswachen
Für die Überführung des TNA-Systems in den Regelbetrieb müssen besonders die Mitarbeiter der Rettungswachen im Umgang mit dem telenotärztlichen Equipment geschult werden. Die Schulungen erfolgen im Rahmen der jährlichen regulär angesetzten Weiterbildungstage für Mitarbeiter der Rettungswachen, sodass hier keine Opportunitätskosten aufgrund von Arbeitszeitverlusten anfallen. Eine Schulungseinheit dauert einen Tag (acht Arbeitstagstunden), wobei zehn Mitarbeiter gleichzeitig geschult werden können. Es entstehen für den Schulungstag, sowie für die eintägige Vorbereitung, Kosten für die Personalgestellung des Supervisors durch die Universitätsmedizin Greifswald (20). Personalumstellungen aufgrund von Fluktuation werden durch die Arbeit der Multiplikatoren

abgedeckt und verursachen keine weiteren Kosten. Die Mehrzahl der Mitarbeiter im nördlichen Landkreis wurde bereits im Rahmen der Projektlaufzeit geschult. Für die Rettungswachen Trassenheide, Koserow, Wolgast und Anklam fallen insgesamt sieben Schulungen an. Im südlichen Landkreis sind insgesamt elf Schulungstermine notwendig, um die dort tätigen 110 Mitarbeiter erstmalig zu schulen (Ueckermünde, Ferdinandshof, Torgelow, Strasburg, Pasewalk, Löcknitz, Hintersee und Penkun). In Summe werden somit 20 Schulungseinheiten benötigt.

Multiplikatoren

Im Rahmen des Projektes wurden bislang zehn Rettungsdienstmitarbeiter zu Multiplikatoren geschult. An jeder der 21 Rettungswachen des Landkreises sind perspektivisch zwei bis drei Multiplikatoren erforderlich. Um die notwendige Mindestanzahl von 42 Multiplikatoren zu erhalten, müssen im Jahr 2020 drei Schulungen für die Ausbildung von Multiplikatoren (mit einer Gruppenstärke von zwölf Personen) stattfinden. Personalveränderungen aufgrund von Fluktuation werden durch die Arbeit der Multiplikatoren abgedeckt und verursachen ab dem zweiten Betrachtungsjahr keine weiteren Kosten. Die Schulung zum Multiplikator umfasst einen Schulungstag durch den Drittanbieter, sowie einen Tag landkreisinterner Schulung durch den Supervisor (mit jeweils acht Arbeitstagstunden). Die Kosten für den Schulungstag durch den Drittanbieter beinhalten bereits An- und Abfahrt des schulenden Referenten. Hierbei fallen die Kosten durch den Drittanbieter an, die Kosten der Personalgestellung durch die Universitätsmedizin Greifswald, sowie die Kosten des Arbeitszeitverlustes der zu schulenden Rettungsdienstmitarbeiter (20).

Weiterhin sind jährlich Quartalstreffen der Multiplikatoren als Fortbildung angedacht. Die Vorbereitung und Durchführung der Fortbildung nimmt je einen Tag (mit jeweils acht Arbeitstagstunden) des Supervisors in Anspruch. Die Kosten des Arbeitszeitverlustes der teilnehmenden Multiplikatoren werden ebenfalls berücksichtigt (20). Es wird von einer durchschnittlichen Teilnahmequote von 66 % der geschulten Multiplikatoren ausgegangen. Somit ist im Jahr 2020 von 26 (= 10 + 36 = 46 · 2/3 · 10/12) und im Jahr 2021 von 31 (= 46 · 2/3) Teilnehmern auszugehen.

Supervisor

Bislang wurde ein Supervisor geschult. Perspektivisch soll ein zweiter Supervisor ausgebildet werden. Die Schulung zum Supervisor umfasst eine Woche durch einen Drittanbieter vor Ort sowie zwei Wochen landkreisinterner Schulung durch den bereits geschulten Supervisor. Es fallen die Kosten für eine Woche Schulung durch den Drittanbieter, zuzüglich An- und Abfahrt sowie Übernachtung an (20). Bei fünf Arbeitstagen wird von sechs Übernachtungen ausgegangen, um die achtstündigen Arbeitstage zu gewährleisten. Weiterhin fallen für die Dauer der Schulung Kosten für die Personalgestellung durch die Universitätsmedizin Greifswald für den Schulenden und den zu Schulenden an (20).

Tab. 4.27 Gesamtkostenüberblick bei linearer Abschreibung

	1. Jahr ab 01.04.2020	2. Jahr ab 01.04.2021
Einmalige Sachkosten und Abschreibungen der einmaligen Investitionen	375.543 €	150.155 €
Jährliche Kosten	1.711.555 €	1.673.303 €
Gesamtkosten	**2.087.098 €**	**1.823.458 €**

Allgemeine Systemkomponenten

Für den Regelbetrieb des TNA-Systems entstehen weiterhin grundsätzlich jährliche Betriebskosten für das Qualitätsmanagement (16a) und die Serverinfrastruktur (14a), nun allerdings erweitert auf über 20 Einsatzmittel. In Fällen der Inanspruchnahme zusätzlicher Serviceleistungen des Drittanbieters (bspw. bei Problemen mit dem System) fallen Pauschalkosten an (15a). Hierbei ist auf Grundlage der bisherigen Erfahrungswerte im Rahmen des Projektes von der Inanspruchnahme von jährlich zwei voneinander unabhängigen Arbeitstagen eines Servicemitarbeiters auszugehen.

4.3.10.2 Gesamtkosten bei linearer Abschreibung

Nachdem die Veränderungen in der Kostenstruktur bei einer Überführung und Ausweitung des TNA-Systems in die Regelversorgung ausführlich beschrieben wurden, werden nachfolgend die prognostizierten Kosten dargestellt. Der Betrachtungszeitpunkt beginnt beispielhaft am 01.04.2020 und die fiktiv anzunehmenden Kosten sind exemplarisch über die ersten zwei Jahre dargestellt. Das erste Betrachtungsjahr liegt somit im Zeitraum vom 01.04.2020 bis 31.03.2021 und das zweite Betrachtungsjahr ist für den Zeitraum vom 01.04.2021 bis 31.03.2022 definiert.

Bei Berücksichtigung der Aktivierungspflicht von Anlagegütern entstehen jährlich Abschreibungen für diese Güter. Im ersten Jahr sind im Bereich der einmaligen Kosten, neben den einmaligen Sachkosten aus diesem Grund nun Kosten in Abhängigkeit der Abschreibungsraten der einmaligen Investitionen zu verzeichnen. Die Gesamtkosten in Höhe von 2.087.098 € ergeben sich in dieser Darstellung aus 18 % einmaligen und 82 % jährlichen Kosten (siehe Tab. 4.27). Im zweiten Betrachtungsjahr finden sich im Bereich der Abschreibungen für einmalige Investitionen ausschließlich die Abschreibungsbeträge der Anlagegüter in Höhe von 150.155 € wieder. Zusammen mit den jährlichen Kosten (1.673.303 €) ergeben sich Gesamtkosten in Höhe von 1.823.458 €. Perspektivisch wird sich auch hier die Höhe der jährlichen Kosten aufgrund von tariflichen Lohnsteigerungen stetig erhöhen.

In Tab. 4.28 sind die Gesamtkosten erneut nach Kostenpositionen für die beiden Betrachtungszeiträume aufgeschlüsselt. Die zugrunde liegenden Nutzungsdauern der Anlagegüter sind ebenfalls in Tab. 4.27 unter AfA ersichtlich.

Tab. 4.28 Kostenaufschlüsselung bei linearer Abschreibung der Anlagegüter

	Kostenposition	AfA	Kalkulatorische Kosten 1. Jahr (ab 01.04.2020)			Kalkulatorische Kosten 2. Jahr (ab 01.04.2021)		
			Menge	Einzelpreis Brutto	Gesamtpreis Brutto	Menge	Einzelpreis Brutto	Gesamtpreis Brutto
	EINMALIGE KOSTEN				**375.543 €**			**150.155 €**
	Abschreibungen der einmaligen Investitionen				150.155 €			150.155 €
1a	Ausstattung pro RTW	5	22	22.491 €	98.960 €	22		98.960 €
1b	Ausstattung pro Ersatz-RTW	5	10	22.491 €	44.982 €	10		44.982 €
17	Unterbrechungsfreie Stromversorgung	3		17.850 €	5950 €			5950 €
4a	Mobiliar TNA-Arbeitsplatz	10		2633 €	263 €			263 €
	Sachkosten				**225.388 €**			**0 €**
5a	RTW Umbau		32	6045 €	193.446 €			0 €
4b	Redundanz- und Schulungsarbeitsplatz				21.115 €			0 €
18	TNA-Schulung			10.827 €	10.827 €			0 €
	JÄHRLICHE KOSTEN				**1.711.555 €**			**1.673.303 €**
	Personalkosten				**694.402 €**			**715.817 €**
10a	Ärztlicher Dienst		5,5 VK	102.916 €	566.039 €	5,5 VK	106.0034 €	583.021 €
10a	Supervisionskraft		0,5 VK	129.925 €	64.963 €	0,5 VK	133.823 €	66.912 €
11a	Verwaltung				63.400 €	1 VK		65.884 €
	Betriebskosten				**910.116 €**			**957.486 €**
12a	TNA-RTW		28	25.133 €	703.718 €	28	25.133 €	703.718 €
19	PeeqBox-Leasing		2	6455 €	12.909 €	2	6455 €	12.909 €
13a	TNA-Arbeitsplatz				118.594 €			118.594 €
14a	Serverinfrastruktur				51.690 €			51.690 €
16a	Qualitätsmanagement				19.992 €			19.992 €
15a	Service-Techniker des Drittanbieters				3213 €			3213 €
20	Schulungen				107.036 €			47.370 €
	GESAMTKOSTEN				**2.087.098 €**			**1.823.458 €**

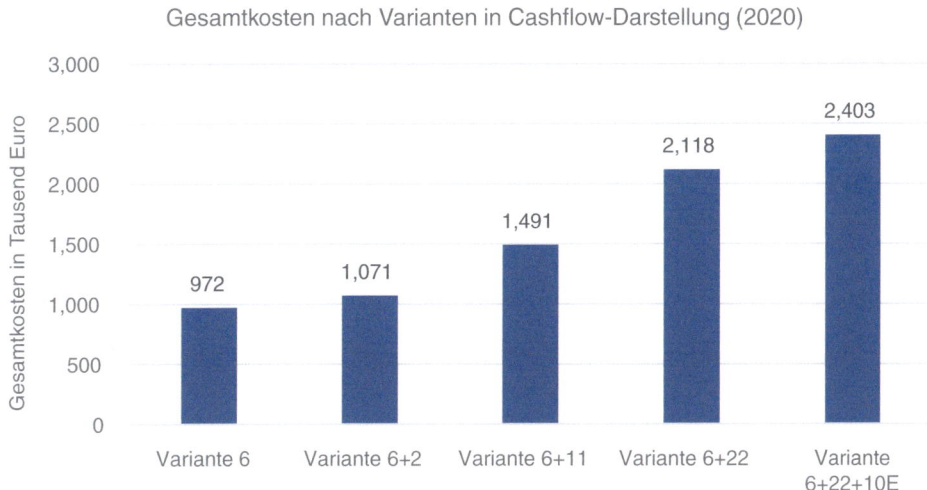

Abb. 4.39 Gesamtkosten nach Varianten in Cashflow-Darstellung für das Jahr 2020

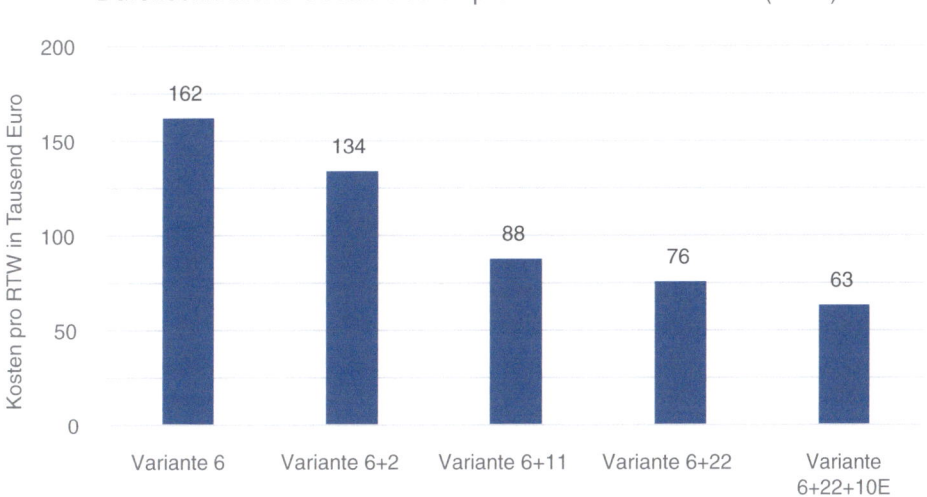

Abb. 4.40 Durchschnittliche Gesamtkosten pro Rettungswagen nach Varianten für das Jahr 2020

4.3.10.3 Entwicklung der Gesamtkosten in Abhängigkeit der ausgestatteten Rettungswagen

Die bisherigen Evaluationsergebnisse des Projektes Land|Rettung aus Abschn. 4.3 zeigen deutlich, dass sich das TNA-System positiv auf die Rettung im Landkreis Vorpommern-Greifswald auswirkt. Die fortlaufenden Kosten für den Übergang des TNA-Systems in die Regelversorgung wurden bereits ausführlich in diesem Kapitel dargestellt. Anhand einer kurzen Szenarioanalyse sollen abschließend die Vorteile der Systemausweitung auf den gesamten Landkreis dargestellt werden.

Grundannahme ist im Folgenden, dass der TNA als Teil der Regelversorgung im Landkreis eingesetzt wird. Anhand von fünf Alternativen der RTW-Ausstattung mit telemedizinischem Equipment soll exemplarisch gezeigt werden, wie sich die Gesamtkosten der Alternativen, sowie die durchschnittlichen Kosten pro telenotarztfähigem RTW, in Abhängigkeit der umgerüsteten RTW entwickeln.

Variante „6"	Status quo: Es bleibt bei den bislang im Rahmen des Projektes ausgestatteten 6 RTW.
Variante „6+2"	Zusätzlich zu den bereits ausgestatteten 6 RTW werden an den Greifswalder Rettungswachen die beiden verbleibenden (noch nicht ausgestatteten) RTW mit telemedizinischem Equipment ausgestattet.
Variante „6+11"	Zusätzlich zu den bereits ausgestatteten 6 RTW werden weitere 11 Fahrzeuge ausgestattet (das entspricht der Hälfte der im Landkreis übrigen, noch nicht ausgestatteten RTW).
Variante „6+22"	Zusätzlich zu den bereits ausgestatteten 6 RTW werden die verbleibenden 22 RTW (des Regelbetriebes) des Landkreises ausgestattet.
Variante „6+22+10E"	Zusätzlich zu den bereits ausgestatteten 6 RTW werden die verbleibenden 22 RTW (des Regelbetriebes), sowie die 10 Ersatzfahrzeuge des Landkreises ausgestattet.

Die Kalkulationen der jeweiligen Gesamtkosten entsprechen der bislang aufgezeigten Struktur. Abb. 4.39 zeigt die Gesamtkosten der fünf Varianten auf. Es ist ersichtlich, dass die Gesamtkosten für die Überführung des TNA-Systems mit der Anzahl der ausgestatteten RTW im Landkreis steigen. Von Variante „6" zu Variante „6+22+10E" steigen die Gesamtkosten um das knapp 2,5-fache an.

Bei der Betrachtung der durchschnittlichen Gesamtkosten pro ausgestattetem RTW wird deutlich, dass sich die Kosten von Variante „6" zu Variante „6+22+10E" stark verringern (siehe Abb. 4.40). Der Betrieb eines TNA-Systems kostet bei sechs ausgestatteten RTW durchschnittlich 162.000,00 € pro RTW und Jahr. Werden insgesamt 38 RTW ausgestattet, sinken die Kosten auf 63.000,00 € pro telenotarztfähigem RTW.

Diese Kostenunterschiede lassen sich durch die Wirkung der Fixkostendegression erklären, denn der Fixkostenanteil bei einem Übergang des TNA-Systems in die Regelversorgung ist im Vergleich zu den variablen Kosten hoch. Die zu den Fixkosten zählenden Kostenpositionen fallen in ihrer Gesamthöhe in jeder der fünf Varianten an, unabhängig von der Anzahl der ausgestatteten RTW. Zu den Fixkosten zählen folgende Kostenpositionen: unterbrechungsfreie Stromversorgung (17), TNA-Arbeitsplätze (4a, 4b, 13a), TNA-Schulungen (18), jährliche Personalkosten (10a, 11a), Leasingkosten für peeqBoxen (19), jährliche RTW-unabhängige Betriebskosten (14a, 16a, 15a) und anteilig Schulungskosten (20).

Die vorteilhaften Auswirkungen des TNA-Systems als Teil der Regelversorgung im Landkreis Vorpommern-Greifswald würden somit bei einer hohen Anzahl an ausgestatten RTW durch durchschnittlich geringere Kosten pro RTW noch verstärkt werden.

Bei der Ausweitung des Systems auf andere Landkreise, wie beispielsweise Vorpommern-Rügen, sind weitere Kosteneffekte durch Mengeneffekte zu vermuten. Hier kann eine hohe Nachfrage der RTW-Ausstattung oder der jährlichen Betreiberpauschalen des Drittanbieters positive Kosteneffekte verursachen. Besonders im Hinblick auf weitere Entwicklungen und Systemausweitungen gewinnen jedoch ärztliche und nichtärztliche Koordination und Supervision stark an Bedeutung.

Die Kostenkalkulation sowie die Szenarioanalyse zeigen deutlich, wie vorteilhaft eine Überführung des TNA-Systems auf alle 28 RTW sowie die zehn Ersatzfahrzeuge des Landkreises Vorpommern-Greifswald gegenüber der Ausstattung weniger Fahrzeuge mit telemedizinischer Technik ist.

4.4 Ausblick

T. Laslo, J. Hasebrook, und S. Fleßa

4.4.1 Nachhaltigkeit im Landkreis Vorpommern-Greifswald

Das Projekt Land|Rettung hat gezeigt, dass ein TNA eine Schlüsselressource für einen Rettungsdienst sein kann, insbesondere vor dem Hintergrund der bestehenden demografischen wie auch fachkräftetechnischen Herausforderungen.

Um eine lückenlose Überführung des TNA-Systems in die Regelversorgung sicherzustellen, bedarf es zunächst einer gesetzlichen Grundlage. Diese findet sich bereits seit dem Jahr 2018 in dem Rettungsdienstgesetz des Landes Mecklenburg-Vorpommern (M-V) wieder. Demnach wird den Trägern des Rettungsdienstes gemäß § 3 RDG M-V die Option gegeben, Fahrzeuge im Rettungsdienst einzusetzen, die die telemedizinische Begleitung des nichtärztlichen Rettungsdienstpersonals am Einsatzort durch einen Notarzt vorsehen. Somit ist es jedem Träger des Rettungsdienstes in M-V grundsätzlich freigestellt, die telemedizinische Begleitung im Rettungsdienst durch einen TNA in seinem Rettungsdienstbereich zu etablieren. Zudem können sich mehrere Rettungsdienstbereiche einer TNA-Zentrale bedienen, sodass nicht jeder Träger des Rettungsdienstes gezwungen ist, eine eigene TNA-Zentrale zu betreiben.

Der Landkreis Vorpommern-Greifswald hat entschieden, die Möglichkeit der telemedizinischen Begleitung im Rettungsdienst durch einen TNA flächendeckend einzuführen. Dabei sollen insbesondere alle RTW an Rettungswachen, an denen kein Notarzt stationiert ist, telemedizinisch ausgestattet werden. Auch die Rettungswachen an Standorten, an denen sich ein Krankenhaus befindet, sollen entsprechend technisch aufgerüstet werden, um geeignete, ärztlich begleitete Verlegungsfahrten in andere Krankenhäuser übernehmen zu können. Zudem sollen auf den Rettungswachen der Insel Usedom aufgrund der speziellen geografischen Gegebenheiten RTW mit telemedizinischer Ausstattung vorgehalten werden.

Auch der Nachbarlandkreis Vorpommern-Rügen hat ein starkes Interesse an der Etablierung eines TNA-Systems bekundet. Das Land Mecklenburg-Vorpommern fördert das Ansinnen des Landkreises mit einer Anschubfinanzierung in Höhe von 600.000 €. Die

Fahrzeuge aus dem Landkreis Vorpommern-Rügen werden auf die TNA-Zentrale in Greifswald aufgeschaltet. Der Landkreis wird ab dem Jahr 2020 im Zeitverlauf insgesamt elf RTW an das System anschließen. Innerhalb der Evaluationsphase des Projektes Land|Rettung wurden bereits zwei Fahrzeuge aus Vorpommern-Rügen an die TNA-Zentrale in Greifswald angebunden. Der Landkreis Vorpommern-Greifswald beabsichtigt, die Anzahl der mit telemedizinischer Technik ausgestatten Fahrzeuge ab dem Jahr 2020 von sechs auf zunächst 21 Fahrzeuge zu erhöhen und im Zeitverlauf alle weiteren Fahrzeuge entsprechend zu befähigen. Dafür haben die Ärztlichen Leiter Rettungsdienst beider Landkreise bereits im Jahr 2019 die Einsatzstichworte für den Rettungsdienst beider Integrierten Leitstellen angeglichen. Die Kooperation zwischen den beiden Landkreisen mündete in einen öffentlich-rechtlichen Vertrag, welcher im Dezember 2019 unterzeichnet wurde. Er sieht neben der Kooperation im Bereich Telemedizin im Rettungsdienst unter anderem auch eine Kooperation auf der Ebene der Integrierten Leitstellen beider Landkreise sowie in der Zusammenarbeit mit der Kassenärztlichen Vereinigung vor.

Aufgrund der oben genannten gesetzlichen Rahmenbedingungen in M-V sind die Krankenkassen unter Maßgabe des Wirtschaftlichkeitsprinzips nach § 12 SGB V verpflichtet, die Kosten für die weitere Etablierung des TNA-Systems und Überführung in die Regelversorgung im Rahmen der Entgeltverhandlungen nach § 12 des Rettungsdienstgesetztes M-V zu übernehmen. Die Landkreise und kreisfreien Städte als Träger des Rettungsdienstes sind jedoch gezwungen, zunächst in Vorleistungen zu treten, da die Krankenkassen bei den Investitionskosten lediglich pro Jahr die Höhe der jährlichen Abschreibungen erstatten. Betriebskosten (Aufwendungen) werden hingegen kalenderjährlich von den Krankenkassen beglichen.

4.4.2 Empfehlungen zur Übertragung in andere Regionen

Der Transfer von Innovationen zwischen Regionen kann vieles bedeuten: Von einfachem Erfahrungstausch bis hin zum Aufbau ganzer Infrastrukturen. Bousquet et al. unterscheiden nach Umfang des Transfers die Stufen 1) Wissens- und Erfahrungsaustausch, 2) Anpassung bestehender Systeme, 3) teilweiser Aufbau neuer Strukturen, 4) Aufbau einer neuen Struktur und 5) die komplette Übernahme, z. B. durch einen Aufkauf [131]. Alle Stufen des Transfers spielen auch im Projekt Land|Rettung eine Rolle:

1) Der Wissens- und Erfahrungsaustausch wurde in der Region zwischen den Organisationen und Berufsgruppen gefördert durch die Zusammenarbeit im Projekt, die durchgeführten Befragungen und die Schulungsmaßnahmen. Überregional nahmen Projektmitglieder an Schulungsmaßnahmen, z. B. an der Uniklinik der RWTH Aachen, und an Kongressen teil und veranstalteten selber welche. Im Projekt Land|Rettung wuchsen die Beziehungsnetzwerke zwischen Personen und Organisationen. Zudem wurden sie durchlässiger und bilden damit eine wichtige Grundlage für die Innovationsausbreitung [132].

2) Im Rahmen des Projektes mussten IT-Systeme in der Leitstelle und zahlreiche Abläufe, Dienstpläne und Teamtreffen neu strukturiert und angepasst werden. Diese Änderungen werden über das Ende des Förderzeitraums hinaus fortgeführt und weiterentwickelt. Der Aufbau, die Anpassung und die Testung der verwendeten Systeme haben weit über den Projektrahmen hinaus zahlreiche Verbesserungen und Veränderungen in den Systemen und den Schulungs- und Dokumentationsunterlagen bewirkt.
3) Diese Veränderungen und die dafür notwendigen Anschaffungen rund um das TNA-System sind eine bedeutsame und über das Projektende hinaus wirksame Erweiterung bestehender Strukturen. Die Veränderungen waren durchführbar, weil zahlreiche Organisationen sich am Projekt beteiligt haben und ein rechtlicher und finanzieller Rahmen für das Projekt geschaffen wurde. Dazu gehört die Möglichkeit, rechtssicher neue Systeme in die Rettungskette einzuführen und von Fördermitteln nicht vollständig gedeckte Aktivitäten, wie die Laienschulung, durchzuführen.
4) Vom Gesetzgeber über die Kostenträger bis hin zur Selbstverwaltung in der medizinischen Versorgung waren viele Interessensvertreter (Stakeholder) in das Projekt eingebunden. Dadurch sind zahlreiche neue Verbindungen zwischen Personen und Organisationen entstanden, die helfen können, bestehende Strukturen auf den zukünftigen Bedarf vorzubereiten und besser auf Veränderungen zu reagieren. Dies hat dazu geführt, dass die oben genannten Veränderungen nicht nur zeitlich begrenzt vorgenommen wurden, sondern über den Projektzeitraum fortgeführt werden: In das Rettungsdienstgesetz des Landes Mecklenburg-Vorpommern wurde der TNA als Systemkomponente in der Regelversorgung aufgenommen.
5) Der Nachbarlandkreis Vorpommern-Rügen plant, sich den Innovationen aus dem Land|Rettung-Projekt anzuschließen und das TNA-System auf der nun bestehenden gesetzlichen Grundlage einzuführen.

Ob ein Transfer der in Land|Rettung gewonnenen Erkenntnisse und der dort entwickelten Lösungen gelingen kann, hängt jedoch nicht allein vom Erfolg des Land|Rettung-Projektes im Landkreis Vorpommern-Greifswald ab, sondern auch von der Aufnahmefähigkeit und -bereitschaft anderer Regionen.

Nach Grennhalgh et al. bestehen die Voraussetzungen für einen gelungenen Innovationstransfer auf der Seite des Innovators aus den folgenden Punkten: 1) Nachweis eines komparativen Vorteils durch die Innovation, 2) hohe Transparenz, Nachvollziehbarkeit und Bereitschaft zur Kooperation, 3) Unterstützungsangebote bei der Übertragung, 4) Stabilität und Sicherheit der angebotenen Lösung und nicht zuletzt 5) eine gute Vernetzung und Kommunikation [133]. Auf Seiten des Annehmers (engl. „adopter") muss es 1) einen Bedarf geben, der einen Veränderungsdruck auslöst, 2) eine ausreichend hohe Gleichheit mit den Bedingungen des Innovators, 3) Voraussetzungen zur Übernahme der Innovation (z. B. Infrastruktur und qualifiziertes Personal) und 4) Erfahrungen und Bereitschaft zur Übernahme komplexer Innovationen. Dazu gehört vor allem die Unterstützung durch einflussreiche Promotoren und das Bestehen bereits funktionierender Systeme [37].

Laut Angaben des Statistischen Amts des Bundes und der Länder [134] weisen über 2800 Gemeinden in Deutschland, also rund 26 % aller Gemeinden, eine Bevölkerungsdichte von unter 50 Einwohnern pro Quadratkilometer auf. Zum Vergleich: Im Bundesdurchschnitt sind es über 230 und in Metropolstädten über 4000 Einwohner pro Quadratkilometer. Von den rund 300 Landkreisen in Deutschland sind etwa 25 mit weniger als 50 und rund 70 mit weniger als 100 Einwohnern pro Quadratkilometer relativ bevölkerungsarm (Bundesdurchschnitt 210). Diese Landkreise liegen oftmals im Nordosten der Bundesrepublik, finden sich aber auch in Grenzregionen im Südosten und Südwesten. Rechnet man noch Landkreise hinzu, die bei durchschnittlicher Bevölkerungsdichte unzugängliche und daher für Rettungsmittel und notärztliche Versorgung schwer erreichbare Gebiete mit teils hohem Touristenaufkommen umfassen, z. B. Inseln, Küstenabschnitte oder Bergregionen, so wird ein Bedarf an den im Projekt Land|Rettung erarbeiteten Innovationen vermutlich bei 50 bis 100 Landkreisen vorliegen.

Doch neben Bedarf und Veränderungsdruck müssen auch Voraussetzungen, wie eine ausreichend ausgebaute Infrastruktur, qualifiziertes Personal und Vorerfahrung in der Handhabung technischer und organisatorischer Innovationen im Gesundheitsbereich vorliegen. Gerade das Beispiel des Landkreises Vorpommern-Greifswald zeigt, dass diese Voraussetzungen für Landkreise in Deutschland keine hohe Hürde darstellen sollten: Der äußerste Nordosten Deutschlands mit abgelegenen Landstrichen, einschließlich Inseln, hat eine eher schlechte Netzabdeckung [135] und die Verkehrsinfrastruktur weist in vielen, ländlichen Kommunen einen erheblichen Verbesserungsbedarf auf [136]. Da alle deutschen Landkreise über ein – wenn auch unterschiedlich organisiertes – Rettungswesen verfügen, können personelle und organisatorische Anforderungen grundsätzlich als erfüllt angesehen werden.

Bleiben als wichtige Voraussetzung für eine erfolgreiche Übertragung noch die Kooperationsbereitschaft und die Fähigkeit, komplexe Veränderungsprozesse zu handhaben. Da Innovationen meist – wie auch im Projekt Land|Rettung – aus der Kombination bereits bestehender Lösungen entstehen, bedeutet die Durchsetzung von Innovationen am Markt vor allem die Auswahl der richtigen Kombination [137]. Offene Innovation und hohe Kooperationsbereitschaft lohnen sich vor allem dann, wenn ein hohes Wachstum vorliegt und daher keine Konkurrenz sowie keine Monopolanbieter im Markt herrschen. Für Monopolanbieter zahlt sich hingegen Kooperationsbereitschaft weniger aus, sodass geschlossene Innovationsprozesse bevorzugt werden. Im Projekt Land|Rettung begegnet einem beides: Derzeit sind nur wenige Anbieter für die verwendeten Systemeinheiten am Markt, sodass sie fast wie Monopolisten agieren können. Andererseits sind es gerade Projekte wie Land|Rettung, die erst für einen wachsenden Markt sorgen, sodass ihr Erfolg für die wenigen relevanten Anbieter von hoher Bedeutung ist.

Eine Besonderheit der Ausbreitung von Innovationen im Gesundheitsbereich ist es, dass Innovationen nicht wie sonst häufig zu mehr Ungleichheit führen und „Verlierer", z. B. durch Arbeitsplatzabbau, produzieren. Umfassende technische Neuerungen lösen oft bisher gefragte Expertengruppen durch neue Berufs- und Expertengruppen ab [138]. Sozio-technische Innovationen, die die gesundheitliche Versorgung in unter- und fehlversorgten Bereichen stärken, führen jedoch nicht zu diesen Entwicklungen, weil die Digitalisierung von Arbeit in der Patientenversorgung die dringend benötigte Effizienzsteigerung und Entlastung von Fachpersonal bewirken kann [139]. Vielmehr zeigen Erfahrungen aus der Übertragung von Innovationen in der gesundheitlichen Versorgung, dass Ungleichheiten abgebaut, die Versorgung verbessert und insbesondere die kurativ Tätigen entlastet und weiterqualifiziert werden [140]. Das Projekt Land|Rettung gibt den Anstoß zur Bildung eines regionalen Innovationsnetzwerks mit überregionaler Vernetzung, das nun helfen kann, Innovationen erfolgreich in andere Regionen zu übertragen.

Literatur

1. Luiz T, Marung H, Pollach G et al (2019) Implementierungsgrad der strukturierten Notrufabfrage in deutschen Leitstellen und Auswirkungen ihrer ührung. Anaesthesist 68(5):282–293. https://doi.org/10.1007/s00101-019-0570-6
2. Bundesärztekammer (2013) Indikationskatalog für den Notarzteinsatz: Handreichung für Telefondisponenten in Notdienstzentralen und Rettungsleitstellen. Dtsch Arztebl Int 110(11):521
3. Deutscher Bundestag (2014) Bericht über Maßnahmen auf dem Gebiet der Unfallverhütung im Straßenverkehr 2012 und 2013.: Drucksache 18/2420. http://dip21.bundestag.de/dip21/btd/18/024/1802420.pdf. Zugegriffen am 11.05.2020
4. Prückner S, Bayeff-Filloff M (2018) Einsatz- und Strukturdaten im Rettungsdienst Bayern: Ergebnisse und Konsequenzen. In: Neumayr A, Baubin M, Schinnerl A (Hrsg) Herausforderung Notfallmedizin: Innovation – Vision – Zukunft. Springer, Berlin/Heidelberg, S 221–231
5. Knapp J, Häske D, Böttiger BW et al (2019) Influence of prehospital physician presence on survival after severe trauma: systematic review and meta-analysis. J Trauma Acute Care Surg 87(4):978–989. https://doi.org/10.1097/TA.0000000000002444
6. Goto Y, Funada A, Goto Y (2019) Impact of prehospital physician-led cardiopulmonary resuscitation on neurologically intact survival after out-of-hospital cardiac arrest: a nationwide population-based observational study. Resuscitation 136:38–46. https://doi.org/10.1016/j.resuscitation.2018.11.014
7. Böttiger BW, Bernhard M, Knapp J et al (2016) Influence of EMS-physician presence on survival after out-of-hospital cardiopulmonary resuscitation: systematic review and meta-analysis. Crit Care 20:4. https://doi.org/10.1186/s13054-015-1156-6
8. Yperzeele L, van Hooff R-J, de SA et al (2014) Feasibility of AmbulanCe-Based Telemedicine (FACT) study: Safety, feasibility and reliability of third generation in-ambulance telemedicine. PLoS One 9(10):e110043. https://doi.org/10.1371/journal.pone.0110043
9. Valenzuela Espinoza A, van Hooff R-J, de Smedt A et al (2016) Development and Pilot Testing of 24/7 In-Ambulance Telemedicine for Acute Stroke: Prehospital Stroke Study at the Universitair Ziekenhuis Brussel-Project. Cerebrovasc Dis 42(1-2):15–22. https://doi.org/10.1159/000444175
10. Latifi R, Weinstein RS, Porter JM et al (2007) Telemedicine and telepresence for trauma and emergency care management. Scand J Surg 96(4):281–289. https://doi.org/10.1177/145749690709600404
11. Mair F, Fraser S, Ferguson J et al (2008) Telemedicine via satellite to support offshore oil platforms. J Telemed Telecare 14(3):129–131. https://doi.org/10.1258/jtt.2008.003008
12. Carius C, Jacob C, Schultz M SOS auf Offshore-Plattform Sieben. In: Durstewitz L (Hrsg) 2016 – Meer – Wind – Strom, Springer Fachmedien, Wiesbaden, S 255–260

13. Overheu D (2019) Telemedizin im kassenärztlichen Bereitschaftsdienst mit Notfallsanittern. Retten! 8(03):166–170. https://doi.org/10.1055/a-0886-8017
14. Brokmann JC, Felzen M, Beckers SK et al (2017) Telemedizin: Potenziale in der Notfallmedizin. Anasthesiol Intensivmed Notfallmed Schmerzther 52(2):107–117. https://doi.org/10.1055/s-0042-108713
15. Felzen M, Brokmann JC, Beckers SK et al (2017) Improved technical performance of a multifunctional prehospital telemedicine system between the research phase and the routine use phase – an observational study. J Telemed Telecare 23(3):402–409. https://doi.org/10.1177/1357633X16644115
16. Brokmann JC, Rossaint R, Bergrath S et al (2015) Potenzial und Wirksamkeit eines telemedizinischen Rettungsassistenzsystems: Prospektive observationelle Studie zum Einsatz in der Notfallmedizin (Potential and effectiveness of a telemedical rescue assistance system. Prospective observational study on implementation in emergency medicine). Anaesthesist 64(6):438–445. https://doi.org/10.1007/s00101-015-0039-1
17. Koncz V, Kohlmann T, Bielmeier S et al (2019) Tele-emergency physician : New care concept in emergency medicine (Telenotarzt : Neues Versorgungskonzept in der Notfallmedizin). Unfallchirurg. https://doi.org/10.1007/s00113-019-0679-8
18. Rogers H, Madathil KC, Agnisarman S et al (2017) A systematic review of the implementation challenges of telemedicine systems in ambulances. Telemed J E Health 23(9):707–717. https://doi.org/10.1089/tmj.2016.0248
19. Zhang Z, Brazil J, Ozkaynak M et al (2020) Evaluative research of technologies for prehospital communication and coordination: a systematic review. J Med Syst 44(5):100. https://doi.org/10.1007/s10916-020-01556-z
20. Felzen M, Beckers SK, Kork F et al (2019) Utilization, safety, and technical performance of a telemedicine system for prehospital emergency care: observational study. J Med Internet Res 21(10):e14907. https://doi.org/10.2196/14907
21. Brokmann JC, Conrad C, Rossaint R et al (2016) Treatment of acute coronary syndrome by telemedically supported paramedics compared with physician-based treatment: a prospective, interventional, multicenter trial. J Med Internet Res 18(12):e314. https://doi.org/10.2196/jmir.6358
22. Brokmann JC, Rossaint R, Müller M et al (2017) Blood pressure management and guideline adherence in hypertensive emergencies and urgencies: a comparison between telemedically supported and conventional out-of-hospital care. J Clin Hypertens (Greenwich) 19(7):704–712. https://doi.org/10.1111/jch.13026
23. Gnirke A, Beckers SK, Gort S et al (2019) Analgesie im Rettungsdienst: Vergleich zwischen Telenotarzt- und Callback-Verfahren hinsichtlich Anwendungssicherheit, Wirksamkeit und Verträglichkeit (Analgesia in the emergency medical service: comparison between tele-emergency physician and call back procedure with respect to application safety, effectiveness and tolerance). Anaesthesist 68(10):665–675. https://doi.org/10.1007/s00101-019-00661-0
24. Brokmann JC, Rossaint R, Hirsch F et al (2016) Analgesia by telemedically supported paramedics compared with physician-administered analgesia: A prospective, interventional, multicentre trial. Eur J Pain 20(7):1176–1184. https://doi.org/10.1002/ejp.843
25. Lenssen N, Krockauer A, Beckers SK et al (2017) Quality of analgesia in physician-operated telemedical prehospital emergency care is comparable to physician-based prehospital care – a retrospective longitudinal study. Sci Rep 7(1):1536. https://doi.org/10.1038/s41598-017-01437-5
26. Eder PA, Reime B, Wurmb T et al (2018) Prehospital telemedical emergency management of severely injured trauma patients. Methods Inf Med 57(05/06):231–242. https://doi.org/10.1055/s-0039-1681089
27. Kirkpatrick AW, McKee I, McKee JL et al (2016) Remote just-in-time telementored trauma ultrasound: a double-factorial randomized controlled trial examining fluid detection and re-

mote knobology control through an ultrasound graphic user interface display. Am J Surg 211(5):894–902.e1. https://doi.org/10.1016/j.amjsurg.2016.01.018
28. Marsh-Feiley G, Eadie L, Wilson P (2018) Paramedic and physician perspectives on the potential use of remotely supported prehospital ultrasound. Rural Remote Health 18(3):4574. https://doi.org/10.22605/RRH4574
29. Campbell A, Ellington M (2016) Reducing time to first on scene: an ambulance-community first responder scheme. Emerg Med Int 2016:1915895. https://doi.org/10.1155/2016/1915895
30. Schmiedel R, Behrendt H (2015) Leistungen des Rettungsdienstes 2012/13. Analyse des Leistungsniveaus im Rettungsdienst für die Jahre 2012 und 2013, Bd 260. Fachverlag NW in der Carl Schuenemann Verlag GmbH, Bremen
31. Bader K, Bernhard M, Gries A et al (2018) Entwicklung bodengebundener Notarzteinsätze im Stadtgebiet Leipzig von 2003 bis 2013 (Development of ground-based physician-staffed emergency missions in the city of Leipzig from 2003 to 2013). Anaesthesist 67(3):177–187. https://doi.org/10.1007/s00101-017-0393-2
32. Lechleuthner A (2017) Gestuftes Versorgungssystem im Rettungsdienst (GVS): Ein Beitrag zur Optimierung des Rettungsdienstes unter den Rahmenbedingungen weiterhin steigender Einsatzzahlen. DOI: 10.13140/RG.2.2.26984.57609; working paper
33. Lechleuthner A, Wesolowski M, Brandt S (2019) Gestuftes Versorgungssystem im Kölner Rettungsdienst. Notfall Rettungsmedizin 22(7):598–607. https://doi.org/10.1007/s10049-019-00644-z
34. Metelmann B, Metelmann C, Hahnenkamp K et al (2018) Telemedizinische Unterstützung für Rettungskräfte am Notfallort. In: Kluge PDS, Heringlake PDM, Schwab PDS et al (Hrsg) DIVI Jahrbuch 2018/2019: Fortbildung und Wissenschaft in der interdisziplinären Intensivmedizin und Notfallmedizin. MWV Medizinisch Wiss. Verlag, Berlin, S 15–21
35. Telemedizin in der prähospitalen Notfallmedizin: Strukturempfehlung der DGAI, Beschluss des Engeren Präsidiums der DGAI vom 09.11.2015; Anästh Intensivmed 2016; Aktiv Druck & Verlag GmbH, Ebelsbach 57:160–166
36. Felzen M, Hirsch F, Brokmann JC et al (2018) Anforderungs- und Qualifikationsprofil an den Notarzt in der Telenotfallmedizin. Notfall Rettungsmedizin 21(7):590–597. https://doi.org/10.1007/s10049-018-0443-6
37. Fleßa S (2017) Systemisches Krankenhausmanagement. In: EBook Package Economics 2017 : EBook Package COmplete 2017 : DG OWV ebook Paket Lehrbücher Wirtschaftswiss. de Gruyter, Berlin/Boston
38. Landkreis Vorpommern-Greifswald (2020) Breitbandausbau im Landkreis Vorpommern – Greifswald. https://www.kreis-vg.de/Breitbandausbau. Zugegriffen am 06.06.2020
39. Brukamp K (Hrsg) (2011) Technisierte Medizin – dehumanisierte Medizin?: Ethische, rechtliche und soziale Aspekte neuer Medizintechnologien, [Online-Ausg.]. Medizin – Technik – Ethik, Bd 1. Kassel University Press, Kassel
40. Rossaint R, Wolff J, Lapp N et al (2017) Indikationen und Grenzen des TNAsystems. Notfall Rettungsmedizin 20(5):410–417. https://doi.org/10.1007/s10049-016-0259-1
41. Nolting H-D, Zich K (2017) Telemedizinische Prozessinnovationen in den Regelbetrieb: Lessons Learned. https://www.bertelsmann-stiftung.de/de/publikationen/publikation/did/telemedizinische-prozessinnovationen-in-den-regelbetrieb/. Zugegriffen am 06.06.2020
42. Katzenmeier C, Schrag-Slavu S (2010) Rechtsfragen des Einsatzes der Telemedizin im Rettungsdienst: Eine Untersuchung am Beispiel des Forschungsprojektes Med-on-aix. Kölner Schriften zum Medizinrecht, Bd 2. Springer, Berlin/Heidelberg
43. Krüger-Brand H (2018) Telemedizin: Strategien für den Innovationstransfer. Dtsch Arztebl Int 115(1–2):A14–A17

44. Kissi J, Dai B, Dogbe CS et al (2019) Predictive factors of physicians' satisfaction with telemedicine services acceptance. Health Informatics J: 1460458219892162. https://doi.org/10.1177/1460458219892162
45. Rho MJ, Choi IY, Lee J (2014) Predictive factors of telemedicine service acceptance and behavioral intention of physicians. Int J Med Inform 83(8):559–571. https://doi.org/10.1016/j.ijmedinf.2014.05.005
46. Wade VA, Eliott JA, Hiller JE (2014) Clinician acceptance is the key factor for sustainable telehealth services. Qual Health Res 24(5):682–694. https://doi.org/10.1177/1049732314528809
47. Davis F (1989) Perceived usefulness, perceived ease of use, and user acceptance of information technology. MIS Q 13(3):319–340. https://doi.org/10.2307/249008
48. Metelmann C, Metelmann B, Bartels J et al (2018) Was erwarten Mitarbeiter der Notfallmedizin vom TNA? Notfall Rettungsmedizin 7(5):e36796. https://doi.org/10.1007/s10049-018-0520-x
49. Metelmann C, Metelmann B, Kohnen D et al (2020) Evaluation of a rural emergency medical service project in Germany: protocol for a multimethod and multiperspective longitudinal analysis. JMIR Res Protoc 9(2):e14358. https://doi.org/10.2196/14358
50. Kuntosch J, Metelmann B, Zänger M et al. (2020) Das TNA-System als Innovation im Rettungsdienst: Potenzialbewertung durch Mitarbeiter deutscher Einsatzleitstellen: ahead of print. Das Gesundheitswesen
51. Demaret P, Lebrun F, Devos P et al (2016) Pediatric pre-hospital emergencies in Belgium: a 2-year national descriptive study. Eur J Pediatr 175(7):921–930. https://doi.org/10.1007/s00431-016-2723-9
52. Schneider F, Martin J, Schneider G et al (2018) The impact of the patient's initial NACA score on subjective and physiological indicators of workload during pre-hospital emergency care. PLoS One 13(8):e0202215. https://doi.org/10.1371/journal.pone.0202215
53. Alessandrini H, Oberladstätter D, Trimmel H et al (2012) NACA-Scoringsystem. Notfall Rettungsmedizin 15(1):42–50. https://doi.org/10.1007/s10049-010-1386-8
54. Hagen ME, Curet MJ (2014) Professional Education: Telementoring and Teleproctoring. In: Kim KC (Hrsg) Robotics in general surgery Springer, New York, S 431–434
55. Bogen EM, Augestad KM, Patel HR et al (2014) Telementoring in education of laparoscopic surgeons: an emerging technology. World J Gastrointest Endosc 6(5):148–155. https://doi.org/10.4253/wjge.v6.i5.148
56. Farrenkopf J, Girard Y, Neumann F (2019) Herkulesaufgabe: evidenzbasierte Regulierung im Telekommunikationssektor. Wirtschaftsdienst 99(2):113–118. https://doi.org/10.1007/s10273-019-2404-1
57. Sack D (2019) Regulierung der Privatisierung. In: Sack D (Hrsg) Vom Staat zum Markt. Springer Fachmedien Wiesbaden, Wiesbaden, S 277–295
58. Dochow C (2019) Telemedizin und Datenschutz. MedR Medizinrecht 37(8):636–648. https://doi.org/10.1007/s00350-019-5295-7
59. Klack L, Ziefle M, Wilkowska W et al (2013) Telemedical versus conventional heart patient monitoring: a survey study with German physicians. Int J Technol Assess Health Care 29(4):378–383. https://doi.org/10.1017/S026646231300041X
60. Lux T, Breil B, Dörries M et al (2017) Digitalisierung im Gesundheitswesen – zwischen Datenschutz und moderner Medizinversorgung. Wirtschaftsdienst 97(10):687–703. https://doi.org/10.1007/s10273-017-2200-8
61. Magrabi F, Ong M-S, Runciman W et al (2010) An analysis of computer-related patient safety incidents to inform the development of a classification. J Am Med Inform Assoc 17(6):663–670. https://doi.org/10.1136/jamia.2009.002444
62. Gries A, Zink W, Bernhard M et al (2005) Einsatzrealität im Notarztdienst. Notf Rettungsmed 8(6):391–398. https://doi.org/10.1007/s10049-005-0756-0

63. Schröder T (2016) Hämodynamisches Monitoring – Basismonitoring (Hemodynamic monitoring – Basic monitoring). AINS-Anästhesiol Intensivmed Notfallmed Schmerzther 51(10):610–615. https://doi.org/10.1055/s-0041-110005
64. Helm M, Hauke J, Schlechtriemen T et al (2007) Papiergestützte digitale Einsatzdokumentation im Luftrettungsdienst. Qualitätsmanagement in der präklinischen Notfallmedizin (Paper-assisted digital Mission documentation in air rescue services. Quality management in preclinical emergency medicine). Anaesthesist 56(9):877–885. https://doi.org/10.1007/s00101-007-1215-8
65. Herden HN, Moecke HP (1992) Bundeseinheitliches Notarzteinsatzprotokoll. Notfallmed 18:38–40
66. Moecke H, Dirks B, Friedrich H-J et al (2004) DIVI-Notarzteinsatzprotokoll. Notfall Rettungsmedizin 7(4). https://doi.org/10.1007/s10049-004-0661-y
67. Lohs T, Wnent J, Jakisch B (2018) Dokumentation und Qualitätsmanagement im Rettungsdienst. Notf Med Up2date 13(04):391–406. https://doi.org/10.1055/a-0587-8830
68. Moecke HP, Herden HN (1994) Dokumentation im Rettungsdienst. Basis für Forschung und Qualitätssicherung (Documentation in the rescue service. A basis for research and quality assurance). Anaesthesist 43(4):257–261. https://doi.org/10.1007/s001010050056
69. Messelken M, Schlechtriemen T, Arntz H-R et al (2011) Minimaler Notfalldatensatz MIND3. Notfall Rettungsmedizin 14(8):647–654. https://doi.org/10.1007/s10049-011-1510-4
70. Suttner S (2011) Hämodynamisches Monitoring. DoctorConsult J Wissen Klinik Praxis 2(4):e221–e227. https://doi.org/10.1016/j.dcjwkp.2011.10.008
71. Friesgaard KD, Riddervold IS, Kirkegaard H et al (2018) Acute pain in the prehospital setting: a register-based study of 41.241 patients. Scand J Trauma Resusc Emerg Med 26. https://doi.org/10.1186/s13049-018-0521-2
72. McManus JG, Sallee DR (2005) Pain management in the prehospital environment. Emerg Med Clin North Am 23(2):415–431. https://doi.org/10.1016/j.emc.2004.12.009
73. Cousins MJ, Lynch ME (2011) The Declaration Montreal: access to pain management is a fundamental human right. Pain 152(12):2673–2674. https://doi.org/10.1016/j.pain.2011.09.012
74. Gausche-Hill M, Brown KM, Oliver ZJ et al (2014) An Evidence-based Guideline for prehospital analgesia in trauma. Prehosp Emerg Care 18(Suppl 1):25–34. https://doi.org/10.3109/10903127.2013.844873
75. Hossfeld B, Holsträter S, Bernhard M et al (2016) Prähospitale Analgesie beim Erwachsenen – Schmerzerfassung und Therapieoptionen (Prehospitale analgesia in adults). Anasthesiol Intensivmed Notfallmed Schmerzther 51(2):84–95; quiz 96. https://doi.org/10.1055/s-0042-101466
76. Robert-Koch-Institut, DeStatis (2015) Gesundheit in Deutschland. Gesundheitsberichterstattung des Bundes. H.Heenemann GmbH & Co.KG, Berlin; DOI 10.17886/rkipubl-2015-003
77. Radoschewski M (2000) Gesundheitsbezogene Lebensqualität – Konzepte und Maße. Bundesgesundheitsbl Gesundheitsforsch Gesundheitsschutz 43(3):165–189. https://doi.org/10.1007/s001030050033
78. Prinz C (2012) Basiswissen Innere Medizin. Springer, Berlin/Heidelberg
79. Czaplik M, Bergrath S (2016) Telemedizin in der Notfallmedizin. In: Fischer F, Krämer A (Hrsg) eHealth in Deutschland. Springer, Berlin/Heidelberg, S 319–333
80. (20.03.2020) Sozialgesetzbuch Elftes Buch – Pflegeversicherung. BGBl. I Ausfertigungsdatum 26.05.1994
81. Liman TG, Heuschmann PU, Endres M et al (2011) Changes in cognitive function over 3 years after first-ever stroke and predictors of cognitive impairment and long-term cognitive stability: the Erlangen Stroke Project. Dement Geriatr Cogn Disord 31(4):291–299. https://doi.org/10.1159/000327358
82. Robert-Koch-Institut (2013) Herz-Kreislauf-Erkrankungen. https://www.rki.de/DE/Content/Gesundheitsmonitoring/Themen/Chronische_Erkrankungen/HKK/HKK_node.html. Zugegriffen am 14.05.2020
83. Statistisches Bundesamt (2020) Krankheitskosten. https://www.destatis.de/DE/Themen/Gesellschaft-Umwelt/Gesundheit/Krankheitskosten/_inhalt.html#sprg235860. Zugegriffen am 14.05.2020

84. Fischer F, Krämer A (Hrsg) (2016) eHealth in Deutschland. Springer, Berlin/Heidelberg
85. Gelbe Liste Pharmindex (2019) Transitorische ischämische Attacke (TIA). https://www.gelbe-liste.de/krankheiten/transitorische-ischaemische-attacke-tia. Zugegriffen am 14.05.2020
86. Roffi M, Patrono C, Collet J-P et al (2016) 2015 ESC guidelines for the management of acute coronary syndromes in patients presenting without persistent ST-segment elevation: task force for the management of acute coronary syndromes in patients presenting without persistent ST-Segment Elevation of the European Society of Cardiology (ESC). Eur Heart J 37(3):267–315. https://doi.org/10.1093/eurheartj/ehv320
87. Statistisches Bundesamt (2019) Statistisches Jahrbuch Deutschland 2019 Westermann Druck Zwickau GmbH; ISBN I 978-3-8246-1086-0
88. Statistisches Bundesamt (Hrsg) (2017) Gesundheit 2016: Diagnosedaten der Patienten und Patientinnen in Krankenhäusern (einschl. Sterbe- und Stundenfälle). Reihe 6.2.1, Bd. Fachserie 12
89. Kissela BM, Khoury JC, Alwell K et al (2012) Age at stroke: temporal trends in stroke incidence in a large, biracial population. Neurology 79(17):1781–1787. https://doi.org/10.1212/WNL.0b013e318270401d
90. Stargardt T, Schreyögg J, Kondofersky I (2014) Measuring the relationship between costs and outcomes: the example of acute myocardial infarction in German hospitals. Health Econ 23(6):653–669. https://doi.org/10.1002/hec.2941
91. Reinhold T, Lindig C, Willich SN et al (2011) The costs of myocardial infarction – a longitudinal analysis using data from a large German health insurance company. J Public Health 19(6):579–586. https://doi.org/10.1007/s10389-011-0420-8
92. Kolominsky-Rabas PL, Heuschmann PU, Marschall D et al (2006) Lifetime cost of ischemic stroke in Germany: results and national projections from a population-based stroke registry: the Erlangen Stroke Project. Stroke 37(5):1179–1183. https://doi.org/10.1161/01.STR.0000217450.21310.90
93. Lindig C, Brüggenjürgen B, Willich S et al (2010) Die Kosten des Schlaganfalls — eine Längsschnittanalyse. Pharmacoeconomics-Ger-Res-Articles 8(2):97–107. https://doi.org/10.1007/BF03320768
94. Bundesgesundheitsministerium (2019) Krankenhausfinanzierung. https://www.bundesgesundheitsministerium.de/krankenhausfinanzierung.html. Zugegriffen am 14.05.2020
95. Gerdes N, Baum R, Greulich W et al (2003) Eingangsbelastung der Patient(inn)en und Ergebnisqualität der Rehabilitation nach Schlaganfall--Resultate einer arztseitigen und patientenseitigen Untersuchung in drei neurologischen Kliniken mit Follow-up nach 6 Monaten (Initial status of patients and effects of rehabilitation after stroke – analysis of a patients' and a physicians' questionnaire in three neurological rehabilitation centres with a follow-up after 6 months). Rehabilitation (Stuttg) 42(5):269–283. https://doi.org/10.1055/s-2003-42854
96. Scholz R, Rößger F, Kreft D et al. (2010) Bevölkerungsprognosen für Mecklenburg-Vorpommern auf Kreisebene bis zum Jahr 2030. soFid Bevölkerungsforschung 2010/1
97. Bogomolova S, Tan PJ, Dunn SP et al (2016) Understanding the factors that influence patient satisfaction with ambulance services. Health Mark Q 33(2):163–180. https://doi.org/10.1080/07359683.2016.1166864
98. Heydari H, Kamran A, Zali ME et al (2017) Customers' satisfaction about prehospital emergency medical services in Lorestan, Iran. Electron Physician 9(3):3974–3979. https://doi.org/10.19082/3974
99. Plum R, Metelmann C, Metelmann B et al (2020) Patientenzufriedenheit im Rettungsdienst – Ein Vergleich nach Versorgung mit und ohne Telenotarzt. Anästhesiol Intensivmed 61(03):40
100. Joo B-K (2010) Organizational commitment for knowledge workers: the roles of perceived organizational learning culture, leader-member exchange quality, and turnover intention. Hum Resour Dev Q 21(1):69–85. https://doi.org/10.1002/hrdq.20031
101. Chao M-C, Jou R-C, Liao C-C et al (2015) Workplace stress, job satisfaction, job performance, and turnover intention of health care workers in rural Taiwan. Asia Pac J Public Health 27(2):NP1827–NP1836

102. Mousavi S-M, Asayesh H, Sharififard F et al (2019) Job satisfaction and turnover intention among anesthesiologists: an Iranian study. Anesth Pain Med 9(3):e83846. https://doi.org/10.5812/aapm.83846
103. Shields MA, Ward M (2001) Improving nurse retention in the National Health Service in England: the impact of job satisfaction on intentions to quit. J Health Econ 20(5):677–701. https://doi.org/10.1016/S0167-6296(01)00092-3
104. Akerlof GA, Rose AK, Yellen JL et al (1988) Job switching and job satisfaction in the US labor market. Brook Pap Econ Act 1988(2):495–594
105. Clark AE (1996) Job satisfaction in Britain. Br J Ind Relat 34(2):189–217
106. Clark AE (2001) What really matters in a job? Hedonic measurement using quit data. Labour Econ 8(2):223–242. https://doi.org/10.1016/S0927-5371(01)00031-8
107. Clegg CW (1983) Psychology of employee lateness, absence, and turnover: a methodological critique and an empirical study. J Appl Psychol 68(1):88
108. Misra-Hebert AD, Kay R, Stoller JK (2004) A review of physician turnover: rates, causes, and consequences. Am J Med Qual 19(2):56–66. https://doi.org/10.1177/106286060401900203
109. Waldman JD, Kelly F, Aurora S et al (2004) The shocking cost of turnover in health care. Health Care Manag Rev 29(1):2–7
110. Nyssen AS, Hansez I, Baele P et al (2003) Occupational stress and burnout in anaesthesia. Br J Anaesth 90(3):333–337. https://doi.org/10.1093/bja/aeg058
111. Howlett M, Doody K, Murray J et al (2015) Burnout in emergency department healthcare professionals is associated with coping style: a cross-sectional survey. Emerg Med J 32(9):722. https://doi.org/10.1136/emermed-2014-203750
112. Herzberg F, Mausner B, Snyderman B (1959) The motivation to work, 2. Aufl. Wiley, Oxford, UK
113. Hackman JR, Oldham GR (1975) Development of the job diagnostic survey. J Appl Psychol 60(2):159
114. Karasek RA (1979) Job demands, job decision latitude, and mental strain: implications for job redesign. Adm Sci Q 24(2):285. https://doi.org/10.2307/2392498
115. Demerouti E, Bakker AB, Nachreiner F et al (2001) The job demands-resources model of burnout. J Appl Psychol 86(3):499–512. https://doi.org/10.1037/0021-9010.86.3.499
116. Reichheld FF (2003) The one number you need to grow. Harv Bus Rev 81(12):46–55
117. Hasebrook JP, Hinkelmann J, Volkert T et al (2016) Securing the continuity of medical competence in times of demographic change: a proposal. JMIR Res Protoc 5(4):e240. https://doi.org/10.2196/resprot.5897
118. Mose I (2009) Akzeptanz, Einstellung und Image als Einflussgrößen von Großschutzgebieten. Einige theoretische und methodische Vorüberlegungen. Wahrnehmung und Akzeptanz von Großschutzgebieten. Wahrnehmungsgeographische Studien 25
119. Hahnenkamp K, Hasebrook J (Hrsg) (2019) Arbeitsperspektiven im Krankenhaus: Ein Leben lang kompetent. Gesundheitswesen in der Praxis. medhochzwei, Heidelberg
120. Hamilton DF, Lane JV, Gaston P et al (2014) Assessing treatment outcomes using a single question: the net promoter score. Bone Joint J 96-B(5):622–628. https://doi.org/10.1302/0301-620X.96B5.32434
121. Prasser C, Süss R, Hahnenkamp K et al (2020) Der Telenotarzt als Innovation des Rettungsdienstes im ländlichen Raum – Kosten der Implementierung. Gesundh ökon Qual Manag. https://doi.org/10.1055/a-1080-6792
122. Fleßa S, Krohn M, Scheer D et al (2016) Der Telenotarzt als Innovation des Rettungswesens im ländlichen Raum: Eine gesundheitsökonomische Analyse für den Kreis Vorpommern-Greifswald. Die Unternehmung 70(3):248–262. https://doi.org/10.5771/0042-059X-2016-3-248

123. Landkreis Vorpommern-Greifswald (2020) Der Landkreis Vorpommern-Greifswald. http://www.kreis-vg.de/Landkreis. Zugegriffen am 07.05.2019
124. Viitanen J, Hyppönen H, Lääveri T et al (2011) National questionnaire study on clinical ICT systems proofs: physicians suffer from poor usability. Int J Med Inform 80(10):708–725. https://doi.org/10.1016/j.ijmedinf.2011.06.010
125. Haux R (2006) Health information systems – past, present, future. Int J Med Inform 75(3–4):268–281. https://doi.org/10.1016/j.ijmedinf.2005.08.002
126. Heeks R (2006) Health information systems: failure, success and improvisation. Int J Med Inform 75(2):125–137. https://doi.org/10.1016/j.ijmedinf.2005.07.024
127. Cao S, Liu Y (2013) Effects of concurrent tasks on diagnostic decision making: an experimental investigation. IIE Transac Healthcare Sys Eng 3(4):254–262. https://doi.org/10.1080/19488300.2013.858378
128. Liu D, Grundgeiger T, Sanderson PM et al (2009) Interruptions and blood transfusion checks: lessons from the simulated operating room. Anesth Analg 108(1):219–222. https://doi.org/10.1213/ane.0b013e31818e841a
129. Prakash V, Koczmara C, Savage P et al (2014) Mitigating errors caused by interruptions during medication verification and administration: interventions in a simulated ambulatory chemotherapy setting. BMJ Qual Saf 23(11):884–892. https://doi.org/10.1136/bmjqs-2013-002484
130. Westbrook JI, Raban MZ, Walter SR et al (2018) Task errors by emergency physicians are associated with interruptions, multitasking, fatigue and working memory capacity: a prospective, direct observation study. BMJ Qual Saf 27(8):655–663. https://doi.org/10.1136/bmjqs-2017-007333
131. Bousquet J, Illario M, Farrell J et al (2019) The reference site collaborative network of the European innovation partnership on active and healthy ageing. Transl Med UniSa 19:66–81
132. Hasebrook J, Dohrn S (2007) Kompetenztransfer in Gründer- und Technologieparks. In: Barthel E (Hrsg) Kompetenzkapital heute: Wege zum integrierten Kompetenzmanagement, 1. Aufl. Frankfurt School Verlag, Frankfurt am Main, S 327–366
133. Greenhalgh T, Robert G, Macfarlane F et al (2004) Diffusion of innovations in service organizations: systematic review and recommendations. Milbank Q 82(4):581–629. https://doi.org/10.1111/j.0887-378X.2004.00325.x
134. Bundesinstitut für Bevölkerungsforschung (2018) Demografie Portal des Bundes und der Länder. www.demografie-portal.de/SharedDocs/Informieren/DE/ZahlenFakten/Bevoelkerungsdichte_Gemeinden.html. Zugegriffen am 12.05.2020
135. Bundesnetzagentur für Elektrizität, Gas, Telekommunikation, Post und Eisenbahnen Funklochkarte. https://breitbandmessung.de/kartenansicht-funkloch. Zugegriffen am 05.05.2020
136. Krone E, Scheller H (2019) KfW-Kommunalpanel 2019. Frankfurt am Main
137. Henkel J (2004) The jukebox mode of innovation-a model of commercial open source development. Centre for Economic Policy Research, London
138. Saint-Paul G (2008) Innovation and inequality: How does technical progress affect workers? Princeton University Press, Princeton
139. Hasebrook J, Hahnenkamp K (2015) Robodoc und Medlink: Digitalisierung verändert die Arbeit im Krankenhaus. In: Schlick C (Hrsg) Arbeit in der digitalisierten Welt: Beiträge der Fachtagung des BMBF 2015. Campus, Frankfurt am Main
140. Tokar O, Dörbecker R, Böhmann T et al (2015) Übertragung von Versorgungsinnovationen aus dem Hamburger Netz für psychische Gesundheit auf andere Gesundheitsregionen. Psychiatr Prax 42(S 01):S75–S79

Rettungsdienst im Zusammenwirken mit dem kassenärztlichen Notdienst

5

Rebekka Süss, Lutz Fischer, Dorothea Kohnen, Marian Kliche, Camilla Metelmann, Bibiana Metelmann, Steffen Fleßa und Klaus Hahnenkamp

Inhaltsverzeichnis

5.1	Hintergrund	248
5.2	Evaluation: Gelingt es der Bevölkerung bei medizinischen Akutfällen die richtige Ressource zu wählen?	252
5.3	Ausblick	257
Literatur		263

R. Süss (✉) · S. Fleßa
Allgemeine Betriebswirtschaftslehre und Gesundheitsmanagement, Universität Greifswald, Greifswald, Deutschland
e-mail: Rebekka.Suess@uni-greifswald.de; Steffen.Flessa@uni-greifswald.de

L. Fischer
Eigenbetrieb Rettungsdienst, Landkreis Vorpommern-Greifswald, Greifswald, Deutschland
e-mail: Lutz.Fischer@kreis-vg.de

D. Kohnen
Faculty of Psychology & Educational Sciences, KU Leuven, Leuven, Belgien
e-mail: Dorothea.Kohnen@kuleuven.be

M. Kliche · C. Metelmann · B. Metelmann · K. Hahnenkamp
Klinik für Anästhesiologie, Universitätsmedizin Greifswald, Greifswald, Deutschland
e-mail: Marian.Kliche@stud.uni-greifswald.de; Camilla.Metelmann@uni-greifswald.de; Bibiana.Metelmann@uni-greifswald.de; Klaus.Hahnenkamp@uni-greifswald.de

© Springer-Verlag GmbH Deutschland, ein Teil von Springer Nature 2020
K. Hahnenkamp et al. (Hrsg.), *Notfallversorgung auf dem Land*,
https://doi.org/10.1007/978-3-662-61930-8_5

5.1 Hintergrund

L. Fischer und D. Kohnen

Der allgemeine vertragsärztliche Bereitschaftsdienst als Notdienst im Sinne von § 75 Abs. 1b Satz 1 SGB V soll in dringenden Fällen die Behandlung erkrankter Personen im Land Mecklenburg-Vorpommern während der sprechstundenfreien Zeiten sicherstellen. Die Behandlung im Rahmen des allgemeinen vertragsärztlichen Bereitschaftsdienstes ist darauf ausgerichtet, den Patienten bis zur nächstmöglichen regulären ambulanten oder stationären Behandlung ärztlich zweckmäßig und ausreichend zu versorgen. Sie hat sich auf das Notwendige zu beschränken.

Der Sicherstellungsauftrag nach § 75 Abs. 1b SGB V und die Organisation des allgemeinen vertragsärztlichen Bereitschaftsdienstes obliegen der Kassenärztlichen Vereinigung Mecklenburg-Vorpommern (KV M-V) (§ 1 Ärztliche Bereitschaftsdienstordnung). Die Sicherstellung des Bereitschaftsdienstes kann nach § 75 Abs. 1b SGB V auch durch Kooperationen und eine organisatorische Verknüpfung mit Krankenhäusern erfolgen. Auch eine organisatorische Verknüpfung mit dem Rettungsdienst ist gesetzlich zulässig.

5.1.1 Alarmierung über die Notrufnummern von Rettungsdienst und Bereitschaftsdienst

Der allgemeine vertragsärztliche Bereitschaftsdienst wird über die bundesweit einheitliche Telefonnummer 116117 angefordert [1]. Im Landkreis Vorpommern-Greifswald wird (Stand Mai 2020) eine Disponierung noch völlig unabhängig von der Integrierten Leitstelle, die für den Rettungsdienst zuständig ist, weitergeführt. Entweder der diensthabende Kassenarzt nimmt den Anruf für seinen Dienstbereich direkt entgegen oder es wurde dafür, wie zum Beispiel in der Universitäts- und Hansestadt Greifswald, ein Fahrdienst beauftragt, der eine gewisse Vorsortierung der eingehenden Anrufe für den Arzt vornimmt.

Die Sicherstellung des Rettungsdienstes in den Rettungsdienstbereichen obliegt den Landkreisen und kreisfreien Städten als Trägern des Rettungsdienstes in Mecklenburg-Vorpommern. Die Integrierten Leitstellen nehmen Notrufe über die Notrufnummer 112 entgegen und disponieren die geeigneten Ressourcen des Rettungsdienstes. Die Leitstellen können für einen, aber auch für mehrere Landkreise arbeiten. Für den Landkreis Vorpommern-Greifswald hat die Integrierte Leitstelle in Greifswald (ILS) eigene Zuständigkeit.

Kassenärztlicher Bereitschaftsdienst und Rettungsdienst werden in Vorpommern-Greifswald vollständig unabhängig voneinander betrieben. Erst in den letzten Monaten gab es ernste Bestrebungen zur Zusammenarbeit. Die Landes-KV ist bereit, in einer Leitstelle für ein jeweils größeres Gebiet auch den Kassenärztlichen Bereitschaftsdienst disponieren zu lassen. Modellhaft wird derzeit in Vorpommern ein Vertrag zwischen der Kassenärztlichen Vereinigung M-V und dem Landkreis Vorpommern-Rügen erstellt, der die

Aufschaltung der 116117 noch im Jahr 2020 auf die Leitstelle Stralsund zum Ziel hat, um eine Disponierung aller KV-Dienste der Landkreise Vorpommern-Rügen und Vorpommern-Greifswald zu ermöglichen. Das ist ein bedeutsamer Schritt, da dieser nun auch Synergieeffekte ermöglicht. Diese Effekte sollen anhand verschiedener Modellprojekte zur Reduzierung von Defiziten, die sich aus der heutigen Parallelstellung der Systeme der Notfallversorgung ergeben, nachfolgend beschrieben werden.

5.1.2 Demografische und strukturelle Herausforderungen

Der bereits angesprochene demografische Wandel in den Flächenländern führt zum deutlichen Bevölkerungsrückgang in den ländlichen Gebieten. Die Auswirkungen auf die damit verbundene soziale Infrastruktur sind erheblich. So werden Hausarztpraxen nach Ausscheiden der Ärzte wegen fehlender Attraktivität, nicht zuletzt aus Gründen der geringen Patientenzahl, nicht wieder besetzt. Die Zahl der Bereitschaftsdienste außerhalb der Sprechstundenzeiten verteilt sich auf wenige Hausärzte und übersteigt bei Weitem die Belastbarkeit des einzelnen Arztes, der darauf jedoch im Regelbetrieb seiner Praxis keinerlei Rücksicht nehmen darf.

Die KV reagiert darauf mit der Erweiterung der Dienstgebiete, was zwar die Dienstfrequenz der Ärzte senkt, den Zeitaufwand für einen Hausbesuch jedoch durch den Aufwand an Fahrzeit erheblich vergrößert. Die Wartezeiten für die Akutpatienten auf den Bereitschaftsarzt wachsen und die Inanspruchnahme der Notfallrettung wird für Arzt und Patient als Ausweg zunehmend gebräuchlicher, und das keineswegs nur aus Bequemlichkeit.

Die Anforderungen der Notfallrettung über die 112 bei akuten Gesundheitszuständen ohne vitale Bedrohung sind in den letzten Jahren erheblich gestiegen. Ein zunehmendes Anspruchsdenken und die besagten Strukturschwächen in der kassenärztlichen Versorgung stehen dabei den in vielen Leitstellen noch fehlenden Instrumenten einer angepassten Notrufabfrage und dem dazu auch erforderlichen Trainingszustand der Disponenten gegenüber [2]. Der Einsatz nichtärztlich besetzter Rettungsmittel ist kein Ausweg aus dem Dilemma, da die Kompetenzen des Rettungsdienstpersonals eingeschränkt sind und es daher entweder zu erhöhten Krankenhauseinweisungen oder Nachforderungen des Notarztes kommt. Häufig wird der Notarzt deshalb primär mit disponiert. Ein Anstieg der Notarztquote auf über 50 % ist in vielen Rettungsdienstbereichen die Folge. Das ist gelebte Wirklichkeit bis heute. Ein deutlicher Trend zur Umkehr kann dabei noch nicht festgestellt werden, aber es gibt gute Ansätze, die Situation zu verbessern.

5.1.3 Ein erster Integrationsversuch im Landkreis Ostvorpommern

Ein erster Versuch, im damaligen Landkreis Ostvorpommern im Jahre 2008 durch ein Modell der Zusammenarbeit zwischen KV und Rettungsdienst Synergien herbeizuführen, konnte nicht umgesetzt werden. Zu den Gründen gehörten die fehlende Bereitschaft der niedergelassenen Ärzte und rechtliche Bedenken des die Fachaufsicht für den Rettungsdienst ausübenden Ministeriums, obwohl bereits weitreichende gemeinsame Schritte der Landes-KV und des Rettungsdienstträgers auf den Weg gebracht waren. Eine komplexe Herangehensweise an die Lösung des Problems sah vor, die Disponierung beider Systeme in der Integrierten Leitstelle Greifswald zu vereinen, Notfallambulanzen an den Krankenhäusern und in Schwerpunktpraxen außerhalb der Sprechstundenzeiten vorzuhalten und die Notärzte mit erforderlichen Kompetenzen und Mitteln auszustatten, um primär als Notarzteinsatz begonnene KV-Einsätze auch als solche beenden zu können. Die Vorteile lagen auf der Hand:

- Patienten könnten in Notfallambulanzen geleitet oder transportiert werden.
- Fahrdienste der KV müssten nur in Ballungsgebieten und zu Spitzenbelastungen vorgehalten werden.
- Wenige Akutpatienten müssten tatsächlich, aber dann auch gerechtfertigt, von einem Arzt zu Hause besucht werden, was im ländlichen Bereich der ohnehin durch Einsätze wenig belastete Notarzt mit übernehmen könnte.
- Die Disponierung aller Notfalleinsätze in einer gemeinsamen Leitstelle über ein Notrufabfragesystem, das mit dem Einsatzleitrechner gekoppelt ist, führt zu einer optimierenden telefonischen Triage und damit indikationsgerechterem Einsatz der zur Verfügung stehenden Ressourcen für die Bewältigung der Notfallversorgung.

Im Ergebnis könnten Patientenströme zur Entlastung der kassenärztlichen Fahrdienste umgeleitet werden. Eine entsprechende Disponierung hätte die Senkung nicht indizierter Notarzteinsätze zur Folge.

Das Scheitern dieses ersten Versuches der Annäherung beider Systeme im Nordosten des Landes musste aus den genannten Gründen zunächst in Kauf genommen werden. Insbesondere der gefährdete Sicherstellungsauftrag der Notfallrettung war für die Fachaufsicht Grund genug, das gemeinsame Vorhaben der KV M-V und des Landkreises Ostvorpommern nicht mehr zu begleiten. Die gesetzlich fixierte Hilfsfrist des Notarztes durfte nicht durch Hausbesuche verletzt werden § 1 Abs. 2 RDPVO M-V.

5.1.4 Synergieeffekte in Beispielregionen Deutschlands

Inzwischen gibt es, z. B. im Landkreis Märkisch-Oderland im Land Brandenburg, eine ähnliche Lösung in ausgewählten Gebieten. Notärzte werden über die zentrale Disponierung der KV-Einsätze im Land direkt in die Akutversorgung der KV einbezogen. Zuvor erhalten sie eine persönliche Ermächtigung für die KV-Tätigkeit am Notarztstandort. Der Grund, weshalb hier der Sicherstellungsauftrag für die Notfallrettung keine Rolle spielt, ist die fehlende gesetzlich fixierte Hilfsfrist für Notärzte im Land Brandenburg § 8 Abs. 2 Satz 1 BbgRettG [3].

Der Einzug der Telemedizin in die präklinische Notfallversorgung eröffnet weitere Möglichkeiten zur Überwindung der Strukturprobleme der kassenärztlichen Versorgung in Flächengebieten. Gute Ansätze dafür zeigen sich bereits in den Landkreisen Ammerland, Cloppenburg, Vechta und der Stadt Oldenburg. Dort wird ein Gemeinde-Notfallsanitäter eingesetzt, um akute Hausbesuche außerhalb der Sprechstundenzeiten in Substitution des kassenärztlichen Dienstes durchzuführen [4, 5]. Über seine auf diese Aufgabe ausgerichtete spezielle Ausbildung und eine entsprechende Ausstattung mit Ausrüstungen und Notfallmedikamenten des Rettungsdienstes hinaus, wird der Notfallsanitäter auf Wunsch telemedizinisch durch Ärzte aus der Universitätsmedizin Oldenburg begleitet. Die bisherigen guten Erfahrungen rechtfertigen die Fortführung und Erweiterung dieses Modells.

5.1.5 Projekt Land|Rettung: Intensivierung der Zusammenarbeit

In Vorpommern-Greifswald sah das Projekt Land|Rettung in einer vierten Säule eine Intensivierung der Zusammenarbeit des Rettungsdienstes mit der KV vor. Eine Absichtserklärung, die zwischen dem Träger des Rettungsdienstes und der KV M-V 2015 vereinbart wurde, hatte die Disponierung der Einsätze beider Systeme in einer Leitstelle zum Ziel, aber auch die Prüfung einer Einbeziehung von Notärzten an ausgewählten Standorten auf geeignete Weise, um die niedergelassenen Ärzte außerhalb der Sprechstundenzeiten zu entlasten.

Ähnlich wie in Märkisch-Oderland wurden zu diesem Zweck zwei Notarztstandorte, die von einem Vertragspartner in der Notarztgestellung betrieben werden, ausgesucht. In Pasewalk sollte eine Notfallambulanz am Krankenhaus eingerichtet werden, um außerhalb der Sprechstundenzeiten bis 23.00 Uhr Akutpatienten zu behandeln. Die Notärzte der Standorte Glasow und Strasburg sollten nach 23.00 Uhr den Bereitschaftsdienst übernehmen. Im Falle der Entscheidung, einen sofortigen Hausbesuch durchzuführen, wäre das Notarzteinsatzfahrzeug zum Einsatz gekommen. Um den Sicherstellungsauftrag in der Notfallrettung nicht zu gefährden, wenn es bei einem Folge- oder Paralleleinsatz zu längeren Anfahrtszeiten eines Notarztes zum Notfallort kommt, sollten mindestens an zwei Rettungswachen im Einsatzgebiet Rettungswagen aufgerüstet werden, um in das Telenotarzt-System integriert werden zu können. Auf diese Weise wäre jederzeit eine Überbrückung bis zum Eintreffen des Notarztes durch eine Einbeziehung des Greifswalder Telenotarztes möglich gewesen. Auf Seiten der KV und des Trägers des Rettungsdienstes konnten bereits Absprachen über spezielle Ausrüstungen des Notarztes und ein Refinanzierungsmodell getroffen werden. Allerdings scheiterte das Projekt daran, dass nur ein Bruchteil der am Dienstsystem beider Standorte teilnehmenden Notärzte bereit waren, Aufgaben für die KV zu übernehmen.

Bis zum Ende des Projektes beschränkte sich die weitere Arbeit an der Thematik der Säule 4 auf gemeinsame, jedoch sehr konstruktive Beratungen zwischen dem Rettungsdienstträger und der KV M-V zur künftigen gemeinsamen Disponierung beider Systeme der Notfallversorgung über eine Leitstelle. Einbezogen wurde dabei auch der Träger des Rettungsdienstes des Nachbarkreises Vorpommern-Rügen, um, wie bereits erwähnt, den Kassenärztlichen Bereitschaftsdienst aus einer Leitstelle für beide Kreisgebiete mit zu disponieren. Gute Voraussetzungen sind durch die gleichartigen Einsatzleitrechnersysteme und die bereits bestehende enge Zusammenarbeit der beiden Kreise auch auf dem Gebiet des Rettungsdienstes gegeben.

5.1.6 Ein Blick in die Zukunft des Kassenärztlichen Dienstes

Bei einem Blick in die Zukunft sollen nun, neben einer dann vollzogenen gemeinsamen Disponierung, auch wieder Synergien durch andere Systemkomponenten noch wesentlich komfortabler ermöglicht werden können. Der bereits im Nordwesten der Bundesrepublik im Regeleinsatz von den Sozialleistungsträgern finanzierte Gemeinde-Notfallsanitäter ist nach Ansicht der Autoren äußerst geeignet, auch in Vorpommern zur Entlastung der Notfallversorgung beizutragen. Die ausgezeichneten Erfahrungen mit diesem System sollten daher zeitnah auch zum Aufbau von Dienstgruppen in dieser ländlichen Region führen. Die telemedizinische Begleitung der Notfallsysteme bekommt dabei einen immer größeren Stellenwert. Beim weiteren Ausbau des Telenotarzt-Systems mit Anschluss aller Rettungswagen in Vorpommern ist bei sinkenden Einsatzzahlen der Notfallrettung im ländlichen Bereich auch neben dem Gemeinde-Notfallsanitäter der Einsatz des Telenotarztes zu Akutpatienten bei Übernahme von Aufgaben des kassenärztlichen Bereitschaftsdienstes denkbar. Die Rahmenbedingungen dazu müssen im nächsten Schritt gemeinsam abgesteckt werden. Der durch das Projekt Land|Rettung gewachsene enge Schulterschluss zwischen der KV und den Trägern des Rettungsdienstes gerade in Vorpommern sollte die Herausforderungen für eine zukunftssichere Notfallversorgung gemeinsam meistern lassen.

5.2 Evaluation: Gelingt es der Bevölkerung bei medizinischen Akutfällen die richtige Ressource zu wählen?

M. Kliche, C. Metelmann und B. Metelmann

Das Gesundheitswesen in Deutschland agiert durch ein komplexes Zusammenspiel verschiedener Akteure. Dabei stehen für die Versorgung medizinischer Akutfälle verschiedene Ressourcen zur Verfügung [2].

Die Bevölkerung in Deutschland kann folgende Ressourcen in ihre Entscheidung einbeziehen:

- Rettungsdienst (RD)
- niedergelassene Ärzte und der ärztliche Bereitschaftsdienst (ÄBD)

- Zentrale Notaufnahmen der Krankenhäuser (ZNA) [2, 6].

Der Rettungsdienst hat als zentrale Aufgabe die Versorgung von zeitkritischen Notfällen. Dem gegenüber ist der ärztliche Bereitschaftsdienst zuständig für die ambulante, hausärztliche Versorgung außerhalb der Praxisöffnungszeiten. Die Notaufnahmen der Krankenhäuser versorgen Patienten, die sich eigenständig vorstellen, durch den Rettungsdienst gebracht oder von dem ärztlichen Bereitschaftsdienst eingewiesen werden. Diese drei Systeme sind als gegenseitige Ergänzung gedacht. Jedoch erfolgt aktuell die Organisation der drei Ressourcen unabhängig voneinander [7]. Der Patient entscheidet eigenständig, an wen er sich wendet [8].

Die Wahl der richtigen Ressource ist für die Bevölkerung nicht einfach. Um für die jeweilige Situation die Ressource zu finden, die eine hohe Patientenversorgung ohne Überbeanspruchung des Gesundheitssystems ermöglicht, sollte die Entscheidung nicht nur auf Basis persönlicher Präferenzen getroffen werden [9].

▶ Damit sich die Patienten im Akutfall an die für diese Situation am besten geeignete Ressource wenden können, müssen sie folgende Fragen beantworten können:

- Ist medizinische Hilfe dringlich erforderlich?
- Welche Ressourcen stehen zur Auswahl?
- Welche Ressource ist zuständig bei welcher Dringlichkeit der Erkrankung?
- Wie können diese Ressourcen kontaktiert werden?

5.2.1 Reichen die Kenntnisse der Bevölkerung aus, um die richtige Ressource zu wählen?

Zur Beantwortung dieser Frage wurde nach einem positiven Votum der Ethikkommission der Universitätsmedizin Greifswald eine prospektive Studie mittels einer Telefonbefragung durchgeführt [10]. Von Juni bis August 2018 wurden für elf Wochen, von Montag bis Samstag 9.00 bis 21.00 Uhr, Personen aus ganz Deutschland befragt. In Kooperation mit dem Leibnitz Institut für Sozialwissenschaften in Mannheim (GESIS) wurden nach dem Gabler-Häder-Design 7000 Festnetz- und 7000 Mobilfunknummern generiert [11]. Jedem Befragten wurden sechs fiktive medizinische Fälle als Tonbandaufnahme in randomisierter Reihenfolge eingespielt. Anschließend sollten die Befragten einschätzen, ob in diesem Fall medizinische Hilfe (in den nächsten Minuten bis Stunden) erforderlich sei und welche Ressourcen dazu benötigt würden. Die geschilderten medizinischen Fälle fanden standardisiert am Wochenende außerhalb der Öffnungszeiten der Hausarztpraxis statt und unterlagen drei Dringlichkeitskategorien. 1) Eine typische Schlaganfall-Symptomatik mit Hemiparese („Apoplex") und ein typisches Beschwerdebild eines Herzinfarktes („Myokardinfarkt") zählten zur Kategorie „sehr dringlich" und erforderten jeweils die

Rettungsdienst-Alarmierung. 2) Eine typische Lumboischalgie-Symptomatik („Rückenschmerz") und ein persistierender Harnwegsinfekt mit Schmerzen („Harnwegsinfekt") zählten zur Kategorie „mittel dringlich" und erforderten jeweils die Kontaktierung des ärztlichen Bereitschaftsdienstes. 3) Ein zufällig selbstentdeckter Bluthochdruck („Hypertonus") ohne Symptome und ein seit zwei Tagen bestehender grippaler Infekt („grippaler Infekt") zählten zur Kategorie „nicht/leicht dringlich" und erforderten jeweils keiner sofortigen medizinischen Konsultation.

Anschließend wurde während der Befragung die Bekanntheit der Ressourcen erhoben. Dazu wurde zuerst mit einer offenen Frage um Nennung von Ressourcen gebeten, die bei medizinischen Akutfällen kontaktiert werden können. Wenn keine Ressource genannt wurde, wurden verschiedene Ressourcen als geschlossene Frage vorgeschlagen und vom Befragten ggf. als bekannt bestätigt, sodass nach gültigen Telefonnummern gefragt werden konnte.

5.2.2 Ergebnisse der Befragung

Von den 14.000 Telefonnummern waren 1529 infrage kommende Nummern vorhanden und 708 (46,3 %) Interviews wurden vollständig durchgeführt.

Abb. 5.1 stellt dar, wieviel Prozent der Befragten bei den Beispielfällen medizinische Hilfe in Anspruch nehmen würden.

Legende: Dringlichkeit „sehr" (Apoplex, Myokardinfarkt), „mittel" (Rückenschmerz, Harnwegsinfekt), „nicht/leicht" (Hypertonus, grippaler Infekt)

Bei den sehr dringlichen medizinischen Fällen (Apoplex, Myokardinfarkt) würde fast jeder Befragte medizinische Hilfe in Anspruch nehmen und damit die richtige Entscheidung treffen. Dagegen entscheidet sich nur knapp die Hälfte richtig bei den „mit-

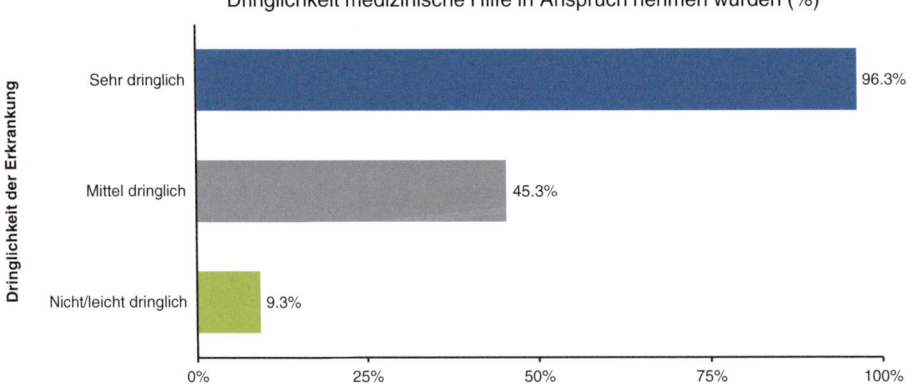

Abb. 5.1 Hinzuziehen medizinischer Hilfe entsprechend der Dringlichkeitskategorien Legende: Dringlichkeit „sehr" (Apoplex, Myokardinfarkt), „mittel" (Rückenschmerz, Harnwegsinfekt), „nicht/leicht" (Hypertonus, grippaler Infekt)

tel dringlichen" medizinischen Fällen (Rückenschmerz, Harnwegsinfekt) und möchte medizinische Hilfe in Anspruch nehmen. Bei den nicht oder leicht dringlichen medizinischen Fällen (Hypertonus, grippaler Infekt) entscheidet sich wiederum fast jeder richtig und würde keine medizinische Hilfe in Anspruch nehmen.

▶ Die Entscheidung, ob eine medizinische Hilfe erforderlich ist, fällt der Bevölkerung bei „mittel dringlichen" Fällen schwer.

Wenn die Befragten medizinische Hilfe für erforderlich erachteten, wurde als Zweites erfragt, welche Ressource sie in den jeweiligen Fällen kontaktieren würden. Abb. 5.2 verdeutlicht, dass sich die Ressourcenwahl bei den verschiedenen Dringlichkeitsstufen unterscheidet.

Bei den sehr dringlichen Fällen (Apoplex, Myokardinfarkt) entschieden sich drei Viertel der Befragten korrekt dafür, den Rettungsdienst zu alarmieren. Jedoch würde auch in mehr als 10 % der Fälle mit mittlerer oder ohne Dringlichkeit der Rettungsdienst gerufen werden, wenn medizinische Hilfe für erforderlich gehalten wird.

▶ Der Ärztliche Bereitschaftsdienst wird weniger häufig gewählt als der Rettungsdient oder die Notaufnahme.

Nur 40 % der Befragten, die bei den mittel dringlichen Fällen (Rückenschmerz, Harnwegsinfekt) medizinische Hilfe in Anspruch nehmen würden, hätten den indizierten ärztlichen Bereitschaftsdienst kontaktiert. Fast 7 % der Befragten würden bei den zeitkritischen Notfällen auf den ärztlichen Bereitschaftsdienst warten. Fast jeder fünfte Befragte würde bei den sehr dringlichen Notfällen eigenständig die Notaufnahme der Krankenhäuser aufsuchen.

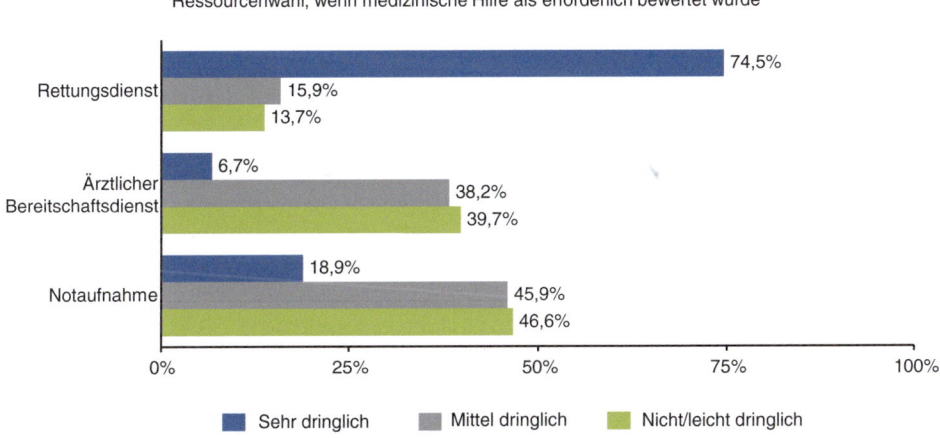

Abb. 5.2 Ressourcenwahl in Abhängigkeit der Dringlichkeit, wenn medizinische Hilfe gewählt wurde

▶ Die lebensbedrohlichen und zeitkritischen Notfälle Apoplex und Myokardinfarkt werden von etwa einem Viertel der Bevölkerung unterschätzt.

Fast jeder Zweite, der bei Fällen mit mittlerer oder leichter Dringlichkeit medizinische Hilfe in Anspruch nehmen möchte, würde sich selbständig in der Notaufnahme vorstellen.

▶ Nur 4 % aller Befragten gelang es, in allen sechs medizinischen Fällen korrekt zu entscheiden, ob medizinische Hilfe nötig sei und welche Ressource indiziert ist.

Um den Rettungsdienst oder den ärztlichen Bereitschaftsdienst alarmieren zu können, müssen diese erstens als Ressource bekannt sein und zweitens muss die dazugehörige Nummer gewusst werden.

Abb. 5.3 illustriert die Bekanntheit der verschiedenen Ressourcen.

Den Rettungsdienst als Möglichkeit der medizinischen Akuthilfe kannten 94,5 % eigenständig und fast jeder (99,7 %) kannte ihn auf Nachfrage. Eine gültige Telefonnummer konnten 87,9 % nennen.

Dagegen nannte nur die Hälfte der Befragten den Ärztlichen Bereitschaftsdienst eigenständig. Jeder Vierte kannte den ÄBD auch auf Nachfrage nicht und nur 18 % der Befragten konnten eine gültige Telefonnummer des ÄBD nennen.

In der Zusammenschau der Ergebnisse wird deutlich, dass die Bevölkerung große Defizite bei der Einschätzung der erforderlichen Ressourcen bei akutmedizinischen Fällen aufwies.

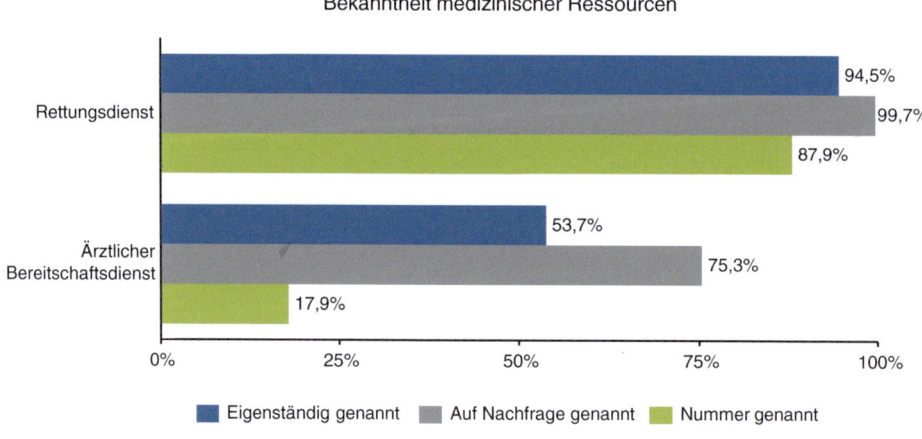

Abb. 5.3 Bekanntheit medizinischer Ressourcen

Durch die Nichtinanspruchnahme des Rettungsdienstes bei sehr dringlichen Fällen steigt das Risiko einer Behandlungsverzögerung. Sehr dringliche Fälle wie Apoplex und Myokardinfarkt erfordern eine schnellstmögliche Therapie, da es andernfalls zu deutlich erhöhter Morbidität und Mortalität kommen kann.

Deutlich wird die defizitäre Anwendung der Ressourcen auch bei Fällen mit mittlerer oder leichter Dringlichkeit. Die Entscheidung, bei diesen Fällen den Rettungsdienst zu alarmieren oder selbstständig die Notaufnahme aufzusuchen, stellt eine Fehlinanspruchnahme dar und führt zur erheblichen Zunahme der Kosten im Gesundheitswesen. Zusätzlich beansprucht dies unnötig Ressourcen, wodurch Kapazitäten überschritten werden können und andere Patienten einer Behandlung ggf. verzögert zugeführt werden könnten.

Trotz diverser Informationskampagnen unterschiedlicher Medien ist die Bekanntheit der Ressourcen unzureichend. Obwohl nahezu alle den Rettungsdienst kennen, konnten rund 12 % keine gültige Notrufnummer nennen und haben damit im Notfall wahrscheinlich Schwierigkeiten, medizinische Hilfe zu kontaktieren.

▶ Der ärztliche Bereitschaftsdienst war 75 % der Befragten bekannt, aber nur 18 % konnten eine gültige Telefonnummer nennen. Die Unbekanntheit des ärztlichen Bereitschaftsdienstes könnte eine Ursache für die zu hohe Inanspruchnahme des Rettungsdienstes und der Notaufnahmen durch Patienten mit minderschweren Erkrankungen oder Verletzungen sein.

Bei Betrachtung der oben gestellten Frage, ob es der Bevölkerung gelingt, sich bei medizinischen Akutfällen für die richtige Ressource zu entscheiden, ist zusammenfassend zu konstatieren, dass die Kenntnisse derzeit unzureichend sind. Daher scheint eine Verzahnung zwischen Rettungsdienst und Ärztlichem Bereitschaftsdienst ein wichtiges Element zu sein, um die Versorgung von akutmedizinischen Fällen zu verbessern. Durch eine gemeinsame Erreichbarkeit von Rettungsdienst und Ärztlichem Bereitschaftsdienst wird die Bevölkerung besser versorgt und die Ressourcenwahl objektiviert und optimiert.

5.3 Ausblick

S. Fleßa und K. Hahnenkamp

In diesem Kapitel wurde gezeigt, dass die Integration von Rettungsdienst und kassenärztlichem Notdienst zu einer Verbesserung der Versorgung beitragen könnte. Daraus ergeben sich verschiedene Fragen: Erstens müssen die Vor- und Nachteile einer strikten Trennung der beiden Systeme analysiert werden. Hierzu ist eine Abstraktion der Integration von getrennten Teilprozessen notwendig. Zweitens muss hinterfragt werden, warum die Zusammenarbeit auf so viel Widerstand stößt, denn nur die Kenntnis dieser Faktoren erlaubt es, diese zu überwinden. Und abschließend sollte diskutiert werden, ob die Integration der beiden genannten Teilfunktionen (kassenärztlicher Bereitschaftsdienst und Rettungsdienst) bereits alle Effizienzpotenziale hebt oder ob auch weitere, für den Bürger zentrale Funktionen integriert werden könnten.

5.3.1 Vor- und Nachteile der Integration

Als Integration bezeichnet man die Zusammenführung von Tätigkeiten in eine Ausführung, die vorher von getrennten Leistungsträgern durchgeführt und verantwortet wurden [12]. Ein bekanntes Beispiel ist die Leistungsintegration in der öffentlichen Verwaltung [13]. Während es noch vor zwanzig Jahren getrennte Schalter für Pass, Personalausweis, Führerschein, Anmeldung etc. gab, ist heute ein- und dieselbe Person für alle diese Leistungen zuständig. Wurden früher fünf Leistungen von fünf verschiedenen Personen für alle Kunden durchgeführt, so erstellen heute fünf Personen jeweils alle Leistungen für jeweils ein Fünftel der Kunden. In gewisser Weise stellt die Integration folglich das Gegenteil der Arbeitsteilung dar. Die Reintegration impliziert damit das Wiederzusammenführen von Tätigkeiten, die vorher getrennt durchgeführt wurden.

Tab. 5.1 listet Vor- und Nachteile arbeitsteiliger und integrierter Prozesse. Im Verkaufsprozess beispielsweise muss der Kunde zuerst einmal informiert werden, z. B. über die verfügbaren Dienstleistungen und die Möglichkeiten der Kontaktaufnahme. Der Vorteil der Arbeitsteilung besteht in der Regel darin, dass die Leistungsträger sich spezialisieren können und damit schneller, billiger und meist auch besser arbeiten. Allerdings wird die

Tab. 5.1 Vor- und Nachteile von Arbeitsteilung und Integration.

	Arbeitsteilung	Integration
Information des Kunden/Patienten	**Nachteil:** unterschiedliche Informationen aus verschiedenen Händen **Vorteil:** Spezialisierung	**Vorteil:** Information des Kunden/Patienten aus einer Hand
Kontaktaufnahme	**Nachteil:** erfordert verschiedene Kontakte	**Vorteil:** eine Kontaktstelle, keine Verwechslung; Entlastung des Kunden/Patienten von Auswahlentscheidung
Disponierung	**Vorteil:** Planung und Zuteilung der Tätigkeit aus einem sehr begrenzten Alternativenspektrum	**Nachteil:** erfordert breite Ausbildung des Mitarbeiters, um richtige Entscheidung zu treffen **Vorteil:** bestmögliche Zuteilung auf Grundlage der Sachlage unabhängig von Einschätzung des Kunden/Patienten
Kernprozess	**Vorteil:** Spezialisierung, dadurch Kosten- und Qualitätsvorteile **Nachteil:** geringe Auslastung durch getrennte Prozesse	**Vorteil:** die richtige Person übernimmt alle Tätigkeiten, keine Schnittstellenprobleme **Nachteil:** u. U. Kosten- und Qualitätsnachteile

ser Vorteil erkauft durch eine große Verwirrung, weil unterschiedliche Stellen Informationen weitergeben, die sich teilweise sogar widersprechen. Die Integration garantiert hingegen eine Information (und Bearbeitung) aus einer Hand. Diese Konstellation zeigt sich auch in der Kontaktaufnahme des Kunden: Während bei arbeitsteiligen Prozessen ganz verschiedene Institutionen kontaktiert werden müssen, gibt es bei der Integration eine einzige Kontaktstelle. Schnittstellenprobleme und Verwechslungen (wer ist für was zuständig?) sind damit ausgeschlossen. Vor allem aber muss nicht mehr der Kunde entscheiden, wen er kontaktiert. Er hat eine Ansprechperson und kann sich darauf verlassen, dass diese Person ihn kompetent betreut.

Im Falle von Rettungsdienst und Kassenärztlichem Bereitschaftsdienst besteht deshalb der Hauptvorteil der Integration darin, dass der Patient (oder andere Bürger) einen einheitlichen Ansprechpartner hat. Die Funktionsintegration in einer Leitstelle impliziert, dass der Anrufer nur *eine* Telefonnummer kennen muss und deshalb auch keine Fehler machen kann. Spezialisierungsvorteile durch die arbeitsteilige Trennung der beiden Organisationsformen bestehen hingegen kaum. Dies spricht folglich klar für die Funktionsintegration.

Im Anschluss an die Kontaktaufnahme erfolgt die Disponierung der Arbeitsgänge. Es muss entschieden werden, welcher Leistungsträger welche Tätigkeit an welchem Ort zu welcher Zeit mit welchen Ressourcen durchführt, um das gewünschte Leistungsergebnis zu erreichen. Der Vorteil der arbeitsteiligen Disposition besteht darin, dass der Disponent nur ein sehr begrenztes Spektrum an Alternativen hat, aus denen er auswählen kann. Damit wird er u. U. schneller und reduziert seine Fehler. Die Integration hingegen erfordert eine breitere Ausbildung des Mitarbeiters, um die richtige Entscheidung zu treffen. Allerdings impliziert dieser breite Möglichkeitsraum auch die Chance, bessere Entscheidungen zu treffen, d. h., die richtige Ressource zu wählen. Im Falle der integrierten Rufnummer, Leitstelle und Disponierung bedeutet die Integration, dass der richtige Dienst zum Patienten geschickt wird und die angemessene Priorisierung und Dringlichkeit bestimmt wird. Damit können Kosten eingespart und vor allem die Qualität erhöht werden.

Die Integration von Information, Kontaktaufnahme und Disponierung ist auch bei arbeitsteiliger Leistungserstellung möglich. Bei Prozessen, die eine hohe Spezialisierung erfordern, ist dies auch vorzuziehen. Deshalb würde man die Leistungen des Notarztes und der Feuerwehr nicht integrieren, weil jeder sein Spezialwissen braucht. Je näher jedoch die Tätigkeiten beieinanderliegen, desto eher ist auch eine Integration des eigentlichen Kernprozesses sinnvoll. Wenn beispielsweise der Rettungsdienst auch Kassenärztliche Bereitschaftsdienste übernimmt, so ist von einer gleichgroßen Qualität auszugehen.

Wir können folglich schließen, dass sowohl die Integration der Rufnummer, Leitstelle und Disponierung als auch der eigentlichen ärztlichen Tätigkeit anzuraten ist. Wie in Abschn. 5.2 gezeigt wird, spricht insbesondere die Überforderung des Patienten oder anderer Personen, die richtige Nummer zu wählen, auf jeden Fall für eine Integration der Leitstelle. Die Zentralisierung der Leitstelle erfordert allerdings auch eine gemeinsame Disponierung, denn nur so ist garantiert, dass die richtige ärztliche Leistung erbracht wird. Auch eine Integration der eigentlichen Einsätze hat Vorteile, ist aber theoretisch unabhängig von der Leitstellenintegration.

5.3.2 Innovationsmodell und Barrieren

Die Integration von Rettungsdienst und kassenärztlichem Notdienst stellt eine Innovation dar, die zuerst einige Barrieren überwinden muss. Die grundlegende Idee ist in keiner Weise neu und – siehe oben – einleuchtend vorteilhaft. Es stellt sich damit die Frage, warum sie bislang noch nicht flächendeckend umgesetzt wurde.

Abb. 5.4 zeigt ein Modell der Innovationsadoption [14]. Am Anfang steht die Integration der beiden Organisationsformen als Idee. Sie kann nur zum Standard werden, wenn es Entscheider gibt, die diese Idee voll und ganz unterstützen [15]. Allerdings werden sich diese Promotoren erst finden, wenn die derzeitige Problemlösung sich als unzureichend herausstellt. Niemand verändert gerne ein funktionsfähiges, zufriedenstellendes System, da dies Kosten und Mühen impliziert. Erst wenn die Probleme so groß werden, dass man das nicht mehr „übertünchen" kann (Meta-Stabilität), werden sich Menschen finden, die das Neue wagen [16]. Dabei gilt, dass eine Innovation umso leichter angenommen wird, desto geringer die Kosten sind, desto höher die Innovationsneigung der Entscheider ist und desto einfacher sich die Entscheidungssituation darstellt. Und vor allem: Die Innovation darf nicht gegen die Eigeninteressen der Anspruchsgruppen laufen [17].

Für die Integration von Rettungsdienst und Kassenärztlichem Bereitschaftsdienst ist festzuhalten, dass der „Leidensdruck" stetig zunimmt. Die langen Transportwege, die hohe Zahl von Bereitschaftsdiensten und auch die unzureichende Versorgung sprechen für eine Systemänderung. Allerdings wird sie nicht ohne Kosten möglich sein. Leitstellen

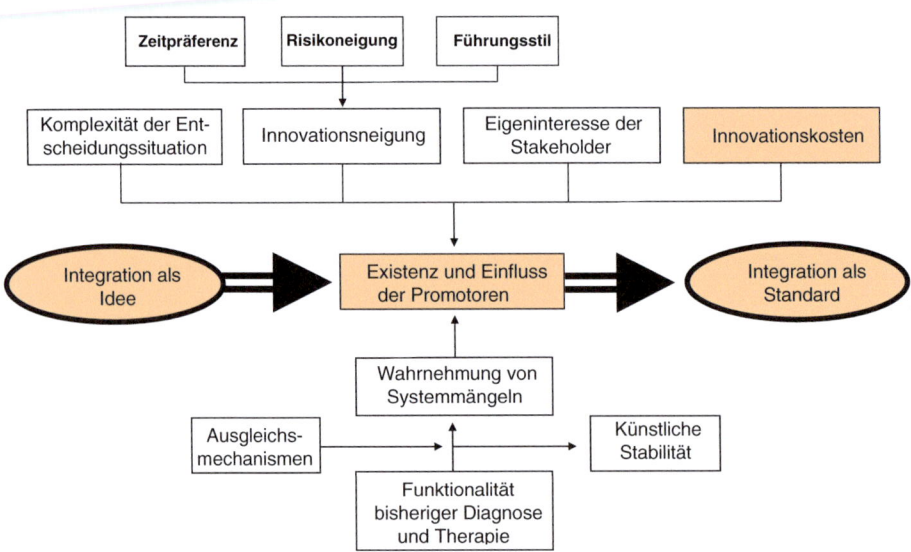

Abb. 5.4 Innovationsmodell. In Anlehnung an [14]

müssen weiterentwickelt und zusätzliche Rettungsfahrzeuge beschafft werden. Unter Umständen bedeutet dies auch für einige Vertragsärzte einen Erlösrückgang. Wirklich komplex ist die Entscheidung nicht, aber es erfordert schon etwas Mut, sich auf ein neues System einzulassen. Letztlich widerspricht sie auch dem Selbstverständnis der KV, dass die Vertragsärzte umfassend für die Versorgung der Bevölkerung in einem Einzugsgebiet zuständig sind. Die KV sieht es als ihre Verpflichtung und es ist auch ein Teil ihrer Existenzberechtigung, diese Versorgung zu organisieren.

Es ist zu erwarten, dass der Leidensdruck noch steigen wird, sodass sich das Beharren auf der derzeitigen Systemlösung nicht mehr rechtfertigen lässt. Es wird zweifelsohne Zeit, Modelle der Integration zu implementieren, deren Erfahrungen dann als Innovationskeimling zur Verfügung stehen, wenn eine flächendeckende Integration gesetzlich vorgeschrieben sein wird, weil ansonsten die Versorgung der Bevölkerung nicht mehr gewährleistet werden kann. Dann muss man auf den Erfahrungen dieser Modellprojekte aufbauen können [16, 18].

5.3.3 Grenzen der Integration

Wir konnten zeigen, dass die Vorteile der Integration so gravierend sind, dass Rettungsdienst und kassenärztlicher Bereitschaftsdienst sowohl in der Kontaktierung und Disponierung als auch in der ärztlichen Versorgungsleistung integriert werden sollten. Führt man diesen Gedanken konsequent zu Ende, verlangt dies eigentlich nach einer weiteren Integration all derjenigen Dienstleistungen der Daseinsvorsorge, bei der der Patient (Kunde) ebenfalls unzureichendes Wissen über die zuständige Organisation hat und die Leistungserstellung gut gemeinsam disponiert und durchgeführt werden kann. Abb. 5.5 zeigt verschiedene Kandidaten der Integration. Aus Sicht des Bürgers sind all diese Bereiche relevant und es wäre für ihn ideal, wenn er eine einzige Nummer wählen könnte und jedes Anliegen dort bearbeitet wird.

Brandschutz, Katastrophenschutz und Rettungsdienst sind genau aus diesem Grund bereits in der Kontaktaufnahme und Disponierung integriert, während kassenärztlicher Bereitschaftsdienst, Krankenhausnotaufnahme und Polizei getrennt sind. Tatsächlich ist es sinnvoll, die gut etablierte Rufnummer der Polizei beizubehalten, da sie in der Bevölkerung gut bekannt ist. Auch gibt es rechtliche Gründe, hier zu trennen. Die Zusammenführung von Brandschutz, Katastrophenschutz, Rettungsdienst, kassenärztlichem Bereitschaftsdienst und Krankenhausnotaufnahme in einer Rufnummer und Disponierung ist jedoch zweifelsohne möglich und mit den oben genannten Vorteilen versehen. Abb. 5.5 skizziert eine Integration dieser Bereiche (schwarze, gestrichelte Linie). Eine Leistungsintegration ist jedoch nur dann sinnvoll, wenn die Leistungen auch gleichartig sind und von einem Leistungsträger erbracht werden können. Dies ist bei Rettungsdienst und kassenärztlichem Bereitschaftsdienst der Fall, bei den anderen Tätigkeiten hingegen nicht (rote, gestrichelte Linie).

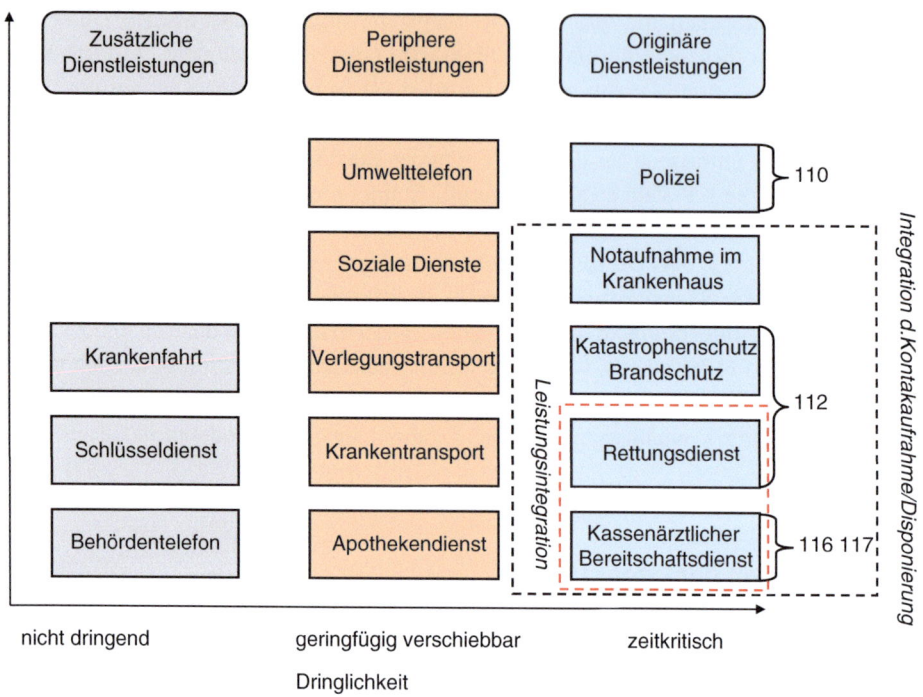

Abb. 5.5 Möglichkeitsraum der Integration. In Anlehnung an [19]

Betrachtet man die unterschiedlichen Aktivitäten und Bedürfnisse nach Dienstleistungen der Daseinsvorsorge aus Sicht des Bürgers und Nutzers, so würden sich auch weitere Integrationen anbieten, z. B. eine Disponierung von Krankenfahrt, Apothekendiensten, sozialen Diensten. Allerdings würde dies zu einer Vermischung von Aktivitäten unterschiedlicher Dringlichkeit führen. Es könnte dann passieren, dass ein Notruf warten muss, während eine Krankenfahrt von der Leitstelle angenommen und disponiert wird. Vertikal integrierte Leitstellen wurden bereits vorgeschlagen [8], dürften aber in der Praxis schwierig sein, weil die Trennung von dringlichen und weniger dringlichen Aktivitäten lebensrettend sein kann.

Trotzdem zeigen diese erweiterten Ansätze auf, dass damit begonnen wird, die Prozesskette aus Sicht der Kunden, Patienten bzw. Bürger zu sehen. Nicht mehr die Institution (z. B. Krankenhaus, Feuerwehr, Rettungsdienst, KV, niedergelassener Arzt) steht im Fokus, sondern die Versorgung des Patienten. Diese neue Denkweise sollte weiterverfolgt werden, d. h., die Entscheidung über Integration von Diensten sollte die traditionellen Systemgrenzen sprengen und allein die Frage stellen: Was ist gut für unsere Bürger? Die theoretischen Erwägungen und in diesem Kapitel skizzierten empirischen Erkenntnisse zeigen eindeutig in die Richtung, dass eine Integration von Rettungsdienst und kassenärztlichem Bereitschaftsdienst gut für die Patienten wäre.

Literatur

1. Breckner A, Roth C, Wensing M et al (2020) Quo vadis 116117? Bundesweiter Überblick über den Status quo und aktuelle Veränderungen (Quo vadis 116117? Nationwide Overview of the Status Quo and Current Changes). Gesundheitswesen 82(4):324–327. https://doi.org/10.1055/a-1075-2330
2. Kumle B, Hirschfeld-Warneken A, Darnhofer I et al (2019) Telefon-Triage und klinische Ersteinschätzung in der Notfallmedizin zur Patientensteuerung. Notfall + Rettungsmedizin 22(7):568–577. https://doi.org/10.1007/s10049-019-0622-0
3. Schehadat MS, Groneberg DA, Bauer J et al (2017) Hilfsfristen des Rettungsdienstes in den deutschen Bundesländern. Zbl Arbeitsmed 67(5):255–260. https://doi.org/10.1007/s40664-017-0203-3
4. Flake F, Schmitt L, Oltmanns W et al (2018) Das Konzept Gemeindenotfallsanitäter/in. Notfall + Rettungsmedizin 21(5):395–401. https://doi.org/10.1007/s10049-018-0426-7
5. Flake F (2018) Der Gemeindenotfallsanitäter (G-NFS) – Effizienzsteigerung und Kostenreduktion? In: Neumayr A, Baubin M, Schinnerl A (Hrsg) Herausforderung Notfallmedizin: Innovation – Vision – Zukunft. Springer, Berlin/Heidelberg, S 131–140
6. Sefrin P (2018) Neuordnung der Notfallversorgung im ambulanten/präklinischen Bereich. Notarzt 34(03):132–139. https://doi.org/10.1055/a-0604-2527
7. Geissler A, Quentin W, Busse R (2017) Umgestaltung der Notfallversorgung: Internationale Erfahrungen und Potenziale für Deutschland. In: Schwerpunkt: Zukunft gestalten: [mit Online-Zugang]. Schattauer, Stuttgart, S 41–59
8. Enneker-Forum-Falkenstein, ThinkTank der Claus-Enneker-Stiftung (2019) Antworten auf die aktuellen Fragen zur zukünftigen notfallmedizinischen Versorgung der Bevölkerung in Deutschland. Notfall Rettungsmed 22(8):733–737. https://doi.org/10.1007/s10049-019-00650-1
9. Somasundaram R, Geissler A, Leidel BA et al (2016) Beweggründe für die Inanspruchnahme von Notaufnahmen – Ergebnisse einer Patientenbefragung (Reasons for emergency department visits: results of a patient survey). Gesundheitswesen. https://doi.org/10.1055/s-0042-112459
10. Kliche M, Metelmann C, Metelmann B et al (2019) Gelingt es der Bevölkerung in Deutschland bei akuten Erkrankungen in Abhängigkeit der Schwere und Dringlichkeit die korrekte Versorgungsform auszuwählen. Anästh Intensivmed 60 (Suppl 3):52–53
11. Gabler S, Häder S (2015) Stichproben in der Theorie. SDM-Survey Guidelines (GESIS Leibniz Institute for the Social Sciences), Mannheim; https://doi.org/10.15465/gesis-sg_009
12. Alisch K, Winter E, Arentzen U (Hrsg) (2014) Gabler Wirtschaftslexikon, 18., ak u erw Aufl. Springer Gabler, Wiesbaden
13. Schubert P, Wölfle R (2003) E-Business-Integration: Fallstudien zur Optimierung elektronischer Geschäftsprozesse, 1. Aufl. Carl Hanser Fachbuchverlag, S 1 Müchen, Wien; ISBN-13: 978-3446224629
14. Fleßa S (2017) Systemisches Krankenhausmanagement. In: EBook Package Economics 2017: EBook Package Complete 2017: DG OWV ebook Paket Lehrbücher Wirtschaftswiss. de Gruyter, Berlin/Boston
15. Leder M (1989) Innovationsmanagement – ein Überblick. Z Betriebswirt (Ergänzungsheft 1):1–54
16. Ritter W (2018) Allgemeine Wirtschaftsgeographie: Eine systemtheoretisch orientierte Einführung, 3., überarb u erw Aufl. Reprint 2018. Oldenbourg Wissenschaftsverlag, Berlin/Boston
17. Fleßa S, Greiner W (2013) Grundlagen der Gesundheitsökonomie: eine Einführung in das wirtschaftliche Denken im Gesundheitswesen, 3., überarb Aufl. Springer-Lehrbuch. Springer Berlin Heidelberg, Berlin/Heidelberg, s.l

18. Reichart T (2008) Bausteine der Wirtschaftsgeographie: eine Einführung, 2. Aufl. Paul Haupt, Bern
19. Gieseler V, Fleßa S (2016) Sicherstellung der Gesundheitsversorgung im ländlichen Raum: eine exemplarische Konzeptentwicklung für den Landkreis Vorpommern-Greifswald. Gesund Sozialpolitik 70(3):37–41. https://doi.org/10.2307/26766213

Säulenübergreifende Evaluation: Der Rettungsdienst aus einer arbeits- und organisationspsychologischen Perspektive

Dorothea Kohnen und Joachim Hasebrook

Inhaltsverzeichnis

6.1	Einleitung	265
6.2	Kompetenz- und Wissenstransfer im Rettungsdienst	267
6.3	Nutzung von Wissensarten, -quellen und -instrumenten	269
6.4	Technologieakzeptanz im Rettungsdienst	271
6.5	Regionale Auswirkungen des Projektes	274
Literatur		280

6.1 Einleitung

6.1.1 Hintergrund und Ziele der arbeits- und organisationswissenschaftlichen Evaluation

Die Sicherheit der Patientenversorgung und der wirtschaftliche Betrieb der verschiedenen Einrichtungen der Notfallversorgung beruhen im Wesentlichen auf der Einsatzfähigkeit und der funktionierenden Zusammenarbeit, dem Engagement und der Kompetenz von Notärzten und dem nichtärztlichen Rettungsdienstpersonal.

D. Kohnen (✉)
Faculty of Psychology & Educational Sciences, KU Leuven, Leuven, Belgien
e-mail: Dorothea.Kohnen@kuleuven.be

J. Hasebrook
zeb.business school, Münster, Deutschland
e-mail: JHasebrook@zeb.de

▶ Die Maßnahmen im Projekt Land|Rettung bewirken eine tiefgreifende Umstellung des Rettungswesens. Diese betrifft berufsgruppenübergreifende medizinische Teams, niedergelassene Ärzte und nichtmedizinische Entscheidungsträger auf verschiedenen Ebenen und Ersthelfer. In die Evaluation werden daher die betroffenen Berufsgruppen einbezogen sowie Transfer- und Netzwerkeffekte erfasst.

Die bislang vorliegenden Ergebnisse zum Aufbau regionaler Wirtschafts- und Versorgungscluster, z. B. Life Science Cluster, können nicht einfach auf eine Cluster- und Netzwerkbildung im Rettungswesen übertragen werden (vgl. [1]). Die arbeits- und organisationswissenschaftliche Evaluation soll vor allem sicherstellen, dass die Umstellungen im Rettungswesen dauerhaft funktionsfähig und die dabei gewonnenen Erkenntnisse und Erfahrungen auf andere Regionen übertragbar sind.

Die arbeits- und organisationswissenschaftliche Evaluation verfolgt drei zentrale Ziele:

1. Erfassung und Unterstützung der notwendigen Veränderungen in Arbeitsablauf, -belastung und -zufriedenheit aller betroffenen Berufsgruppen, insbesondere Rettungsdienstmitarbeiter, Notärzte, Leitstellendisponenten und Notaufnahmepersonal
2. Analyse, Anpassung und Verbesserung der beteiligten Organisations-, Leitungs- und Kooperationsstrukturen, insbesondere kommunale Entscheidungsträger (Leitung Eigenbetrieb Rettungsdienst und Unterstützung der Ersthelfer), Krankenhausleitung (medizinische und kaufmännische Leitung), niedergelassene Ärzte (Kassenärztliche Vereinigung, Ärztekammer) und Kostenträger (Leitung der Krankenkassen)
3. Erhebung, Analyse und Optimierung der regionalen Auswirkungen insbesondere im Hinblick auf bessere Kooperation zwischen den Berufsgruppen, Erarbeitung gemeinsamer Standards, Vergleich mit ländlichen Regionen mit herkömmlichem Rettungswesen und Sicherstellung der Übertragbarkeit des Konzepts

Das Gesamtziel der Evaluation ist die Schaffung eines dauerhaft nutzbaren Evaluationsstandards durch Evaluationsinstrumente, – prozesse und – berichte, die durch Online-Instrumente (Fragebogen, Management-Informations-System) umgesetzt werden. Für die Unterstützung bei der Entwicklung der Erhebungsinstrumente sowie bei der Datenerhebung danken wir Dr. Jan Hübner, Leiter Business Development beim Werksarztzentrum Deutschland GmbH, und Marcel Fleig, Junior Consultant bei CURACON GmbH.

6.1.2 Ebenen der arbeits- und organisationswissenschaftlichen Evaluation

Die arbeits- und organisationswissenschaftliche Evaluation erfasst die verschiedenen Ebenen von Arbeit und Organisation, die von der Umstellung in der Notfallmedizin betroffen sind. Dadurch wird sichergestellt, dass der Vergleich der Umstellungsergebnisse mit anderen Regionen und danach eine leichte Übertragung möglich sind.

Auf der Ebene des Rettungsdienstes werden Veränderungen von Arbeitsabläufen, -belastung und -zufriedenheit erfasst. Die Auswertungen und Ergebnisse zu den Themen

"Mitarbeiterzufriedenheit und Bleibewahrscheinlichkeit im Rettungsdienst" werden in Abschn. 4.3.7 genauer beschrieben. Abschn. 4.3.9 behandelt u. a. die Untersuchung zur wahrgenommenen Arbeitsbelastung der Telenotärzte. Auf der Ebene der berufsgruppenübergreifenden Kooperation werden Analysen zur Bildung interpersoneller Netzwerke und der Kooperationsqualität eingesetzt [2]. Auf der Ebene der regionalen Auswirkungen bei kommunalen Entscheidungsträgern werden Clusteranalysen durchgeführt (z.b. für die Einschätzung der Versorgungssicherheit und Bereitschaft in der Bevölkerung, Erste Hilfe bei einem Herzstillstand zu leisten, sowie für die Standortattraktivität auch aus touristischer Sicht) [1].

6.2 Kompetenz- und Wissenstransfer im Rettungsdienst

D. Kohnen und J. Hasebrook

Die Verfügbarkeit von medizinisch hochqualifiziertem Fachpersonal ist für eine funktionierende und flächendeckende Gesundheitsversorgung von größter Bedeutung [3]. Mit über 5,6 Millionen Erwerbstätigen zählt das Gesundheitswesen in Deutschland zu den wichtigsten Sektoren. Während in vielen Stadtgebieten ein Überangebot an Ärzten besteht, haben Regionen mit geringer Bevölkerungsdichte, vor allem in den neuen Bundesländern, einen spürbaren Fachkräftemangel sowohl im ambulanten als auch im Krankenhausbereich [4, 5]. Die daraus resultierende unzureichende Verfügbarkeit an Fachkompetenzen stellt das Gesundheitswesen vor große Herausforderungen bei der Sicherstellung einer flächendeckenden Gesundheitsversorgung.

Die Diskussion ist nicht neu: Wissenschaftler und Praktiker forderten bereits vor zwei Jahrzehnten neue Konzepte und diskutierten über mögliche Ansätze z. B. zur qualifizierten Weiterentwicklung des nichtärztlichen Rettungspersonals [6]. Das 2013 in Kraft getretene Notfallsanitätergesetz (NotSanG) und die damit einhergehende, erweiterte Ausbildung des nichtärztlichen Rettungsdienstpersonals kann als ein notwendiger Schritt in die richtige Richtung bewertet werden. Da die eigentliche Organisation und Durchführung des Rettungsdienstes jedoch den einzelnen Bundesländern obliegen, gestaltet sich die praktische Umsetzung und Etablierung im täglichen Rettungswesen in einigen Ländern mühsam und langwierig.

Mit der Unterstützung moderner Informations- und Kommunikationstechnologien (IKT), wie z. B. die im Projekt Land|Rettung eingesetzte Telenotarzt-Anwendung und Land|Retter-App, können medizinische Dienstleistungen angeboten werden, auch wenn sich die Akteure an verschiedenen Orten befinden. Aus einer medizinischen Perspektive heraus betrachtet, kann so die diagnostische Praxis erleichtert und die medizinische Versorgungsqualität gesteigert werden [7]. Aus einem arbeits- und organisationswissenschaftlichen Blickwinkel gesehen, kann der Einsatz von Telemedizin den interdisziplinären Wissens- und Erfahrungsaustausch fördern und so Kompetenz in der Fläche und über Distanzen hinweg verfügbar machen. Gerade in ländlichen Regionen können unter dem

Einsatz von Telemedizin nicht zuletzt spezialisierte medizinische Dienste für Mitarbeiter des Gesundheitswesens und Patienten an entfernten Standorten bereitgestellt werden, für die ein solches Fachwissen andernfalls nicht sofort verfügbar wäre. Telemedizin ist in diesem Sinne nicht nur „Lückenfüller" einer Mangelversorgung. Sie ist vielmehr ein Hilfsmittel, das unterstützt, räumliche Distanzen zu überwinden sowie Kommunikation, Zusammenarbeit, Wissenstransfer und Kompetenzentwicklung verschiedener Berufsgruppen zu fördern [7]. Für die Notfallversorgung ist dies von großer Bedeutung, da gerade im Notfall die Versorgungsqualität insbesondere von der Verständigung der Beteiligten (Rettungsdienst, Feuerwehr, Krankenhaus) und dem Austausch wichtiger Informationen abhängt.

Eine Studie von Nilsen und Ludvigsen liefert Erkenntnisse, wie Telekonsultationen zwischen Allgemeinmedizinern Bedingungen fördern kann, unter denen individuelles und kollektives Wissen erweitert wird und so Möglichkeiten zum Lernen im medizinischen Arbeitsprozess geschaffen werden [8]. Ihren Analysen zufolge ermöglichen Telekonsultationen nicht nur die Zusammenarbeit zwischen medizinischen Fachleuten verschiedener Disziplinen, sondern ergänzen darüber hinaus das für die medizinische Behandlung notwendige Wissen. Durch den gemeinsamen (Erfahrungs-)Austausch werden Wissenslücken geschlossen und Bedingungen geschaffen, die das Lernen und die Kompetenzentwicklung fördern. Kompetenzen selbst werden als Fähigkeiten verstanden, die es sozialen Akteuren ermöglichen, selbstgesteuert Lösungsmuster bei sich wandelnden Anforderungen und offenen Aufgabenstellungen hervorzubringen (vgl. [9]). Kompetenzen entstehen, wenn Wissen in bislang unbekannten Situationen angewendet wird und Lernende neue Lösungsmuster entwickeln müssen, um erfolgreich handeln zu können. Das am Kompetenzkonzept beteiligte Wissen kann entweder als explizites Wissen (z. B. theoretisches Wissen, formales Wissen) oder als „stillschweigendes", implizites Wissen (Erfahrungswissen, informelles Wissen) betrachtet werden [10, 11].

Die Evaluation des Projektes Land|Rettung soll klären helfen, wie sich diese Erkenntnisse auf die Notfallmedizin übertragen lassen und welche Bedeutung dabei andere Faktoren, wie z. B. die Technologieakzeptanz der betroffenen Individuen und Gruppen, haben.

Die Bedeutung der Technologieakzeptanz für die kompetente Nutzung neuer IKT ist unbestritten [12]. Da bisherige Studien meist auf die Akzeptanz bei Patienten zielen und diese vielfach rein qualitativ erhoben wurden, liegen wenig Erkenntnisse vor, die unmittelbar auf die Kompetenzentwicklung bei medizinischem Fachpersonal angewendet werden können. Daher wurden im Rahmen der arbeits- und organisationswissenschaftlichen Evaluation sowohl qualitative als auch quantitative Methoden vor und nach Einführung der Projektmaßnahmen eingesetzt. Die qualitativ erhobenen Daten bieten zusätzlich Einblicke in die Sichtweisen der betroffenen Berufsgruppen, die sich durch die quantitativen Instrumente nicht abbilden lassen. Ein Vergleich der quantitativ erhobenen Ergebnisse von unterschiedlichen Erhebungszeitpunkten ermöglicht Rückschlüsse auf Veränderungen in der Technologieakzeptanz und den Wissenstransferprozessen zwischen den betroffenen Gruppen. Die verschiedenen Erhebungen sowie die daraus gewonnenen Erkenntnisse werden nachfolgend beschrieben.

6.3 Nutzung von Wissensarten, -quellen und -instrumenten

D. Kohnen und J. Hasebrook

Wissen mit allen seinen Aspekten wie Fachwissen, Erfahrungswissen oder Prozesswissen, über das die Mitarbeiter verfügen und das sie miteinander teilen, ist eine der fundamentalsten Ressourcen in der Medizin. Nach Willke kann das individuelle Wissen als die Summe der Kenntnisse und Fähigkeiten verstanden werden, die eine Person zur Lösung von Problemen anwendet [13]. Der Austausch des individuellen Wissens kann die Entwicklung betriebsbezogenen Prozesswissens („Know-how") begünstigen. Im erweiterten Sinne ist „Know-how" aber nicht nur Wissen, sondern auch Wille und Fähigkeit, dieses Wissen situationsgerecht einzusetzen. Im Unterschied zu Fachwissen ist „Know-how" in diesem Sinne an Erfahrung geknüpft und wird durch die betrieblichen Ziele, Strategien und Aufgaben sowie die Arbeitsaufgaben der Mitarbeiter geprägt. Damit wird es zu einem wichtigen Bestandteil von Handlungskompetenzen [14]. Eine Kompetenz ist also eine wissensbasierte und durch Erfahrung gewonnene Fähigkeit situationsgerecht erfolgreich zu handeln [15].

▶ Im rettungsdienstlichen Alltag finden der Erwerb und die Weitergabe von Wissen nicht nur in Form von sozialen Interaktionen (z. B. Übergaben, Dienstbesprechungen, Kongressen, E-Mails), sondern auch in Form von externalisiertem, mediengebundenem Wissen (z. B. Standardarbeitsanweisung, Online-Fortbildung, Fachliteratur, Patientenakten) statt. Voraussetzung für einen erfolgreichen Wissenstransfer ist jedoch die Nutzung vorhandener, geeigneter Kommunikationsformen und entsprechender Medien.

Ziel der hier beschriebenen Erhebung war die Untersuchung der genutzten Wissensarten und Wissensquellen sowie die Bewertung vorhandener Wissensinstrumente aus Sicht der an der Rettungskette beteiligten Organisationen (d. h. Leitstelle, Rettungsdienst und Notaufnahme). Inhalte, Teilnehmende und Ablauf der Erhebung wurden bereits in Abschn. 4.3.7.3. vorgestellt.

Zur Erfassung der Wissensarten, -quellen sowie -instrumente, die den Kompetenztransfer innerhalb des Rettungsdienstes ermöglichen, haben wir einen Ansatz von Hardwig et al [14] weiterentwickelt (vgl. [1]). Zentraler Aspekt war die „Kompetenzhaltigkeit" zu erhöhen [16], also weniger die einzelnen Aspekte der Wissensvermittlung zu erfassen, sondern die Entwicklung von Fähigkeit und Bereitschaft zur Selbstorganisation bzw. zum Handeln in offenen Situationen. Der eingesetzte Fragebogen bestand aus drei Teilen: 1) Wissensarten, 2) Wissensquellen und 3) Wissensinstrumenten.

In Anlehnung an die Arbeit von Erpenbeck [16] wurden unter Wissensarten die Vermittlung impliziten und expliziten Wissens auf individueller Ebene, d. h. von Person zu Person, und auf Organisationsebene unterschieden. Dem KODE-Kompetenzatlas folgend sollten so Fach-, Sozial- und Methodenkompetenzen erhoben werden [16]. Eine Beispielaussage für einen Austausch expliziten Fachwissens lautete: „Die Einarbeitung in die Nutzung von neuen Arbeitsmitteln, neuer Software, etc. geschieht meistens durch persönlichen Austausch und Beobachtung am Arbeitsplatz". Der Austausch impliziten Fachwissens wurde u. a. durch Aussagen wie „Wenn man etwas schlecht mit Worten erklären kann, sondern vormachen muss (z. B. Bedienung neuer Geräte), findet sich immer ein Kollege, der das übernimmt" erhoben. Die insgesamt 12 Items wurden von den Teilnehmern auf einer 6-stufigen Likert-Skala von 1 = „stimme voll zu" bis 6 = „stimme überhaupt nicht zu" bewertet.

Bei den Wissensquellen wurden zwischen internen und externen Quellen unterschieden und darüber hinaus erhoben, ob sie personen-/organisations- oder dokumentgebunden sind. Eine Beispielaussage für eine interne personengebundene Wissensquelle lautete: „Neue Mitarbeiter erhalten in unserer Organisation Beratung und Einarbeitungsunterstützung zu ihrer Arbeitsstelle". Eine Beispielaussage für eine externe organisationsgebundene Wissensquelle lautete: „Unsere Organisation nutzt regelmäßig externe Fort- und Weiterbildungsangebote (z. B. Konferenzen, Kongresse, Seminare) in der Region". Auch hier erfolgte die Bewertung auf einer 6-stufigen Likert-Skala von 1 = „stimme voll zu" bis 6 = „stimme überhaupt nicht zu".

Die Wissensinstrumente orientieren sich an der Arbeit von Hardwig [14], in der die folgenden Erfolgsfaktoren beim Wissenstransfer beschrieben werden: Treffsicherheit, Verfügbarkeit, Transparenz, Zugänglichkeit, Aktualität, Bedarfsorientierung, Kompetenzorientierung und Nützlichkeit. Diese Erfolgsfaktoren wurden auf einer 5-stufigen Likert-Skala von 1 = „stimme voll zu" bis 5 = „stimme überhaupt nicht zu" bewertet.

Für die Auswertungen wurden multivariate Varianzanalysen (MANOVA) mit dem Statistikprogramm SPSS durchgeführt, wobei die Erhebungszeitpunkte (vor der Einführung [Prä] vs. zwei Jahre nach der Einführung [Post]) und die drei Institutionen (Leitstelle, Rettungsdienst, Notaufnahme) als unabhängige Variablen sowie Wissensarten, -quellen sowie -instrumente als abhängige Variablen betrachtet wurden. Bei mehrfachen Testungen wurden zur Sicherung des vorgegebenen Alpha-Niveaus von 5 % entsprechende Bonferroni-Korrekturen durchgeführt.

Im Hinblick auf die Wissensarten ergaben die Auswertungen, dass unabhängig vom Erhebungszeitpunkt signifikante Unterschiede zwischen den Organisationen bestehen ($F[24,560] = 3,66$; $p < 0,01$). Tab. 6.1 zeigt eine Übersicht der Mittelwerte und Standardabweichungen (in Klammern) der Aussagen zu den Wissensarten über beide Erhebungszeitpunkte hinweg. Je niedriger der Wert, desto eher stimmten die Teilnehmer der Aussage zu. Die berechneten Kontraste (nach Scheffé) zeigten, dass sich die Leitstelle si-

Tab. 6.1 Mittelwerte (und Standardabweichungen) der Bewertungen der Aussagen zum Wissensaustausch

Wissensaustausch/Organisation	Leitstelle	Rettungsdienst	Notaufnahme
Fachlich	2,25 *(0,71)*	2,92 *(0,84)*	2,81 *(0,78)*
Methodisch	2,55 *(0,86)*	3,50 *(0,98)*	3,06 *(0,82)*
Sozial	2,17 *(0,80)*	2,84 *(0,98)*	2,69 *(0,78)*
Explizit	2,21 *(0,71)*	3,10 *(0,87)*	2,83 *(0,79)*
Implizit	2,45 *(0,80)*	3,07 *(0,94)*	2,88 *(0,81)*
Individuell	2,26 *(0,76)*	2,72 *(0,81)*	2,67 *(0,78)*
Organisational	2,40 *(0,73)*	3,45 *(0,95)*	3,03 *(0,75)*

Tab. 6.2 Mittelwerte (und Standardabweichungen) der Bewertungen der Aussagen zu den Wissensquellen

Wissensquellen/Organisation	Leitstelle	Rettungsdienst	Notaufnahme
Intern	2,29 *(0,76)*	3,25 *(0,95)*	3,14 *(0,80)*
Extern	2,80 *(0,86)*	3,71 *(0,95)*	3,34 *(0,90)*
Dokumentation	2,58 *(0,87)*	3,44 *(0,95)*	3,32 *(0,90)*
Person	2,83 *(0,96)*	3,87 *(1,02)*	3,62 *(1,01)*
Organisation	2,34 *(0,80)*	3,24 *(0,99)*	2,99 *(0,94)*

gnifikant von den Mitarbeitern im Rettungsdienst sowie der Notaufnahme unterscheidet. Hingegen scheinen sich der Rettungsdienst und die Notaufnahme nur in einem Punkt zu unterscheiden: Mitarbeiter der Notaufnahme zeigen eine stärkere Tendenz zum sozialen Wissensaustausch als jene im Rettungsdienst.

Tab. 6.2 zeigt eine Übersicht der durchschnittlichen Bewertungen (und Standardabweichungen) der Fragen zu den Wissensquellen über beide Erhebungszeitpunkte hinweg. Sehr deutliche, signifikante Unterschiede zwischen den Organisationen zeigen sich auch hier ($F[10,580] = 4,33$; $p < 0,01$), welche jedoch erneut unabhängig vom Erhebungszeitpunkt sind. Die Projektmaßnahmen zeigen keinen messbaren Einfluss auf die Nutzung von Wissensquellen. Die berechneten Kontraste zeigen, dass sich die Leitstelle in der Nutzung der Wissensquellen signifikant zum Rettungsdienst und der Notaufnahme unterscheidet. Vergleicht man hingegen Rettungsdienst und Notaufnahme, so lassen sich keine signifikanten Unterschiede feststellen.

Im Hinblick auf die Bewertung der Wissensinstrumente zeigten die Organisationen keine signifikanten Unterschiede ($F[16,202] = 0,97$; n.s.).

Ziel der hier beschriebenen Erhebung war die Untersuchung der genutzten Wissensarten und Wissensquellen sowie die Bewertung vorhandener Wissensinstrumente aus Sicht der an der Rettungskette beteiligten Organisationen, nämlich Leitstelle, Rettungsdienst und Notaufnahme. Im Vordergrund der Untersuchung standen dabei die Auswirkungen der Maßnahmen des Projektes Land|Rettung. Die Ergebnisse zeigen vor allem Unterschiede zwischen der Leitstelle und dem Rettungsdienst sowie der Notaufnahme im Hinblick auf die genutzten Wissensquellen und dem Wissensaustausch, wobei die Notaufnahme im direkten Vergleich zum Rettungsdienst sich ausschließlich hinsichtlich des sozialen Wissensaustauschs unterscheidet. Die Ergebnisse verdeutlichen darüber hinaus, dass diese Unterschiede grundsätzlich bestehen und die Projektmaßnahmen keinen messbaren Einfluss auf den Kompetenztransfer in den untersuchten Institutionen hatten.

6.4 Technologieakzeptanz im Rettungsdienst

D. Kohnen und J. Hasebrook

Telemedizinische Anwendungen werden zunehmend als ein effizientes Mittel zur Verbesserung der Versorgungsqualität und zur verstärkten Einbeziehung der Patienten in alle

Aspekte ihrer eigenen Versorgung eingesetzt. Dabei muss jedoch berücksichtigt werden, dass derartige Systeme als Komplementärlösungen zu verstehen sind und die Primärversorgung keinesfalls ersetzen können [17].

▶ Die technologische Weiterentwicklung bestehender und der Einsatz neuartiger Systeme muss daher auch vor dem Hintergrund evaluiert werden, dass die medizinische Leistungserbringung weiterhin eine von Menschen erbrachte Dienstleistung ist und ihre Nutzung und demnach ihr Erfolg maßgeblich von der Akzeptanz der Mitarbeiter abhängt.

Auch in der Forschung konnte bereits mehrfach aufgezeigt werden, dass der Erfolg eines Systems maßgeblich durch Technologieakzeptanz seiner Nutzer bestimmt wird [12]. Insgesamt ist man sich einig:

▶ Je höher die Akzeptanz, desto eher sind die Nutzer bereit, eine neue Anwendung anzunehmen und sie in ihre täglichen Arbeitsaktivitäten einzubeziehen.

Bezogen auf den Erfolg des Telenotarzt-Systems bedeutet dies: Es braucht die Akzeptanz der an der Patientenversorgung beteiligten Mitarbeiter im Rettungsdienst.

Zur Erfassung und Überprüfung der Technologieakzeptanz wurden zahlreiche Modelle entwickelt und untersucht. Unter den verschiedenen Modellen wurde vor allem das Technologie-Akzeptanz-Modell (TAM) von Davis [18] häufig im medizinischen Kontext angewendet. Dem Modell zufolge wird die Nutzungsabsicht, also die individuelle Verhaltensintention ein System zu nutzen, durch zwei Überzeugungen bestimmt: die wahrgenommene Leichtigkeit und die wahrgenommene Nützlichkeit (siehe Abb. 6.1). Die Nützlichkeit beschreibt, inwieweit eine Person denkt, dass die Systemnutzung die persönliche Leistung steigert. In der vorliegenden Untersuchung bezog sich die wahrgenommene Nützlichkeit dagegen auf die Leistung des Rettungsdienstes, d. h. inwieweit das Telenotarzt-System aus Sicht der Mitarbeiter zu einer verbesserten präklinischen Versorgung im Landkreis Vorpommern-Greifswald führt. Die empfundene Leichtigkeit der Nutzung beschreibt, inwieweit das System mit einem Mehraufwand für den Nutzer verbunden ist, wobei die Vermutung eines hohen Mehraufwands zur Ablehnung des Systems führen kann. Beide Überzeugungen haben somit Einfluss auf die individuelle Nutzungsabsicht. Diese Absicht wird zudem durch die Meinung anderer Personen im sozialen Umfeld, z. B. Arbeitskollegen, beeinflusst. Dies bedeutet unter anderem, dass von zwei Systemen,

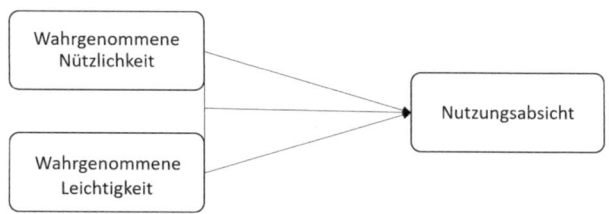

Abb. 6.1 Technologieakzeptanz-Modell nach Davis [18]

die die gleichen Funktionen erfüllen, dasjenige eher akzeptiert und genutzt wird, welches nach subjektiver oder gemeinsamer Meinung leichter zu bedienen ist [19].

Die hier beschriebene Erhebung hatte zum Ziel, die Akzeptanz des Telenotarzt-Systems aus Sicht der im Rettungsdienst tätigen Mitarbeiter im Landkreis Vorpommern-Greifswald zu prüfen. Konkret wurde untersucht, ob Unterschiede vor und nach Systemeinführung aber auch zwischen den Organisationen, d. h. Leitstelle, Rettungsdienst und Notaufnahme, existierten.

Die Erhebung wurde in Abschn. 4.3.7. vorgestellt und soll an dieser Stelle im Hinblick auf Methodik und Teilnehmerstruktur nicht erneut erläutert werden. Zur Erfassung der wahrgenommenen Nutzungsabsicht bewerteten die Teilnehmer die Frage „Wie häufig beabsichtigen Sie, nach Einführung der Telenotarztanwendung, diese zu benutzen?" (Prä) bzw. „Wie häufig nutzen Sie die Telenotarztanwendung?" (Post) auf einer Skala von 1 = „so viel wie möglich" bis 4 = „nie". Die durchschnittlichen Bewertungen lagen bei 3,1 vor und 2,8 nach Einführung des Telenotarzt-Systems. Die wahrgenommene Leichtigkeit wurde mit fünf Fragen erhoben, die auf einer 4-stufigen Likert-Skala von 1 = „trifft zu" bis 4 = „trifft nicht zu" bewertet wurden. Eine Beispielaussage lautete: „Ich denke, dass das Konzept des Telenotarztes meinen Dokumentationsaufwand vermindert." Im Durchschnitt beantworteten die Teilnehmer die Fragen mit 2,2 vor und 2,0 nach Einführung des Systems. Die wahrgenommene Nützlichkeit wurde mit sechs Fragen erhoben. Eine Beispielaussage lautete: „Ich denke, dass das Konzept des Telenotarztes zu einer relevanten Zeitersparnis führt". Wie zuvor wurden die Aussagen auf einer 4-stufigen Likert-Skala erhoben. Im Durchschnitt lagen die Bewertungen bei 2,7 vor und 2,4 nach der Systemeinführung.

Die Datenauswertung fand in zwei Schritten statt: In einem ersten Schritt wurden die Teilnehmer im Hinblick auf die wahrgenommene Leichtigkeit und Nützlichkeit in drei Gruppen aufgeteilt. Hierfür wurden die Perzentile berechnet. Teilnehmer im ersten Drittel wurden der Gruppe 1 = „hohe Ausprägung" zugeordnet. Die Teilnehmer im zweiten und letzten Dritten wurden entsprechend in die Gruppen 2 = „mittlere Ausprägung" und 3 = „niedrige Ausprägung" eingeteilt. Im zweiten Schritt wurde eine einfaktorielle Varianzanalyse durchgeführt, deren Ergebnisse im Folgenden dargestellt werden.

Im Hinblick auf die Nutzungsabsicht zeigten sich unter allen Befragten signifikante Unterschiede vor und nach Einführung des Telenotarzt-Systems ($F[1,299] = 4,54$; $p < 0,05$): Lagen die durchschnittlichen Bewertungen vor Systemeinführung noch bei 3,1, so zeigten sie sich zwei Jahre später mit 2,6 deutlich verbessert (siehe Abb. 6.2). Hinsichtlich der wahrgenommenen Leichtigkeit und Nützlichkeit zeigten sich zwischen den beiden Erhebungszeitpunkten keine signifikanten Unterschiede.

Die Ergebnisse zur Technologieakzeptanz der Rettungsdienst-Mitarbeiter im Hinblick auf das Telenotarzt-System können insgesamt als sehr positiv bewertet werden. Die Ergebnisse zeigen eine signifikante Verbesserung der Nutzungsabsicht nach Einführung der Telenotarzt-Anwendung, obwohl sich die Einschätzung von Nutzbarkeit und Nützlichkeit nicht verändert hat. Wie eingangs beschrieben, hängt der Erfolg einer technologischen Weiterentwicklung bestehender bzw. die Einführung neuartiger Systeme im Besonderen

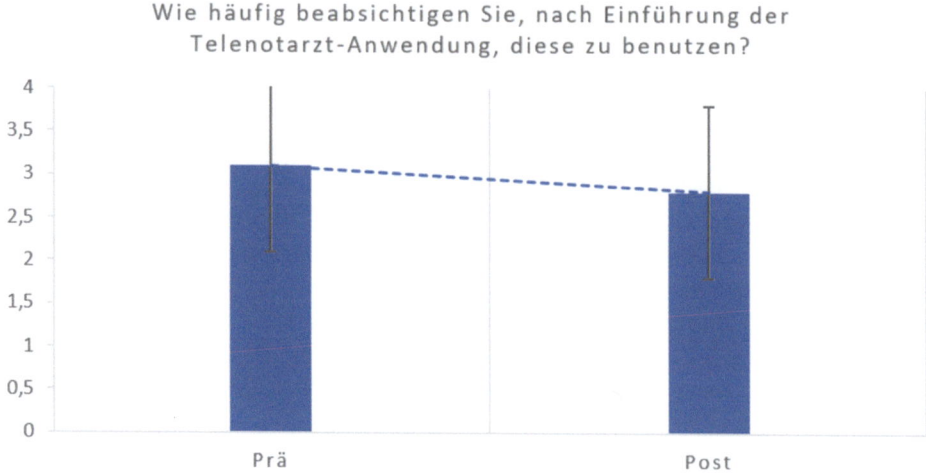

Abb. 6.2 Nutzungsabsicht der Mitarbeiter im Rettungswesen im Vorher-Nachher-Vergleich

von der Akzeptanz und dem Einsatz seiner Nutzer ab. Der zu beobachtende Anstieg der Nutzungsabsicht unter den Rettungsdienst-Mitarbeitern im Landkreis Vorpommern-Greifswald ist auch deswegen besonders positiv zu bewerten, weil er vermutlich nicht von einzelnen Systemeigenschaften abhängt, sondern sich die Einschätzung der Gesamtsituation verbessert. Gerade telemedizinische Systeme unterliegen einem schnellen Wandel, so dass in regelmäßigen Abständen zu evaluieren und kritisch zu hinterfragen ist, ob die Systeme weiterhin als ausreichend einfach nutzbar und nutzbringend bewertet werden. Nur so kann sichergestellt werden, dass das System auch langfristig Akzeptanz bei seinen Anwendern findet [20].

6.5 Regionale Auswirkungen des Projektes

D. Kohnen und J. Hasebrook

6.5.1 Experteninterviews zu Nachhaltigkeit und Transferierbarkeit

Regionale Entwicklung hinsichtlich besserer Versorgung, insbesondere durch Digitalisierung, bedeutet immer auch die Bildung leistungsfähiger, sozio-ökonomischer Cluster aus vielen beteiligten Personen und Organisationen (vgl. [21]). Für die zukunftsfähige Neuausrichtung der notfallmedizinischen Versorgung entstand im Landkreis Vorpommern-Greifswald ein Cluster aus Leistungserbringern, Zulieferfirmen, Bildungsmaßnahmen und neuen Technologien.

▶ Nachhaltigkeit und Transferierbarkeit der Konzepte hängen nicht so sehr davon ab, wie stark einzelne Beteiligte sind, sondern wie stabil und wettbewerbsfähig das gesamte Leistungscluster ist.

Eine Möglichkeit diese „Clusterstärke" zu messen, besteht darin, Experten die relative Qualität oder Stärke von relevanten Faktoren im Vergleich zum relevanten Wettbewerb einschätzen zu lassen [22]. Dazu haben Padmore et al [23] das Verfahren „GEM-Assay" entwickelt, das bis heute vielfach in regionalen Entwicklungskonzepten und in der Politikberatung eingesetzt wird (z. B. [24]).

Bewertet werden dabei drei Aspekte: 1) Basisfaktoren (engl. Groundings), 2) Beteiligte Organisationen (engl. Enterprises) und 3) Märkte bzw. Regionen (engl. Markets). Die Bewertung erfolgt stets im Vergleich zu relevanten Benchmarks: regionale Champions, nationale Bestleistungen und Weltbestleistungen. Bewertet werden in der Kategorie „Groundings" (G) die Unterkategorien (G1) Infrastruktur und (G2) Ressourcen, in der Kategorie „Enterprises" (E) die Unterkategorien (E1) interne Strukturen sowie (E2) Kooperationspartner und Zulieferer, sowie in der Kategorie „Markets" (M) die Unterkategorien (M1) lokale Märkte bzw. Versorgungsgebiete und (M2) Zugang zu überregionalen Märkten bzw. Übertragbarkeit in andere Versorgungsgebiete.

Im Rahmen von Expertenrunden wurden die Cluster-Bewertungen durch relevante Organisationen und Schlüsselpersonen durchgeführt. Die Expertenrunden fanden vor der Einführung der verschiedenen Säulen (2017) und zwei Jahre nach deren Einführung (2019) statt. Es wurden zu beiden Zeitpunkten jeweils 30 Experten eingeladen. 2017 nahmen 20 Experten (Vertreter der Politik, der Kassenärztlichen Vereinigung, der Universitätsmedizin Greifswald sowie des Rettungsdienstes) an insgesamt vier „Expertenpanels" teils. 2019 lag die Teilnehmeranzahl bei insgesamt 17 Experten, die auf drei Panels verteilt wurden.

In einem ersten Schritt legten die Expertenrunden Faktoren fest, die für das Cluster „Rettungswesen" wesentlich sind. Faktoren waren hier z. B. die Umgebung (G1), die Verfügbarkeit von Fachpersonal (G2), Teamgrößen (E1), Nutzung von Synergieeffekten (E2), Anzahl an Maximalversorgern (M1) sowie der Personalbedarf (M2). Insgesamt wurden über 80 Aspekte diskutiert. Diese wurden hinsichtlich ihrer Stärke und Bedeutung bewertet. Die Stärke wurde anhand regionaler, nationaler und internationaler Vergleichswerte aus dem Rettungswesen, die den Teilnehmern vor der Veranstaltung zur Verfügung gestellt wurden, von 1 bis 10 bewertet. Die Ziffer 10 bedeutet eine Weltbestleistung (orientiert an Beispielen aus London, Dänemark, Singapur und den USA) und die Wertungsziffer 5 eine nationale Bestleistung (orientiert an dem weitgehend zentralisierten Rettungswesen des DRK in Baden-Württemberg). Die Bedeutung beschreibt, wie wichtig nach Meinung der Experten der Faktor für den Gesamterfolg ist. Die Bewertung erfolgt wiederum von 1 = „keine Bedeutung" bis 10 = „äußerst wichtig". Die Experten nahmen zunächst die Bewertung einzeln und unabhängig voneinander vor und diskutieren danach gemeinsam ihre Bewertungsergebnisse. Die Endbewertung erfolgte dann in einer für alle Teilnehmer eines Panels sichtbaren Tabelle im Konsens. Die Einschätzungen werden zu einer Kennziffer für

die Clusterstärke verdichtet. Die Clusterstärke wird als gewichtete Summe aller Einschätzungen errechnet nach der folgenden Formel:
für jeden Aspekt i eines Faktors:

$$\Sigma = \left(S_i * \left(R_i / \sum_R \right) \right)$$

mit S_i = Stärke des Faktors i und R_i = Relevanz des Faktors i
Für jeden Faktor: G = (G1 + G2)/2; E = (E1 + E2)/2; M = (M1 + M2)/2
und der Gesamtstärke: GEM-Assay = $10 * (G * E * M)^{2/3}$.

Eine Clusterstärke von 250 bedeutet regionale Wettbewerbsfähigkeit, ein Wert von 500 entspricht nationaler Spitzenleistung und ein Wert von 1000 stellt eine Weltbestleistung dar. Aus den Ergebnissen aller Clustereinschätzungen aus den Expertenrunden wurde jeweils der Durchschnitt für den Prä- und den Post-Erhebungszeitraum gebildet. Der GEM-Assay von 274 vor und 262 nach Einführung der Land|Rettung-Maßnahmen weist eine hohe regionale Stärke aus.

Die beiden Gesamtwerte unterscheiden sich nicht signifikant voneinander, die Bewertungen der einzelnen Faktoren hingegen schon. Während vor und nach Einführung des Land|Rettung-Konzepts die Basisfaktoren (G) gleich bewertet werden (4,9 vs. 4,8; n. s.), wird die Wettbewerbsfähigkeit der beteiligten Organisationen (E) geringer eingeschätzt (5,5 vs. 4,6; t = 1,89; p < 0,05). In der regionalen Bewertung steigen die Bewertung der Nachhaltigkeit und Übertragbarkeit (M2) von einem durchschnittlichen zu einem Spitzenwert an (5,8 vs. 7,6; t = −2,86; p < 0,01; vgl. Abb. 6.3 a und b).

Die größten Schwächen sahen die Teilnehmer in der Infrastruktur des Landkreises, z. B. die Lage (Zentrumsnähe, Bevölkerungsdichte), die Kliniklandschaft, Telekommunikations- und Internetanbindung, aber auch das Straßennetz. Im Hinblick auf die für den Landkreis als regionales Versorgungsgebiet relevanten Faktoren sahen die Experten Optimierungsbedarf in der Zusammenarbeit der Akteure (d. h. Leitstelle, Rettungsdienst und Notaufnahmen) sowie in der Häufigkeit von Notarzteinsätzen. Die beiden Faktoren „Ressourcen" und „interne Strukturen" wurden grundsätzlich positiv bewertet; u. a. die medizintechnische Ausstattung, die Anzahl an Ärzten mit notärztlicher Zusatzbezeichnung, Wissenstransfer und Kommunikation sowie Versorgungsqualität und Qualitätsmanagement. Als besonders wichtige, aber schwach ausgeprägte Faktoren wurden ein gemeinsames Zielbild und Infrastrukturen (z. B. gemeinsame IT-Systeme) genannt. Wie erwähnt, betrifft der deutlichste Unterschied die Bewertung der Übertragbarkeit auf andere Versorgungsgebiete.

▶ Insgesamt zeigen sich die Experten realistischer in der Einschätzung der relativen Stärken und Schwächen nach dem Projekt – und sehr viel optimistischer in Bezug darauf, dass andere, dünn besiedelte Landkreise aus den Erfahrungen des Projektes Land|Rettung lernen und diese übertragen können.

Abb. 6.3 a und b: GEM-Assay vor (**a**) und nach (**b**) Einführung des Projektes Land|Rettung

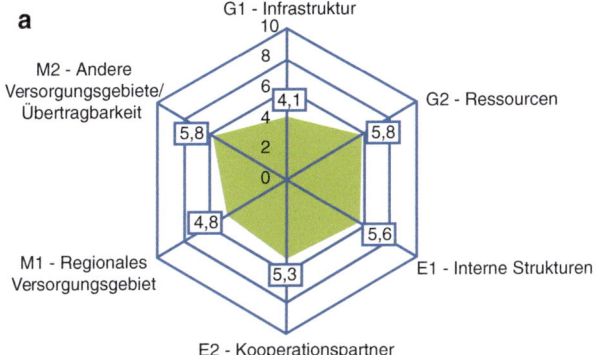

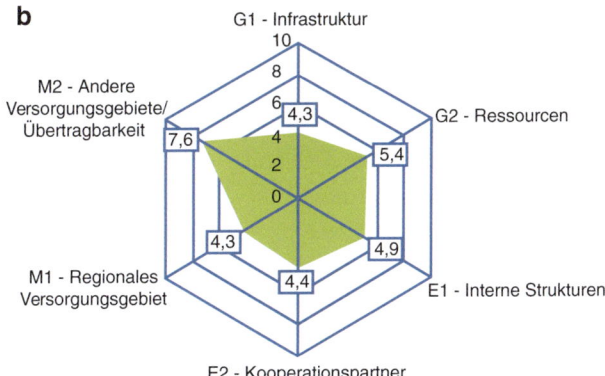

6.5.2 Soziale Netzwerkbildung

Laut Katzmair [25] beschreiben soziale Netzwerke die „soziale Infrastruktur des Erfolgs" (S. 163). Unabhängig davon, ob es sich bei den Akteuren um politische Entscheidungsträger, Ärzte, Krankenkassen, Patienten oder andere Interessensvertreter handelt: Netzwerke bieten den Akteuren Wege, sich schnellen Zugang zu Wissen, Informationen oder einflussreichen Kontakten zu verschaffen. Sie legen damit den Grundstein für Innovation und Wertschöpfung und somit letztendlich auch für den machtpolitischen Stellenwert eines jeden einzelnen Akteurs. Formal betrachtet besteht ein Netzwerk aus einer Vielzahl von Akteuren, die durch Beziehungen miteinander verbunden sind. Netzwerke lassen sich folglich durch die vorhandenen oder eben nicht vorhandenen Verbindungen definieren und wie aktiv diese genutzt werden.

▶ Die eingeführten Maßnahmen im Projekt Land|Rettung führen zu Veränderungen in den gewohnten Netzwerkstrukturen des Rettungswesens: Etablierte Strukturen werden aufgerissen, neue Herausforderungen werden geschaffen.

Um zu überprüfen, mit welchen strukturellen Veränderungen die eingeführten Maßnahmen einhergehen, wurden die regionalen Netzwerkstrukturen im Rettungsdienst vor und zwei Jahre nach Einführung der Maßnahmen erfasst. Ziel der Analyse war es, die regionalen Netzwerke anhand ihrer Zentralität (Anzahl der verbundenen Verknüpfungen) und Dichte (Verhältnis der maximal möglichen Verbindungen zu den tatsächlich verfügbaren Verbindungen) zu untersuchen [26]. Die Netzwerkanalyse verfolgt den Zweck, die Verbreitung und Vernetzung von Wissens- und Kompetenzträgern (d. h. Experten/Schlüsselpersonen) zu ermitteln. Die Netzwerkdichte „ist ein Indikator dafür, wie eng und zentriert ein System ist. Sehr dichte Systeme (z. B. Systeme, in denen fast alle Mitglieder sich kennen und miteinander interagieren) sind typischerweise durch gut verfügbare Kommunikationskanäle, gemeinsam geteilte Informationen und gleichartige Perspektiven charakterisiert" [27]. Jedoch begünstigt eine hohe Aktivdichte zusammen mit einem Umfeld mit relativ wenig großen Organisationen von überregionaler Bedeutung eine Art „Inselbildung", die eine langfristige Innovationsausbreitung erschweren kann.

Im Rahmen der Studie wurden die Teilnehmer im Anschluss an die Expertenrunden gebeten, jeweils individuell eine Netzwerkanalyse für bestehende persönliche und organisationale Beziehungen vorzunehmen. Die Befragten wurden dazu in einem ersten Arbeitsschritt gebeten, alle Personen anonymisiert aufzulisten, die im Zusammenhang mit dem Projekt Land|Rettung innerhalb und außerhalb ihrer Organisation existieren. Die Kontakte sollten dann als „aktiv" und/oder „passiv" vermerkt werden, d. h. ob man eher beeinflussend bzw. beratend auf den Kontakt wirkt (aktive Beziehung) oder eher von jenem Kontakt beraten bzw. beeinflusst wird (passive Beziehung). Im zweiten Arbeitsschritt wurden diese Kontakte in eine Netzwerkmatrix eingetragen. Dieses Vorgehen wurde zweimal durchgeführt: einmal für die persönlichen Kontakte und einmal für Kontakte zu anderen Organisationen. Alle Angaben wurden durch die Befragten in eine Excel-Tabelle eingetragen, über die die Aktiv- und Passivsummen pro Ebene und die Gesamtdichte der Netzwerkebenen errechnet wurden.

Die Ergebnisse vor und nach Einführung der Projektmaßnahmen verdeutlichen, dass auf der individuellen Ebene die durchschnittliche Anzahl der passiven sowie maximalen Knoten (d. h. die Anzahl der maximal möglichen Verbindungen) deutlich ansteigt (Tab. 6.3). Durch den leichten Rückgang der Aktivdichte bei gleichbleibender Passivdichte sinkt folglich die Gesamtdichte. Ein ähnliches Bild zeigte sich auf organisationaler Ebene (Tab. 6.4): Durch einen deutlichen Anstieg der möglichen Verbindungen (von 59

Tab. 6.3 Netzwerkdichte auf individueller Ebene

Netzwerk individuell	Prä (n = 10)	Post (n = 10)
Aktive Knoten	8,0	9,9
Passive Knoten	9,5	13,3
Maximale Knoten	23,8	34,0
Aktivdichte	36,9 %	28,8 %
Passivdichte	40,4 %	40,1 %
Gesamtdichte	77,3 %	68,9 %

Tab. 6.4 Netzwerkdichte auf organisationaler Ebene

Netzwerk Organisation	Prä (n = 10)	Post (n = 10)
Reale Verbindung	41,3	46,9
Mögliche Verbindungen	59,0	90,4
Netzwerkdichte	71,8 %	57,1 %

auf 90) zeigt sich in der Post-Erhebung ein größeres Netz, welches allerdings eine geringere Netzwerkdichte aufweist. Aufgrund der wenigen Datensätze werden die Unterschiede nicht statistisch gesichert, sondern rein qualitativ betrachtet.

Die zuvor beschriebenen Ergebnisse können insgesamt als positiv bewertet werden: Auf individueller und organisationaler Netzwerkebene zeigten sich noch vor Einführung der Maßnahmen sehr dichte Netzwerkstrukturen, die zwei Jahre später, insbesondere auf organisationaler Ebene, gewachsen und weniger dicht, also durchlässiger und flexibler, geworden sind: Dichte soziale Netzwerke weisen auf besonders enge und vertrauensvolle Verbindungen hin und eine Tendenz zur Entwicklung einer Gruppen- bzw. Netzwerkidentität. Aspekte, die grundsätzlich als positiv zu bewerten sind, aber die Ausbreitung von Innovationen behindern können. Durch das Geflecht von vorhandenen, engen Beziehungen, erreicht man keine neuen Akteure, und beschränkt den Zugang zu neuen Informationen und neuem Wissen. Das, was also an Netzwerkstabilität gewonnen wird, geht an Effizienz und Innovationspotential wieder verloren [25]. Große, weniger dichte Netzwerke mit vielen „passiven Verbindungen" weisen im Vergleich zu dichten, aktiven Netzwerken ein höheres Innovationspotenzial auf. Diese Beobachtung ist im sogenannten Metcalfe'schen Gesetz beschrieben, nach dem der Wert eines sozialen Netzwerks exponentiell zu seiner Größe steigt (vgl. [28]). Sehr große soziale Netzwerke mit mehreren hundert Personen zerfallen in kleinere, aber untereinander verbundene, Einheiten, sogenannte „Small Worlds" [29].

▶ Es ist eine Kombination aus aktiven und passiven Verbindungen in großen sozialen Netzwerken, die sie zu Innovationsmotoren machen.

Die Ergebnisse der Post-Erhebung lassen auf diese Kombination und demnach auf ein innovationsförderndes Netzwerk schließen. Die ausgewogene Kombination aktiver und passiver Knoten auf individueller Ebene weist auf ein regionales Umfeld im Rettungswesen hin, welches aus einigen miteinander eng verbundenen sowie nicht miteinander verbundenen Beziehungen besteht.

6.5.3 Expertenmeinungen

Telemedizinische Anwendungen weisen ein großes Potenzial auf. Dennoch schaffen es nur die wenigsten Anwendungen über ihre Pilotphase hinaus in die Regelversorgung [30]. Daher kann es als Erfolg gesehen werden, dass das Telenotarzt-System und die Land|Retter-App sich nun in ihrem dritten Anwendungsjahr befinden. Erfolgsfaktoren, Herausforderungen und Hindernisse sollen aus Sicht der befragten Experten für drei Phasen beschrieben werden: 1) Vorbereitungsphase, 2) Einführungsphase, und 3) Durchführungsphase. Als Datengrundlage dienen die Mitschriften und Protokolle aus den verschiedenen Expertenrunden (siehe Abschn. 6.5.1).

In der Vorbereitungsphase bildete die detaillierte Projektplanung einen essenziellen Erfolgsfaktor. Hierzu zählten die Planung von Investitions- und Personalbedarf, die Berücksichtigung rechtlicher Rahmenbedingungen und die Quantifizierung der Installationszeit und des Schulungsbedarfs. Obwohl Machbarkeit und Wirksamkeit des Telenotarzt-Systems und der App zur Smartphone-basierten Ersthelfer-Alarmierung bereits nachgewiesen waren, war es doch wichtig, die Notwendigkeit des Projektes für den Landkreis Vorpommern-Greifswald zu belegen. Aus Sicht der Experten war die Kommunikation und die Einbeziehung aller betroffenen Parteien und Institutionen ein zentrales Thema. Trotz grundsätzlicher Innovationsbereitschaft unter den Beteiligten wurden stellenweise auch deutliche Bedenken gegenüber der neuen Technik geäußert. Diese betrafen nicht zuletzt die Auswirkungen des Systems auf bestehende Strukturen und die Frage, ob und welchen Nutzen das System für die Endnutzer haben würde. In der Einführungsphase bildete die Systeminstallation und -integration der Land|Retter-App ein zentrales Thema. Zudem mussten sechs Rettungswagen mit der Telenotarzttechnik ausgestattet werden, der Arbeitsplatz für den Telenotarzt eingerichtet und die Software für die Land|Retter-App mit dem Leitstellensystem verbunden werden. Ein Schlüsselfaktor lag aus Sicht der Experten in der ausführlichen und professionellen Schulung aller Beteiligten, sowie der Kommunikation und Abstimmung unter den verschiedenen Institutionen und Parteien. Eine Herausforderung war dabei vor allem die Schaffung von Transparenz und Nachvollziehbarkeit im Hinblick auf die ausgewählten Rettungswagen, da mit den Investitionsmitteln nur ein Teil der im Landkreis eingesetzten Fahrzeuge ausgestattet werden konnte.

In der Durchführungsphase ging es darum, den Austausch über die Nutzung der neuen Systeme aktiv zu fördern, um etwaige Fragen, Missverständnisse oder auch Fehler in der Anwendung sofort ansprechen und bearbeiten zu können. Offen angesprochene Bedenken und Unsicherheiten sowie zahlreiche Verbesserungsvorschläge der Nutzer förderten die Einbindung der Systeme in die bestehenden Rettungsdienststrukturen. Gerade innerhalb einzelner Institutionen konnte man aus Sicht der Experten eine gute Zusammenarbeit und Kooperation der Mitarbeiter und Teams feststellen. Regelmäßige Einsatznachbesprechungen sowie Arbeitsgruppentreffen bildeten einen zentralen Aspekt in der Durchführungsphase. Nur so konnte sichergestellt werden, dass die Kommunikation zwischen den Beteiligten kontinuierlich optimiert und zu einem festen Bestandteil des Qualitätsmanagements wurde.

Literatur

1. Hasebrook J, Dohrn S (2007) Kompetenztransfer in Gründer- und Technologieparks. In: Barthel E (Hrsg) Kompetenzkapital heute: Wege zum integrierten Kompetenzmanagement, 1. Aufl. Frankfurt School, Frankfurt am Main, S 327–366

2. Lockett A, Wright M, Franklin S (2003) Technology transfer and universities' spin-out strategies. Small Bus Econ 20(2):185–200. https://doi.org/10.1023/A:1022220216972
3. Jaeger FN, Bechir M, Harouna M et al (2018) Challenges and opportunities for healthcare workers in a rural district of Chad. BMC Health Serv Res 18(1):7. https://doi.org/10.1186/s12913-017-2799-6
4. Kopetsch T. (2010) Dem deutschen Gesundheitswesen gehen die Ärzte aus. Studie zur Altersstruktur und Arztzahlentwicklung, 5, 1–147
5. Seeger I (2019) Ambulante Notfallversorgung in Deutschland: verloren zwischen den Sektoren. Dissertation, Carl von Ossietzky Universität Oldenburg
6. Ruppert M, Reeb R, Ufer MR et al (2002) Personal im Rettungsdienst – brauchen wir neue Konzepte? Notfall Rettungsmed 5(5):375–379. https://doi.org/10.1007/s10049-002-0485-6
7. Brauns H-J, Loos W (2015) Telemedizin in Deutschland. Stand – Hemmnisse – Perspektiven (Telemedicine in Germany. Status, Barriers, Perspectives). Bundesgesundheitsbl Gesundheitsforsch Gesundheitsschutz 58(10):1068–1073. https://doi.org/10.1007/s00103-015-2223-5
8. Nilsen LL, Ludvigsen SR (2010) Collaborative work and medical talk: opportunities for learning through knowledge sharing. Commun Med 7(2):143–153
9. Erpenbeck J, Heyse V, Meynhardt T et al (2007) Die Kompetenzbiographie: Wege der Kompetenzentwicklung, 2., ak. und überarb. Aufl. Waxmann, Münster
10. Tissot F, Baudry de Vaux, Marie des Neiges, Paddeu J et al (1999) Guy Le Boterf, *De la compétence à la navigation professionnelle*, Paris, Les Éditions d'Organisation, 1997. Formation Emploi, 65(1),124.
11. Kunz, R. (2015) Wissen und Handeln in Schlüsselsituationen der Sozialen Arbeit: empirische und theoretische Grundlegung eines neuen kasuistischen Ansatzes. Dissertation, University of Basel
12. Holden RJ, Karsh B-T (2010) The technology acceptance model: its past and its future in health care. J Biomed Inform 43(1):159–172. https://doi.org/10.1016/j.jbi.2009.07.002
13. Willke H, Krück C, Mingers S (2001) Systemisches Wissensmanagement, 2., neubearb. Aufl. UTB für Wissenschaft Uni-Taschenbücher, Bd 2047. Lucius & Lucius, Stuttgart
14. Hardwig T, Sporket M, Pawellek I et al (2004) Empirische Befunde zum Verhältnis von Knowhow-Transfer und Kompetenzentwicklung. QUEM-Materialien. 56, Berlin
15. Hasebrook J, Zinn B, Schletz A (Hrsg) (2018) Lebensphasen und Kompetenzmanagement: Ein Berufsleben lang Kompetenzen erhalten und entwickeln. Kompetenzmanagement in Organisationen. Springer, Berlin/Heidelberg
16. Erpenbeck, J (2004) KODE® im Tableau quantitativer, qualitativer und komparativer Kompetenzmessverfahren in Deutschland. In: Heyse V, Erpenbeck J (Hrsg) Kompetenzen erkennen, bilanzieren und entwickeln (pp. 118–131). Waxmann, Münster
17. Walter Z, Lopez MS (2008) Physician acceptance of information technologies: role of perceived threat to professional autonomy. Decis Support Syst 46(1):206–215. https://doi.org/10.1016/j.dss.2008.06.004
18. Davis F (1989) Perceived usefulness, perceived ease of use, and user acceptance of information technology. MIS Q 13(3):319–340. https://doi.org/10.2307/249008
19. Venkatesh V, Davis FD (2000) A theoretical extension of the technology acceptance model: four longitudinal field studies. Manag Sci 46(2):186–204. https://doi.org/10.1287/mnsc.46.2.186.11926
20. Hasebrook J, Hahnenkamp K (2015) Robodoc und Medlink: Digitalisierung verändert die Arbeit im Krankenhaus. In: Schlick C (Hrsg) Arbeit in der digitalisierten Welt: Beiträge der Fachtagung des BMBF 2015. Campus, Frankfurt am Main
21. McCann P, Ortega-Argilés R (2015) Smart specialization, regional growth and applications to European Union cohesion policy. Reg Stud 49(8):1291–1302

22. Riddington G, Gibson H, Anderson J (2006) Comparison of gravity model, survey and location quotient-based local area tables and multipliers. Reg Stud 40(9):1069–1081. https://doi.org/10.1080/00343400601047374
23. Padmore T, Gibson H (1998) Modelling systems of innovation: II. A framework for industrial cluster analysis in regions. Res Policy 26(6):625–641
24. Gibson H, Makhalemele M (2017) The SAFER research concept social accounting framework for epidemics and revival. Unpublished
25. Katzmair H (2010) Netzwerke als Innovationsmotor: Wie Innovationen durch Netzwerke entstehen. In: Schumpelick V, Vogel B (Hrsg) Innovationen in Medizin und Gesundheitswesen: Beiträge des Symposiums vom 24. bis 26. September 2009 in Cadenabbia. Herder, Freiburg im Breisgau
26. Newman ME (2001) Scientific collaboration networks. II. Shortest paths, weighted networks, and centrality. Phys Rev E Stat Nonlinear Soft Matter Phys 64(1) Pt 2:16132. https://doi.org/10.1103/PhysRevE.64.016132
27. Pearson RE, Nestmann F (1997) Beratung und soziale Netzwerke: Eine Lern- und Praxisanleitung zur Förderung sozialer Unterstützung. Edition sozial. Beltz, Weinheim
28. Gilder G (2002) Telecosm: The world after bandwidth abundance, 1. Touchstone ed., rev. and with a new afterword. Touchstone Book, New York
29. Milgram S (1967) The small world problem. Psychol Today 2(1):60–67
30. Lehmann B, Bitzer EM, Bohm S et al. (2018) Studie und Expertengespräch zu Umsetzungshemmnissen telemedizinischer Anwendungen: Abschlussbericht. Studie im Auftrag des Bundesministeriums für Bildung und Forschung. Berlin

Was können wir vom Projekt Land|Rettung lernen?

Joachim Hasebrook, Klaus Hahnenkamp und Steffen Fleßa

Inhaltsverzeichnis

Literatur 288

Dem Innovationsfonds, aus dem das Projekt Land|Rettung gefördert wurde, liegt ein Gesetz zu Grunde. In diesem „Gesetz zur Stärkung der Versorgung in der gesetzlichen Krankenversicherung", das GKV-Versorgungsstärkungsgesetz (GKV-VSG), steht zum Zweck des Innovationsfonds in Paragraph 92a:

> „Der Gemeinsame Bundesausschuss fördert neue Versorgungsformen, die über die bisherige Regelversorgung hinausgehen. Gefördert werden insbesondere Vorhaben, die eine Verbesserung der sektorenübergreifenden Versorgung zum Ziel haben und hinreichendes Potential aufweisen, dauerhaft in die Versorgung aufgenommen zu werden." [1].

J. Hasebrook (✉)
zeb.business school, Münster, Deutschland
e-mail: JHasebrook@zeb.de

K. Hahnenkamp
Klinik für Anästhesiologie, Universitätsmedizin Greifswald, Greifswald, Deutschland
e-mail: Klaus.Hahnenkamp@med.uni-greifswald.de

S. Fleßa
Allgemeine Betriebswirtschaftslehre und Gesundheitsmanagement, Universität Greifswald, Greifswald, Deutschland
e-mail: Steffen.Flessa@uni-greifswald.de

© Springer-Verlag GmbH Deutschland, ein Teil von Springer Nature 2020
K. Hahnenkamp et al. (Hrsg.), *Notfallversorgung auf dem Land*,
https://doi.org/10.1007/978-3-662-61930-8_7

Es geht also nicht um die Entwicklung gänzlich neuer, unerprobter Versorgungsformen, sondern darum, wie vielversprechende, klinisch bereits erprobte Neuerungen in die Regelversorgung aufgenommen werden können. Kurz: Es geht um Transition, also um die Fortentwicklung vorläufiger, experimenteller Versorgungsformen in den medizinischen Alltag. Im Gesetz ist auch festgeschrieben, dass die geförderten Projekte unabhängig wissenschaftlich evaluiert werden müssen. Diese Evaluationsforschung ist daher Transitions- oder Transformationsforschung. Die Frage muss also nicht lauten „Was können wir lernen?", sondern „Was sollen wir lernen?". Konkret könnte es also heißen: Was sollen andere Landkreise lernen, um eine Weiterentwicklung zu einem zukunftsfesten Rettungssystem in Gang zu setzen?

7.1 Lernen für Transition und Transformation Die Begriffe Transitions- und Transformationsforschung werden vielfach synonym gebraucht und bezeichnen Forschung zur Modernisierung und Veränderungen gesellschaftlicher Strukturen und Prozesse [2, 3]. In der Pädagogik und Sozialpsychologie ist hingegen mit dem Begriffspaar zumeist die Forschung zu Übergängen im Lebenslauf und Nahtstellen wie z. B. Schulwechsel (z. B. [4]) oder Berufs- und Studienwahl (z. B. [5, 6]) gemeint. In der medizinischen Forschung und in den vom Innovationsfonds geförderten Projekten spielen beide Aspekte eine zentrale Rolle: Modernisierung und Strukturveränderung sowie Transitionsprogramme für mehr Gesundheitskompetenz gefährdeter Zielgruppen.

Dabei ist die Forschung, wie auch im Projekt Land|Rettung, nicht einfach passiver Zuschauer, sondern aktiver Mitgestalter und manchmal sogar Treiber von Transformationsprozessen, denn sie hilft, verschiedene Akteursperspektiven im Blick zu behalten und verschiedene Handlungsebenen zu koordinieren (vgl. [7]). Daraus ergeben sich zwei Ansätze, um zu erkennen, was man für eine erfolgreiche Transition lernen sollte: 1. Welche Ebenen betroffen sind und einbezogen werden müssen, und 2. welche Phasen der Veränderung durchlaufen und gemanagt werden müssen.

Als prägend für Transformationen werden drei Ebenen gesehen [7]: 1. Mikroebene mit innovativen Praktiken und Praktikern („Nische"), 2. Mesoebene mit den Strukturen und Akteuren, die ein soziotechnisches System formen („Regime") sowie 3. Makroebene mit Entwicklungen umfassender Rahmenbedingungen wie z. B. Gesetzgebung („Landschaft"). Neben dieser strukturellen Sicht auf die Akteur-Ebenen gibt es eine dynamische Sicht auf Phasen der Veränderung. Dazu gehören 1. eine Vorentwicklungsphase mit hohem Anteil von „Versuch und Irrtum", 2. eine Take-off-Phase mit ersten Veränderungen und Erprobungen aus Nischen heraus, 3. eine Durchbruchphase mit strukturellem Wandel durch eine Vielzahl einander bedingender und verstärkender Veränderungen sowie 4. eine Stabilisierungsphase in ein neues Gleichgewicht, in der ein neues „Regime" entsteht (vgl. [8]).

Lernen sollte man also „Systemwissen" und „Zielwissen", vor allem aber „Transformationswissen" – also Wissen darüber, wie Veränderungsprozesse angestoßen und begleitet werden können. Dies bezieht alle Akteure und ausdrücklich auch die Evaluationsforschung mit ein [8]. Dies ist in der Transformation ländlicher Räume besonders wichtig, weil nur der Einbezug vieler Akteure und ein gemeinsames Verständnis grundlegender Fakten den nötigen Rückhalt in der Bevölkerung und Unterstützung in Verwaltung und Politik ermöglichen (z. B. [9]).

7.2 Beiträge von Land|Rettung zur Verbesserung von Transition im Gesundheitswesen In der Gesundheitsversorgung auf dem Land reicht eine schrittweise Veränderung und Anpassung oftmals nicht mehr aus. In vielen Bereichen müssen neue Stadien der Versorgungsqualität und -sicherheit erreicht werden – die Notfallversorgung ist ein besonders eklatantes Beispiel dafür. Für diese umfassenden Veränderungsprozesse entwickeln sich derzeit Strukturmodelle, z. B. im mit EU-Förderung entstandenen Health Care Transition Research Consortium (HCTRC) [10, 11]. Das HCTRC-Modell definiert vier Domänen, Übergangsprozesse, mögliche Mediatoren (Faktoren, die einen Bezug herstellen) und Moderatoren (Faktoren, die einen Bezug verändern). Für das Projekt Land|Rettung konzentrieren wir uns auf die vier Domänen: 1. Individuum, 2. Bezugsgruppe (z. B. Kollegenkreis, Gremium), 3. regionales Gesundheitssystem (hier vor allem der Eigenbetrieb Rettungsdienst und die mit ihm kooperierenden Organisationen) sowie 4. das übergreifende Gesundheitssystem mit rechtlichen Vorgaben und Finanzierung auf überregionaler Ebene.

Die unterschiedlichen Aspekte der Evaluation tragen auf den unterschiedlichen Ebenen verschiedene Erkenntnisse bei, die ein Bild der Transformation aus verschiedenen Perspektiven ergeben:

- Ein zentraler Aspekt der *medizinischen Evaluation* ist, dass die Verzahnung von Innovationen in der Notfallmedizin zu einem Gesamtkonzept möglich ist und das Resultat messbar ist. Die Schulungen der Bevölkerungen in der Laienreanimation und die Präsenz auf Veranstaltungen im Landkreis Vorpommern-Greifswald haben die Quote der Laienreanimationen auf ein im deutschsprachigen Raum überdurchschnittliches Niveau angehoben. Diese war zu Beginn im Vergleich unterdurchschnittlich. Die Etablierung eines zusätzlichen, ausschließlich telemedizinisch agierenden, Notarztes war zunächst sehr kritisch von den Agierenden im Gesundheitssystem gesehen worden und gilt jetzt als ein Baustein in der präklinischen Medizin, auf den niemand verzichten will. Bürgerverantwortung wird gelebt, indem medizinisch vorgebildetes Personal bereit ist, sich in jeder Lebenslage orten zu lassen und zu einem Reanimationsereignis zu eilen. Insgesamt ergibt sich eine gestärkte Rettungskette, die zusätzliche Leben rettet.
- Ein zentrales Ergebnis der *betriebswirtschaftlichen Evaluation* ist die – scheinbar – banale Aussage, dass eine verbesserte Gesundheitsversorgung nicht zum Nulltarif zu haben ist. Tatsächlich wird jedoch immer wieder von der Politik, den Krankenkassen oder anderen Institutionen von den Akteuren erwartet, dass sie eine Innovation ohne zusätzliche Kosten implementieren und dann anschließend die Qualität steigt und die Kosten sinken. Unsere Erhebungen zeigen deutlich auf, dass das Projekt Land|Rettung die Qualität der Notfallversorgung steigert. Sowohl der Implementierungsprozess (Investitionsphase) als auch die nachhaltige Umsetzung der Land|Rettungs-Innovationen sind jedoch kostenintensiv. Eine Ausdehnung auf

andere Regionen würde Investitionen in Millionenhöhe erfordern. Allerdings ist die Frage „Was kostet uns Land|Rettung?" zu kurz gegriffen. Vielmehr müsste die Frage lauten „Was bringt uns Land|Rettung im Verhältnis zu den Kosten?" bzw. „Was würden Alternativen einer flächendeckenden und qualitativ hochwertigen Notfallversorgung kosten?" Hier zeigt es sich, dass zumindest in ländlichen Regionen die Innovationen von Land|Rettung andere Prozesse dominieren, d. h., sie stellen wirtschaftlich die besten Investitionsprojekte dar.

- Eine zentrale Aussage der *arbeits- und organisationswissenschaftlichen Evaluation* ist, dass die individuelle und organisatorische Vernetzung regional und überregional wächst und gerade darum die Selbsteinschätzung des Notfallsystems nicht besser wird, sondern realistischer. Die Untersuchung der Technikakzeptanz zeigt, dass neben guter Schulung und Aufklärung über die Technologienutzung, gegenseitige Unterstützung und Fürsprache im Kollegenkreis von zentraler Bedeutung sind. Dafür nutzen unterschiedliche Berufsgruppen unterschiedliche Formen der Wissensweitergabe auf individueller und organisatorischer Ebene, so dass ein breites Angebot an Schulungs- und Austauschmöglichkeiten bereitgestellt werden muss. Schließlich zeigen die Untersuchungen zur Arbeitsbelastung, dass Veränderungen im System, wie z. B. die Bereitstellung von mehr ausgerüsteten Rettungswagen, zu messbaren Mehrbelastungen und Veränderungen führen (hier z. B. durch Mehrfacheinsätze), sodass einmal gewonnene Evaluationsergebnisse nicht einfach fortgeschrieben werden können, sondern immer den aktuellen Gegebenheiten angepasst werden müssen.

Johansen et al. haben für den Ablauf erfolgreicher Transitionsprozesse im niederländischen Gesundheitswesen Erfolgsmerkmale beschrieben [12]. Diese finden sich auch im Projekt Land|Rettung als eigentlicher Kern des „Transformationswissens" wieder (vgl. [12], Tab. 7.1).

7.3 Fazit Was kann man also vom Projekt Land|Rettung lernen? Sehr viel über technische Probleme und deren Lösung, das Ausprobieren zahlreicher neuer Methoden in der Evaluation und Transformationsforschung und beeindruckende Leistungen und Verbesserungen in der notfallmedizinischen Versorgung eines dünn besiedelten ländlichen Raums. Was aber sollte man von Land|Rettung lernen? Aus unserer Sicht ist es in dem Transformationswissen gebündelt, dass eine Veränderung im Sinne einer Transition der ländlichen Gesundheitsversorgung nicht nur wünschenswert, sondern unvermeidlich und absolut erforderlich ist: Eine schöne Vision allein reicht nicht, wenn es keine Einsicht in die Notwendigkeit gibt. Und dafür muss die Projektvorbereitung beginnen, lange bevor das Projekt offiziell starten kann: Ausgehend von Promotoren müssen alle relevanten Akteure einbezogen und für die Idee gewonnen werden. Dafür muss man bereit sein, die Idee immer wieder auf den Prüfstand zu stellen und anzupassen. Und dieses dauernde Prüfen und Anpassen muss während des gesamten Projektes beibehalten werden. So wie das Projekt lange vor dem Anfang beginnen muss, so muss auch das Ende lange vorbereitet werden: Nachhaltige Strukturen erfordern gesetzliche Grundlagen, Infrastruktur, gesicherte Finan-

Tab. 7.1 Erfolgsmerkmale von Transitionsprozessen im Gesundheitswesen im Projekt Land|Rettung. Adaptiert nach [12]

Element des Transformationsmanagements	Beschreibung des Erfolgsfaktors im Projekt Land|Rettung
Selektive Teilnahme und Multi-Akteur-Dynamik	Einrichtung eines „runden Tisches" bei der zuständigen Ministeriumsstelle im Land Mecklenburg-Vorpommern, Einladung von Landkreis, Kostenträger (gesetzliche Krankenversicherungen), medizinische Versorger und Projektmanagement Ansprache von regionalen und überregionalen Multiplikatoren (z. B. Einladung der Bundeskanzlerin zur Woche der Wiederbelebung auf dem Marktplatz in Greifswald)
Problemstrukturierung	Formulierung des „Vier-Säulen-Konzepts" als integrativer Ansatz, der sich auf Versorgungsziele stützt (z. B. Verkürzung des therapiefreien Intervalls) statt auf technische Aufrüstung (z. B. Einführung der Telenotarzt-Anwendung) Schrittweise Anpassung und Erweiterung der Idee im Austausch mit verschiedenen Akteuren, Entwürfe des Antrags (Synopse) als Ideenskizze und Diskussionsgrundlage
Vision mit hoher Attraktivität	Durchgehende Betonung und Beibehaltung der Grundidee: Zukunftsfeste Neuausrichtung des Rettungswesens im ländlichen Raum durch den Einsatz von Telemedizin Überzeugung durch 1. Nachweis der Notwendigkeit (Musterberechnung zur Einhaltung der gesetzlich vorgegebenen Hilfsfristen) und Kostenrechnung für Lösungsalternativen und 2. Aufzeigen von Machbarkeit und positiver Effekte anhand erfolgreicher Vorbilder (vor allem Telenotarzt-Anwendung in Aachen und Smartphone-basierte Ersthelfer-Alarmierung z. B. in Gütersloh) Darstellung und aktive Bewerbung von Projektfortschritten (z. B. als „#Lösungsfinder" in den Tagesthemen der ARD)
Plattform/Netzwerk für gemeinsamen Austausch	Schrittweise Erweiterung des „runden Tisches" zu verschiedenen Diskussions- und Expertenkreisen, Suche nach und Ansprache von Unterstützern der Land|Rettung-Idee Teilnahme an und Organisation von regionalen und überregionalen Fachkonferenzen, Darstellung von Projektergebnissen in Fachpublikationen
Offen für Ausprobieren und Verbessern	Erste Lösungsansätze in der Praxis ausprobieren (z. B. Schulungen von Laien und „Land|Rettern"), Weiterentwicklung der Formate durch Rückmeldung aus der Praxis und Evaluationsergebnisse Erfahrungen teilen und „Best Practice" als Anlass für Projektumstellungen nehmen (z. B. Aufteilung des Alarmierungsradius der Smartphone-basierten Ersthelfer-Alarmierung in Stadt und Land nach Analyse der ersten Einsatzzahlen)
Lernen	Nutzung vorhandener Wissens- und Erfahrungsvorsprünge (z. B. „Learning-by-Doing" am Telenotarzt-System in Aachen, Mitbegründer des Universitären Netzwerks Telenotfallmedizin), regelmäßiger Austausch der Evaluatoren und Diskussion der (Zwischen-)Ergebnisse mit allen Projektbeteiligten („reflexive Evaluation"), Verbesserung der Evaluationsmethoden und -inhalte z. B. im Dialog mit der Ethikkommission und dem Projektträger

zierung und qualifiziertes Personal. Land|Rettung konnte durch die Zusammenarbeit vieler Akteure und überzeugter Unterstützer von einem Projekt, das mit der Förderung durch den Innovationsfonds zu Ende geht, zu einer Trägerstruktur und Austauschplattform werden, dem „LandRettung M-V e.V.". Wir hoffen, dass unsere Erfahrungen und dieses Buch dazu beitragen und Mut machen, eigene Projekte zu initiieren, dabei unser „Transformationswissen" zu nutzen sowie eigenes Veränderungswissen aufzubauen und weiterzugeben.

Literatur

1. GKV-Versorgungsstärkungsgesetz (2015) Gesetz zur Stärkung der Versorgung in der gesetzlichen Krankenversicherung, GKV-Versorgungsstärkungsgesetz. Bd, GKV-VSG
2. Merkel W, Wagener H-J (2015) Akteure. In: Kollmorgen R, Merkel W, Wagener H-J (Hrsg) Handbuch Transformationsforschung. Springer VS, Wiesbaden, S 63–74
3. Kollmorgen R (2015) Handbuch Transformationsforschung. Springer VS, Wiesbaden
4. Fouad NA, Bynner J (2008) Work transitions. Am Psychol 63(4):241–251. https://doi.org/10.1037/0003-066X.63.4.241
5. Hasebrook J, Gremm M (1996) Struktur beruflicher Interessen bei Jugendlichen (Vocational interests in young adults). Ger J Educ Psychol 10(2):95–103
6. Schoon I, Silbereisen RK (2009) Transitions from school to work: globalization, individualization, and patterns of diversity. Cambridge University Press, Cambdrige
7. Geels FW (2002) Technological transitions as evolutionary reconfiguration processes: a multilevel perspective and a case-study. Res Policy 31(8–9):1257–1274. https://doi.org/10.1016/S0048-7333(02)00062-8
8. Heyen DA, Brohmann B, Libbe J et al (2018) Stand der Transformationsforschung unter besonderer Berücksichtigung der kommunalen Ebene: Papier im Rahmen des Projekts „Vom Stadtumbau zur städtischen Transformationsstrategie", Berlin, Bundesinstitut für Bau-, Stadt- und Raumforschung (BBSR): Bonn. https://www.bbsr.bund.de/BBSR/DE/forschung/programme/exwost/Forschungsfelder/2017/stadtumbau-transformationsstrategie/synthesepapiertransformationsforschung.pdf. Zugegriffen am 01.10.2020
9. Burke M, Jank L, Klotz S et al (2018) Bürgerwissenschaften in Mecklenburg-Vorpommern: Landinventur als kollektive Aufgabe. In Agrarsoziale Gesellschaft (Hrsg.), Ländlicher Raum (Heft 3, Schwerpunktheft Dorf- und Regionalentwicklung, S 10–14). ASG, Göttingen
10. Betz CL, Ferris ME, Woodward JF et al (2014) The health care transition research consortium health care transition model: a framework for research and practice. J Pediatr Rehabil Med 7(1):3–15. https://doi.org/10.3233/PRM-140277
11. Fair C, Cuttance J, Sharma N et al (2016) International and Interdisciplinary Identification of Health Care Transition Outcomes. JAMA Pediatr 170(3):205–211. https://doi.org/10.1001/jamapediatrics.2015.3168
12. Johansen F, Loorbach D, Stoopendaal A (2018) Exploring a transition in Dutch healthcare. J Health Organ Manag 32(7):875–890. https://doi.org/10.1108/JHOM-07-2018-0185

Stichwortverzeichnis

A
Advanced Trauma Life Support 134
AED 69, 73, 79, 103
Akutversorgung 4, 252
Akutversorgung, ambulante 144
Alarmierung
　Ablauf 80
　App-basierte 76
　georeferenzierte 66
Alarmierungsradius 71, 102, 287
Ameos-Klinikum Anklam 4
Ameos-Klinikum Ueckermünde 4
Analgesie 176, 177
Annahmequote 93
Anschlussfinanzierung 59
Arbeitsbelastung 223, 286
Asklepios-Krankenhaus Pasewalk 4

B
Benutzerfreundlichkeit 45, 222
Bereitschaftsdienst 252, 255, 256
Bereitschaftsdienstordnung 248
Betriebsschulung 29, 31
Bevölkerungsdichte 4, 267
Bevölkerungsstruktur 7
Bewusstlosigkeit 27, 70

C
cABCDE-Schema 141
CFR-Symposium 103

Champions 137
Community First Responder 103, 105
Compression-only CPR 25, 46
Computersystem 222
Corhelp3r-App 68

D
Daseinsvorsorge 261
Datenschutz 169
Defibrillator 69, 104, 170
Demografie 3, 7, 249
Deutsche Interdisziplinäre Vereinigung für
　Intensiv- und Notfallmedizin 174
Diagnosequalität 178
Diagnostik, präklinische 9
Dietrich-Bonhoeffer-Klinikum
　Neubrandenburg 4
DIVI-Einsatzprotokoll 175
Dokumentationsprotokoll 175
Dringlichkeitskategorien 253, 254

E
Eigenbetrieb Rettungsdienst 15
Einarbeitungsunterstützung 270
Einsatzannahmequote 94
Einsatzleitsystem 16
Einsatznachsorge 68
Einsatzzahlen 152
Erfahrungsaustausch 268
Erfolgsfaktoren 111, 270

© Springer-Verlag GmbH Deutschland, ein Teil von Springer Nature 2020
K. Hahnenkamp et al. (Hrsg.), *Notfallversorgung auf dem Land*,
https://doi.org/10.1007/978-3-662-61930-8

Ersthelfer
  AED 73
  Alarmierung 66, 78, 81
  Alarmierungsradius 72, 102
  Altersgrenze 74
  Betreuung 68
  Einführungsveranstaltung 83
  Equipment 75
  Psychologische Betreuung 75
  Qualifikation 73
  Rekrutierung 85
  Umfrage 94, 95
  Versicherungsschutz 76
Ersthelfer-App
  Anforderungen 76
  Bedienung 77
  Implementierung 84
  Probealarm 80
European Resuscitation Council 25, 134
Evaluation 268
  arbeits- und organisationswissenschaftliche 20
  Ersthelfer-App 88
  medizinische 20, 158, 285
  Mitarbeiterzufriedenheit 203
  Telenotarzt-System 138, 151, 215
  wirtschaftliche 20, 151, 185, 285
Expertenbefragung 280

F
FacharztPlus 19
Fachkräftemangel 267
Fachpersonalschulung 215
Finanzierung 2, 3, 14, 110, 136
FirstAED 68
Förderer 14
Fort- und Weiterbildung 270
Full-Scale-Simulator 106

G
Gemeinde-Notfallsanitäter 251, 252
Geografie 4
Gesundheitsversorgung, ländliche 286
GKV-Versorgungsstärkungsgesetz 283
GoodSAM 68
GPS-Standort 81

H
Hausarzt 143
Hausbesuch 143
Health Care Transition Research Consortium 285
Heilpraktikergesetz 117
Herzdruckmassage 24, 27, 71, 74, 106
Herzkreislaufstillstand 24, 70
  Arbeitsfähigkeit 53
  Langzeitüberleben 50
  Lebensqualität 53
  Pflegegrad 52
  Rehabilitationsmaßnahmen 52
  Selbstständigkeit 53
  Überlebenschance 66
Hilfsfrist 6, 7, 122, 250
Hotline-Zentrale 107

I
Informations- und Kommunikationstechnologie 267
Innovationsfonds 130, 283
Innovationsfonds des Gemeinsamen Bundesausschusses 14
Innovationstransfer 236
Integration 258, 259, 261
Integrierte Leitstelle, ILS 15, 248
Intensivtransportwagen 2

J
Job-Characteristics Model 202
Job Demand-Control Model 203
Johanna-Odebrecht-Stiftung 4

K
Karlsburger Herz- und Diabeteszentrum 4
Kassenärztliche Vereinigung 236, 248
Kassenärztliche Vereinigung Mecklenburg-Vorpommern 19
Kfz-Alternativen 108
Kompetenzentwicklung 268
Konsortialpartner 18
Kostenevaluation 55, 105, 215
Kostenfunktion 217
Kostenkalkulation 105, 106, 214

Stichwortverzeichnis

Kostenträger 111, 136, 195
Krankenhauslandschaft 4, 9
Krankenhausverweildauer 194
Kreiskrankenhaus Wolgast 4

L
Laienhelfer 16
Laienreanimation 25, 47, 285
Laienreanimationsquote 48
Laienreanimationsrate 50
Laienreanimationsschulung 56, 108
Land|Retter 68
Land|Retter-App 67, 82
   Analyse 90
   Einführungsveranstaltung 95
   Evaluation 88
   Fehleranalyse 100
   Funktionalität 100
   Kostenkalkulation 105
   Qualifikation 89
   Stabilität, technische 100
   Umfrage 96
Land|Rettung
   Bewertung 276
   Evaluation 268
   Planung 280
Landesgesetzgebung 2
Landesrettungsdienstgesetz 3
Leibniz Institut für Sozialwissenschaften 253
Leitstelle
   Aufgaben 5
   Ersthelfer-Alarmierung 97
   Funktion 16
   integrierte 15, 248, 259
   Mitarbeiter 270
   Mitarbeiterbefragung 151
Leitstellendisponent 16, 71, 97
Leitstellendisponentenausbildung 135

M
Med-on-@ix 120
Meldebilder 128
Ministerium für Wirtschaft, Arbeit und
   Gesundheit des Landes Mecklenburg-
   Vorpommern 14
Mitarbeiterbefragung 144, 206

Mitarbeiterzufriedenheit 144, 201, 212, 224
Mobile Chain of Survival 66
Mobile Retter 68, 104
Multiplikatoren 135, 169, 230
Mund-zu-Mund-Beatmung 25
Myokardinfarkt 139

N
NACA-Score 138, 161
Nachhaltigkeit 59, 235
Nationales Aktionsbündnis Wiederbelebung 60
Net Promoter Score 204
Netzwerkanalyse 278
Netzwerkdichte 278
Notarztausbildung 10
Notarzteinsatzfahrzeug 2, 116
Notarztquote 249
Notaufnahme 145, 164, 255, 257
Notdienst der Kassenärztlichen
   Vereinigung 10
Notfallmedizin, präklinische 17
Notfallrettung 2
Notfallsanitäter
   Ausbildung 8
   Berufsbild 8
Notfallsanitätergesetz 267
Notfallversorgung, psychosoziale 75
Notrufabfragesystem 250
Notrufnummer 17, 27
   Bekanntheit 256
   Bereitschaftsdienst 248
   integrierte 259
   Rettungsdienst 248

O
Öffentlichkeitsarbeit 30
Outcome-Analyse 182
Out-of-hospital cardiac arrest 46

P
Patientenbefragung 51, 191, 198
Patienten-Outcome-Analyse 181
Patientenzufriedenheit 197, 198
peeqBox 131, 166
Pflegegrad 186

Phasen der Veränderung 284
PRD-Schema 26, 32
PreSSUB-Projekt 121
Projektablauf 21
Projektbeteiligte 15
Projektevaluation 20
Projektvorbereitung 286
Projektziele 13
Promotoren 137, 147
Prüfen.Rufen.Drücken 17, 26
   Dozenten 41
   Drücken 27
   Flashmob 34
   Kommunikationsstrategie 60
   Kopfüberstrecken 37
   Kosten 55, 56
   Kursformate 31, 41
   Organisation 40
   Prüfen 26
   Ressourcenverbrauch 55
   Rufen 27, 36
   Schulklassen 36
   Schulungskosten 57
   Schulungszelt 33
   Veranstaltungen 32
   Veranstaltungsort 40

Q
Qualitätsmanagement 198

R
Reanimations-App 43, 45
Reanimationsregister, Deutsches 48
Redundanz-Arbeitsplatz 228
Rendezvous-System 117
Ressourcenwahl 255
Rettungsdienstgesetz 2, 3, 235
Rettungsdienstpersonal,
   nichtärztliches 118
Rettungshubschrauber 9, 17
Rettungs- und Notarztwachen 6
Rettungswagen 116, 215
   Alarmierung 128
   Ausrüstung 131
   Einsatzdaten 152

   Standorte 124, 125
   Technologie 133

S
SAMPLE-Anamnese 141, 143
Schmerzlinderung 177, 178
Schnappatmung 27
Schulungen 29, 31, 32, 40, 107
Schulungszelt 34
Schutzkleidung 75
Sicherheits- und Ordnungsgesetz 15
Sicherstellungsauftrag 248
Smartphone Apps 43
Social Media 30
SOS-Projekt 120
Soziale Netzwerke 277
Standortvalidierung 101
Steinbeis Hochschule 15, 18
Supervisor 230
Synergieeffekte 250

T
Technologieakzeptanz 268, 272, 286
Technologie-Akzeptanz-
   Modell 272
Telefon-CPR 71
Telefonreanimation 16, 49
Telemedizin 118, 251, 267, 271
Telenotarzt
   Arbeitsplatz 126, 130, 133, 215
   Ausbildung 134
   Disponierung 127, 172
   Einsatzbereiche 123
   Einsatzzahlen 153
   Evaluation 159
   Indikation 126
   Konsultationsdauer 156
   Kosten 226
   Rettungswagen 228
   Umfrage 273
Telenotfallmedizin 120
TemRas 120
Transformation 284
Transition 284
Transitionsprozess 287

Transportwege 260
Tucson ER-link Project 120

U
Universität Greifswald 15, 18
Universitätsmedizin Greifswald 4, 15, 17, 179
Usability 222, 223

V
Versorgungsqualität 174
Versorgungsqualität, präklinische 123
Vier-Säulen-Konzept 12, 20, 287
VPN-Diskonnektion 168

W
Werbemaßnahmen 111
Wiederbelebungsmaßnahme 41, 50, 51, 66
Wiederbelebungsschulungen 32
Wissensaustausch 271
Wissenstransfer 268, 269
Woche der Wiederbelebung 37, 39

Z
zeb.business school 19
Zwei-Faktoren-Theorie 202

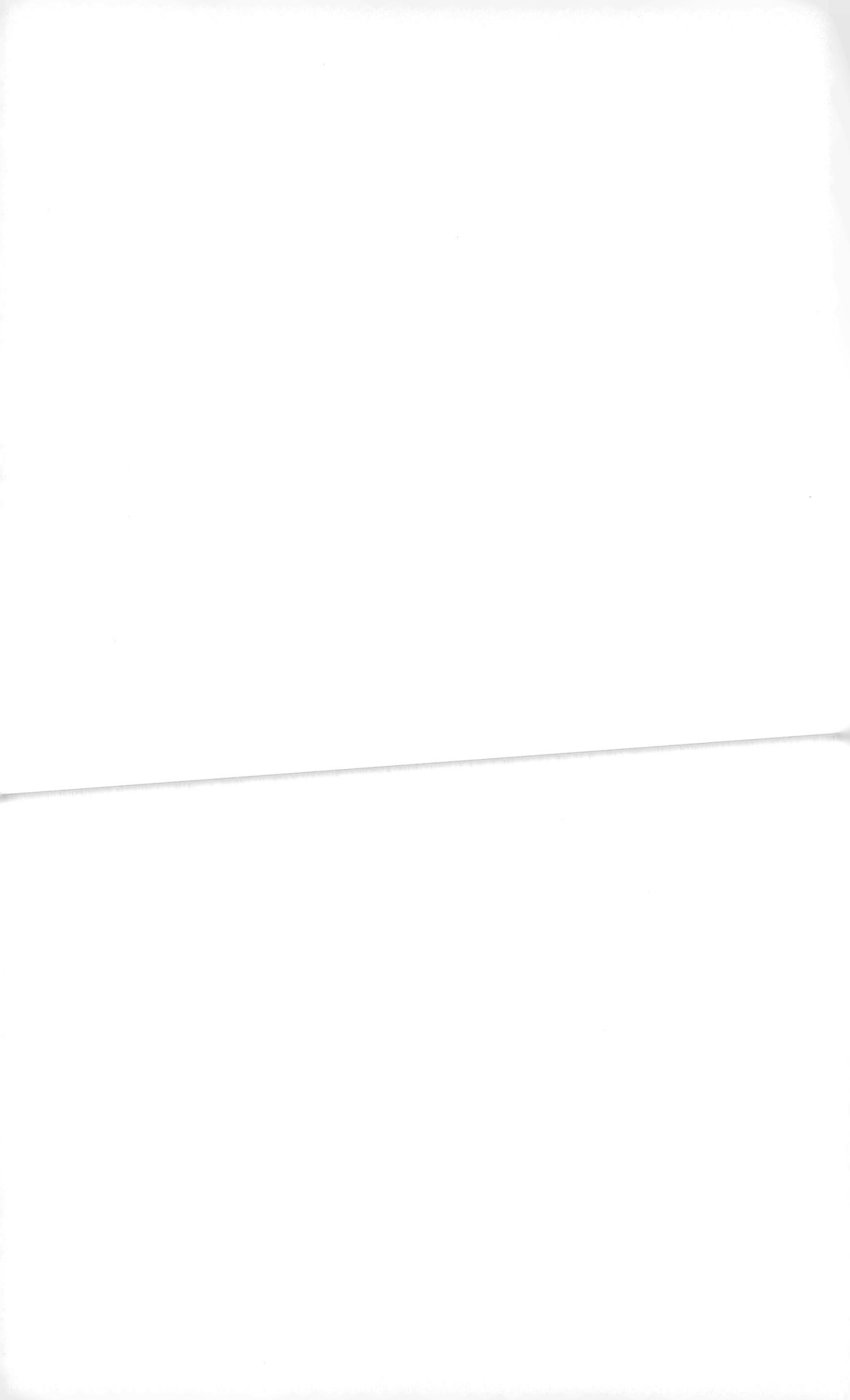

MIX
Papier aus verantwortungsvollen Quellen
Paper from responsible sources
FSC® C105338

If you have any concerns about our products,
you can contact us on
ProductSafety@springernature.com

In case Publisher is established outside the EU,
the EU authorized representative is:
Springer Nature Customer Service Center GmbH
Europaplatz 3, 69115 Heidelberg, Germany

Printed by Libri Plureos GmbH
in Hamburg, Germany